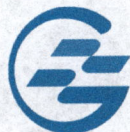

全国中医药行业高等职业教育"十二五"规划教材

# 外 科 护 理

（供护理专业用）

主　编　高国丽（辽宁医药职业学院）

副主编　吕　静（长春中医药大学）

　　　　蔡恩丽（云南中医学院）

　　　　吴文秀（南阳医学高等专科学校）

　　　　阚丽君（黑龙江中医药大学）

　　　　路　越（辽宁中医药大学）

编　委　（以姓氏笔画为序）

　　　　王俊杰（浙江中医药大学）

　　　　刘　梅（河北中医学院）

　　　　李卫国（江西中医药大学）

　　　　李晓敏（曲阜中医药学校）

　　　　周　瑛（四川中医药高等专科学校）

　　　　郭　红（北京中医药大学）

　　　　黄益苗（广东省湛江卫生学校）

　　　　熊　瑛（辽宁医药职业学院）

中国中医药出版社

·北 京·

**图书在版编目（CIP）数据**

外科护理 / 高国丽主编 . —北京：中国中医药出版社，2015.9

全国中医药行业高等职业教育"十二五"规划教材

ISBN 978–7–5132–2504–5

Ⅰ.①外…　Ⅱ.①高…　Ⅲ.①外科学 – 护理学 – 高等职业教育 – 教材

Ⅳ.① R473.6

中国版本图书馆 CIP 数据核字（2015）第 108471 号

中国中医药出版社出版

北京市朝阳区北三环东路 28 号易亨大厦 16 层

邮政编码　100013

传真　010 64405750

三河市同力印刷装订厂印刷

各地新华书店经销

\*

开本 787 × 1092　1/16　印张 31.75　字数 711 千字

2015 年 9 月第 1 版　2015 年 9 月第 1 次印刷

书号　ISBN 978–7–5132–2504–5

\*

定价　65.00 元

网址　www.cptcm.com

如有印装质量问题请与本社出版部调换

版权专有　侵权必究

社长热线　010 64405720

购书热线　010 64065415　010 64065413

微信服务号　zgzyycbs

书店网址　csln.net/qksd/

官方微博　http：//e.weibo.com/cptcm

淘宝天猫网址　http：//zgzyycbs.tmall.com

# 全国中医药职业教育教学指导委员会

**主 任 委 员**　卢国慧（国家中医药管理局人事教育司司长）

**副主任委员**　赵国胜（安徽中医药高等专科学校校长）

　　　　　　　张立祥（山东中医药高等专科学校校长）

　　　　　　　姜德民（甘肃省中医学校校长）

　　　　　　　王国辰（中国中医药出版社社长）

**委　　　员**　（以姓氏笔画为序）

　　　　　　　王义祁（安徽中医药高等专科学校党委副书记）

　　　　　　　王秀兰（上海中医药大学医学技术学院院长）

　　　　　　　卞　瑶（云南中医学院职业技术学院院长）

　　　　　　　方家选（南阳医学高等专科学校校长）

　　　　　　　孔令俭（曲阜中医药学校校长）

　　　　　　　叶正良（天士力控股集团有限公司生产制造事业群首席执行官）

　　　　　　　包武晓（呼伦贝尔职业技术学院蒙医蒙药系副主任）

　　　　　　　冯居秦（西安海棠职业学院院长）

　　　　　　　尼玛次仁（西藏藏医学院院长）

　　　　　　　吕文亮（湖北中医药高等专科学校校长）

　　　　　　　刘　勇（成都中医药大学峨眉学院院长、四川省食品药品学校校长）

　　　　　　　李　刚（亳州中药科技学校校长）

　　　　　　　李　铭（保山中医药高等专科学校校长）

　　　　　　　李伏君（株洲千金药业股份有限公司副总经理）

　　　　　　　李灿东（福建中医药大学副校长）

　　　　　　　李建民（黑龙江中医药大学佳木斯学院院长）

　　　　　　　李景儒（黑龙江省中医药学校校长）

　　　　　　　杨佳琦（杭州市拱墅区米市巷街道社区卫生服务中心主任）

　　　　　　　吾布力·吐尔地（新疆维吾尔医学专科学校药学系主任）

　　　　　　　吴　彬（广西中医学校校长）

　　　　　　　宋利华（连云港中医药高等职业技术学校党委书记）

　　　　　　　迟江波（烟台渤海制药集团有限公司总裁）

张美林（成都中医药大学附属医院针灸学校党委书记、副校长）

张登山（邢台医学高等专科学校教授）

张震云（山西药科职业学院副院长）

陈　燕（湖南中医药大学护理学院院长）

陈玉奇（沈阳市中医药学校校长）

陈令轩（国家中医药管理局人事教育司综合协调处副主任科员）

周忠民（渭南职业技术学院党委副书记）

胡志方（江西中医药高等专科学校校长）

徐家正（海口市中医药学校校长）

凌　娅（江苏康缘药业股份有限公司副董事长）

郭争鸣（湖南中医药高等专科学校校长）

郭桂明（北京中医医院药学部主任）

唐家奇（湛江中医学校校长、党委书记）

曹世奎（长春中医药大学职业技术学院院长）

龚晋文（山西职工医学院／山西省中医学校党委副书记）

董维春（北京卫生职业学院党委书记、副院长）

谭　工（重庆三峡医药高等专科学校副校长）

潘年松（遵义医药高等专科学校副校长）

**秘　书　长**　周景玉（国家中医药管理局人事教育司综合协调处副处长）

# 前　言

中医药职业教育是我国现代职业教育体系的重要组成部分，肩负着培养中医药多样化人才、传承中医药技术技能、促进中医药就业创业的重要职责。教育要发展，教材是根本，在人才培养上具有举足轻重的作用。为贯彻落实习近平总书记关于加快发展现代职业教育的重要指示精神和《国家中长期教育改革和发展规划纲要（2010—2020 年）》，国家中医药管理局教材办公室、全国中医药职业教育教学指导委员会紧密结合中医药职业教育特点，充分发挥中医药高等职业教育的引领作用，满足中医药事业发展对于高素质技术技能中医药人才的需求，突出中医药高等职业教育的特色，组织完成了"全国中医药行业高等职业教育'十二五'规划教材"建设工作。

作为全国唯一的中医药行业高等职业教育规划教材，本版教材按照"政府指导、学会主办、院校联办、出版社协办"的运作机制，于 2013 年启动了教材建设工作。通过广泛调研、全国范围遴选主编，又先后经过主编会议、编委会议、定稿会议等研究论证，在千余位编者的共同努力下，历时一年半时间，完成了 84 种规划教材的编写工作。

"全国中医药行业高等职业教育'十二五'规划教材"，由 70 余所开展中医药高等职业教育的院校及相关医院、医药企业等单位联合编写，中国中医药出版社出版，供高等职业教育院校中医学、针灸推拿、中医骨伤、临床医学、护理、药学、中药学、药品质量与安全、药品生产技术、中草药栽培与加工、中药生产与加工、药品经营与管理、药品服务与管理、中医康复技术、中医养生保健、康复治疗技术、医学美容技术等 17 个专业使用。

本套教材具有以下特点：

1. 坚持以学生为中心，强调以就业为导向、以能力为本位、以岗位需求为标准的原则，按照高素质技术技能人才的培养目标进行编写，体现"工学结合""知行合一"的人才培养模式。

2. 注重体现中医药高等职业教育的特点，以教育部新的教学指导意见为纲领，注重针对性、适用性及实用性，贴近学生、贴近岗位、贴近社会，符合中医药高等职业教育教学实际。

3. 注重强化质量意识、精品意识，从教材内容结构、知识点、规范化、标准化、编写技巧、语言文字等方面加以改革，具备"精品教材"特质。

4. 注重教材内容与教学大纲的统一，教材内容涵盖资格考试全部内容及所有考试要求的知识点，满足学生获得"双证书"及相关工作岗位需求，有利于促进学生就业。

5. 注重创新教材呈现形式，版式设计新颖、活泼，图文并茂，配有网络教学大纲指导教与学（相关内容可在中国中医药出版社网站 www.cptcm.com 下载），符合职业院校学生认知规律及特点，以利于增强学生的学习兴趣。

在"全国中医药行业高等职业教育'十二五'规划教材"的组织编写过程中，得到了国家中医药管理局的精心指导，全国高等中医药职业教育院校的大力支持，相关专家和各门教材主编、副主编及参编人员的辛勤努力，保证了教材质量，在此表示诚挚的谢意！

我们衷心希望本套规划教材能在相关课程的教学中发挥积极的作用，通过教学实践的检验不断改进和完善。敬请各教学单位、教学人员及广大学生多提宝贵意见，以便再版时予以修正，提升教材质量。

国家中医药管理局教材办公室

全国中医药职业教育教学指导委员会

中国中医药出版社

2015 年 5 月

# 编写说明

　　本教材是"全国中医药行业高等职业教育'十二五'规划教材"之一，针对高等职业教育教学及临床护理人员临床工作所需，以2014年2月26日李克强总理主持召开的国务院常务会议部署加快发展职业教育的精神为指导，牢固确立职业教育在国家人才培养体系中的重要位置，力求职业教育专业与产业需求、课程内容与职业标准、教学过程与生产过程"三对接"，"崇尚一技之长"，提升人才培养质量，做到学以致用。本教材以服务人才培养为目标，坚持以育人为本，充分发挥教材在提高人才培养质量中的基础性作用，充分体现最新的教育教学改革成果，以提高教材质量为核心，深化教材改革，全面推进素质教育，实施精品战略，强化质量意识。

　　外科护理是护理专业的主干课程，包含了医学基础理论、外科学基础理论和护理学基础理论与技术。本教材主要针对外科常见疾病，突出体现整体护理的理念，注重对基本知识运用能力和基本技能应用能力的培养，密切联系临床实际，根据临床护理岗位的需求选择编写的侧重点：重点阐述疾病的临床表现、常见护理诊断/问题和护理措施，淡化疾病的病因与发病机制、诊断和治疗。教材中设有知识链接、典型案例分析等，以拓展学生视野，突出能力培养；习题部分与护士执业资格考试相衔接。

　　参加本教材的编写人员来自全国13所本科及高等职业院校，有多年从事外科护理教学的教师，也有在临床工作多年的医护人员，共14人。具体编写分工如下：第一章、第十四章、第十五章、第十六章由高国丽编写，第二章由吴文秀编写；第三章、第七章由阚丽君编写；第四章、第六章、第十章由王俊杰编写；第五章由李晓敏编写；第八章由周瑛、高国丽编写；第九章由周瑛编写；第十一章由李卫国、高国丽编写；第十二章、第十三章、第二十一章由吕静编写；第十七章由熊瑛编写；第十八章、第十九章、第二十七章由刘梅编写；第二十章、第二十二章由周瑛、吕静编写；第二十三章由路越编写；第二十四章、第二十五章、第二十六章由蔡恩丽编写；第二十八章至第三十三章由吴文秀编写；第三十四章、第三十五章由郭红编写；第三十六章、第三十七章由黄益苗编写。

　　虽然我们努力将《外科护理》编写好，但是由于时间紧、任务重，加之水平有限，最后展现在大家面前的教材还是会存在一些不足，恳请各院校的师生们提出宝贵意见，以便再版时修订提高。

《外科护理》编委会

2015年6月

# 目　录

# 第一章 绪 论

## 第一节 外科护理的发展简史

外科护理是护理学的一大分支，包含了医学基础理论、外科学基础理论和护理学基础理论及技术，外科护理是随着护理学的发展而发展起来的。

我国古代外科学代表人物为春秋战国时期的扁鹊和东汉末年三国初期的华佗，以诊治伤痛为主，限于排脓、烧伤清创、拔除箭头异物等外伤治疗。

17 世纪以来，医学科学逐渐摆脱了宗教和神学的影响，西方外科学开始发展。19 世纪中叶，随着医学基础学科的发展，如人体解剖学、病理解剖学和实验外科学的建立，为外科学的发展奠定了基础。麻醉、消毒灭菌、无菌术、止血输血技术的问世解决了困扰外科学多年的手术疼痛、伤口感染、出血等问题，外科学得到了飞跃的发展。同一时期，弗洛伦斯·南丁格尔在克里米亚战争中的护理工作，使伤员死亡率从 50% 下降到 2.2%，充分显示了护理在外科中的重要作用，护理工作普遍得到了人们的认可。

我国现代护理专业的诞生和兴起是在鸦片战争前后。随着西方帝国主义列强侵入中国，大批传教士深入中国内地，开设教堂，建立医院和学校。随着西方医学的传入，护理专业也进入我国，各个医院开始以短期培训班的形式培养护士，后又出现了护士学校。许多学校的校长或护理部负责人多由外国护士担任，不可避免地形成了欧美式的中国护理专业。新中国成立后，中国护理学科逐步趋向正规、完善。尤其是近 20 年来，中国护理学科以惊人的速度快速发展，护理工作更加科学化、系统化、规范化。20 世纪 50 年代我国第一例大面积深度烧伤患者的抢救成功，充分显示了我国外科护理发展水平。20 世纪 60 年代世界首例断肢再植在我国上海取得成功，器官移植、介入治疗等的成功开展都与外科护理的发展密不可分。

由于中医在治疗软组织感染、胆石症、肛瘘、血栓性脉管炎、骨折方面取得了非常满意的效果，也得到了国际医学界的重视。博大精深的中医理论与实践使我们能够研究创建有中国特色的中西医结合的辨证外科护理。

近百年来，随着现代科学技术的发展，外科技术更是拓展了新的领域，如心血管外科、显微外科、器官移植、微创手术、肠内外营养治疗等；相应的医疗器械，如体外循环机、体外超声碎石机、人工肾、内镜、人工呼吸机等不断推向临床；另外，医学影像的迅速发展大大提高了外科疾病的诊治水平，外科护理也随着外科学在广度和深度方面迅速发展起来，同时对外科护理提出了更高的要求。

随着外科领域有关生命科学新技术的不断引入、计算机的广泛应用、医学分子生物学和基因研究的不断深入，外科学和外科护理学面临新的机遇和挑战。外科护理工作者要认清形势，着眼本学科的发展趋势及与世界发达国家之间的差距，坚持以人为本的理念，不断提高自身素质，为外科护理的发展做出贡献。

## 第二节　外科护理的范畴

外科护理的范畴根据外科学的发展和范畴而定，外科学的范畴在整个医学的历史发展中形成，并且不断更新变化。

### 一、根据病因分类

**1. 损伤**　由暴力或其他致伤因子引起的人体组织破坏，如车祸所致的内脏损伤、骨折等，多需手术等外科手段处理。

**2. 肿瘤**　绝大多数的肿瘤需要手术处理。良性肿瘤手术切除基本能够治愈；恶性肿瘤手术能够达到根治、延缓生存时间或延缓症状的效果。

**3. 感染**　致病的微生物或寄生虫侵袭人体，导致组织、器官损害，出现坏死和脓肿。这类局限性感染病灶适宜手术治疗，如坏疽阑尾的切除、痈的切开引流。

**4. 畸形**　多数先天畸形需手术治疗，如先天性心脏病、唇腭裂；影响生理功能的后天性畸形也常需手术整复，以恢复功能和改善外观，如烧伤后的瘢痕挛缩。

**5. 其他**　常见的器官梗阻如肠梗阻、尿路梗阻等；结石形成如胆石症、尿路结石等；内分泌功能失常如甲状腺功能亢进等；血液循环障碍如下肢静脉曲张、门静脉高压症等，需手术治疗。

### 二、其他分类

**1. 传统分类**　神经外科、胸外科、普外科、泌尿外科、骨外科。
**2. 根据人体系统分类**　神经外科、血管外科、泌尿外科、内分泌外科和骨科等。
**3. 根据疾病性质分类**　急诊外科、损伤外科、肿瘤外科等。
**4. 根据年龄分类**　成人外科和小儿外科。
**5. 根据手术方式分类**　整复外科、显微外科、移植外科、微创外科等。

## 第三节　外科护士应具备的素质

### 一、以现代护理观为指导

现代护理学认为，人是生理、心理、社会、精神、文化的统一整体，人的生理、心理、社会等方面互相作用，互为影响，其中任何一方的功能变化均可在一定程度上引起其他方面功能的变化；人体各方面功能的正常运转又能有力地促进人体整体功能的最大限度发挥，从而使人获得最佳的健康状态。人的基本目标是保持机体的平衡，这种平衡包括机体内部各子系统（内环境）及机体与围绕在它周围的环境（外环境）间的平衡。护理的主要功能是帮助人体调整其内环境，去适应外环境的不断变化，以获得并维持身心的平衡，即健康状态。随着新的生物 – 心理 – 社会 – 环境医学模式的产生，护理的理念从以疾病为中心转向以患者为中心，其工作内容从传统的单纯执行医嘱转变为应用护理的科学工作方法——护理程序，全面收集资料，做出护理诊断，制订护理计划，实施身心的整体护理。护士不仅要帮助和护理患者，还需提供健康咨询和指导服务，鼓励患者从被动地接受护理到主动地参与护理。如外科患者面对手术总会存在种种顾虑，外科护士可运用所学护理学知识，消除患者的紧张情绪。手术后的护理应严格遵循无菌原则，保护患者的伤口并避免感染；帮助即将出院的患者，做好出院准备，学会健康自护，鼓励患者能够以正常的心态面对家庭和社会。

## 二、注意理论与实践结合

外科护理的发展是理论与实践相结合的发展过程。一方面外科护士要认真学习书本上的理论知识；另一方面必须参加实践，将书本知识与实践灵活结合。学习外科护理必须掌握好理论知识，要能透过细微之处看到本质，外科护士每天工作在患者身边，随时能了解到患者的症状及体征。要求外科护士做好临床认证，发现问题后独立思考、当机立断、及时反映并可以做简单处理。学习外科护理应结合病例，强化书本知识。同一种疾病不同患者甚至同一患者同一种疾病在发病的不同阶段所存在的护理诊断／问题不同，这就要求外科护士应针对具体患者出现的具体情况进行护理。在护理实践中，不能只看局部，要有整体的观念。如创伤患者，除局部有损伤外，还可能出现全身反应，如感染所致的发热和出血所致的休克。护士要将实践中所见到的现象与理论知识结合起来，才能提高发现问题、分析问题和解决问题的能力。对于在实践中不能解决的问题回到书本中寻找答案。书本中没有答案的，可通过科学实验解决。这样才能不断拓展自己的知识面和提高业务水平。

## 三、不断完善自我

外科急诊多、抢救多、工作强度大、麻醉与手术有潜在的并发症，这些都要求外科护士有较高的综合素质。

1. 要具备高尚的职业道德，要有南丁格尔无私奉献、全心全意为患者服务的精神；要有高度的责任心，视患者如亲人。

2. 要具备扎实的业务水平。外科护士要具备丰富的理论知识、娴熟的操作技能、细致的观察能力和敏锐的判断力。随着外科护理的快速发展，新技术、新诊疗方法不断地引入，外科护士除了要重视基本知识、基本理论和基本技能外，还要不断地学习，更新知识，充实自己。如临床上各种先进仪器在向微型化、智能化方向发展，护士要尽快熟悉和掌握各种仪器的使用方法和数据图表所代表的临床意义。外科护理的发展除了要求护士勤奋学习理论知识、先进技术外，还必须具有一定的教学和科研能力。

3.要有良好的体质和乐观的生活态度。外科护理工作节奏快，要求护士具有健康的体魄，以适应较大的工作负荷和突发事件。外科患者由于担心手术和麻醉的成败及经济方面的原因，大多心理压力较大，作为护士应以开朗的性格和乐观的生活态度去感染患者，减轻患者的心理压力。外科护士要有整洁的仪表、大方的举止，待人礼貌，言语轻柔。

外科护理的快速发展，对外科护士的要求也越来越高，社会期待着更多高素质的护理人才。

# 第二章 水、电解质、酸碱代谢失调患者的护理

## 第一节 体液平衡

正常的体液容量、渗透压和电解质含量及酸碱度是维持机体代谢和各器官系统生理功能的基本保证，是进行正常新陈代谢的基本条件。人体体液的相对恒定主要在神经 - 内分泌系统的调节下完成。创伤、感染、手术及其他外科疾病均可导致机体水、电解质和酸碱平衡失调，产生严重后果，甚至危及生命。

体液平衡失调有容量失调、浓度失调和成分失调 3 种表现。容量失调是指等渗性体液减少或增加，只引起细胞外液量的变化，而细胞内液容量无明显改变，如等渗性缺水或水过多。浓度失调是指细胞外液量增加或减少，致渗透压发生改变，如低钠或高钠血症。成分失调是指细胞外液中离子成分改变并导致相关的病理变化，但不会明显影响细胞外液渗透压，如低钾或高钾血症、酸中毒和碱中毒等。若代谢失衡程度超出机体的代偿能力，就会影响疾病的转归。因此，在临床护理工作中，掌握水、电解质和酸碱平衡的基本理论及失衡时的临床表现，对提高临床监护能力和诊治水平十分重要。

### 一、体液的组成与分布

体液是由水、电解质和低分子有机化合物及蛋白质等组成，广泛分布于组织细胞内外。人体内体液的量因性别、年龄和胖瘦而异。成年男性体液量约占体重的 60%，女性因脂肪组织较多，体液量约占体重的 55%，婴幼儿可高达 70% ~ 80%，14 岁以后少年的体液量占体重的比例已与成人相似。体液由细胞内液和细胞外液组成。细胞内液约占男性体重的 40% 和女性体重的 35%；细胞外液又分为血浆和组织间液两部分，男、女均约占体重的 20%，其中血浆量约占体重的 5%，组织间液约占体重的 15%。

体液分布还可用 3 个间隙的分布表示。第一间隙容纳着细胞内液，是细胞进行物质代谢的场所；第二间隙容纳着细胞外液的主体部分，即血浆和大部分组织间液，属于功能性细胞外液，具有迅速平衡水和电解质的作用；第三间隙容纳着体内密闭腔隙的一小部分组织间液，如胸腔液、腹腔液、心包液、脑脊液、关节液、滑膜液、消化

液和前房水等，虽有其各自的功能，但仅有缓慢的交换和取得平衡的能力，在维持体液平衡方面的作用很少，称为无功能性细胞外液。有些无功能性细胞外液的变化也可致体内水、电解质和酸碱平衡明显失调，如大量的腹水可造成体液量及成分的显著变化。正常人体中的液体在各部位的分布相对恒定，它们之间不断进行交换，保持着动态平衡。

## 二、体液平衡与调节

**1. 水平衡**　人体内环境的稳定依赖于体内水分的恒定，正常人每日水的摄入量与排出量是相对稳定的（表2-1）。

表 2-1　正常成人 24 小时水分摄入量和排出量

| 摄入量（mL） | | 排出量（mL） | |
| --- | --- | --- | --- |
| 饮水 | 1600 | 尿 | 1500 |
| 食物含水 | 700 | 粪便 | 200 |
| 内生水 | 200 | 呼吸道蒸发 | 300 |
| | | 皮肤蒸发 | 500 |
| 总计 | 2500 | | 2500 |

**知识链接**

通常每日通过呼吸和皮肤蒸发排出的水分约 800mL，这部分水的排出是感觉不到的，也是不可控制的，称为不显性失水。为了消化食物，胃肠每日分泌的消化液约为 8200mL，但大部分在回肠末端和右半结肠被重吸收，只有 200mL 左右的水由粪便排出。成人每日从肾脏排泄固体废物一般不少于 30g，每克至少需 15mL 尿液才能溶解排出体外，因而每日尿量一般宜维持在 1000～1500mL。

**2. 电解质平衡**　电解质在细胞内液和细胞外液中的分布有显著不同，细胞内液阳离子主要为 $K^+$ 和 $Mg^{2+}$，阴离子有 $HPO_4^{2-}$ 等；细胞外液阳离子以 $Na^+$ 为主，阴离子有 $Cl^-$、$HCO_3^-$。维持细胞内外液电解质平衡的主要电解质为 $Na^+$ 和 $K^+$。

（1）钠离子（$Na^+$）　$Na^+$ 是细胞外液最重要的阳离子，正常血清钠离子浓度为 135～145mmol/L。主要维持细胞外液的渗透压及神经肌肉的兴奋性。成人对钠的日需要量约为 4.5g，主要来自于食盐，通过小肠吸收，主要经尿液排出，一部分可经汗液排出。肾脏是钠盐平衡调节的主要器官，摄入钠盐多时，肾排钠增加；摄入钠盐少时，肾排钠减少；没有钠盐摄入时，肾就停止排钠。

（2）钾离子（$K^+$）　$K^+$ 为细胞内液主要的阳离子，全身钾总量的 98% 在细胞内，正常血清钾离子浓度为 3.5～5.5mmol/L。主要维持细胞内液的渗透压和酸碱平衡，维持细胞的正常代谢，增加神经肌肉应激性和抑制心肌收缩能力。钾主要从食物中摄取，80% 由肾排出。肾对钾的调节能力很低，在禁食和血钾很低的情况下，每天仍然要从尿中排出相当的钾盐，因此，患者禁食两天以上就必须经静脉补钾，否则，将引起低钾血症。成人每日需钾量为 3～4g。

**3. 渗透压平衡**　体温 37℃时，正常人的血浆总渗透压平均为 290～310mmol/L。体液容量及渗透压的稳定受神经－内分泌系统调节，一般先通过下丘脑－神经垂体－抗利尿激素系统恢复和维持正常渗透压，继而通过肾素－血管紧张素－醛固酮系统恢复和维持血容量。

肾是调节体液平衡的重要器官，这种调节受垂体后叶释放的抗利尿激素（ADH）和肾上腺皮质分泌的醛固酮所影响。当高渗性缺水时，可刺激下丘脑－神经垂体－抗利尿激素系统，产生口渴的感觉，以促进饮水，且分泌 ADH，促使肾重吸收水分来恢复和维持体液的正常渗透压；另一方面，细胞外液减少，特别是血容量减少时，刺激肾素－血管紧张素－醛固酮系统，使肾重吸收钠和水分来恢复和维持血容量。但是，当低渗性缺水同时血容量锐减时，机体将优先恢复和保持血容量，使重要生命器官的灌注得到保证。

**知识链接**

**渗透压**

溶质在水中所产生的吸水能力（或张力）称为渗透压，其高低与溶质的颗粒（分子或离子）数成正比，而与颗粒的电荷和大小无关。无机盐分子小，在水中又以离子状态存在，所以颗粒数多，产生的渗透压大；葡萄糖分子虽中等大，但不能解离，产生的渗透压次之；蛋白质分子尽管能解离，不过分子太大，颗粒数少，故产生的渗透压小。细胞内外水的移行，基本上由细胞膜内外渗透压的差异决定。

**三、酸碱平衡与调节**

人体在代谢过程中不断产生酸性和碱性物质，故体液中的 $H^+$ 浓度经常发生变化，但人体能通过血液的缓冲系统、肺的呼吸和肾的调节作用，使血中 $H^+$ 仅在小范围内变动，即保持动脉血浆的 pH 值在 $7.40 \pm 0.5$ 之间，维持机体的酸碱平衡。

**1. 血液的缓冲系统**　血浆中 $HCO_3^-/H_2CO_3$ 是最重要的缓冲对，其次还有 $HPO_4^{2-}/H_2PO_4^-$ 和 $Pr^-/HPr$。其比值决定血浆 pH，当 $HCO_3^-/H_2CO_3$ 保持 20∶1 时，血浆 pH 维持在正常范围。体内酸增多时，由 $HCO_3^-$ 与 $H^+$ 结合，中和酸；碱增多时，由 $H_2CO_3$ 释放出 $H^+$ 来中和碱，以维持血浆 pH 在正常范围内。缓冲系统的作用发生虽快，但最终还要依靠肺和肾将酸排出体外。

**2.肺** 通过调节二氧化碳（$CO_2$）排出量调节酸碱平衡。缺氧时，延髓中央化学感受器受抑制，而颈动脉体和主动脉体的周围化学感受器兴奋，使呼吸加深加快，促使肺排出 $CO_2$，从而降低血中的 $H_2CO_3$ 浓度；反之，呼吸就变浅变慢，以减少 $CO_2$ 排出。

**3.肾** 调节酸碱平衡的能力最强，通过改变排出固定酸及保留碱性物质的量来维持血浆的 $HCO_3^-$ 浓度，使血浆的 pH 不变。肾调节酸碱平衡的机制可以概括为：通过 $Na^+$-$H^+$ 交换而排 $H^+$；通过 $HCO_3^-$ 重吸收而增加碱储备；通过产生 $NH_3$ 并与 $H^+$ 结合成 $NH_4^+$ 的排出而排 $H^+$；通过尿的酸化过程而排 $H^+$。

此外，细胞对酸碱平衡也有一定的调节作用，通过细胞内外离子交换来进行，如 $H^+$-$K^+$、$H^+$-$Na^+$、$Na^+$-$K^+$、$Cl^-$-$HCO_3^-$ 交换。

# 第二节 水和钠的代谢紊乱

水和钠关系十分密切，缺水和缺钠常伴存。因造成缺水的原因不同，有的以失水为主，有的以缺钠为主，或两者等比例丢失。因此，将缺水分为高渗性缺水（以失水为主）、低渗性缺水（以失钠为主）和等渗性缺水（失水与失钠相近）。细胞外液量过多被称为水中毒。

## 一、等渗性缺水

等渗性缺水又称急性缺水或混合性缺水，外科最为常见。体内水和钠成比例丢失，血清钠和细胞外液渗透压维持在正常范围。

【病因】

胃肠道消化液的急性丢失，如大量呕吐、肠外瘘等；体液丢失如急性腹膜炎、肠梗阻和大面积烧伤早期等。

【病理生理】

细胞外液的减少刺激了肾入球小动脉壁上的压力感觉器，同时肾小球滤过率下降使远曲小管内 $Na^+$ 减少，从而引起肾素-血管紧张素-醛固酮系统兴奋，使醛固酮分泌增加，促使肾远曲小管对 $Na^+$ 重吸收增加，同时水的重吸收也增加，代偿性地使细胞外液量增多。由于丢失的体液为等渗液，细胞内、外液的渗透压变化不明显，细胞内液一般不发生变化。但若此种情况持续过久，细胞内液也将逐渐外移，跟细胞外液一起丢失，致细胞内缺水。

【临床表现】

等渗性缺水时，水与钠成比例丢失，故患者身体状况既有缺水症状，又有缺钠症状，表现为乏力、恶心、呕吐、少尿、口唇干燥、皮肤弹性下降、眼窝凹陷，但口渴不明显。当短时间内体液丢失量达体重5%时，可出现颈静脉塌陷、脉搏细速、血压下降、肢端湿冷等血容量不足的表现。当体液继续丢失达体重 6% ~ 7% 时，休克表现明显，常伴有代谢性酸中毒。如患者丢失体液主要为胃液，因 H$^+$ 的大量丢失，则可伴发代谢性碱中毒。

### 【辅助检查】

实验室检查可发现红细胞计数、血红蛋白和血细胞比容明显升高，提示有血液浓缩；血清钠和氯一般无明显降低；尿比重升高。动脉血气分析可判定是否有酸或碱中毒。

### 【治疗要点】

本病的治疗首先是消除病因，以减少水和钠的继续丢失。针对细胞外液量的减少，用平衡盐液或等渗盐水尽快补充血容量，但等渗盐水因其含氯量高于血清含氯量，大量补充有引起高氯性酸中毒的危险。而平衡盐液内电解质含量与血浆相似，且为碱性，对防治轻度酸中毒有利，用于治疗更为安全合理。在纠正缺水后，排钾量会有所增加，同时，血清钾浓度也因细胞外液量增加而被稀释降低，故应注意及时补充氯化钾。

### 【常见护理诊断 / 问题】

**1. 体液不足**　与大量呕吐、腹膜炎、肠梗阻和大面积烧伤等原因致体液急性丢失有关。

**2. 有受伤的危险**　与意识障碍和低血压等有关。

### 【护理措施】

**1. 去除病因**　采取有效措施积极处理原发病，以减少体液的丢失。

**2. 液体疗法护理**

（1）估计补液总量　纠正体液失衡的关键是患者入院后第 1 个 24 小时内输液量，补液总量一般由下列 3 部分液体量组成。①生理需要量：正常每日需要量为 2000 ~ 2500mL。②已损失量：又称累积失衡量，指在制定补液计划前估计已经丢失的体液量，可按缺水程度补充。一般在第 1 天只补给全量的 1/2，第 2 天再补其余的 1/2。③继续损失量：又称额外损失量，是治疗过程中继续丢失的体液量，如在液体疗法方案执行后，患者继续有呕吐、胃肠减压、腹或胸腔内积液、高热、出汗、气管切开等体液丢失情况。凡体温升高 1℃，估计从皮肤丢失水分 3 ~ 5mL/kg；大量出汗湿透一套衣裤估计丢失水分约为 1000mL；气管切开后每日经呼吸道蒸发的水分为 800 ~ 1200mL。这部分损失量的补充原则是"丢多少，补多少"。在临床上，当天的继续损失量一般安排在次日补给。

每日补液量可按以下简易公式计算，但不可机械应用，应根据病情变化边输液、边观察、边调整。

第 1 天补液量 = 生理需要量 +1/2 已经丢失量

第 2 天补液量 = 生理需要量 +1/2 已经丢失量 + 前 1 天继续丢失量

第 3 天补液量 = 生理需要量 + 前 1 天继续丢失量

（2）液体种类　根据体液失衡的性质，选用晶体液或胶体液（表 2-2）。

**表 2-2　临床常用液体及用途**

| 分类 | | 名称 | 渗透压 | 用途 |
|---|---|---|---|---|
| 晶体液 | 非电解质液 | 5% 葡萄糖水 | 等渗 | 供给生理需要，为缺水患者补充水分 |
| | | 10% 葡萄糖水 | 高渗 | |
| | 电解质液 | 0.9% 生理盐水 | 等渗 | 供给生理需要，为缺水患者补充水分和电解质 |
| | | 5% 糖盐水 | 高渗 | |
| | | 林格液 | 等渗 | |
| | | 1.87% 乳酸钠溶液 | 等渗 | 扩充血容量 |
| | | 11.2% 乳酸钠溶液 | 高渗 | 扩充血容量 |
| | | 3%~5% 氯化钠溶液 | 高渗 | 治疗严重的低渗性缺水 |
| | | 10% 氯化钾 | | 治疗低钾 |
| | | 10% 葡萄糖酸钙 | | 治疗低钙 |
| | | 1.4% 碳酸氢钠 | 等渗 | 纠正酸中毒 |
| | | 5% 碳酸氢钠 | 高渗 | 纠正酸中毒 |
| 胶体液 | 右旋糖酐 | 中分子右旋糖酐 | 等渗 | 调高血浆胶体渗透压，扩充血容量 |
| | | 低分子右旋糖酐 | 等渗 | 降低血液黏稠度，改善微循环 |
| | 代血浆 | 羟乙基淀粉（706） | 等渗 | 增加血浆胶体渗透压、循环血量 |
| | | 氧化聚明胶 | 等渗 | |
| | | 聚维酮 | 等渗 | |
| | 白蛋白 | 浓缩白蛋白注射液 | 等渗 | 提高胶体渗透压，补充蛋白质，减轻组织水肿 |
| | | 水解蛋白注射液 | 等渗 | 纠正低蛋白血症，促进组织修复 |
| | 血浆 | | 等渗 | 增加血浆胶体渗透压、循环血量 |

原则上是"缺什么，补什么"，遵从"宁少勿多"，充分发挥机体代偿作用的调节而达到平衡，避免导致更复杂的体液平衡紊乱。成人对糖的日需要量为 100~150g。

（3）补液方法　补液是液体疗法的重要环节，原则是先盐后糖，先晶后胶，先快后慢，见尿补钾，交替输入，防痉补钙，并根据患者具体情况给以适当调节。①补液途径：静脉输液一般采用周围表浅静脉穿刺补液为主，必要时可通过静脉切开插管补液。大量补液常需两路通道同时进行，必要时可行中心静脉插管，不仅便于快速输入液体，且可以测量中心静脉压，对心肺功能较差者，可防止补液不足或液体超负荷。②补液顺序：一般先输入盐溶液（高渗性缺水者例外），然后补葡萄糖溶液、碱性溶液、胶体溶液和钾盐。因糖进入体内很快被细胞利用，不能维持细胞外液渗透压，先盐则有利于稳定细胞外液渗透压和恢复细胞外液容量。对严重酸中毒患者使用碱性溶液，也应提早补给。输入胶体液之前，要先输入一些晶体液，使血液适当稀释；若先输入胶体液，则产生的胶体渗透压可吸收水分入血，将加重组织缺水，且在缺水情况下，输入胶体液可使血液黏稠度增加，易形成微血栓，对微循环不利。但是大失血所致的低血容量性休克，在抢救时应尽早地补给胶体溶液。液体量多时，各类液体要交替输注，以免在较长时间内单纯输入同一种液体，造成人为的体液平衡失调。③补液速度：先快后慢，明显缺水者，输液开始时要快，以迅速改善体内缺水和缺钠情况。待缺水情况好转，速度就要减慢，以免加重心肺负担。对低血容量性休克和大面积烧伤等患者，必要时加压输液或做静脉切开，保证液体快速输入。情况好转后，再减慢滴速维持。下述情况必须控制输液速度：心肺等重要器官功能障碍者、静脉滴注高渗盐水、液体中加有特殊药物（如钾盐、普萘洛尔和血管活性药物等）。葡萄糖溶液输入速度不宜过快，因机体对葡萄糖的最高利用率是每千克体重每小时 0.5g，超过此值就会形成渗透性利尿，而失去利用价值。

（4）输液过程中监护　护士应密切观察治疗效果，注意不良反应，随时调整护理方案，积极处理异常情况。观察内容包括：①精神状态：如萎靡、嗜睡等症状的改善情况。②缺水征象：如口渴、皮肤弹性和眼眶凹陷等表现的恢复程度。③生命体征：如血压、脉搏、体温的改善情况。④心肺功能监测：如在快速输液过程中发现患者心率加快、呼吸急促、咳粉红色泡沫样痰等，则有心力衰竭和肺水肿的可能，应立即停止输液或减慢输液速度，并报告医师处理。⑤辅助检查：如尿量和尿比重等尿常规检查、血常规检查及血清电解质和肝肾功能等血生化检查，中心静脉压等指标的变化。

**3. 减少受伤**　定时监测血压，防止血压不稳或偏低引起的眩晕而跌倒；加强安全防护，对定向力差及意识障碍者，加床栏保护、适当约束等措施。

## 二、低渗性缺水

低渗性缺水又称慢性缺水或继发性缺水。水和钠同时丢失，但失钠多于失水，血清钠低于 135mmol/L，细胞外液呈低渗状态。

### 【病因】

本病常见原因有消化液持续性丢失，如长期胃肠减压、反复呕吐或慢性肠梗阻等；大面积烧伤创面的慢性渗液；治疗性因素如长期使用排钠利尿剂时未补给适量的钠盐，治疗等渗性缺水时补充水分过多而忽略钠的补充。

### 【病理生理】

因失钠多于失水，细胞外液呈低渗状态，致 ADH 分泌减少，肾小管重吸收水分也减少，尿量增加，以提高细胞外液渗透压。但此代偿调节结果使细胞外液进一步减少，一旦影响循环血容量时，机体将牺牲体液渗透压，优先恢复和保持血容量。表现为一方面使肾素－血管紧张素－醛固酮系统兴奋，肾远曲小管对 $Na^+$ 和水的重吸收增加；另一方面 ADH 分泌反而增加，使水重吸收增加，尿量减少。若循环血量进一步减少，上述代偿能力无法维持血容量时，会出现休克。

严重缺钠时，细胞外液可向渗透压相对高的细胞内液转移，导致细胞肿胀和细胞内低渗，影响酶系统活性。脑组织对此改变非常敏感，可出现进行性加重的意识障碍。

## 【临床表现】

细胞外液减少致血容量下降是本病的主要特点，患者一般无口渴，根据缺钠程度将低渗性缺水分为三度：

**1. 轻度缺钠** 血清钠低于 135mmol/L。患者感到头晕、疲乏、手足麻木；尿量增多，尿中 $Na^+$ 减少。每千克体重缺氯化钠约 0.5g。

**2. 中度缺钠** 血清钠低于 130mmol/L。除上述表现外，患者还伴有恶心、呕吐、血压不稳定或下降、脉压变小、脉搏细速、浅静脉瘪陷、视物模糊、站立性晕倒；尿量减少，尿中几乎不含 $Na^+$ 和 $Cl^-$。每千克体重缺氯化钠 0.5~0.75g。

**3. 重度缺钠** 血清钠低于 120mmol/L，常伴休克。患者神志不清，木僵，昏迷或四肢痉挛性抽搐，腱反射减弱或消失。每千克体重缺氯化钠 0.75~1.25g。

## 【辅助检查】

血液浓缩显著，即红细胞计数、血红蛋白量、血细胞比容均明显升高；血尿素氮升高；血清钠小于 135mmol/L；尿比重小于 1.010，尿中 $Na^+$ 和 $Cl^-$ 明显减少。

## 【治疗要点】

1. 积极针对病因治疗。

2. 轻、中度缺钠者，一般补充 5% 葡萄糖盐溶液；重度缺钠者，先输晶体液，如复方氯化钠溶液和等渗盐水，后输胶体液，如羟乙基淀粉、右旋糖酐溶液和血浆等以补充血容量，再静脉输注高渗盐水，如 5% 氯化钠溶液，以进一步恢复细胞外液渗透压。低渗性缺水的补钠量（mmol）=［正常血钠值（mmol/L）– 测得血钠值（mmol/L）］× 体重（kg）×0.6（女性为 0.5），此公式作为补钠安全剂量的估计，17mmol $Na^+$ 相当于 1g 钠盐。一般情况下，当日先补 1/2 量，其余的 1/2 量第 2 日补给。

## 【常见护理诊断 / 问题】

**1. 体液不足** 与长期大量呕吐、胃肠减压等原因致体液慢性丢失有关。

**2. 有受伤的危险** 与意识障碍和低血压等有关。

## 【护理措施】

遵医嘱补充等渗或高渗盐水，维持充足的体液量，纠正细胞外液的低渗状态及血容量不足。其他护理措施参见等渗性缺水。

## 三、高渗性缺水

高渗性缺水又称原发性缺水。水和钠同时缺失，但失水多于失钠，细胞外液呈高渗状态，故血清钠高于正常范围。

## 【病因】

本病常见原因有水分摄入不足，如长期禁食、吞咽困难、危重患者给水不足等；水分丢失过多，如大面积烧伤暴露疗法或大面积开放性损伤经创面蒸发大量水分、高热者大量出汗、糖尿病者因血糖未控制致高渗性利尿和出汗过多者等；高渗溶质摄取过多，如鼻饲高浓度要素饮食或静脉注射大量高渗盐水溶液等。

## 【病理生理】

因失水多于失钠，细胞外液呈高渗状态，水分由细胞内液向细胞外液转移，致细胞内、外液量都减少，但以细胞内液减少为主。严重时，脑细胞因缺水会出现脑功能障碍。

机体对高渗性缺水的代偿作用主要包括两个方面：一方面，细胞外液高渗刺激了位于视丘下部的口渴中枢，患者感到口渴而饮水，以降低细胞外液渗透压；另一方面，高渗状态可引起 ADH 分泌增多，导致肾小管对水的重吸收增加，尿量减少，使细胞外液渗透压降低并恢复其容量。若缺水严重致循环血量显著减少时，可引起醛固酮分泌增加，加强对钠、水的重吸收，来维持血容量。

## 【临床表现】

根据缺水程度一般将高渗性缺水分为三度：

**1. 轻度缺水** 缺水量占体重的 2%~4%，以口渴为主要特点。

**2. 中度缺水** 缺水量占体重的 4%~6%，患者极度口渴、唇舌干燥、眼窝凹陷、烦躁、乏力、皮肤弹性减退、尿少和尿比重升高等。

**3. 重度缺水** 缺水量超过体重的 6%，患者除上述症状外，还出现脑功能障碍的表现，如躁狂、谵妄、神志不清或昏迷。

## 【辅助检查】

实验室检查血清钠高于 150mmol/L，有红细胞计数、血红蛋白量、血细胞比容均升高等血液浓缩现象；尿比重升高。

## 【治疗要点】

1. 积极治疗原发病。

2. 轻度缺水的患者，可饮水；中度以上缺水的患者通过静脉补充水，如 5% 葡萄糖溶液或 0.45% 盐水。需要补充液体的量有 2 种计算方法：①按每丢失体重的 1% 补充液体 500mL 计算。②补水量（mL）＝［测得血钠值（mmol/L）－正常血钠值（mmol/L）］× 体重（kg）×4。需要补充的液体 2 天补完，同时还需要加上每天的生理需要量 2000mL。

【常见护理诊断/问题】

**1. 体液不足**　与高热、大汗和气管切开等有关。

**2. 有受伤的危险**　与意识障碍等有关。

**3. 口腔黏膜改变**　与体液不足、口腔黏膜干燥和不能进食等有关。

【护理措施】

**1. 维持充足的体液量**　鼓励患者多饮水。应观察血清钠的动态变化，必要时适当补钠。其他补液护理参见等渗性缺水。

**2. 口腔护理**　对于不能饮水者，鼓励患者漱口，必要时行口腔护理。

**3. 防止受伤**　参见等渗性缺水。

## 四、水中毒

水中毒又称稀释性低钠血症，较少见，指机体摄水量超过排水量，以至于水在体内潴留，引起细胞外液渗透压下降和循环血量增多。因细胞外液极度稀释而明显低渗，水渗入细胞内而引起全身细胞，尤其是脑细胞水肿。

【病因】

肾功能不全，排尿能力下降；各种原因引起 ADH 分泌过多；机体摄水过多或静脉补液过多。

【临床表现】

本病的临床表现以脑水肿最为突出，表现为头痛、呕吐、嗜睡、视力模糊，甚至惊厥或昏迷；同时伴肺水肿如呼吸困难、咳大量泡沫痰等；体重增加，尿多而比重低，血清钠可降至 120mmol/L 以下。

【治疗要点】

积极控制原发病，严格限制水分摄入，根据病情进行利尿或透析处理。

【常见护理诊断/问题】

**1. 体液过多**　与肾功能不全、水分排出减少或摄入过多有关。

**2. 有受伤的危险**　与意识障碍等有关。

**3. 潜在并发症**　颅内压升高和脑疝、肺水肿。

【护理措施】

**1. 纠正体液量过多**

（1）去除病因。

（2）严格控制入水量，每日控制在 700～1000mL 以下。重症者可输入高渗溶液如 5%氯化钠溶液，使细胞内水分渗出，同时注意观察病情变化和尿量。可用渗透性利尿剂，如 20%甘露醇 250mL 于 20 分钟内静脉滴注；也可用呋塞米静脉注射。肾衰竭者采用透析疗法排出体内多余的水分，做好透析的护理。

**2. 防止受伤**　参见等渗性缺水。

**3. 预防并发症**　密切观察病情，及时发现脑水肿和肺水肿的进展程度。

# 第三节　钾代谢异常

## 一、低钾血症

血清钾浓度低于 3.5mmol/L 为低钾血症。

【病因】

1. 摄入不足，如禁食、少食或静脉补充钾盐不足。

2. 丢失过多，如腹泻、呕吐、胃肠道引流、急性肾衰竭多尿期、醛固酮增多症、长期使用排钾利尿剂（呋塞米、依他尼酸）及肾小管性酸中毒等。

3. 体内钾分布异常：大量输入高渗葡萄糖和胰岛素，使部分 $K^+$ 转移到细胞内，参与糖原合成。

4. 代谢性碱中毒。

【临床表现】

**1. 肌无力**　为最早出现的临床表现，系低血钾引起神经 - 肌肉应激性降低所致。一般先出现四肢软弱无力，也可出现吞咽困难，延及躯干和呼吸肌时出现呼吸困难或窒息，严重时出现软瘫、腱反射减退或消失。

**2. 消化道功能障碍**　患者出现腹胀、恶心、呕吐、肠鸣音减弱或消失等肠麻痹症状。

**3. 心脏功能异常**　主要为传导阻滞和节律异常，严重者出现心室颤动，心脏停搏于收缩期。

**4. 代谢性碱中毒**　血清钾过低时，$K^+$ 从细胞内移出，与 $Na^+$ 和 $H^+$ 交换增加（每移出 3 个 $K^+$，可有 2 个 $Na^+$ 和 1 个 $H^+$ 移入细胞），使细胞外液 $H^+$ 浓度下降。另外，肾远曲小管 $Na^+$ 和 $K^+$ 交换减少，$Na^+$ 和 $H^+$ 交换增加，使 $H^+$ 排出增多，所以尿液呈酸性，称为反常性酸性尿。这些作用使患者发生低钾性碱中毒，出现头晕、躁动、面部和四肢抽动、手足及口周麻木、手足搐搦、昏迷等碱中毒症状。

【辅助检查】

实验室检查示血清钾低于 3.5mmol/L。典型的心电图改变（图 2-1）为早期出现 T

波降低、变平或倒置，随后出现 S-T 段降低、Q-T 间期延长和 U 波。

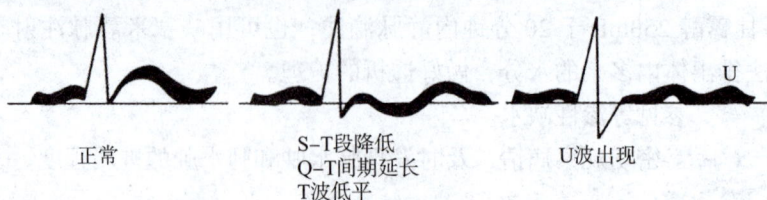

正常　　　　　　S-T段降低　　　　　　U波出现
　　　　　　　　Q-T间期延长
　　　　　　　　T波低平

图 2-1　低钾血症的心电图改变

【治疗要点】

去除病因，减少体内钾的丢失，经口服或静脉补充钾。

【常见护理诊断/问题】

**1. 活动无耐力**　与低血钾致肌无力有关。
**2. 有受伤的危险**　与肢体软弱无力和意识障碍有关。

【护理措施】

**1. 恢复血清钾水平**

（1）**病情观察**　监测患者心率（律）、心电图及意识状态。
（2）**减少钾丢失**　遵医嘱给予止吐和止泻等，减少钾继续丢失。
（3）**遵医嘱补钾**　最安全可靠的方法是口服补充钾盐，如遵医嘱予以 10% 氯化钾或枸橼酸钾溶液口服，鼓励患者多进食牛奶、香蕉、橘子、番茄、肉类等含钾丰富的食物。不能口服者应静脉补钾，静脉补钾时要注意：①尿少不补钾：肾衰竭时，钾排出受阻，补钾易引起血清钾过高，故尿量在 40mL/h 以上或每日尿量超过 500mL 方能补充。②浓度不过高：静脉滴注氯化钾溶液浓度一般不超过 40mmol/L（氯化钾 3g/L），即 1000mL 葡萄糖溶液加入 10% 氯化钾溶液不能超过 30mL。钾浓度过高时，输液处静脉会产生强烈的疼痛，引起静脉炎。③速度不过快：钾进入血液，需经 15 小时左右方可建立细胞内外的平衡。成人静脉滴注速度不宜超过 20mmol/h。④补钾不过量：一般每日给 10% 氯化钾溶液 30～60mL，严重缺钾时，每日补钾也不宜超过 6～8g。⑤禁止静脉推注：切不可以 10% 氯化钾溶液做静脉内直接注射，以免引起高钾血症，导致心搏骤停。

**2. 防止受伤**　参见等渗性缺水。

【健康指导】

长期禁食和控制饮食者或近期有呕吐、腹泻、胃肠道引流者，应及时补钾，防止低钾血症的发生。

### 二、高钾血症

当血清钾浓度超过 5.5mmol/L 时，为高钾血症。

【病因】

**1. 钾排出减少** 多见于急性肾衰竭、应用保钾利尿剂（如螺内酯或氨苯蝶啶）、盐皮质激素分泌不足等。

**2. 钾摄入过多** 静脉或口服补钾过量、过快、过浓，以及大量输入保存期较久的库血等。

**3. 体内钾分布异常** 细胞内钾移出到细胞外，见于溶血、严重组织损伤（如挤压伤、大面积烧伤）、代谢性酸中毒等。

【临床表现】

临床表现无特异性，可因神经肌肉的应激性改变，患者迅速由兴奋转入抑制状态，表现为乏力、四肢软瘫、神志淡漠、感觉异常、腹胀和腹泻等。严重的高血钾者有微循环障碍的表现，如皮肤苍白、湿冷、青紫、低血压等。对心脏的主要影响是心肌应激性下降，出现心率缓慢、心律不齐、传导阻滞，严重时心室颤动，心脏于舒张期停搏。

【辅助检查】

实验室检查示血清钾大于 5.5mmol/L。典型的心电图表现为早期 T 波高而尖、Q-T 间期延长，随后出现 QRS 波群增宽、P-R 间期延长（图 2-2）。

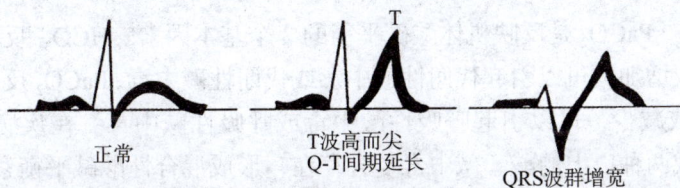

正常　　　T波高而尖　　　QRS波群增宽
　　　　　Q-T间期延长

图 2-2 高钾血症的心电图改变

【治疗要点】

高钾血症易导致心搏骤停，除及时治疗原发病和改善肾功能外，一旦发现应及时作如下处理：

**1. 禁钾** 立即停用一切含钾多的库血、药物及食物（如橘子、牛奶）等。

**2. 降钾** 立即给予 5% 碳酸氢钠溶液 60 ~ 100mL 静脉推注后再继续静脉滴注 100 ~ 200mL，可使 $K^+$ 移入细胞内或随尿液排出；给予葡萄糖溶液及胰岛素（25% 葡萄糖溶液 100 ~ 200mL，以每 5g 糖加入胰岛素 1U）静脉滴注，促进 $K^+$ 转入细胞内，必要时每 3 ~ 4 小时重复给予。

**3. 排钾** 静脉推注呋塞米 40mg；口服阳离子交换树脂，每次 15g，每日 4 次，从消化道带走 K$^+$；血液透析或腹膜透析。

**4. 抗钾** 钙与钾有相互拮抗作用，可用 10% 葡萄糖酸钙 20mL 加等量 5% 葡萄糖溶液静脉缓慢推注，能缓解 K$^+$ 对心肌的毒性作用，必要时可重复用药。

## 【常见护理诊断 / 问题】

**1. 活动无耐力** 与高血钾致肌无力有关。

**2. 潜在并发症** 心律失常和心搏骤停。

## 【护理措施】

**1. 恢复血清钾水平** 指导患者停用一切含钾的食物和药物；遵医嘱用药对抗心律失常及降低血清钾；对透析者做好透析的护理。

**2. 并发症的预防和急救** 严密观察生命体征，监测患者的血钾、心率（律）、心电图等。一旦发现心律失常应立即通知医师并协助处理；若出现心搏骤停，立即进行心肺脑复苏。

## 【健康指导】

指导肾功能减退及长期使用保钾利尿剂者，应限制含钾食物和药物的摄入，并定期复查，监测血钾浓度，以防高钾血症的发生。

# 第四节 酸碱平衡失调

pH、$HCO_3^-$、$PaCO_2$ 是反映机体酸碱平衡的 3 个基本因素。$HCO_3^-$ 反映代谢性因素，其原发性减少或增加，可以引起代谢性酸中毒或代谢性碱中毒；$PaCO_2$ 反映呼吸性因素，其原发性增加或减少，可以引起呼吸性酸中毒或呼吸性碱中毒。在疾病发生发展过程中，有时两种或两种以上的酸、碱中毒复合存在，形成混合性酸碱平衡紊乱。

## 一、代谢性酸中毒

代谢性酸中毒由体内 $HCO_3^-$ 减少引起，是临床上最常见的酸碱失衡。

## 【病因】

**1. 酸性物质生成过多** 最常见，任何原因引起缺氧或组织低灌注，使细胞内无氧酵解增加即引起乳酸增加，产生乳酸性酸中毒，如严重损伤、高热、休克、腹膜炎等。此外，还见于长期不能进食或糖尿病患者，体内脂肪分解过多引起酮症酸中毒。

**2. 碱性物质丢失过多** 见于腹泻、肠瘘、胆瘘和胰瘘等致大量碱性消化液丢失，造成 $HCO_3^-$ 排出过多。

**3. H$^+$ 排出减少** 如急性肾衰竭时肾小管排 H$^+$ 和重吸收 $HCO_3^-$ 受阻。

**4. 酸性物质摄入过多** 如酸性药物过多输入。

## 【病理生理】

直接或间接原因致体内 $HCO_3^-$ 减少，血浆中 $H_2CO_3$ 则相对增加，机体可通过肺和肾进行代偿性调节。体内 $H^+$ 浓度升高会刺激呼吸中枢产生代偿反应，表现为呼吸加深加快，加速 $CO_2$ 排出，使动脉血 $PaCO_2$ 降低，$HCO_3^-/H_2CO_3$ 的比值重新接近 20:1，从而维持了血浆 pH 在正常范围。另外，肾小管上皮细胞的碳酸酐酶和谷氨酰胺酶活性增加，增加 $H^+$ 和 $NH_3$ 生成，$H^+$ 和 $NH_3$ 形成 $NH_4^+$ 后排出，从而使 $H^+$ 排出增多。此外，代偿性的 $NaHCO_3$ 重吸收也会增加，但这些代偿均有限。

## 【临床表现】

症状轻者常被原发病的症状所掩盖，重者可出现：

**1. 呼吸代偿的表现** 酸中毒时肺代偿能力加强，以加速体内 $CO_2$ 排出。早期最突出的表现是呼吸深而快，呼吸中有烂苹果味，乃体内脂肪氧化不全产生酮体所致。

**2. 心血管功能异常的表现** 酸中毒时 $H^+$ 浓度升高，且常伴高钾血症，二者均可抑制心肌收缩力，致心率加快、心音低弱、血压偏低；$H^+$ 浓度升高可刺激毛细血管扩张，患者表现为面色潮红，但休克所致酸中毒，因缺氧而出现发绀。

**3. 中枢神经系统的表现** 酸中毒抑制脑细胞代谢活动，患者有明显疲乏、眩晕和嗜睡的表现，也可出现感觉迟钝或烦躁；对称性肌张力减退、腱反射减弱或消失；严重者神志不清，甚至昏迷。

## 【辅助检查】

实验室检查尿液一般呈酸性，血 pH < 7.35，碱剩余（BE）为负值，二氧化碳结合力（$CO_2CP$）、$HCO_3^-$、$PaCO_2$ 均降低。血清钾升高。

## 【治疗要点】

轻度代谢性酸中毒者，经消除病因、静脉输液纠正缺水后可自行好转，不必用碱剂治疗。中、重度者可先静脉补充 5% 碳酸氢钠 100～250mL，2～4 小时后复查动脉血气分析及血清电解质，根据测定结果决定后续治疗。由于代谢性酸中毒时血 $Ca^{2+}$ 游离增多，故即使患者存在低钙血症，也可不出现手足抽搐；但酸中毒被纠正后，血 $Ca^{2+}$ 减少，便会出现手足抽搐，需及时静脉注射葡萄糖酸钙。过快纠正酸中毒还可引起 $K^+$ 大量移至细胞内，造成低钾血症，应注意观察并及时补钾。

## 【常见护理诊断 / 问题】

**1. 有受伤的危险** 与代谢性酸中毒致意识障碍有关。

**2. 潜在并发症** 高钾血症。

【护理措施】

**1. 并发症的观察与护理**　代谢性酸中毒未及时纠正可致高钾血症，严重者可出现心搏骤停，一旦发现，应及时通知医师并配合处理。

**2. 防止受伤**　参见等渗性缺水。

## 二、代谢性碱中毒

代谢性碱中毒主要由体内 $HCO_3^-$ 增多引起。

【病因】

**1. 胃液丢失过多**　严重呕吐、长期胃肠减压等丢失大量胃液，是外科患者发生代谢性碱中毒的最常见原因。

**2. 碱性物质摄入过多**　长期服用碱性药物或者大量输入库存血，后者所含抗凝剂入血后可转化为 $HCO_3^-$。

**3. 低钾血症**　钾缺乏致 $K^+$ 从细胞内转移至细胞外液，同时 $Na^+$ 和 $H^+$ 进入细胞内，造成缺钾性碱中毒。

**4. 利尿剂的作用**　呋塞米等排 $K^+$ 利尿剂，能抑制近曲肾小管对 $Na^+$ 和 $Cl^-$ 重吸收，而并不影响远曲肾小管内 $Na^+$ 与 $H^+$ 的交换，因此，随尿排出的 $Cl^-$ 比 $Na^+$ 多，重吸收入血液的 $Na^+$ 和 $HCO_3^-$ 增多，发生低氯性碱中毒。

【病理生理】

代谢性碱中毒时，血浆 $H^+$ 浓度下降致呼吸中枢抑制，呼吸变浅变慢，使 $CO_2$ 排出减少，$PaCO_2$ 升高，$HCO_3^-/H_2CO_3$ 的比值接近 $20:1$，从而维持血液 pH 在正常范围。同时，肾小管上皮细胞中的碳酸酐酶和谷氨酰胺酶活性降低，一方面使 $H^+$ 排泌和 $NH_3$ 生成减少，另一方面 $HCO_3^-$ 重吸收亦减少，从而使血浆 $HCO_3^-$ 减少。此时，因氧合血红蛋白解离曲线左移，致氧不易从氧合血红蛋白中释放出来。因此，尽管患者的血氧含量和氧饱和度均正常，但组织仍处于缺氧状态。

【临床表现】

轻者一般无明显症状，较重者呼吸变浅变慢。碱中毒时氧不易从氧合血红蛋白中释放，使组织缺氧症状明显。脑细胞供氧不足可出现嗜睡、谵妄或精神错乱，严重时可出现昏迷。由于碱中毒时，血清钙减少，可出现手足抽搐等症状。

【辅助检查】

实验室检查血 pH、$HCO_3^-$ 浓度升高，BE 呈正值，尿呈碱性，但低钾所致的代谢性碱中毒则出现反常性酸性尿。代偿期血 pH 可正常。可伴血清钾、氯降低。

## 【治疗要点】

代谢性碱中毒以治疗原发病为主，但纠正不宜过速，一般不要求完全纠正，关键在于解除病因（如完全性幽门梗阻），才能彻底治愈；同时，要注重并发症的处理，因代谢性碱中毒常伴低钾血症，故在尿量超过 40mL/h 后给予氯化钾。对于轻者只需补给等渗盐水和钾盐就可纠正，但重者需使用稀盐酸或盐酸精氨酸溶液静脉滴注，且每 4~6 小时重复监测血气分析及血电解质，根据监测结果再调整治疗方案。

## 【常见护理诊断/问题】

**1. 有受伤的危险**　与代谢性碱中毒致意识障碍有关。
**2. 潜在并发症**　低钾血症和低钙血症。

## 【护理措施】

**1. 加强监测**　定期监测患者的生命体征、意识状态、动脉血气分析和血清电解质等。遵医嘱使用盐酸时要经中心静脉滴入，控制滴速，以免造成溶血等不良反应；使用盐酸精氨酸溶液时，因可致高钾血症要密切观察心电图和血清钾变化；正确应用含钙、钾药物。
**2. 防止受伤**　参见等渗性缺水。

### 三、呼吸性酸中毒

呼吸性酸中毒指肺泡通气功能减弱，不能充分排出体内生成的 $CO_2$，导致血液中 $PaCO_2$ 增高，引起高碳酸血症。

## 【病因】

凡能引起肺泡通气不足的疾病均可引起呼吸性酸中毒。①呼吸中枢抑制：如镇静剂过量、麻醉过深、颅内压增高和高位脊髓损伤等；②呼吸道梗阻：如异物吸入、支气管或喉痉挛等；③肺部本身疾病：如肺炎、肺水肿、慢性阻塞性肺部疾病等；④胸部活动受限：如严重胸部损伤和气胸、胸腔积液等；⑤呼吸机管理不当。

## 【病理生理】

呼吸性酸中毒时，人体可通过血液中的缓冲系统来进行调节，即血液中 $H_2CO_3$ 与 $Na_2HPO_4$ 结合，形成 $NaHCO_3$ 和 $NaH_2PO_4$，后者从尿中排出，使 $H_2CO_3$ 减少、$HCO_3^-$ 增多。其次，通过肾脏代偿：肾小管上皮细胞中的碳酸酐酶和谷氨酰胺酶活性增加，一方面使 $H^+$ 和 $NH_3$ 生成增加；另一方面 $H^+$ 除与 $Na^+$ 交换外，还与 $NH_3$ 形成 $NH_4^+$，随尿液排出，从而使 $H^+$ 排出增多和 $NaHCO_3$ 重吸收增加。不过，这两种代偿机制发挥的代偿能力均有限。

## 【临床表现】

呼吸性酸中毒主要表现为缺氧和二氧化碳潴留，患者可有胸闷、呼吸困难、发绀、头痛和躁动不安等，随着酸中毒加重，严重者可有血压下降、谵妄和昏迷等；伴高钾者可出现心室纤颤；严重脑缺氧致脑水肿和脑疝者可出现呼吸骤停。

## 【辅助检查】

血气分析显示血浆 pH 下降，$PaCO_2$ 增高，$HCO_3^-$ 可正常。

## 【治疗要点】

积极治疗原发病和解除呼吸道梗阻，改善肺的换气功能，可使用呼吸兴奋剂，必要时行气管插管或气管切开辅助呼吸。如因呼吸机使用不当引起，则应及时调整呼吸机各项参数，促使潴留体内的 $CO_2$ 排出并纠正缺氧。酸中毒较重时，适当使用氨丁三醇（THAM），可增加 $HCO_3^-$ 浓度和降低 $PaCO_2$。

## 【常见护理诊断 / 问题】

低效性呼吸形态　与呼吸道梗阻、呼吸中枢受抑制、肺部疾病及呼吸机管理不当等有关。

## 【护理措施】

1. 加强观察　持续监测呼吸情况，评估呼吸困难的程度；定时监测生命体征、血气分析和电解质；使用 THAM 时，剂量过大或注射过快可抑制呼吸，还可生成碳酸氢盐，经肾排出时加重肾负担，应注意观察。

2. 改善患者通气状况　解除呼吸道梗阻、合理调节呼吸机参数、协助医师做好气管插管和气管切开的护理；呼吸性酸中毒时，不能单纯给氧，且氧分压上升与二氧化碳下降均不宜过快，否则，由于氧浓度过高使呼吸中枢感受器对缺氧敏感性减弱，反而抑制呼吸。

### 四、呼吸性碱中毒

呼吸性碱中毒指由于肺通气过度，体内 $CO_2$ 排出过多，致血 $PaCO_2$ 降低，引起低碳酸血症。

## 【病因】

凡引起过度通气的因素均可致呼吸性碱中毒。常见于癔症、中枢神经系统疾病、高热、严重感染或创伤、疼痛、肝衰竭和呼吸机辅助通气过度等。

## 【病理生理】

$PaCO_2$ 降低致呼吸中枢抑制，使呼吸变浅变慢，$CO_2$ 排出减少，血液中 $H_2CO_3$ 代偿性增高。但该代偿可致机体严重缺氧，故难以持久。肾脏此时的代偿机制是肾小管上皮细胞排泌 $H^+$ 和 $HCO_3^-$ 的重吸收均减少，从而使 $HCO_3^-$ 降低。随着 $HCO_3^-$ 代偿性降低，$HCO_3^-/H_2CO_3$ 的比值及 pH 接近或维持于正常范围。

## 【临床表现】

多数患者可有呼吸急促，眩晕，手足和口周麻木及针刺感，肌震颤和手足抽搐，伴心率加快。危重患者发生急性呼吸性碱中毒，常提示预后不良。

## 【辅助检查】

血气分析示血浆 pH 升高，$PaCO_2$ 和 $HCO_3^-$ 下降。

## 【治疗要点】

在治疗原发病的同时对症治疗。可指导患者屏气或用纸袋、长纸筒罩住口鼻，以增加呼吸道无效腔，减少 $CO_2$ 排出；病情重者可用含 5% $CO_2$ 的氧气吸入。如系呼吸机使用不当所造成的通气过度，应调整呼吸机参数；精神性过度通气者，可用镇静剂。

## 【常见护理诊断/问题】

**1. 低效性呼吸形态**　与呼吸道梗阻、呼吸中枢受抑制、肺部疾病及呼吸机管理不当等有关。

**2. 有受伤的危险**　与中枢神经系统功能异常、神经肌肉应激性增加有关。

## 【护理措施】

**1. 维持正常的呼吸**　严密监测生命体征、意识状态、血气分析等；指导患者深呼吸、放慢呼吸频率；教会患者使用纸袋呼吸的方法。

**2. 防止受伤**　参见等渗性缺水。

# 练习题

## 【A1 型题】

1. 成年男性体液总量占体重的（　　　　）
   A. 20%　　　　B. 30%　　　　C. 40%　　　　D. 50%　　　　E. 60%

2. 维持细胞外液渗透压的主要阳离子是（　　　　）
   A. $K^+$　　　　B. $Ca^{2+}$　　　　C. $Mg^{2+}$　　　　D. $Na^+$　　　　E. $Cl^-$

3. 关于钾的代谢下列哪一项是错误的（　　　）

　　A. 钾是细胞内液主要阳离子

　　B. 钾的排出主要通过肾脏

　　C. 钾的来源靠食物摄入

　　D. 碱中毒时钾进入细胞，故细胞外液低钾

　　E. 酸中毒时钾进入细胞，故细胞外液低钾

4. 下列哪一种情况不引起高渗性缺水（　　　）

　　A. 上消化道梗阻　　　　　B. 危重患者给水不足　　　　　C. 昏迷患者

　　D. 高热大汗　　　　　E. 大面积烧伤早期

5. 高渗性缺水造成（　　　）

　　A. 细胞外液向细胞内液转移

　　B. 细胞内液向细胞外液转移

　　C. 细胞内外液无转移

　　D. 血浆向组织间液转移

　　E. 以上都不是

6. 严重低钾血症不出现的是（　　　）

　　A. 腹胀、恶心、呕吐、肠鸣音消失

　　B. 神志淡漠或嗜睡

　　C. 心率缓慢、心律失常

　　D. 腱反射减弱或消失，出现软瘫

　　E. 心电图 T 波低平，S-T 段降低，Q-T 间期延长

## 【A2 型题】

7. 某成年患者，腹部手术后，胃肠减压 5 天，每日输 10% 葡萄糖 2000mL，5% 糖盐水 1000mL，尿量每天 2000mL。患者诉乏力、腹胀恶心，心率 110 次 / 分钟。问应补充下列何种药物（　　　）

　　A. 5% $NaHCO_3$　　　　　B. 10% $CaCl_2$　　　　　C. 10% KCl

　　D. 5% NaCl　　　　　E. ATP

8. 患者，张某，男，45 岁，风湿性心脏病出现低血钾，下列哪项治疗是错误的（　　　）

　　A. 术后禁食 2 天以上患者应补钾

　　B. 尿量 40mL/h 以上方可静脉补钾

　　C. 静脉补钾浓度不超过 0.3%

　　D. 静脉补钾速度不宜超过 20mmol/h

　　E. 严重低血钾应用 10% 氯化钾 20mL 静注

9. 患者，男，28 岁，急性肠梗阻，出现呼吸深而快，二氧化碳结合力 18mmol/L，可能是（　　）

    A. 代谢性碱中毒　　　　　　B. 呼吸性碱中毒　　　　　　C. 代谢性酸中毒

    D. 呼吸性酸中毒　　　　　　E. 以上都不是

## 【A3 型题】

（10～12 题共用题干）

男，34 岁，体重 60kg，因"急性肠梗阻"入院。诉口渴，软弱无力，尿少，昨日呕吐 8 次，总量约 2000mL。体格检查：脉搏 98 次/分钟，血压 96/60mmHg，皮肤弹性差，眼窝内陷，尿液检查呈酸性，血钾 3.5mmol/L，二氧化碳结合力（$CO_2CP$）13.3mmol/L。

10. 该患者的水钠代谢紊乱的类型及程度为（　　）

    A. 轻度高渗性缺水　　　B. 中度高渗性缺水　　　C. 中度低渗性缺水

    D. 轻度等渗性缺水　　　E. 中度等渗性缺水

11. 该患者的酸碱平衡失调为（　　）

    A. 代谢性酸中毒　　　B. 呼吸性酸中毒　　　C. 呼吸性碱中毒

    D. 代谢性碱中毒　　　E. 代谢性碱中毒合并代谢性酸中毒

12. 该患者当日的液体补充量大约是（　　）

    A. 4000mL　　　　　　B. 4500mL　　　　　　C. 5000mL

    D. 5500mL　　　　　　E. 7000mL

# 第三章　外科休克患者的护理

休克（shock）是机体受到强烈的致病因素侵袭后，导致有效循环血量锐减，组织血液灌流不足引起的以微循环障碍、代谢障碍和细胞受损为特征的病理性综合征，是严重的全身性应激反应。休克发病急骤，进展迅速，并发症严重，若未能及时发现及治疗，则可发展至多器官功能障碍综合征（multiple organ dysfunction syndrome，MODS）或多系统器官功能衰竭（multiple system organ failure，MSOF）而引起死亡。

## 【病因和分类】

休克的病因很多，通常根据病因来分类和命名。休克按照发生的原因分为低血容量性休克、感染性休克、神经源性休克、心源性休克和过敏性休克等。外科最常见的是低血容量性休克和感染性休克。

**1. 低血容量性休克**　包括失血性休克和创伤性休克，其中大血管破裂或脏器出血引起的属于失血性休克。创伤性休克是由于机体遭受剧烈的暴力打击，机体重要脏器损伤使有效循环血量锐减，微循环灌注不足；以及创伤后的剧烈疼痛、恐惧等多种因素导致的休克。

**2. 感染性休克**　指严重感染时病原菌释放的毒素对心肌细胞的直接损害；大量血浆渗入组织间隙或滞留在皮下造成血管扩张等复合因素所引起的休克。常见于脓毒血症、急性重症胆管炎、绞窄性肠梗阻、急性腹膜炎等疾病。

## 【发病机制】

有效循环血量锐减和组织灌注不足，以及由此导致的微循环障碍、代谢变化、炎症介质释放和内脏器官继发性损害是各类休克的共同病理生理基础。

**1. 微循环障碍**　根据休克发展不同阶段的病理生理特点可将微循环障碍分为 3 期：

（1）微循环收缩期　又称为缺血缺氧期。在休克早期，机体有效循环血量锐减时，组织灌注不足、血压下降、细胞缺氧，刺激主动脉弓和颈动脉窦压力感受器而引起血管舒缩中枢加压反射，交感–肾上腺轴兴奋导致大量儿茶酚胺释放，以及肾素–血管紧张素分泌增加，使心跳加快，心排出量增加；并选择性地使外周（如骨骼肌、皮肤）和内脏（如肾、肠胃）的小血管、微血管平滑肌收缩，以保证心、脑等重要器官的供血。由于毛细血管前括约肌强烈收缩、动静脉短路和直接通道开放，增加了回心血量。毛细血管前括约肌收缩和后括约肌的相对开放，使得微循环内出现"少灌多流"，真毛细血管网内血量减少，毛细血管内静水压降低，组织液回吸收入毛细血管网，可在一定程度上补充循环血量。因此，此期又称为休克代偿期。如在此期采取积极复苏措施，去除病因，休克较容易纠正。

（2）微循环扩张期　又称瘀血缺氧期。若血容量仍未恢复，休克持续，组织灌注不足进一步加重，细胞因严重缺氧而处于无氧代谢状态，大量酸性代谢物堆积，同时释放舒张血管的组织胺、缓激肽等介质。这些物质可使毛细血管前括约肌松弛，而后括约肌因敏感性低，处于相对收缩状态，出现"多灌少流"，导致大量血液淤滞于毛细血管网内，使血管内压力升高、通透性增加。血浆外渗至第三间隙，血液浓缩，血液黏稠度增加，血压降低，回心血量进一步减少，心、脑等重要器官灌注不足，休克进入抑制期。

（3）微循环衰竭期　又称弥散性血管内凝血期。随着病情进一步发展，休克进入不可逆阶段。由于血液浓缩、黏稠度增加，加之酸性环境中的血液呈高凝状态，红细胞与血小板易发生凝集而在血管内形成微血栓，甚至发生弥散性血管内凝血（disseminated intravascular coagulation，DIC）。随着各种凝血因子的大量消耗，纤维蛋白溶解系统被激活，临床可出现严重的出血倾向。当微循环障碍持续存在，发展到一定程度，将使重要脏器功能受损。此期成为休克失代偿期。

**2. 代谢改变**

（1）能量代谢障碍　由于组织灌注不足和细胞缺氧，体内葡萄糖以无氧酵解为主，因此，休克时机体能量极度缺乏。休克引起的应激状态使儿茶酚胺明显升高，这些变化可引起以下反应：①促进糖异生、抑制糖酵解，导致血糖水平升高；②抑制蛋白合成、促进蛋白分解；③促进脂肪分解代谢，成为机体获取能量的重要来源。

（2）代谢性酸中毒　随着无氧代谢的加重，乳酸盐不断增加，同时肝脏处理乳酸的能力减弱，使血液内乳酸含量增加引起代谢性酸中毒。

**3. 炎症介质释放和细胞损伤**　严重损伤、感染等可刺激机体释放大量炎症介质，可造成脂质过氧化和细胞膜破裂。

**4. 内脏器官的继发损伤**　若机体缺血、缺氧超过 10 小时，细胞可发生变性、坏死，导致内脏器官功能障碍，甚至衰竭。如休克肺、急性肾衰竭、心肌损害等。若两个或两个以上器官或系统同时或序贯发生功能衰竭，发展为 MODS，是休克的主要死因。

# 第一节　低血容量性休克

【临床表现】

根据休克的病程演变，其临床表现可分为休克代偿期和休克抑制期两个阶段，或称休克早期和休克期。

**1. 休克代偿期**　又称为休克早期。当失血量少于循环血量的 20% 时，机体有一定的代偿功能。中枢神经系统兴奋性增高，交感 – 肾上腺轴兴奋，表现为精神紧张、烦躁、面色苍白、四肢湿冷、脉搏加快、脉压缩小；呼吸增快；尿量正常或减少。此时若处理及时，休克可纠正。否则，病情继续发展，则进入休克抑制期。

**2. 休克抑制期** 又称为休克期。此期患者意识明显改变，表现为神情淡漠、反应迟钝，甚至出现意识模糊或昏迷；皮肤和黏膜发绀、四肢厥冷、脉搏细速、血压进行性下降，严重者血压测不出，尿少或无尿。若皮肤、黏膜出现瘀斑或鼻腔、牙龈、内脏出血，则提示并发 DIC。若出现进行性呼吸困难、烦躁、发绀且给氧仍不能改善，则提示并发急性呼吸窘迫综合征（ARDS）。此期患者常继发 MODS 而死亡（表 3-1）。

表 3-1 外科休克临床表现

| 分期 | 程度 | 临床表现 | | | | | | | | 估计失血量约占全身血容量的%（成人） |
|---|---|---|---|---|---|---|---|---|---|---|
| | | 神志 | 口渴 | 皮肤黏膜 | | 脉搏 | 血压 | 周围循环 | 尿量 | |
| | | | | 色泽 | 温度 | | | | | |
| 休克代偿期 | 轻度 | 神志清楚，伴有痛苦表情，精神紧张 | 口渴 | 开始苍白 | 正常或发凉 | 100 次/分钟以下 | 收缩压正常或稍升高，脉压缩小 | 正常 | 正常 | 20% 以下（损失血量 800mL 以下） |
| 休克抑制期 | 中度 | 神志尚清楚，表情淡漠 | 很口渴 | 苍白 | 发冷 | 100~120 次/分钟 | 收缩压为 90~70mmHg，脉压小 | 表浅静脉塌陷，毛细血管充盈迟缓 | 尿少 | 20%~40%（损失血量在 800~1600mL 之间） |
| | 重度 | 意识模糊，神志不清 | 非常口渴，也可能无主诉 | 显著苍白，肢端青紫（肢端更明显） | 冰冷（肢端更明显） | 速而细弱或摸不清 | 收缩压在 60mmHg 以下或测不到 | 表浅静脉塌陷，毛细血管充盈非常迟缓 | 尿少或无尿 | 40% 以上（损失血量 1600mL 以上） |

**【辅助检查】**

**1. 实验室检查**

（1）**血、尿和粪常规检查** 红细胞计数、血红蛋白的数值能反映失血情况；白细胞计数和中性粒细胞比例增加常提示感染存在；红细胞比容增高提示血浆丢失；尿比重增高常表明血容量不足或血液浓缩；消化系统出血时粪便隐血试验一般呈阳性。

（2）**血生化检查** 肝肾功能检查、血电解质、血糖、动脉血乳酸盐等，可了解患者是否合并 MODS 及细胞缺氧、酸碱平衡失调的程度。

（3）**凝血功能检查** 当血小板计数 < $80 \times 10^9$/L，血浆纤维蛋白原 < 1.5g/L 或呈进行性下降，凝血酶原时间较正常延长 3 秒以上时，提示 DIC。

（4）**动脉血气分析** 动脉血氧分压（$PaO_2$）反映血液携氧状态，低于 60mmHg，吸入纯氧后仍未改善，提示出现了 ARDS。二氧化碳分压（$PaCO_2$）是通气和换气功能的指标，可作为呼吸性酸中毒或呼吸性碱中毒的判断依据。

**2. 影像学检查** 为排除骨骼、内脏及颅脑损伤，创伤患者应做相关部位的影像学检查。感染患者可通过 B 超发现感染灶并判断感染的原因。

**3. 血流动力学检查**

（1）**中心静脉压（CVP）** 代表右心房或胸段腔静脉内压力，可反映血容量和右心功能。正常值为 5 ~ 12cmH$_2$O，CVP 小于 5cmH$_2$O 提示血容量不足，大于 15cmH$_2$O 提示心功能不全，大于 20cmH$_2$O 提示存在充血性心力衰竭。

（2）肺毛细血管楔压（PCWP） 可应用 Swan–Ganz 漂浮导管测得，反映肺静脉、左心房和左心室的功能状态。PCWP 的正常值为 0.8 ~ 2kPa（6 ~ 15mmHg），小于 0.8kPa 表示血容量不足，大于 2kPa 表示肺循环阻力增大，大于 4kPa 表示肺水肿。

（3）心排出量（CO）和心脏指数（CI） 应用 Swan–Ganz 漂浮导管测得，正常成人的 CO 值为 4 ~ 6L/min；CI 正常值为 2.5 ~ 3.5L/（min·m$^2$）。

## 【治疗要点】

### 1. 一般急救

（1）现场救护 立即处理引起休克的原发病，控制大出血。尽量减少搬动，创伤处应包扎、固定、制动。

（2）保证呼吸道通畅 清除呼吸道分泌物，保持气道通畅。呼吸困难严重者，可作气管插管或切开，必要时给予呼吸机人工辅助呼吸。

（3）取休克体位 增加回心血量。

### 2. 补充血容量
及时处理休克是纠正组织低灌注和缺氧的关键措施。输液原则是"早""快""足"。即输液开始要早，滴速要快，量要足。通常先输入扩容迅速的晶体液（如等渗盐水或平衡盐溶液），再输入扩容作用持久的胶体液（如血浆、中分子右旋糖酐）。大量出血可快速输全血。近年来也将 3% ~ 7% 高渗盐溶液用于休克复苏治疗，减轻组织细胞肿胀并扩容。

### 3. 积极处理原发病
恢复有效循环血量后，及时手术处理原发病变。必要时在积极抗休克的同时进行手术，避免延误抢救时机。

### 4. 纠正酸碱平衡失调
由于酸性环境有利于氧与血红蛋白解离，增加组织氧供，有助于休克恢复，因此轻度酸中毒无须积极纠正，在机体血容量恢复和微循环改善后，轻度酸中毒即可缓解。重度休克在扩容治疗后仍有严重的代谢性酸中毒者，需用碱性药物，常用 5% 碳酸氢钠。

### 5. 应用血管活性药物

（1）血管收缩剂 常用的血管收缩剂有去甲肾上腺素、多巴胺和间羟胺等。去甲肾上腺素能兴奋心肌、收缩血管、升高血压及增加冠状动脉血流量，作用时间短，是最常用的血管收缩剂之一。多巴胺大剂量使用可收缩血管，增加外周阻力；小剂量使用则可增强心肌收缩力，增加心排出量，抗休克时多采用小剂量。

（2）血管扩张剂 常用的血管扩张剂有酚妥拉明、酚苄明、阿托品、山莨菪碱和东莨菪碱等。血管扩张剂可解除小动脉痉挛，关闭动–静脉短路，改善微循环，但可使血管容量扩大、血容量相对不足而导致血压下降。因此，只能在血容量已基本补足而微循环障碍未见好转的情况下才考虑使用。

（3）强心药 最常用的是强心苷，如毛花苷丙（西地兰）。强心药可增强心肌收缩力，减慢心率。当 CVP > 15cmH$_2$O，但动脉压仍低时，可经静脉缓慢注射毛花苷丙，有效时可再给维持量。

**6. DIC 的治疗** 休克发展到 DIC 阶段，需应用肝素抗凝治疗。DIC 晚期，可用抗纤溶药以及抗血小板黏附和聚集的药物。如氨甲苯酸、阿司匹林、氨基乙酸、双嘧达莫（潘生丁）和低分子右旋糖酐等。

**7. 皮质类固醇的应用** 严重休克和感染性休克患者可使用皮质类固醇治疗。主要作用是：扩张血管，改善微循环；增强心肌收缩力，增加心排血量；防止细胞内溶酶体被破坏；促进糖异生，减轻酸中毒。常用地塞米松或甲基泼尼松龙。

## 【常见护理诊断 / 问题】

**1. 体液不足** 与大量失血、失液有关。

**2. 气体交换受损** 与微循环障碍、缺氧和呼吸形态改变有关。

**3. 体温异常** 与感染、组织灌注不良有关。

**4. 有感染的危险** 与创伤、免疫力降低、侵入性治疗有关。

**5. 有受伤害的危险** 与微循环障碍、烦躁不安、意识不清等有关。

## 【护理措施】

**1. 快速补充血容量，维持体液平衡**

（1）**建立静脉通路** 迅速建立两条以上的静脉通道，大量快速补液（心源性休克除外），以及时纠正循环血容量不足。

（2）**合理补液** 临床上可根据心肺功能、失液量、失血量、动脉血压和中心静脉压的参数综合分析（表 3-2）。

（3）**观察病情变化** 每 15 ~ 30 分钟监测患者生命体征及 CVP 变化，并观察患者的意识、面唇色泽、肢端皮肤颜色及温度。意识变化可反映脑组织灌流情况，皮肤色泽、温度可反映体表灌注情况。

（4）**记录出入量** 详细记录 24 小时出入量作为后续治疗的依据，并准确记录输入液体的种类、剂量、速度、时间等。

表 3-2　中心静脉压与补液的关系

| 中心静脉压 | 血压 | 原因 | 处理原则 |
| --- | --- | --- | --- |
| 低 | 低 | 血容量严重不足 | 充分补液 |
| 低 | 正常 | 血容量不足 | 适当补液 |
| 高 | 低 | 心功能不全或血容量相对过多 | 给强心药，纠正酸中毒，舒张血管 |
| 高 | 正常 | 血管过度收缩 | 舒张血管 |
| 正常 | 低 | 心功能不全或血容量不足 | 补液试验* |

　*补液试验：取等渗盐水 250mL，于 5 ~ 10 分钟内经静脉滴注。如血压升高而 CVP 不变，提示血容量不足；如血压不变而 CVP 升高 0.29 ~ 0.49kPa（3 ~ 5cmH_2O），提示心功能不全。

（5）**动态监测尿量与尿比重**　若患者尿量小于 25mL/h，并且尿比重增高，提示肾血流量不足或肾血管收缩；若血压正常、尿量少且比重低者，提示可能出现了急性肾功能衰竭；若患者尿量超过 30mL/h，提示休克好转。

**2. 改善组织灌流量，促进气体正常交换**

（1）**取休克体位**　即仰卧中凹位，头和躯干抬高 20°~30°，下肢抬高 15°~20° 促进肺扩张，增加机体回心血量，改善重要器官血供。

（2）**抗休克裤的使用**　抗休克裤充气后先在腹部和下肢加压，增加回心血量。休克纠正后，为避免气囊放气过快引起低血压，应先从腹部开始缓慢放气，每 15 秒测量 1 次血压，若血压下降超过 5mmHg，应停止放气并重新注入气体（图 3-1）。

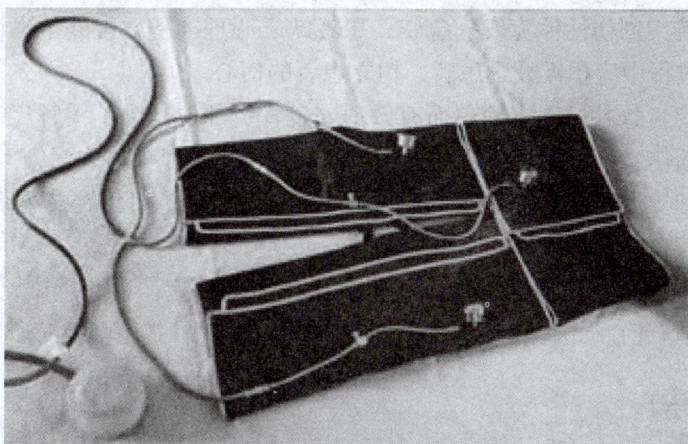

图 3-1　抗休克裤示意图

（3）**用药护理**　应用血管活性药物应从低浓度、慢速度开始，并每 5~10 分钟测量血压 1 次，血压平稳后 15~30 分钟测量 1 次。药液外渗可造成局部组织坏死，若发现注射部位红肿、疼痛，应立即更换注射部位，并用 0.25% 普鲁卡因局部封闭。病情稳定后，应逐渐降低药物浓度及滴速后撤除，防止发生停药不良反应。

（4）**维持有效气体循环**　①保持气道通畅：及时清除呼吸道分泌物，病情允许时，鼓励患者深呼吸和有效咳嗽，协助患者拍背排痰。昏迷患者，头偏向一侧或置入通气管。②给氧：氧气吸入 6~8L/min，氧浓度为 40%~50%。严重呼吸困难者，行气管插管或气管切开，尽早用呼吸机辅助呼吸。③监测呼吸功能：密切观察患者呼吸频率、节律、深浅度及面唇色泽变化，并动态监测动脉血气，了解缺氧程度及呼吸功能。

**3. 体温护理**

（1）体温监测：每 4 小时 1 次，密切观察其变化。

（2）保暖：采用加盖棉被、调节室温等措施进行保暖。忌用热水袋及电热毯等方式提升患者局部体表温度，防止皮肤烫伤。

（3）降温：高热患者以物理降温为主，必要时遵医嘱药物降温。

（4）库存血输入前需复温。

**4. 观察和预防感染**

（1）严格执行无菌技术操作。

（2）避免误吸导致肺部感染。

（3）加强留置尿管的护理，防止泌尿系统感染。

（4）及时更换敷料，保持创面及伤口清洁干燥。

（5）遵医嘱合理应用抗生素。

**5. 预防皮肤受伤及意外伤害**

（1）定时翻身、叩背，按摩受压部位皮肤以免发生压疮。

（2）适当约束，加床旁防护栏，必要时，用约束带固定四肢，防止患者将输液管道或引流管拔出。

**6. 心理支持**　创伤性休克发病急骤，患者缺乏心理准备，常处于恐慌不安的状态。因此，在救护过程中应积极鼓励患者，树立患者的信心。

**7. 妥善固定**　急救过程中简单而有效地固定骨折部位是为了缓解疼痛，避免血管、神经的进一步损伤。不可强行将开放性骨折的断端复位，以免体内污染。

**8. 疼痛护理**　由于休克患者外周循环较差，肌内注射止痛药效果不理想，因此，可经静脉注射。若存在呼吸障碍，则禁用吗啡。

**9. 血糖监测**　创伤性休克后部分患者可出现高血糖症，引起感染、多发性神经损伤、MODS，甚至死亡。因此，应密切监测患者血糖变化，遵医嘱及时予以胰岛素治疗。

【健康指导】

1. 日常生活中加强自我保护，避免创伤或其他意外伤害。

2. 了解和掌握一些意外损伤发生后的初步处理和急救知识，如止血、包扎等。

3. 发生高热或感染应及时就诊。

# 第二节　感染性休克

感染性休克常见于急性腹膜炎、急性化脓性阑尾炎、急性梗阻性化脓性胆管炎、败血症等。其致病菌主要是革兰阴性菌，该菌释放的内毒素是导致休克的主要因素，因此，又称之为内毒素休克。内毒素可刺激交感神经引起血管痉挛，并损伤血管内皮细胞；同时，内毒素可使体内释放多种炎性介质，引起全身炎症反应综合征（SIRS）。SIRS 若进一步发展则可导致休克及 MODS。

> **知识链接**
>
> 　　全身炎症反应综合征（SIRS）表现：①体温＞38℃或＜36℃；②心率＞90 次 / 分钟；③呼吸急促＞20 次 / 分钟或过度通气，$PaCO_2$＜32mmHg；④白细胞计数＞$12×10^9$/L 或＜$4×10^9$/L，或未成熟白细胞＞0.1%。

感染性休克时血流动力学变化有低动力型（低排高阻型）和高动力型（高排低阻型）两种。前者又称冷休克，后者又称暖休克。冷休克时，外周血管收缩，阻力增高，微循环淤滞，大量毛细血管内血液渗出，使血容量和心排出量降低。暖休克较少见，常出现于革兰阳性菌感染引起的休克早期，主要为外周血管扩张，阻力降低，心排出量正常或稍高。

【临床表现】

感染性休克时，由于血流动力学改变不同其临床表现也不同，详见表 3-3。

表 3-3　感染性休克的临床表现

| 临床表现 | 冷休克（低动力型） | 暖休克（高动力型） |
| --- | --- | --- |
| 神志 | 躁动、淡漠或嗜睡 | 清醒 |
| 皮肤色泽 | 苍白、发绀或花斑样发绀 | 淡红或潮红 |
| 皮肤温度 | 湿冷或冷汗 | 温暖干燥 |
| 毛细血管充盈时间 | 延长 | 1～2 秒 |
| 脉搏 | 细速 | 慢、搏动清楚 |
| 脉压（kPa） | < 4 | > 4 |
| 尿量（每小时） | < 25mL | > 30mL |

休克晚期，心功能衰竭，外周血管瘫痪，即成为低排低阻型休克。

【治疗要点】

感染性休克治疗比较困难，在休克未纠正前，以抗休克为主，同时抗感染。休克控制后，以治疗感染为主。

**1. 补充血容量**　先快速滴注平衡盐溶液，再输入适量的胶体溶液。感染性休克患者常伴有心肌和肾的损伤，故补液期间应严密监测中心静脉压，作为调整输液种类和速度的依据。

**2. 控制感染**　尽早处理原发感染灶和应用抗菌药物。未确定病原菌者，先依据临床判断，早期、联合使用广谱抗生素。药物敏感试验结果确定后，根据药敏试验调整用药。

**3. 纠正酸碱失衡**　轻度酸中毒，在补充血容量后即可缓解。重度酸中毒，在补充血容量的同时，静脉输入 5% 碳酸氢钠 200mL，再根据血气分析结果补充用量。

**4. 应用血管活性药物**　经补液、纠正酸中毒后，休克未见好转者，应考虑使用血管扩张剂；也可联合使用 α 受体和 β 受体兴奋剂，以增强心肌收缩力、增加心输出量，改善组织灌流。心功能受损者，可给予强心苷、多巴酚丁胺等。

**5. 皮质类固醇的应用**　皮质类固醇可抑制体内多种炎性介质的释放，稳定细胞溶酶体膜，缓解 SIRS。临床常用氢化可的松、地塞米松或甲基泼尼松龙等。应早期、大剂量、短时间使用，不宜超过 48 小时。

**6. 中药治疗** 清热解毒选五味消毒饮合黄连解毒汤；高热神昏者，用清开灵注射液；益气养阴用参麦注射液静脉推注或静脉滴注；活血化瘀用复方丹参注射液或川芎嗪静脉推注或滴注等。

**【护理措施】**

**1. 标本采集** 对已知局部感染灶者，采集局部分泌物或以穿刺抽脓等方法进行细菌培养；全身脓毒血症患者，在患者寒战、高热发作时采集血培养标本，以提高检出率。

**2. 给氧** 氧疗是感染性休克患者的重要措施，可减轻酸中毒，改善组织缺氧。密切监测患者的血氧饱和度和末梢血液循环情况等，维持血氧饱和度在 92% 以上。

其余护理措施详见本章第一节低血容量性休克。

## 练习题

**【A1 型题】**

1. 感染性休克的处理原则是（　　）
   A. 先控制感染再纠正休克　　　　　　　B. 先纠正休克再控制感染
   C. 先去除病因再纠正感染　　　　　　　D. 先去除病因再纠正休克
   E. 纠正休克的同时抗感染

2. 休克患者最常采取的体位是（　　）
   A. 头高足低位　　　　　B. 半卧位　　　　　C. 侧卧位
   D. 仰卧中凹位　　　　　E. 头低足高位

3. 导致休克患者死亡的常见原因是（　　）
   A. 循环系统病变　　　　B. 消化系统病变　　　C. 呼吸系统病变
   D. 多系统器官功能衰竭　　E. 神经系统病变

**【A2 型题】**

4. 男性，18 岁，左胸部刀刺伤半小时，意识处于浅昏迷状态，口唇明显发绀，血压 58/40mmHg，脉搏 148 次 / 分钟，估计失血量为（　　）
   A. 800 ~ 1000mL　　　　B. 1000 ~ 1200mL　　　C. 1200 ~ 1400mL
   D. 1400 ~ 1600mL　　　　E. > 1600mL

5. 女性，26 岁，因右下腹疼痛 1 小时就诊，诊断为宫外孕。此时患者烦躁不安、皮肤苍白、湿冷，血压 90/70mmHg，脉搏 118 次 / 分钟，应属于（　　）
   A. 休克前期　　　　　B. 休克早期　　　　　C. 休克晚期
   D. DIC 期　　　　　　E. 休克期

6. 某女，45 岁，因车祸多脏器损伤致休克，住院治疗，患者面色苍白，四肢湿冷，正确的保暖措施是（　　）

    A. 局部烤火取暖 　　　　B. 应用电热毯 　　　　C. 应用热水袋

    D. 加盖棉被 　　　　E. 局部热水加温

7. 某女，39 岁，因创伤性休克住院治疗，护士采血时不易抽出，易凝血，注射部位出血，全身皮肤发绀，有出血点，应考虑（　　）

    A. 弥散性血管内凝血 　　　B. 心力衰竭 　　　　C. 急性肾衰竭

    D. 肝衰竭 　　　　E. 急性呼吸窘迫综合征

## 【A3 型题】

（8 ~ 10 题共用题干）

某男，车祸 8 小时后，出现神志不清，全身出血倾向，并见皮下大片瘀斑，有呕血、便血，呼吸及心跳微弱，无尿，无脉搏，无血压，体温低。

8. 该患者处于休克的哪一期（　　）

    A. 濒死期 　　　　B. 多系统功能衰竭期 　　　C. 休克早期

    D. 休克中期 　　　　E. 休克晚期

9. 休克类型为（　　）

    A. 心源性休克 　　　　B. 感染性休克 　　　　C. 过敏性休克

    D. 失血性休克 　　　　E. 创伤性休克

10. 该患最易并发（　　）

    A. 急性肾功衰竭 　　　　B. 肝功能衰竭 　　　　C. 呼吸衰竭

    D. 多系统功能衰竭 　　　　E. 心功能衰竭

（11 ~ 13 题共用题干）

刘女士，58 岁，患肝病多年，突然呕血 3 小时入院，呕血量约 1500mL，血色鲜红，测血压 60/30mmHg，脉率 120 次 / 分钟，患者面色苍白，四肢湿冷，烦躁不安。

11. 静脉补液宜首选（　　）

    A. 5% 葡萄糖 　　　　B. 平衡盐溶液 　　　　C. 5% 葡萄糖盐水

    D. 林格液 　　　　E. 5% 碳酸氢钠

12. 下列哪项表现提示该患已进入微循环衰竭期（　　）

    A. 皮肤苍白 　　　　B. 尿量减少 　　　　C. 表情淡漠

    D. 血压下降 　　　　E. 全身广泛性出血

13. 下列护理措施不恰当的是（　　）

    A. 取平卧位 　　　　B. 测中心静脉压 　　　　C. 用热水袋保暖

    D. 吸氧、输液 　　　　E. 每小时测尿量

# 第四章  麻醉患者的护理

## 第一节  概  述

麻醉（anesthesia）是指用药物或其他方法，使患者的整个机体或机体的一部分暂时失去感觉，以达到无痛的目的，为手术治疗或其他医疗检查、治疗提供条件。随着外科手术技术和现代麻醉学的发展，麻醉的应用范围已扩展到麻醉前后整个围手术期的准备和治疗、急救与复苏、重症监测、疼痛治疗等领域。

### 知识链接

2世纪，著名医家华佗首创的"麻沸散"是中国最早的麻醉药。唐宋元明清又有将曼陀罗花、生川乌、生草乌等用于临床麻醉的记载。

【麻醉的分类】

根据麻醉作用部位和所用药物的不同，临床麻醉方法分类如下：

1. **全身麻醉**  包括吸入麻醉和静脉麻醉。
2. **局部麻醉**  包括表面麻醉、局部浸润麻醉、区域阻滞麻醉、神经及神经丛阻滞。
3. **椎管内麻醉**  包括蛛网膜下隙阻滞、硬脊膜外阻滞。
4. **复合麻醉**  合并或配合使用不同药物或（和）方法施行麻醉的方法。
5. **基础麻醉**  麻醉前使患者进入类似睡眠状态，以利于其后麻醉处理的方法。

【麻醉前准备】

1. **麻醉前病情评估**  麻醉医师一般在麻醉前 1~3 天内访视患者，询问患者手术麻醉史、吸烟史、药物过敏史及药物治疗情况、平时体力活动能力及目前的变化。重点检查生命体征，心、肺及呼吸道，脊柱及神经系统，并对并存病的严重程度进行评估。根据访视和检查结果，结合美国麻醉医师协会（ASA）的病情分级方法（表4-1），全面评估患者对麻醉及手术的耐受能力。

表 4-1　ASA 病情分级 *

| 病情分级 | 健康状况 |
| --- | --- |
| 1 级 | 没有全身性疾病，仅有局部的病理改变 |
| 2 级 | 有轻度到中度脏器（心、肝、肺、肾和中枢神经系统）病变，但其功能代偿良好 |
| 3 级 | 有重度脏器（心、肝、肺、肾和中枢神经系统）病变，但其功能尚能代偿 |
| 4 级 | 有危及生命的全身性疾病 |
| 5 级 | 存活机会小，处于濒死状态 |

\* 如系急症，在每级数字后标"急"或"E"，表示风险较择期手术增加。

一般认为，1~2 级患者对麻醉和手术的耐受性良好，风险性较小。3 级患者对麻醉和手术的耐受能力减弱，风险性较大，但如术前准备充分，尚能耐受麻醉。4 级因器官功能代偿不全，麻醉和手术的风险性很大，即使术前准备充分，围手术期的死亡率很高。5 级者为濒临死亡的患者，麻醉和手术都异常危险，不宜行择期手术。

**2. 麻醉前准备事项**

（1）纠正或改善病理生理状态　营养不良会导致人血白蛋白降低、贫血，以及某些维生素缺乏，使患者耐受麻醉、手术的能力降低。术前可让患者多吃一些营养丰富易消化的食物，必要时可少量多次输血，使血红蛋白达 80g/L 以上，静脉补充白蛋白，使人血白蛋白达 30g/L 以上。对原有水电解质失衡、酸中毒者，应尽快滴注电解质溶液及碱性药物，为麻醉、手术创造良好的条件；有呼吸系统感染者，术前应积极抗感染治疗。

（2）心理准备　对于麻醉和手术，患者都会有紧张、焦虑，甚至害怕的反应，护士应关心和鼓励患者，消除其思想顾虑和焦虑心情，可向患者简单介绍麻醉的过程及安全措施，耐心听取和解答患者提出的问题，以取得患者的信任，以便在手术时能密切配合。

（3）胃肠道准备　择期手术前应常规排空胃，以避免围手术期间发生胃内容物的反流、呕吐或误吸，及由此而导致的窒息和吸入性肺炎。因此，成人择期手术麻醉前禁食 8~12 小时，禁饮 4 小时；小儿术前禁食 4~8 小时，禁水 2~3 小时。对于急诊患者也应充分考虑胃排空问题。

（4）麻醉设备、用具及药品的准备　为了使麻醉和手术能安全顺利地进行，防止任何意外事件的发生，麻醉前必须对麻醉和监测设备、麻醉用具及药品进行准备和检查，保证各设备仪器功能正常。

**3. 麻醉前用药**

（1）目的　①减轻患者紧张、焦虑、恐惧心理，使其情绪安定，积极配合。②抑制唾液及气道分泌物，保持呼吸道通畅，减少手术后肺部并发症。③消除因手术或麻醉引起的不良反射，特别是迷走神经反射，抑制因激动或疼痛引起的交感神经兴奋，以维持血流动力学的稳定。④提高痛阈，增强麻醉镇痛效果。

（2）常用药物　麻醉前常用药物见表4-2。为使患者平稳地度过麻醉期，应根据麻醉方法和病情来选择药物的种类、用量、给药途径和时间。一般来说，全麻患者以镇静药和抗胆碱药为主，有剧痛者加用麻醉性镇痛药；腰麻患者以镇静药为主，硬膜外麻醉必要时给予镇痛药。麻醉前用药一般在麻醉前30~60分钟行肌内注射，精神紧张者可于术前晚口服镇静催眠药，以缓解不良情绪。

表4-2　麻醉前常用药物

| 药物类型 | 药名 | 作用 | 用法和用量（成人） |
|---|---|---|---|
| 镇静催眠药 | 地西泮 | 镇静、催眠、抗焦虑、抗惊厥 | 口服或肌注5~10mg |
| | 咪达唑仑 | | 口服7.5mg，肌注5~10mg |
| | 苯巴比妥钠 | | 肌注0.1~0.2g |
| 镇痛药 | 吗啡 | 镇痛、镇静 | 肌注10mg |
| | 哌替啶 | | 肌注25~50mg |
| 抗胆碱药 | 阿托品 | 抑制腺体分泌、解除平滑肌痉挛和迷走神经兴奋 | 肌注0.5mg |
| | 东莨菪碱 | | 肌注0.3mg |

# 第二节　各类麻醉患者的护理

## 一、全身麻醉

麻醉药经呼吸道吸入或静脉、肌内注射进入人体，使中枢神经系统受到抑制，产生神志消失、全身痛感丢失、肌肉松弛和反射抑制的麻醉方法，称为全身麻醉（general anesthesia）。根据麻醉药进入体内的途径不同分为吸入麻醉和静脉麻醉。

### 【全身麻醉药】

**1. 吸入麻醉药**　是指经呼吸道吸入人体内并产生全身麻醉作用的药物。一般用于全身麻醉的维持，有时也用于麻醉诱导。目前常用的有气体麻醉药氧化亚氮（$N_2O$）和挥发性麻醉药恩氟烷、异氟烷、七氟烷、地氟烷等。

**2. 静脉麻醉药**　是指经静脉注射进入体内，通过血液循环作用于中枢神经系统而产生全身麻醉作用的药物。常用静脉麻醉药有硫喷妥钠、氯胺酮、依托咪酯、羟丁酸钠、普鲁泊福等。

**3. 肌肉松弛药**　是指可选择性作用于神经肌肉接头，暂时干扰正常神经肌肉兴奋传递，使肌肉松弛的药物，又称肌松药，是全麻时的重要辅助用药。常用的肌松药有筒箭毒碱、泮库溴铵、维库溴铵、阿曲库铵、琥珀胆碱等。

**4. 麻醉辅助用药**　常选用一些具有镇静、抗焦虑、抗惊厥作用或镇痛作用的药物作为麻醉辅助用药，如地西泮、咪达唑仑、芬太尼、吗啡、哌替啶等。

## 【全身麻醉的实施】

### 1. 全身麻醉的诱导

（1）**吸入诱导法** 目前常用面罩吸入诱导法，将麻醉面罩扣于患者口鼻部，开启麻醉药蒸发器并逐渐增加吸入浓度，待患者意识消失并进入手术麻醉期时，静注肌松药后行气管内插管。

（2）**静脉诱导法** 先以面罩吸入纯氧 2～3 分钟，增加氧储备并排出肺及组织内的氮气。根据病情选择注入合适的静脉麻醉药，并严密监测患者的意识、循环和呼吸的变化。待患者神志消失后再注入肌松药，直至全身骨骼肌及下颌逐渐松弛，呼吸由浅到完全停止后应用麻醉面罩进行人工呼吸，然后进行气管内插管。插管成功后，立即与麻醉机相连接并行人工呼吸或机械通气。

### 2. 全身麻醉的维持

（1）**吸入麻醉药维持** 经呼吸道吸入一定浓度的麻醉药，以维持适当的麻醉深度。临床上常将 $N_2O$ 与挥发性麻醉药合用，需要肌松弛时可加用肌松药。

（2）**静脉麻醉药维持** 静脉给药方法有单次、分次和连续注入法三种。目前所用的静脉麻醉药中，除氯胺酮外，多数都属于催眠药，缺乏良好的镇痛作用。因此，单一的静脉全麻药仅适用于全麻诱导和短小手术，而对复杂或时间较长的手术，多选择复合全身麻醉。

（3）**复合全身麻醉** 是指两种或两种以上的全麻药或（和）方法复合应用，彼此取长补短，以达到最佳临床麻醉效果。根据给药的途径不同，复合麻醉可分为全静脉复合麻醉和静吸复合麻醉。①全静脉复合麻醉：是指在静脉麻醉诱导后，采用多种短效静脉麻醉药复合应用，以间断或连续静脉注射法维持麻醉。为加强麻醉效果，往往将静脉麻醉药、麻醉性镇痛药和肌松药结合在一起。②静吸复合麻醉：在全静脉麻醉基础上，于麻醉减浅时给予间断吸入挥发性麻醉药，既可维持麻醉的相对稳定，减少吸入麻醉药的用量，又有利于麻醉后迅速苏醒。

## 【常见并发症及其防治】

**1. 反流与误吸** 饱食后的急症、昏迷、老年患者在全身麻醉时容易发生反流，胃内容物误吸入气道，可导致吸入性肺炎甚至窒息。如发现患者有恶心、唾液增多且频繁吞咽等呕吐先兆时，立即将其上身放低，头偏向一侧，同时用吸引器或纱布将其口、鼻腔内的食物残渣清除干净。若呕吐物已进入呼吸道，应诱发咳嗽或行气管内插管后吸除。预防：手术前严格禁饮、禁食，减少胃内容物。

**2. 呼吸道梗阻** 上呼吸道梗阻最常见的原因是舌后坠、咽喉部分泌物积聚、喉头水肿等。患者往往出现三凹症，鼻翼扇动，虽有强烈的呼吸动作而无气体交换，短期内可致死。一旦发生则应立即处理：舌下坠所致之梗阻者托起下颌，置入口咽或鼻咽通气管，同时清除咽喉部的分泌物和异物；喉头水肿者可静注糖皮质激素，严重者行紧急气管切开并做好相应护理；喉痉挛者若经加压给氧仍不见好转，可静脉注射琥珀胆碱，经面罩给氧，维持通气，必要时行气管内插管。

下呼吸道梗阻的常见原因为气管导管扭折、导管斜面过长而紧贴在气管壁上、分泌物或呕吐物误吸后堵塞气管及支气管。轻者仅能听到肺部啰音，重者可表现为呼吸困难、缺氧发绀、心率增快和血压降低，处理不及时可危及患者生命。一旦发现，立即报告医师并协助处理。

**3. 低氧血症** 当患者吸入空气时，血氧饱和度（$SpO_2$）< 90%，$PaO_2$ < 8kPa（60mmHg）或吸入纯氧时 $PaO_2$ < 12kPa（90mmHg）即可诊断为低氧血症。临床表现为呼吸急促、发绀、烦躁不安、心动过速、心律失常和血压升高等。一旦发生，及时给氧，必要时行机械通气。

**4. 高血压** 指麻醉期间患者舒张压 > 100mmHg 或收缩压高于基础值的 30%。常见原因包括并发原发性高血压、颅内压增高等病症，与手术探查、气管插管等有关。处理措施：有高血压病史者，在全麻诱导前静注芬太尼 3～5μg/kg，可减轻气管插管时的心血管反应；术中根据手术刺激程度调节麻醉深度；对于顽固性高血压者，可行控制性降压以维持循环稳定。

**5. 低血压** 指麻醉中收缩压 < 80mmHg 或收缩压下降超过基础值的 30%。原因包括麻醉药引起的血管扩张、术中脏器牵拉所致的迷走神经反射、大血管破裂引起的大失血以及术中长时间血容量补充不足或不及时等。应减浅麻醉，补充血容量，必要时暂停手术，使用升压药，待血压平稳后继续手术。预防：施行全麻前后应给予一定量的容量负荷，并采用联合诱导、复合麻醉，避免大剂量、长时间使用单一麻醉药。

**6. 心律失常** 窦性心动过速与高血压同时出现时，常为浅麻醉的表现，应适当加深麻醉。低血容量、贫血及缺氧均可引起心率增快，应针对病因治疗。手术牵拉内脏或心眼反射可刺激迷走神经引起心动过缓，严重者出现心搏骤停，应立即停止手术操作，必要时静注阿托品。房性期前收缩多与并存心、肺疾病有关，频发房性期前收缩有发生心房纤颤的可能，应予毛花苷丙治疗。因麻醉浅或 $CO_2$ 蓄积所致的室性早搏，适当加深麻醉或排出 $CO_2$ 后多可缓解。如室性早搏为多源性、频发或伴有 R-on-T 现象，表明有心肌灌注不足，应积极治疗。

**7. 高热、抽搐和惊厥** 常见于小儿麻醉。由于婴幼儿的体温调节中枢尚未发育完善所致。一旦发现体温升高，应立即进行物理降温，特别是头部降温，以防发生脑水肿。

## 【常见护理诊断/问题】

**1. 焦虑、恐惧** 与麻醉术后并发症有关。

**2. 知识缺乏** 缺乏有关麻醉后注意事项和配合的知识。

**3. 潜在并发症** 恶心，呕吐，呼吸道梗阻，低氧血症，低血压，高血压，心律失常，高热，抽搐，惊厥等。

**4. 有受伤的可能** 与麻醉后患者未完全清醒或感觉未完全恢复有关。

**5. 疼痛** 与手术、创伤和麻醉药物作用消失有关。

## 【护理措施】

**1. 体位护理** 术后常规去枕平卧位，头转向一侧，防止呕吐物误吸而引起窒息。

**2. 保持呼吸道通畅** 全麻后即使患者清醒，残留的药物对机体的影响仍将持续一段时间，特别是苏醒前患者容易发生舌后坠、喉痉挛、呼吸道黏液堵塞、呕吐物误吸等，引起呼吸道梗阻。护理中应在床边准备好气管切开包和吸痰器，给予吸氧，及时清除呼吸道分泌物和呕吐物，对各种呼吸道梗阻均需紧急处理。呕吐严重者可遵医嘱予以甲氧氯普胺、昂丹司琼治疗。对于痰液黏稠、量多的患者，应鼓励做有效咳痰，配合叩背和雾化吸入，并使用抗生素、氨茶碱等，帮助排痰和预防感染。

**3. 维持循环功能** 密切监测血压、脉搏变化，血压过低常因血容量不足引起，应检查输液是否顺利，有无内出血等。如发生心律失常，应以心电图连续监测，随时告诉医生。

**4. 并发症的预防和护理** 参见本节全身麻醉常见并发症及其防治。

**5. 防止意外损伤** 患者苏醒过程中常出现躁动、不安和幻觉，应妥加保护。如见患者眼球活动，睫毛反射恢复，瞳孔稍大，呼吸加快，甚至有呻吟、转动，是即将苏醒的表现。此时需加约束，防止其拔除静脉输液管和各种引流导管，造成意外。

**6. 保暖** 可调高室温或使用热水袋等，但因麻醉后患者的感觉未完全恢复正常，故要防止烫伤。

**7. 心理护理** 经常巡视病房，关心患者，告知患者麻醉后注意事项，针对患者麻醉后出现的并发症进行耐心解释，提供解决办法，缓解其焦虑和恐惧心理。

**8. 缓解疼痛** 参见本章第三节术后镇痛管理。

## 二、局部麻醉

局部麻醉（简称局麻）指将局部麻醉药应用于患者身体某一部位，使机体某一部位的感觉神经传导功能被暂时阻断，该神经所支配的区域处于感觉麻痹状态，而患者神志清醒，运动神经保持完好或有程度不等的被阻滞状态。

## 【常用局部麻醉药】

根据局麻药的化学结构不同，可分为两大类。

**1. 酯类** 包括普鲁卡因、氯普鲁卡因及丁卡因。此类药物在血浆内被胆碱酯酶所分解，其代谢产物可成为半抗原，是引起少数患者发生过敏反应的过敏源。

**2. 酰胺类** 包括利多卡因、丁哌卡因和罗哌卡因等。此类药物在肝内被肝微粒体氧化酶和酰胺酶分解，不形成半抗原，故极少引起过敏反应。

## 【局部麻醉方法】

**1. 表面麻醉** 将渗透性能强的局麻药与局部黏膜接触，使之渗透至黏膜（浆膜、滑膜）、黏膜下并扩散，与神经末梢接触，所产生的感觉消失状态称为表面麻醉。临床最常用的是 0.5%~1% 的丁卡因或 2%~4% 的利多卡因。

**2. 局部浸润麻醉**　将局麻药注射于手术区的组织内，阻滞神经末梢而达到麻醉作用。基本操作方法为沿手术切口线，自浅入深分层注射局麻药，逐步逐层阻滞组织中的神经末梢。常用药物为 0.5% 普鲁卡因或 0.25%~0.5% 利多卡因。

**3. 区域阻滞麻醉**　在手术区周围和底部注射局麻药，以阻滞支配手术区的神经干和末梢。用药同局部浸润麻醉。较适用于一些肿块切除术，特别是乳房良性肿瘤切除术。

**4. 神经及神经丛阻滞**　在神经干、丛、节的周围注射局麻药，阻滞其冲动传导，使受它支配的区域产生麻醉作用。常用的有肋间、指（趾）神经阻滞，颈丛、臂丛神经阻滞等。

**【局麻药的不良反应和防治】**

**1. 毒性反应**　当局麻药在血液中的浓度超过一定阈值，就可发生毒性反应，严重者可致死。常见原因：一次用药超过最大安全剂量；局麻药误注入血管内；注射部位血管丰富或有炎性反应，或局麻药中未加肾上腺素，因而局麻药吸收加速；患者体质衰弱，病情严重，对局麻药耐受性差。其临床表现和防治详见本节硬膜外麻醉相关内容。

**2. 过敏反应**　罕见。患者在使用很少量的局麻药后，出现荨麻疹、咽喉水肿、支气管痉挛、低血压以及血管神经性水肿等，可危及患者生命。应立即静脉注射盐酸肾上腺素 0.2~0.5mg，然后给予肾上腺糖皮质激素和抗组胺药物。为预防过敏反应的发生，一般在术前做皮试。

**【麻醉前准备】**

**1. 饮食**　小手术一般不要求禁食，估计手术范围较大者，须按常规禁食。

**2. 局麻药皮肤过敏试验**　做好相应麻醉药皮肤过敏试验，阴性者方可使用。

**3. 术前用药**　根据医嘱，多在术前 30~60 分钟应用。

**【常见护理诊断/问题】**

**1. 潜在并发症**　局麻药毒性反应、过敏反应。

**2. 其他**　参见全身麻醉后常见护理诊断/问题。

**【护理措施】**

**1. 一般护理**　局麻对机体影响较小，一般不需特殊护理。门诊手术患者，如术中用药较多者，应嘱咐患者在手术室外休息 15~30 分钟，观察无不适及异常反应后方可离去。

**2. 并发症的预防和护理**　参见本节局麻药的不良反应和防治。

三、椎管内麻醉

椎管内麻醉是指将局部麻醉药物注入椎管内的某一腔隙，使部分脊神经的传导功能发生可逆性阻滞的麻醉方法。局麻药注入蛛网膜下腔者称蛛网膜下隙阻滞，又称腰麻；局麻药注入硬脊膜外腔者称硬脊膜外阻滞，又称硬麻（图4-1）。

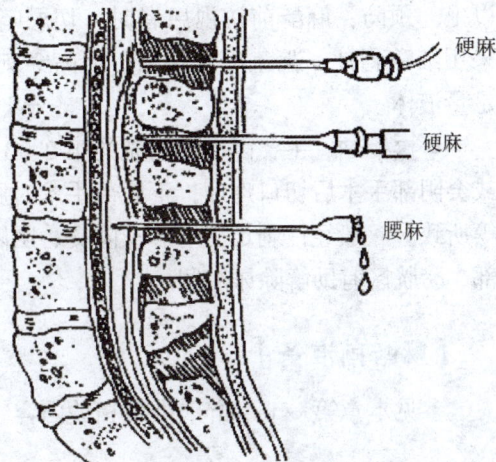

图 4-1 椎管内麻醉

## （一）蛛网膜下隙阻滞

### 【适应证】

适用于手术时间 2~3 小时内的下腹部、盆腔、会阴、肛门、泌尿生殖器和下肢手术。

### 【禁忌证】

穿刺部位感染；脊柱外伤；中枢神经系统病变，如颅内高压或炎症；急性心力衰竭或冠心病发作；全身情况差，如恶病质、休克患者及婴幼儿等不合作者。

### 【常用药物】

常用的局麻药有丁卡因、普鲁卡因、利多卡因和丁哌卡因等，加入10%的葡萄糖溶液可配制成重比重液，加入注射用水可配制成轻比重液。最常用的丁卡因重比重溶液常俗称为 1:1:1 液，即 1% 的丁卡因、3% 的麻黄碱和 10% 葡萄糖溶液各 1mL 混合而成的 3mL 溶液，其轻比重液是用注射用水配制的 0.1% 溶液。此外，也可用 5% 葡萄糖溶液把普鲁卡因配制成 5% 的重比重液。

### 【常见并发症的防治】

**1. 血压下降、心率减慢** 由于脊神经被阻滞所致。防治措施：加快输液速度，增加血容量，若血压骤降可用麻黄碱 15~30mg 静脉注射，以收缩血管，维持血压；心率过缓者可静注阿托品。

**2. 恶心、呕吐** 由低血压、迷走神经功能亢进、手术牵拉内脏等因素所致。防治措施：吸氧、升压、暂停手术牵拉以减少迷走神经刺激，必要时用氟哌利多或昂丹司琼等药物治疗。

**3. 呼吸抑制** 常见于胸段脊神经阻滞，表现为肋间肌麻痹、胸式呼吸减弱、潮气量减少、咳嗽无力，甚至发绀。防治措施：谨慎用药，吸氧，维持循环，紧急时行气管插管、人工呼吸。

**4. 头痛** 主要因腰椎穿刺时刺破硬脊膜和蛛网膜，致使脑脊液流失，颅内压下降，颅内血管扩张刺激所致。头痛多发生于麻醉后 2~7 天，常在患者抬头或起床活动时出现，位于枕部、顶部或颞部，呈搏动性，常伴耳鸣、畏光，偶伴听力或视觉障碍。约 75% 患者在 4 天内症状消失，多数不超过 1 周，但个别患者的病程可长达半年以上。预防：麻醉前访视患者时，切忌暗示蛛网膜下腔阻滞后有头痛的可能；麻醉时采用细穿刺针，避免反复穿刺，提高穿刺技术，缩小针刺裂孔；保证术中、术后输入足量液体。

**5. 尿潴留** 主要因支配膀胱的第 2、3、4 骶神经被阻滞后恢复较慢，下腹部、肛门或会阴部手术后切口疼痛，下腹部手术时膀胱的直接刺激以及患者不习惯床上排尿体位等所致。一般经针刺足三里、三阴交、阴陵泉、关元和中极等穴位，或热敷、按摩下腹部、膀胱区有助解除尿潴留。

## 【麻醉前准备】

参见本章第一节麻醉前准备相关内容。

## 【常见护理诊断 / 问题】

**1. 潜在并发症** 血压下降，心率减慢，呼吸抑制，恶心，呕吐，头痛，尿潴留。
**2. 其他** 参见全身麻醉后常见护理诊断 / 问题。

## 【护理措施】

**1. 体位护理** 为了预防麻醉后头痛，手术后常规去枕平卧 6 ~ 8 小时。
**2. 病情观察** 密切监测血压、脉搏变化，直至麻醉作用完全消失。
**3. 补充液体** 每日补液或饮水 2500 ~ 4000mL，防治头痛。
**4. 吸氧** 麻醉平面超过第 6 胸椎水平的患者，手术后应常规吸氧。
**5. 并发症的预防和护理** 参见本节蛛网膜下腔阻滞常见并发症的防治。

## （二）硬脊膜外阻滞

## 【适应证】

常用于横膈以下的各种腹部、腰部和下肢手术，且不受手术时间的限制。硬脊膜外阻滞作用的节段性及其对患者重要生理功能的影响较腰麻为轻微，并发症少。

## 【禁忌证】

与腰麻相似。

## 【常用药物】

1.5% ~ 2% 利多卡因、0.5% ~ 0.75% 布比卡因、0.2% ~ 0.3% 丁卡因等。

## 【常见并发症的防治】

**1. 全脊髓麻醉** 是硬膜外麻醉最危险的并发症，系硬膜外阻滞时穿刺针或导管误入蛛网膜下腔，致超量局麻药注入蛛网膜下腔而产生异常广泛的阻滞。临床表现为注药后迅速出现低血压、意识丢失、全部脊神经支配区域无痛觉，甚至呼吸、心跳停止。

一旦疑有全脊麻，应立即行面罩正压通气，必要时行气管插管维持呼吸；加快输液速度，给予升压药，维持循环功能。预防：麻醉前常规准备麻醉机与气管插管器械；穿刺操作时细致认真；注药前先回抽有无脑脊液流出；注射时先用试验剂量，确定并未入蛛网膜下腔后方可继续给药。

**2. 局麻药毒性反应**　多因导管误入血管内、局麻药吸收过快、一次用药剂量超过限量所致。主要表现为嗜睡、眩晕、惊恐不安、定向障碍和寒战等，严重者出现意识不清、抽搐、惊厥、呼吸困难、血压下降、心率缓慢，甚至心搏和呼吸停止而死亡。

预防：①1次用药量不超过限量。②注射局麻药前须反复进行"回抽试验"，证实无回血后方可注射。③根据患者具体情况或用药部位酌减剂量。④如无禁忌，药液内加入少量肾上腺素。⑤用地西泮或巴比妥类药物作为麻醉前用药等。

发生毒性反应后，立即停药，尽早吸氧、补液，维持呼吸、循环稳定，地西泮5~10mg静脉或肌内注射，抽搐、惊厥者还可加用硫喷妥钠、异丙酚等，若效果欠佳，可进行气管插管控制呼吸。有呼吸抑制或停止、严重低血压、心律失常或心搏骤停者，应给予辅助呼吸或控制呼吸、应用升压药、输血输液、心肺脑复苏等。

**3. 硬膜外血肿和截瘫**　若硬膜外穿刺和置管时损伤血管，可引起出血，血肿压迫脊髓可并发截瘫。患者表现为剧烈背痛，进行性脊髓压迫症状，伴肌无力、尿潴留、括约肌功能障碍，直至完全截瘫。应尽早行硬膜外穿刺抽除血液，必要时切开椎板，清除血肿。

预防：对凝血功能障碍或在抗凝治疗期间患者禁用硬膜外阻滞麻醉；置管动作宜细致轻柔。若患者主诉躯体局部感觉异常或消失，运动障碍，应想到有脊神经根损伤或硬膜外血肿的可能，需及时联系医生，协助处理。

**4. 其他并发症**　血压下降、呼吸抑制、恶心呕吐等并发症详见本节腰麻部分相关内容。硬膜外麻醉也可发生神经损伤、穿刺部位感染、导管折断等问题，所以操作时应严格遵守无菌操作规程，动作轻柔细致。

## 【麻醉前准备】

参见本章第一节麻醉前准备相关内容。

## 【常见护理诊断/问题】

**1. 潜在并发症**　全脊髓麻醉，局麻药毒性反应，硬膜外血肿和截瘫，血压下降，心率减慢，呼吸抑制，恶心，呕吐等。

**2. 其他**　参见全身麻醉后常见护理诊断/问题。

## 【护理措施】

**1. 体位护理**　硬膜外麻醉穿刺时不穿透蛛网膜，不会引起头痛，但因交感神经阻滞后，血压多受影响，故回病房后需平卧4~6小时，但不必去枕；生命体征平稳后可按手术本身需要取适当卧位。

**2. 病情观察** 密切监测血压、脉搏变化，及早发现病情变化。

**3. 并发症的预防和护理** 参见本节硬膜外麻醉常见并发症及其防治。

## 第三节 术后镇痛管理

术后疼痛是人体对手术创伤的一种保护性反应，会引发一系列病理生理和心理反应，是困扰外科手术患者的一个突出问题。术后疼痛不仅使患者循环、呼吸、消化、内分泌、免疫等系统发生改变，并可引起焦虑、恐惧、失眠，还会影响患者的术后恢复情况，降低生活质量，延长住院时间，甚至导致术后慢性疼痛的形成等。目前普遍认为，有效的术后镇痛管理对促进患者术后身心康复非常重要。

### 一、术后镇痛的意义

1. 消除或减轻患者术后痛苦，使患者舒适。

2. 缓解由疼痛带来的焦虑、恐惧等不良心理状态，改善睡眠。

3. 预防各种并发症：

（1）肺部并发症 有效镇痛可改善患者呼吸幅度，保持肺泡膨胀，并有利于患者咳嗽、排痰，从而防止肺不张和肺部感染的发生。

（2）心血管并发症 ①静脉栓塞：有效镇痛可促使患者早期下床活动，促进静脉回流，减少深部静脉栓塞的发生。②心血管意外：术后镇痛可减轻疼痛引发的强烈心血管应激反应，防止高血压等各种心血管意外。

（3）泌尿系统并发症 有助于患者更好地利用腹压、改善体位而排尿，防止尿潴留。

4. 促进患者康复，减少慢性疼痛的发生。

### 二、术后镇痛的方法

镇痛方法的选择应根据患者年龄，体重，精神状态，重要脏器功能，手术部位、性质、范围等综合考虑，力求以最小剂量达到有效镇痛效果。具体镇痛方法如下：

**1. 传统方法** 小手术后患者术后疼痛可根据医嘱给予解热镇痛剂或口服阿片类镇痛剂，中型、大型手术后患者肌注阿片类镇痛剂，如哌替啶、吗啡等。

**2. 患者自控镇痛（patient controlled analgesia，PCA）** 即经静脉或硬膜外等途径可由患者自控的镇痛方法，是目前临床常用的术后镇痛方法。通过计算机控制的微量泵持续向体内注射设定剂量的药物，允许患者根据疼痛的严重程度，在需要时自行按压PCA装置追加一定剂量的镇痛剂，达到镇痛效果，又能防止药物过量。常用药物为吗啡、芬太尼、曲马多等。PCA包括四种类型：患者自控静脉镇痛（PCIA）、患者自控硬膜外镇痛（PCEA）、皮下PCA（PCSA）、神经干旁阻滞镇痛。

### 三、术后镇痛的并发症和护理

术后镇痛常见的并发症主要包括镇静过度、呼吸抑制、恶心呕吐、皮肤瘙痒、腹胀便秘、尿潴留等，主要由应用阿片类药物产生。局麻药硬膜外镇痛可能会导致低血压、心动过缓、运动受限和感觉障碍及与硬膜外穿刺置管有关的并发症。

**1. 镇静过度与呼吸抑制**　阿片类药物在镇痛的同时还产生镇静作用，使敏感者呈嗜睡状态，应及时调控镇痛药用量。应加强对呼吸频率和深度以及 $SpO_2$ 的监测，及时发现呼吸变化，一旦出现呼吸抑制，及时报告医师，配合抢救。

**2. 皮肤瘙痒**　吗啡可引起皮肤瘙痒，轻者可减慢输注速度或降低其药物浓度，给予激素或抗组织胺药；严重者可应用恩丹西酮、纳洛酮。

**3. 腹胀与便秘**　阿片类药物能减弱内脏运动，引起胃潴留、腹胀与便秘，并进一步导致胃内容物的反流和误吸，甚至影响伤口愈合。对使用镇痛泵的患者，回病房后若无神志异常、呼吸抑制、大出血等情况存在，术后 1 小时即可进行床上活动，并逐渐增加活动量；腹胀严重者，可采用肛管排气。

恶心呕吐、尿潴留、低血压、心动过缓等并发症参考本章第二节相关内容护理。

## 练习题

### 【A1 型题】

1. 全麻麻醉前给予抗胆碱药的作用是（　　　）
   　　A. 镇痛　　　　　　　　　B. 镇静　　　　　　　　　C. 对抗局麻药毒性
   　　D. 减少呼吸道分泌物　　　E. 抑制交感神经兴奋

2. 表面麻醉首选（　　　）
   　　A. 普鲁卡因　　　　　　　B. 丁卡因　　　　　　　　C. 罗哌卡因
   　　D. 布比卡因　　　　　　　E. 氯普鲁卡因

### 【A2 型题】

3. 患者，男性，57 岁，在腰麻下行下腹部手术，术后护士嘱其去枕平卧 6 小时，目的是防止（　　　）
   　　A. 血压下降　　　　　　　B. 呕吐　　　　　　　　　C. 头痛
   　　D. 切口疼痛　　　　　　　E. 呼吸抑制

4. 患者，女性，68 岁，全麻下行乳腺癌根治术，在全麻清醒前最重要的护理是（　　　）
   　　A. 切口观察　　　　　　　B. 保持安静　　　　　　　C. 防止意外损伤
   　　D. 注意保暖　　　　　　　E. 保持呼吸道通畅

5. 患者，男性，69 岁，在硬膜外麻醉下行斜疝修补术，麻醉中最危险的并发症是（     ）

    A. 全脊髓麻醉　　　　　　B. 硬膜外血肿　　　　　　C. 血压下降

    D. 神经损伤　　　　　　　E. 呼吸抑制

6. 患者，男性，67 岁，全麻下行直肠癌根治术，术中造成呼吸道梗阻的最常见原因是（     ）

    A. 喉痉挛　　　　　　　　B. 呕吐物误吸　　　　　　C. 分泌物阻塞

    D. 支气管痉挛　　　　　　E. 舌后坠

7. 患者，男性，24 岁，全麻下行胆囊切除术，术中呕吐的紧急处理是（     ）

    A. 立即进行气管插管

    B. 嘱患者自行吐出

    C. 将患者上身体位放低，头偏向一侧，立即吸除

    D. 立即插入胃管

    E. 立即给予止吐药物

## 【A3 型题】

（8~10 题共用题干）

患者，男性，56 岁，局麻下行背部脂肪瘤切除术。术者以 2% 利多卡因局部浸润麻醉后开始手术，15 分钟后患者出现寒战、烦躁不安、呼吸困难，继之抽搐、惊厥。

8. 该患者最可能的诊断是（     ）

    A. 急性心衰　　　　　　　B. 全脊髓麻醉　　　　　　C. 急性局麻药毒性反应

    D. 呼吸抑制　　　　　　　E. 低血压

9. 可采取的药物治疗措施是（     ）

    A. 静注多巴胺　　　　　　B. 静注毛花苷 C（西地兰）

    C. 人工呼吸机治疗　　　　D. 静注硝酸甘油　　　　　E. 静注硫喷妥钠

10. 下列护理措施中，错误的是（     ）

    A. 立即停药　　　　　　　B. 给予吸氧　　　　　　　C. 建立静脉通路

    D. 呼吸机辅助呼吸　　　　E. 遵医嘱予地西泮静脉注射

# 第五章　手术室管理及手术患者的护理

　　手术室是为患者进行手术治疗和抢救生命的重要场所，也是医院的重要技术及仪器装备部门。随着手术治疗范围的不断扩大、手术技术和仪器设备现代化程度的提高，对手术室的建筑和管理水平、人员素质和技术操作等要求也越来越高。手术是一种侵入性的治疗过程，无论何种手术，都可引起患者的应激反应。因此，手术室不仅要求其建筑位置、结构和布局合理，仪器设备先进、齐全，更要求建立严格的管理制度，严格无菌操作。护理者要以充分的准备和严谨的作风默契地配合手术医生，同时做好患者的整体护理，以确保手术的顺利进行，减少手术并发症，使患者安全渡过手术期，为后期的康复打下基础。

## 第一节　手术室环境与物品准备

### 一、手术室环境与管理

#### （一）手术室的建筑要求

　　**1. 手术室的位置和要求**　　手术室应安排在医院内环境幽静、空气洁净处；靠近手术科室，以方便接送患者；与监护室、血库、影像科、病理科、中心化验室等相邻，最好有直接的通道和通讯联系设备；周围道路设立安静标志。平面设计要求做到分区明确、功能流程短捷、洁污分流、无交叉污染、使用合理。患者和工作人员应由各自通道进入手术室。手术间、洗手间及无菌附属间等都布置在内走廊的两侧，手术室外围设清洁走廊，供患者及污染器械和敷料的进出。洁净级别要求高的手术间应设在手术室的尽端或干扰最小的区域。

　　**2. 手术室的内部建筑要求**　　手术室的门窗结构都应考虑其密闭性能，一般为封闭式无窗手术间，外走廊一般也不做开窗设计；室内净高 3m，内部走廊宽 2.5m，无门槛，便于工作人员、无菌器械、敷料的进出和平车运送患者；手术间的门宜宽大，最好采用感应自动开启门；地面多用易清洗、耐消毒液的材料铺设，坚硬、光滑、无缝隙，微小倾斜度，并有下水地漏（不用时可封闭）；墙壁和天花板应光滑无孔隙，最好使用防火、耐湿和易清洁的材料，颜色以淡蓝或淡绿为宜；墙角呈弧形，不易蓄积灰尘；室内应设有隔音、空调和空气净化装置，防止各手术间相互干扰和保持空气洁净。

**3. 手术间的面积与数量**　按不同用途设计手术间大小。普通手术间每间 30~40m² 为宜，心血管直视手术、体外循环手术、器官移植手术等的手术间因辅助仪器设备较多，需 60m² 左右，小手术间一般仅需 20~30m²。手术间数与手术台数应与手术科室床位数成比例，一般为 1:20~1:25。

### （二）手术室布局要求

手术室应始终保持无菌环境，布局应符合无菌要求。

**1. 手术室出入通道**　出入路线的布局设计需符合功能流程与洁污分区要求，应设三条出入通道，即工作人员通道、手术患者通道、物品供应通道。尽量做到隔离，避免交叉感染。工作人员入口处应设换鞋间并合理布局，接送手术患者平车车轮应经消毒后方可进入手术室，有条件者可用对接车接送患者。

**2. 手术室分区**　按洁净程度将手术室分为限制区（洁净区）、半限制区（准洁净区）和非限制区（非洁净区）三个区域。分区的目的是控制无菌手术的区域及卫生程度，减少各区之间的相互干扰，使各区手术间的空气质量达到卫生部颁布的手术室空气净化标准，防止医院内感染。

（1）**限制区（洁净区）**　设在内侧，包括手术间、刷手间、手术间内走廊、无菌物品间、储药室、麻醉准备室等。洁净要求最为严格，非手术人员或非在岗人员禁止入内，此区内的一切人员及其活动都须严格遵守无菌原则。

（2）**半限制区（准洁净区）**　设在中间，包括手术间外走廊、物品准备室、麻醉恢复室、洗涤室、石膏室等。该区实际是由非洁净区进入洁净区的过渡性区域，进入者不可大声喧哗，凡已实施手臂消毒或已穿无菌手术衣者，切不可再进入此区，以免污染。

（3）**非限制区（非洁净区）**　设在最外侧，包括办公室、会议室、标本室、污物室、资料室、电视教学室、值班室、更衣室、更鞋室、医护人员休息室、交接患者处、患者家属等候室等。更衣室应设三个门，入口与非限制区相通，出口与半限制区相通，另一门通浴室。交接患者处应保持安静，核对患者及病历无误后，患者换乘手术室平车进入指定手术间。

### （三）手术间基本设备及要求

手术间一般只放置基本或必要的物品和设备，各种物品应有固定的放置地点，各手术间内准备的术中用物应统一格式放置于壁柜内。手术间的基本配备包括多功能手术台、大小器械桌、升降台（托盘）、敷料桶、麻醉桌、麻醉机、吊式活动母子无影灯、药品壁柜、敷料柜、读片灯、吸引及氧气设备、输液架、踏脚凳、手术凳、各种扶托及固定患者的物品。现代手术室另有传呼系统、中心供氧、中心负压吸引和中心压缩空气等装备设施，配备各种监护仪、X线摄影和显微外科装置等，有电视录像装置或参观台供教学、参观之用。各种管道、挂钩、电源和电线都应以隐蔽方式安装在墙内或天花板上，最大限度地减少地面物品。墙上设有足够的电源插座，离地面 1m 以上，并有双电源、防火花和防水装置。手术间内光线均匀柔和，手术灯光应为无影、低温、聚光和可调性。室内温度恒定在 22℃～25℃，相对湿度以 50%～60% 为宜。

### （四）手术室附属工作间

**1. 更衣室**　进入手术室首先更换手术室拖鞋，然后在更衣室更换刷手衣，戴帽子、口罩。出手术室时，应脱去刷手衣或在刷手衣外套外出衣并换鞋。

**2. 交接患者处**　停放手术室平车及等待手术患者推车的区域，患者送至此处，手术室护士应详细核对患者无误后换乘手术室平车，将患者送至相应手术间。

**3. 麻醉准备室**　为患者进入手术间前进行麻醉诱导用，以缩短连台手术的等待时间。

**4. 麻醉恢复室**　用于手术结束后患者未完全清醒期间的观察护理，其内应备有必要的监测仪器、急救设备、用物和药品，以备急救时用。患者麻醉恢复后，即可送回病房。

**5. 物品准备间**　包括器械准备间、器械清洗间、敷料准备间及消毒灭菌间等，应设计在合理的作业线上，防止物品污染。手术室应配备单独的快速灭菌装置，以便紧急物品的灭菌。

**6. 无菌物品储存间**　存放无菌敷料和器械等。

**7. 储药间**　存放必要的药品，另配一定的空间存放器材和仪器。

**8. 刷手间**　设备包括感应或脚踏式水龙头、水槽、无菌手刷、刷手液（肥皂）、无菌擦手巾、泡手桶和消毒液等。

**9. 其他附属工作间**　如护士站、麻醉办公室、值班室、沐浴室、标本室、厕所和污物间等亦应设备齐全、布局合理，以将细菌降至最低限度，防止物品污染及交叉感染。

### （五）手术间分类及适用范围

1. 按手术有菌或无菌的程度，手术间可划分为洁净手术间和特殊感染手术间两类。

（1）洁净手术间的等级标准（表 5-1）

表 5-1　洁净手术间的等级标准

| 等级 | 手术间名称 | 适用手术 | 沉降（浮游）细菌最大平均浓度 | | 表面最大染菌密度 | 空气洁净度级别 | |
| --- | --- | --- | --- | --- | --- | --- | --- |
| | | | 手术区 | 周边区 | | 手术区 | 周边区 |
| I | 特别洁净手术间 | 关节置换、器官移植、心脏、神经、眼手术 | 0.2 个/30min Φ90mm（25 个/m³） | 0.4 个/30min Φ90mm（10 个/m³） | 5 个/cm² | 100 级 | 1000 级 |
| II | 标准洁净手术间 | 胸外、整形、泌尿、肝胆胰、骨外和普外的 I 类切口 | 0.75 个/30min Φ90mm（25 个/m³） | 1.5 个/30min Φ90mm（150 个/m³） | 5 个/cm² | 1000 级 | 10000 级 |

续表

| 等级 | 手术间名称 | 适用手术 | 沉降（浮游）细菌最大平均浓度 | | 表面最大染菌密度 | 空气洁净度级别 | |
|---|---|---|---|---|---|---|---|
| | | | 手术区 | 周边区 | | 手术区 | 周边区 |
| III | 一般洁净手术间 | 普外（除去 I 类）、妇产科 II 类切口手术 | 2 个 /30min Φ90mm （75 个 /m³） | 4 个 /30min Φ90mm （150 个 /m³） | 5 个 /cm² | 10000 级 | 100000 级 |
| IV | 准洁净手术间 | 肛肠外科、感染等 III 类切口手术 | 5 个 /30min；Φ90mm（5 个 /m³） | | 5 个 /cm² | 300000 级 | |

（2）**特殊感染手术间**　主要接受绿脓杆菌、气性坏疽杆菌、破伤风杆菌等感染的手术，设在限制区最外侧。

**知识链接**

目前采取的净化措施是在空调技术上采用超净化装置，通过正压净化送风气流控制洁净度，达到手术室洁净的目的。根据送气方式不同，净化技术可分为紊流系统和层流系统两种。紊流系统的送风口及高效过滤器设于顶棚，回风口设于两侧或一侧墙面下部，过滤器和空气处理比较简单，扩建方便，照价较低，但换气次数少，且易产生涡流而形成污染气流；层流系统利用分布均匀和流速适当的气流，将微粒、尘埃通过回风口带出手术室，不产生涡流，没有浮动的尘埃，净化度随换气次数的增加而提高。

2. 按不同专科，手术间可分为普外、脑外、心胸外、泌尿外、骨科、妇产科、烧伤科、五官科等手术间。由于各专科的手术往往需要配置专门的设备及器械，因此专科手术的手术间宜相对固定。

## （六）手术室的环境管理

### 1. 手术室一般工作制度

（1）凡进入手术室人员，必须按规定更换手术室专用衣、裤、鞋、帽和口罩，用后放回原位。外出时更换外出衣和鞋。

（2）手术室内应保持肃静，禁止吸烟和高声谈笑。门要轻开轻关；手术进行时，尽量减少不必要的活动。

（3）严格执行无菌管理，除手术室人员及参加当日手术者外，与手术无关人员不得擅自入内。患有急性感染性疾病，尤其是上呼吸道感染者不得进入手术室。一经发现违反无菌原则之处，立即纠正。实施感染手术的医务人员，术毕不得进入其他手术间。

（4）手术室工作人员应熟悉手术室内各种物品的放置位置和使用方法，用后放回原处。有关急救药品、器材，应随时备用、定期检查、定期消毒灭菌。一切器械、物品，未经负责人允许，不得擅自外借。

（5）择期手术提前一天准备好手术器械和用品。手术完毕，对用过的器械、物品及时清洁或消毒处理，严重感染或特殊感染手术用过的器械、敷料、房间物品需做特殊处理。手术间亦应按要求消毒处理。

（6）值班人员应坚守岗位，随时准备接收急诊手术。

**2. 手术间清洁消毒制度**

（1）清洁工作应在每天手术结束后在手术室净化空调系统运行过程中进行，不同级别手术间的清扫工具不得混用。采用湿式打扫，所使用的清洁工具一般应选用不掉纤维织物的材料制作。清洁工作完成后，净化空调系统应继续运行，直到恢复规定的洁净级别为止。

（2）每日手术前务必保持手术间内器具清洁无尘，手术前1小时运转净化空调系统。

（3）手术间应每天用紫外线进行空气消毒30~60分钟。每周至少1次大扫除，冲洗吊顶、地面、墙壁。每月做1次空气洁净度和生物微粒监测。

（4）破伤风、气性坏疽等特殊感染手术后，用500mg/L有效氯消毒液进行地面及房间物品的擦拭。HBsAg阳性，尤其是HBeAg阳性的患者手术时，建议使用一次性物品。术后手术间空气可用$1g/m^3$过氧乙酸熏蒸消毒，密闭30分钟。消毒后开排风机将药味排除，净化空调系统同时运行。

**3. 手术室分区管理**　为保持手术室环境洁净，必须严格区分或隔离手术室的三个区域。工作人员进入手术室必须先更换手术室专用的衣、裤、鞋、帽并戴口罩后方可进入半限制区及限制区。进入限制区后应严格遵守无菌原则，一旦返回非限制区，除非重新更换衣、裤、鞋、帽，否则不可再进入限制区。

## 二、手术室物品准备与无菌处理

### （一）布类物品

手术室布类物品主要包括刷手衣、手术衣、各种手术单及包布，用于建立无菌区及保持物品的无菌。应选择质地柔细厚实的棉布，颜色以深绿或深蓝为宜。目前一些医院使用无纺布制作并经灭菌处理的一次性手术衣和各种手术单，价格便宜，使用方便。

**1. 刷手衣**　刷手衣一般为短袖上衣和长裤。更换后的刷手衣应完全遮盖内衣，尤其衣领或衣袖处，并将上衣置于裤内系好。

**2. 手术衣**　分大、中、小三种型号和对开式、遮背式两种款式。大小要求穿上后能遮至膝下。前襟至腰部区域应设为双层，以防手术时被血水浸透；胸前有护手袋，可以插入双手；袖口用纯棉针织品制成松紧口，便于手套遮盖。对开式手术衣腰部有一长约90cm的腰带；遮背式手术衣有三对系带：领口一对；左页背部与右页内侧腋下各有一系带组成一对；右页宽大，能包裹术者背部，其上有一系带与左腰部前方的腰带组成一对。折叠时，正面向上，腰带在前面打活结，衣袖顺身长方向摆放平整，先将衣身两侧向内折叠，再将身长两端按 1/3 内折，使其正面在内，反面及领口在外，避免取用时污染。折叠后的手术衣用包布包裹，每包 2~3 件。

**3.手术单** 常用的有手术巾、中单及大单，根据手术需要制成各种规格尺寸。

（1）手术巾 80cm×50cm，单层。遮盖手术切口周围消毒后的皮肤。两边以宽幅的 1/4 作扇形折叠，两端作 2 次对折。

（2）中单 200cm×80cm，双层。遮盖手术切口之上、下端及器械托盘和器械桌等。折叠时，两边以宽幅做两次纵行对折，再将两端向中心折叠后对折。用包布包裹，每包 2~3 件。

（3）大单（剖腹单） 300cm×160cm，单的四周 30cm 为单层，其余均为双层。根据需要在大单的不同部位（一般以距头端 100cm 处的中间位置为中心）留一25cm×7cm 的开孔，并在孔的上端做一红色三角标志。用于手术时，覆盖于手术巾及中单之上，开孔处对准手术切口。折叠时，红色标志在下，以开口为中心，扇形向内折叠，先上下两端，后左右两侧，最后对折。折叠后的大单按需要，同一定数量的手术巾、纱布垫、纱布等一起用双层大包布包裹成各种手术包，如剖胸包、剖腹包等。

**4.包布** 双层布制作，可有 110cm×110cm、80cm×80cm、50cm×50cm 等各种规格尺寸，用于包裹各种敷料及器械。

以上所有布类物品用后均应彻底清洗、烘干，按需要折叠、打包，经高压蒸汽灭菌后备用。有效期为 1 周，过期应重新灭菌。对污染较重，尤其特异性感染、HBsAg 阳性患者最好使用一次性物品，否则应按要求放专用的污物池，用消毒液严格消毒处理后再洗涤。

### （二）敷料类物品

敷料类物品主要包括脱脂纱布和脱脂棉花类，用于术中压迫止血、拭血及包扎等，有不同规格及制作方法。

**1.纱布类** 包括纱布垫、纱布块、纱布球和纱布条。干纱布垫主要用于术中遮盖切口两侧皮肤，盐水纱布垫主要用于保护显露的内脏；纱布块主要用于术中拭血或包扎切口；纱布球用于钝性分离组织或扁桃体手术拭血；纱布条主要用于耳鼻腔手术，大纱布条多用于阴道、宫腔出血及深部伤口的填塞止血。

**2.棉花类** 常用的有棉垫、棉片、棉球和棉签。棉垫常用于伤口外加压包扎和吸附渗液；棉片一端系线，常用于颅脑、脊髓手术吸血、止血及保护脑或脊髓；棉球、棉签常用于清洗伤口、涂药或消毒等。

以上各种敷料经加工制作后包成小包，行高压蒸汽灭菌后备用。目前临床大多使用的是批量生产的多种规格的一次性无菌敷料。用后的敷料，尤其特异性感染手术后的敷料不可乱丢，应用塑料袋包裹并注明标记，送焚烧炉焚烧。

## （三）常用器械

手术器械是外科手术操作必备物品，其更新与发展对手术质量和速度的提高起了很大作用，但最常用的还是刀、剪、钳、针、镊和拉钩等基本手术器械。

### 1. 切割及解剖器械（图 5-1）

（1）**手术刀** 由刀柄和刀片两部分组成，用于切割及解剖组织，可根据手术要求更换大小不同、形状各异的刀片和刀柄。使用前用持针器夹持刀片前端背侧，与刀柄对合后，安装于刀柄上。使用后再以持针器夹持刀片的尾端背侧，稍提起刀片并前推卸下。

（2）**手术剪** 按作用不同分组织剪和线剪两大类，各类又有大小不同的各种型号。与线剪比，组织剪头圆、窄、弯，柄较长，主要用于分离、剪断组织；线剪则主要用来剪断缝线、引流物和敷料等。

（3）**剥离器、骨凿和骨剪** 用于骨膜、骨组织的剥离及切割。

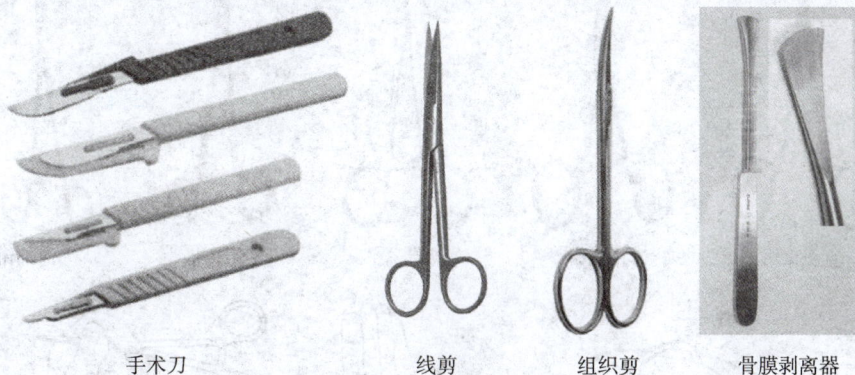

| 手术刀 | 线剪 | 组织剪 | 骨膜剥离器 |

**图 5-1 切割及解剖器械**

### 2. 夹持及钳制器械（图 5-2）

（1）**手术镊** 分有齿、无齿两种，各有长短不同的型号。用于夹持或提起组织和物品。有齿镊夹持皮肤、筋膜等坚韧组织，无齿镊子夹持神经、血管、肠管等脆弱组织。

（2）**止血钳** 包括不同规格的弯、直两种，主要用于术中止血、钝性分离组织、牵引缝线、夹持和拔出缝针等。直止血钳用于皮下止血，弯止血钳用于深部止血和分离组织。收藏时应将止血钳闭合于第一齿。

（3）**持针器** 用于把持弯针并根据缝针大小选用不同型号持针器。使用时，将缝针的中后 1/3 夹持于持针器尖端的 1/3 处。

（4）**组织钳** 又称鼠齿钳或艾力斯钳。由于钳端有一排细齿，夹持组织后不易滑脱且组织损伤小。主要用于夹持皮肤、筋膜或牵引被切除的组织。

（5）**海绵钳** 又称卵圆钳，分有齿和无齿两种。有齿用于夹持敷料，如行皮肤消毒或作无菌持物钳使用；无齿用于夹持组织，如提起胃、肠等。

（6）**其他钳类** 如肠钳，用于肠胃手术；巾钳，用来固定手术巾；胆石钳，用于胆道取石；异物钳，用于膀胱或气管取拿异物及组织等。

**3. 牵拉用器械（图 5-3）** 有各种形状、大小的拉钩和胸、腹腔牵开器等，用于牵开组织、显露深部手术野，便于手术操作。

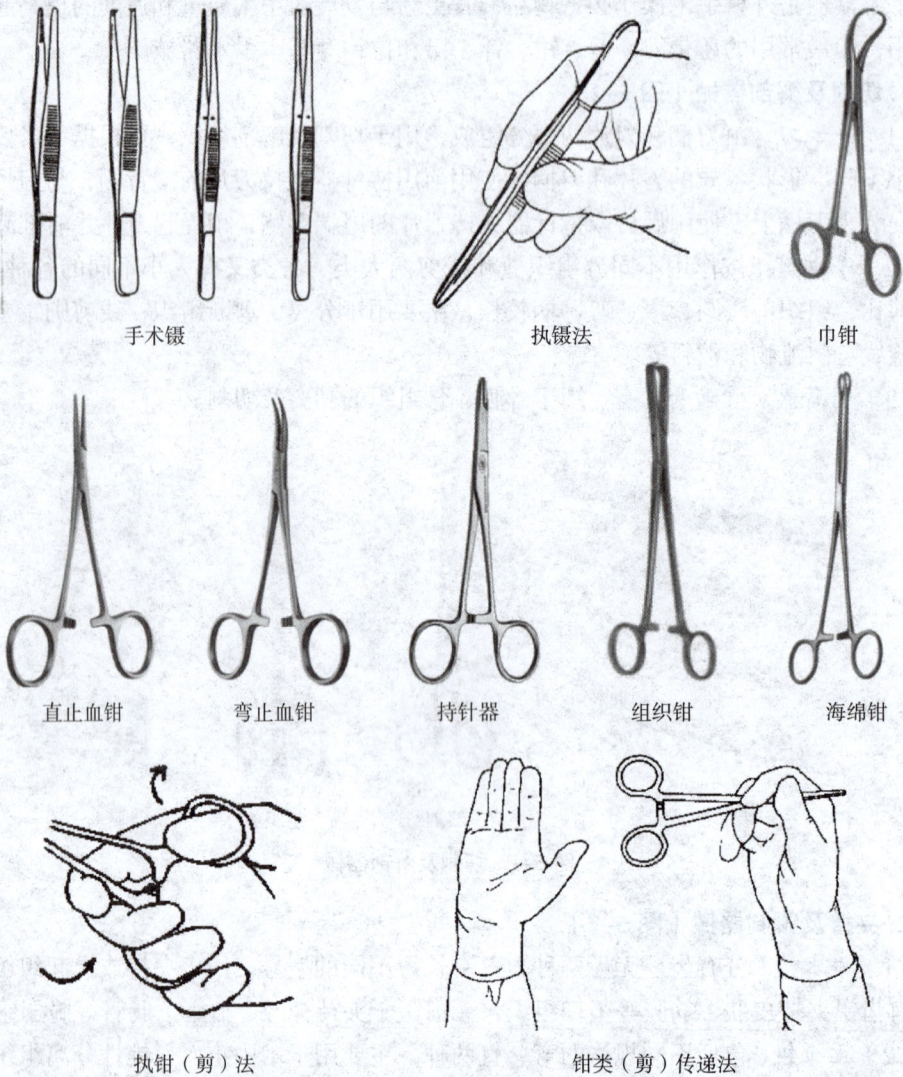

手术镊　　　　执镊法　　　　巾钳

直止血钳　　弯止血钳　　持针器　　组织钳　　海绵钳

执钳（剪）法　　　　钳类（剪）传递法

图 5-2　夹持及钳制器械

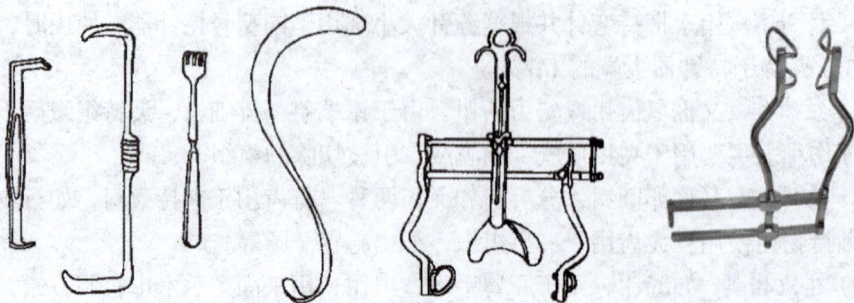

图 5-3　各种牵拉用器械

**4. 吸引器头（图 5-4）** 用于吸除手术野中的渗血、积液及空腔器官切开时漏出的内容物等，便于手术野暴露或减少污染。

**5. 探查和扩张器** 如胆道探子（图 5-5）、尿道探子和各种探针，用于空腔、窦道探查及扩大腔隙直径等。

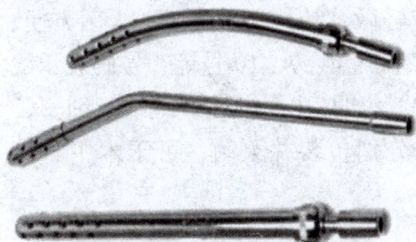

图 5-4  各种吸引器头

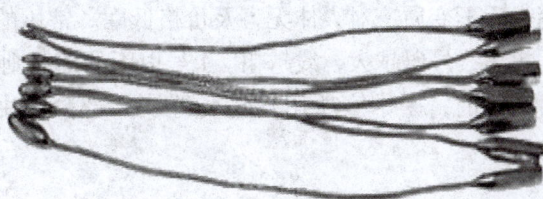

图 5-5  胆道探子

**6. 特殊器械**

（1）**内镜类** 有膀胱镜、腹腔镜、胸腔镜、纤维支气管镜和关节镜等。

（2）**吻合器类** 有食管、胃、直肠和血管等吻合器。

（3）**精密仪器** 包括高频电刀、电锯、电钻、激光刀、取皮机、手术显微镜及心肺复苏仪器等。

**7. 手术后器械的处理**

（1）**一般手术后器械的处理** 手术器械多为不锈钢制成，术后先用洗涤剂溶液浸泡擦洗，去除器械上的血渍、油垢，再用流水洗净；对有轴节、齿槽和腔隙的器械，应尽量打开或拆卸后进行彻底清洗；有条件的医院可采用超声清洗或压力清洗法清洗。洗净的器械放烤箱内烘干，然后涂石蜡油保护，收藏于器械橱内备用。手术前根据需要将一定数量的器械打包，然后经高压蒸汽灭菌后放于无菌物品间备用。锐利器械、内镜或各种导管，可采用 2% 的戊二醛浸泡 10 小时，用无菌生理盐水冲洗后使用。

（2）**污染手术后器械的处理** 一般感染如化脓感染、结核杆菌感染等手术后，将手术器械用 500mg/L 有效氯消毒液浸泡 30 分钟，再按一般手术后器械处理。HBsAg 阳性患者术后器械用 0.2% 的过氧乙酸或 2% 的戊二醛或 1% 的 "84" 消毒液浸泡 1 小时后再按一般手术后器械处理。特异性感染如破伤风和气性坏疽等手术后的器械，用 0.2% 的过氧乙酸或 1% 的 "84" 消毒液浸泡 1 小时后用清水洗净，然后用清洁包布包裹送高压消毒，连续 2 次，然后再按一般手术后器械处理。

## （四）缝针及缝线

**1. 缝针** 常用的有三角针和圆针两类，两类又均有直、弯两种。根据手术部位选用各类缝针，并注意与持针器搭配。三角针锐利，用于缝合皮肤或韧带等坚韧组织；圆针细而无韧缘，对组织损伤小，用于缝合血管、神经、肌肉、脏器等软组织。目前，临床多用无损伤缝合针，针的尾部带有缝合线，线与针身粗细一致，常用于血管、神经、内脏及手术切口的缝合。

**2.缝线** 用于术中结扎血管、缝合组织。包括可吸收和不可吸收（丝线、尼龙线、金属线）两大类。可吸收缝线是指在伤口愈合过程中，能被组织吸收的线，临床常用的有铬制肠线。此线虽能被组织吸收，但粗硬而结扎不紧、组织反应大。主要用于缝合胃肠道、胆道、膀胱和子宫壁等。其粗、细分号依次为3、2、1、0至0000。不可吸收缝线常用的为丝线，其优点是抗张力强度大、组织反应轻微、结扎不易滑脱、灭菌方便、消毒后不变质、对人体无害及价格低廉。常用的型号有1、4、7、10号等，号码表示线的粗细，号码越大，线越粗。1号以下的细线则以"0"表明，0数越多，缝线越细。

目前，手术室所用缝针和缝线大部分已由厂家分别包装并灭菌，可于术中直接使用。

### （五）引流物

临床常用引流物有各种材料制成的引流管及引流条。根据手术部位、深浅情况及引流液的性质与量，使用不同的引流物。

**1.引流管** 有各种粗细的橡胶、硅胶或塑料类制品，品种最多、临床应用最广泛。包括普通引流管、双腔或三腔引流管、T形引流管、蕈状引流管、胃管等，用途各异。普通单腔引流管可用于胸、腹部手术后创腔引流；双腔或三腔引流管多用于腹腔脓肿、胃肠、胆或胰瘘等引流；T形引流管用于胆总管引流；蕈状引流管用于膀胱及胆囊手术引流；胃管用于鼻饲、洗胃或胃肠减压引流。消毒方法可按橡皮类煮沸法或高压蒸汽灭菌法处理。

**2.橡皮片引流条** 由废手套制成，多用于浅部切口、少量渗液的引流，如颈部手术、四肢手术等。橡皮片可经煮沸消毒后用75%乙醇浸泡于无菌罐内备用，亦可经包裹后行高压蒸汽灭菌。

**3.纱布引流物** 由纱布制作而成，包括干纱布条、盐水纱布条、凡士林油纱布及纱条、浸有抗生素的纱条等，主要用于浅表部位感染创口的引流。凡士林油纱布亦常用于烧伤、植皮创面的包扎。

放置引流应记录数目，以免遗忘或滑落于伤口内。凡士林油纱布及纱条制作后存放于敷料罐内，经高压蒸汽灭菌2次后备用。

## 第二节 手术人员的准备

为保持手术室环境清洁及空气洁净，避免患者伤口感染，确保手术成功，凡进入手术室的人员及物品均需采取措施，减少尘埃及细菌的带入。手术人员的术前准备包括一般准备、手臂的刷洗和消毒、穿无菌手术衣、戴无菌手套等。

### 一、一般准备

手术人员进入手术室，应先在非限制区更换手术室专用鞋，然后由工作人员通道进入更衣室更换刷手衣。更衣时除去身上所有饰物，尽可能脱下内衣，避免衣领、衣袖外露。更衣后将上衣扎入裤中，防止衣着宽大影响消毒隔离。最后戴上专用手术帽及口罩，要求遮盖全部头发及口鼻。检查自己的指甲不长且无甲下积垢，手与手臂皮肤无破损及感染，方可经半限制区进入刷手间进行手臂消毒。

## 二、手臂消毒

手术时，手术人员的手臂直接接触手术器械及手术野，而人体皮肤及皱褶、甲沟缘处有大量的暂驻菌和常驻菌。手臂消毒是通过机械性刷洗及化学消毒的方法，尽可能除去双手及前臂的微生物，防止患者术后感染。

### （一）肥皂液刷手法

1. 用肥皂和流动水将双手臂至肘上 12cm 处洗净。

2. 用消毒过的毛刷蘸取消毒过的肥皂液刷洗从指尖至肘上 10cm（上臂中下 1/3 处）的区域。刷洗时，把每侧手臂分成从指尖到腕部、腕部到肘部及肘上部三段，依次左、右交替刷洗。刷洗时适当用力并掌握一定频率，同时注意甲沟、甲缘、指嘌等处。刷完后保持手指朝上、肘部向下，用流动水冲洗干净。更换消毒毛刷，用同法再刷洗两遍，每遍 3 分钟，共约 10 分钟。

3. 刷洗完毕后，每侧用一块无菌小毛巾，按自指尖至肘上的顺序将手臂擦干。擦过臂部的毛巾不可再擦手部，以免污染。亦可用干手机烘干手臂。

4. 将双手臂浸泡在 75% 的酒精桶内，浸泡范围至肘上 6cm 处，浸泡 5 分钟。对酒精过敏者，可改用 1:1000 的苯扎溴铵（新洁尔灭）溶液或 1:5000 的氯己定（洗必泰）溶液浸泡 5 分钟，但需注意将肥皂液冲洗干净，且每桶苯扎溴铵或氯己定溶液限用 40 人次。

5. 浸泡消毒后保持拱手姿势待干，双手不能下垂，亦不能接触其他物品。

### （二）碘伏刷手法

1. 按肥皂液刷手法刷洗双手、前臂至肘上 10cm 处约 3 分钟，用流动水冲洗干净，无菌小毛巾擦干。

2. 用浸透 0.5% 碘伏的纱布，从一侧指尖向上涂擦，依次擦拭指尖、指缝、手掌、手背、腕部、前臂直至肘上 6cm 处，同法涂擦另一侧手臂。

3. 更换纱布后同法再涂擦一遍，保持拱手姿势，自然晾干。

### （三）灭菌王刷手法

1. 用肥皂和流动水将双手臂至肘上 12cm 处洗净。

2. 用消毒毛刷蘸取灭菌王，按肥皂液刷手法刷洗双手臂至肘上 10cm 处，约 3 分钟，用流动水冲洗干净，无菌小毛巾擦干。

3. 用浸透灭菌王的纱布，从一侧指尖向上涂擦至肘上 6cm 处，更换纱布涂擦另一手臂，保持拱手姿势，自然晾干。

### 三、穿无菌手术衣及戴手套

手臂消毒法仅能清除皮肤表面的细菌，并不能消灭藏在皮肤深处的细菌，为防止手术过程中，深藏的细菌移到皮肤表面，污染伤口，故在手臂清洗消毒后仍应穿无菌手术衣和戴无菌手套（程序是先穿手术衣后戴手套），以起隔离作用。手术过程中，务必保持手术衣干燥、手套完整，如有手术衣沾湿或手套破损，立即更换。

#### （一）穿无菌手术衣

**1. 穿对开式无菌手术衣（图 5–6）**

（1）手臂消毒后，由器械桌上取一件无菌手术衣，选择较宽敞处站立。

（2）双手捏住衣领两角，衣袖向前位将衣展开，使衣内面朝向自己，露出肩部袖口。注意手臂伸直，避免衣物展开时触碰其他物品或地面。

（3）将衣向上轻轻抛起，双手顺势插入衣袖中，注意两臂向前平伸，不可高举过肩，也不可左右展开，以免触碰污染。

（4）巡回护士协助，在穿衣者背后提拉衣领两侧内面，将衣袖穿好，并系好衣领及背部系带。

（5）穿衣者自己解开腰前活结，双臂交叉，身体略向前倾，用手指夹起腰带递向后方，巡回护士在背后接住腰带并系好。

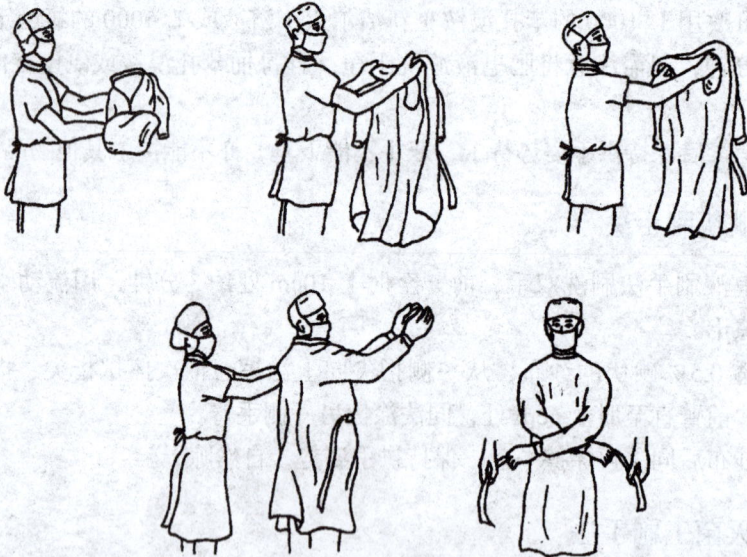

图 5–6　穿无菌手术衣

穿好手术衣后，穿衣者双手应保持在腰以上、肩以下及视线范围内（胸前），未戴手套的手不能触摸手术衣外面及其他物品。

**2. 穿遮背式无菌手术衣**

（1）按上述方法穿上无菌手术衣，待巡回护士系好衣领及背部系带后，按常规戴好无菌手套。

（2）穿衣者自己解开腰间活结（由左腰带与宽大右页上的带子结成）。

（3）两位穿衣者（已戴好手套）相互协助，将右页上的带子由背后绕到前面，自己接过此带与左腰带一起系于左腰前。亦可由巡回护士用无菌持物钳协助完成。

## （二）戴无菌手套

**1. 开放式戴无菌手套法**　按基础护理学中的常规步骤及要求戴手套（图 5-7）。

（1）掀开手套袋，捏住手套反折部（手套内面），取出一只手套（注意检查手套有无破损，如有破损立即更换）并分清左、右侧。

（2）左（右）手捏住右（左）手套反折部并显露手套口，将右（左）手插入手套内，戴好一侧手套，注意未戴手套的手不可触及手套外面（无菌面）。

（3）已戴好手套的手指（拇指除外）插入另一手套反折部内面（手套外面），取出手套，显露手套口，帮助戴好该手套并顺势将反折部翻回，使之盖住手术衣的袖口。同法将另一手套反折处翻回。翻盖时注意已戴好手套的手只能接触手套的外面（无菌面）。

（4）整理手套，用无菌生理盐水冲净手套外面的滑石粉。

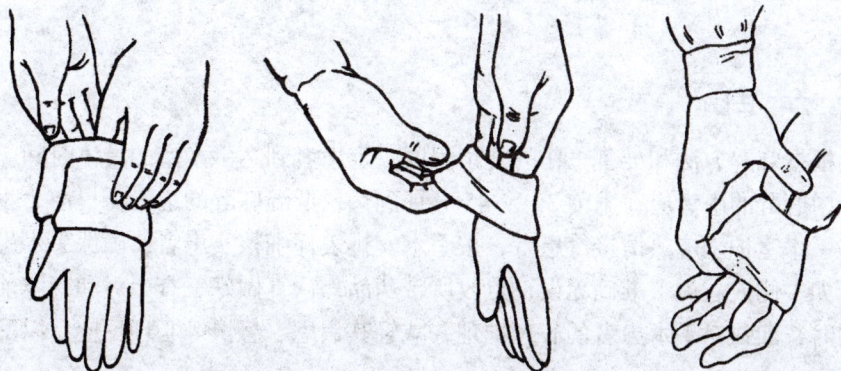

**图 5-7　戴无菌手套**

**2. 闭合式戴无菌手套法**　此法更符合无菌原则，已在临床广泛应用。

（1）穿上手术衣时双手呈半握拳状，暂不出袖口。

（2）右手隔衣袖取左手手套，将手套指端朝向手臂，手套掌心与手掌掌心相对放于左手腕上。

（3）左手拇指与右手指隔衣袖将手套反折部（手套内面）撑开，同时将之向手背方向牵拉包裹于袖口上，手顺势伸入手套内。同法戴右手手套。

（4）整理手套，将反折部翻转并包好袖口处。

### 3.协助他人戴手套法

（1）已戴好手套的洗手护士用双手指（拇指除外）插入手套的反折部（无菌面）并将之撑开（拇指外展，以防被被戴者的手污染），协助被戴者将手插入，戴好一侧手套。

（2）被戴者按常规戴手套法戴好另一手套。

### 4.脱手术衣或手套法

（1）**脱手术衣法** ①他人帮助脱手术衣法：由巡回护士解开腰带及背部、领口系带后，将手术衣从脱衣者两侧肩部向肘部方向翻转牵拉脱下，手套的腕部亦随之翻转于手上；②自行脱手术衣法：由巡回护士解开腰带及背部、领口系带后，脱衣者左手抓住手术衣右肩部下拉，使衣袖内面翻向外脱下，同法脱下左侧衣袖，衣内面向外放于污物袋内。注意保护手臂及刷手衣，防止被手术衣外面污染。

（2）**脱手套法** ①用戴手套的手捏取另一手的手套外面翻转脱下，戴手套的手不要触及皮肤及手套内面；②用已脱手套的手的拇指伸入另一手套的里面翻转脱下，注意已脱手套的手不能接触手套的外面。

无菌手术结束后，如需施行另一台手术，可按上述方法脱下手术衣和手套后（保证手臂未被污染），不必刷手，直接用75%乙醇浸泡5分钟或0.5%的碘伏涂擦手和前臂3分钟，即可穿手术衣和戴手套。若前一台为污染手术，则连续施行下一台手术前应重新刷手。

## 第三节 患者的准备

### 一、一般准备

一般根据麻醉方法和准备工作的复杂程度决定患者到达手术室的具体时间。全身麻醉或椎管内麻醉的患者应在术前30～45分钟到达，低温麻醉的患者需提前1小时到达手术室。手术室护士应热情接待患者，按手术安排表仔细核实患者，确保手术患者、手术部位（如左侧或右侧）准确无误，点收所带药品，认真做好三查七对和麻醉前的准备工作。同时，加强对手术患者的心理护理，减轻其焦虑、恐惧等心理反应，以配合手术的顺利进行。

### 二、手术体位的安置

手术时需将患者置于一定的体位，才能充分显露手术野，使手术顺利进行。一般由巡回护士根据患者的手术部位安置合适的手术体位，利用手术台的转动和附件的支持，应用软枕、沙袋及固定带等物件保持患者的位式，必要时由手术人员和麻醉师共同协助完成。常用的手术体位如下（图5-8）。

**1.水平仰卧位** 是最常用的体位。适用于胸前、腹部、颌面部、骨盆及下肢手术等。患者仰卧于平置的手术台上，身下横铺一条中单，左右各半，用于固定两臂于体侧，或将一侧上肢外展90°，置于托臂板上并妥善固定。头部、腰曲、腘窝处放置合适的软枕，足跟部用软垫圈保护，用束带在膝关节以上固定下肢。肝、胆、脾等手术时，应将手术台腰桥对准胸骨剑突平面，便于暴露手术野。手术床的头端放置麻醉架或升降器械托盘，患者口鼻部外露，以利观察呼吸及病情变化；足端放置升降器械托盘，距离患者身体约 20cm 高度。

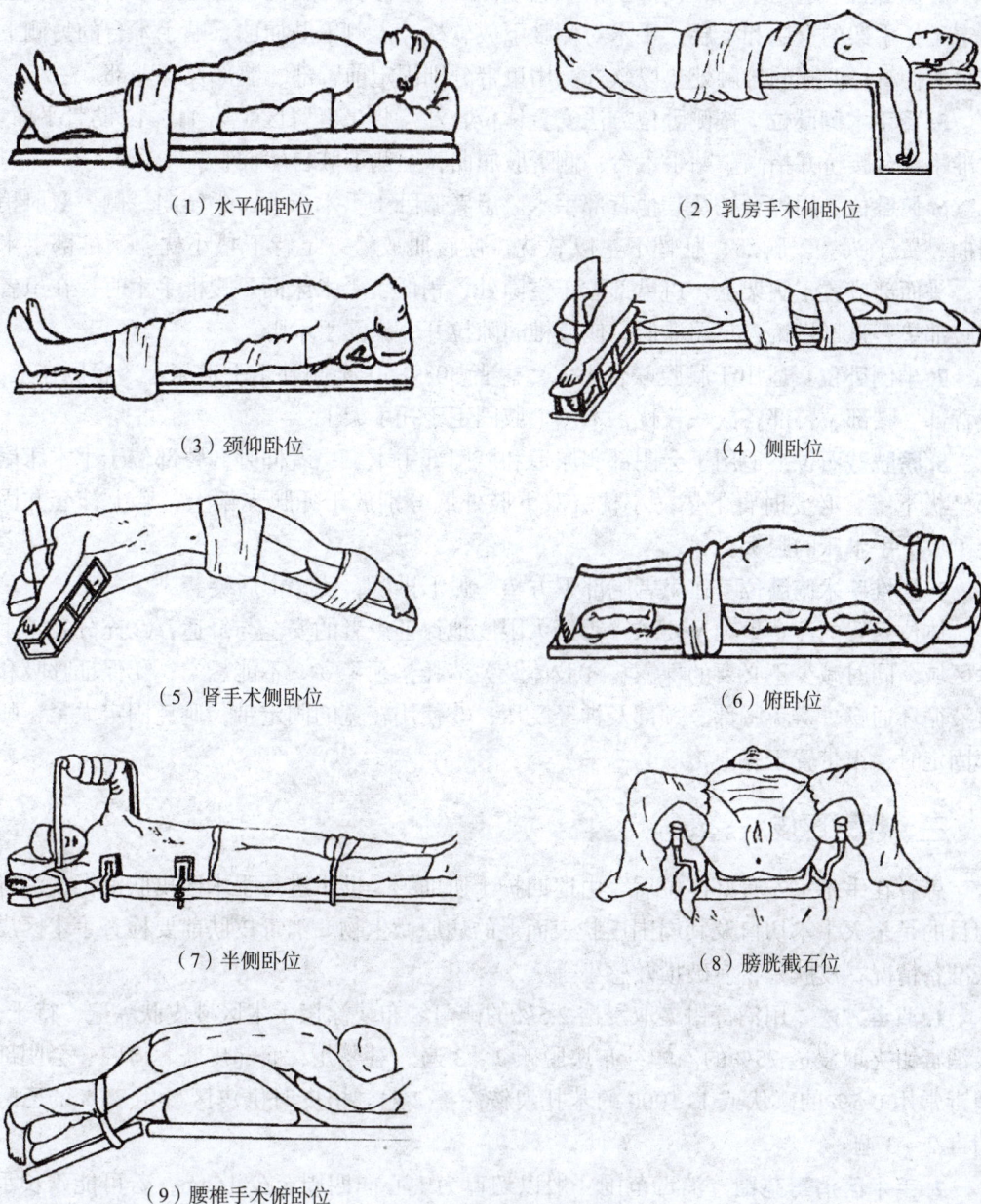

（1）水平仰卧位

（2）乳房手术仰卧位

（3）颈仰卧位

（4）侧卧位

（5）肾手术侧卧位

（6）俯卧位

（7）半侧卧位

（8）膀胱截石位

（9）腰椎手术俯卧位

图 5-8 常用手术体位

**2. 乳房手术仰卧位** 适用于乳房和腋部的手术。按仰卧位方法安置，注意将患侧靠近手术台边，患侧肩胛下垫一软垫，患侧上臂外展 90°、伸直，置于托臂板上并妥善固定。

**3. 颈仰卧位** 适用于颈前部手术，如甲状腺手术、气管切开术等。按仰卧位方法安置体位，注意将手术床上部抬高 10°~20°，头板适当下落，肩部垫软枕使颈过伸，呈垂头仰卧位，头部两侧用沙袋固定。

**4. 侧卧位** 适用于胸、腰部手术。患者侧卧，患侧在上，两臂屈曲放于胸前或伸直固定于托手架的上层和下层。手术对侧腋下放软枕。上侧下肢屈曲，贴手术台的另侧下肢自然伸直，两腿间接触处垫以软枕。用束带分别固定前臂部、髋部及膝上部。

**5. 肾手术侧卧位** 按侧卧位方法安置体位，注意将患者肾区（第 11、12 肋骨平面）对准手术台腰桥并抬高。贴手术台一侧下肢屈曲，上侧下肢自然伸直。

**6. 俯卧位** 用以脊柱及其他背部手术。患者俯卧于手术床上，头转向一侧，双肘稍屈曲，置于头旁。胸部、耻骨下垫以软枕，使腹肌放松，足背下垫小枕。颈椎部手术时，头面部应置于头架上，口鼻部位于空隙处，稍低于手术床面。腰椎手术时，在患者胸腹部垫一弧形拱桥，足端摇低，使腰椎间隙拉开，暴露手术野。

**7. 半侧卧位** 适用于胸腹联合手术。患者 30°~50°半侧卧于手术床上，患侧在上，肩背部、腰部、臀部各放一软枕，术侧上肢固定于托手架上。

**8. 膀胱截石位** 适用于会阴部、尿道和肛门部手术。患者仰卧，臀部位于手术床尾部坐板下缘，必要时臀下垫一小枕。双下肢外展分别放于托腿支架上，套上袜套并固定。放下手术床的腿板。

**9. 腰椎手术俯卧位** 在患者胸部下方垫一弧形拱桥，使腰椎后突。

体位安置的注意事项及要求：①最大限度地保证患者的安全与舒适；②充分暴露手术区域，同时减少不必要的裸露；③肢体及关节托垫须稳妥，不能悬空；④保证呼吸和血液循环通畅，避免胸部、颈部及神经受压；⑤使用较宽的固定带，避免固定太紧，腿部固定时，束带置于膝上 10cm。

## 三、手术区皮肤消毒

患者在手术室安置好体位后，由巡回护士协助第一助手进行手术区皮肤消毒，消毒的目的是杀灭手术切口及其周围皮肤表面上的病原微生物。消毒皮肤前要检查手术区皮肤准备情况，皮肤是否有破损及感染等。

**1. 消毒方法** 用消毒钳夹取浸透 2.5% 的碘酊纱布块涂擦手术区域皮肤一遍，待干；换消毒钳夹取浸透 75% 的乙醇纱布块脱碘 2~3 遍。对婴儿、面部皮肤、口腔、会阴部消毒常用 0.5% 的碘伏或 1:1000 的苯扎溴铵涂擦 2 遍。植皮时供皮区可用 75% 的乙醇消毒 2~3 遍。

**2. 手术区消毒范围** 消毒范围一般以切口为中心向四周至少 15cm，若可能延长手术切口时，应适当扩大消毒范围。

**3. 注意事项**

（1）消毒者（第一助手）应在手臂消毒后、穿无菌手术衣及戴手套前进行手术区皮肤消毒，消毒后先行手术区铺巾，铺巾后再用消毒液浸泡手臂 5 分钟，之后方可穿手术衣及戴手套。

（2）消毒时，消毒者的手勿接触患者皮肤及其他物品。

（3）进行皮肤消毒时应稍用力，并应按一定的顺序。通常以切口为中心由内向外消毒，但阴道、肛门部及感染的伤口则应由外向内进行消毒。已接触污染部位的消毒纱布，不可再返擦清洁处。

（4）用碘酊消毒时，纱布块浸泡不可过饱和，以免涂擦时流到其他部位。脱碘要干净。

（5）切开皮肤前应用无菌纱布垫遮住切口两旁或用无菌塑料薄膜粘贴于手术野皮肤上。

## 四、手术区铺单

手术区皮肤消毒后，由器械护士协助手术者铺盖无菌手术单。铺手术单的目的是遮盖患者身体除手术野以外的其他部位，减少术中污染。小手术仅铺盖一块无菌小孔布巾，较大手术铺单时手术野周围要求有 4～6 层无菌布单，外周最少 2 层。

### 1. 手术区铺单原则

（1）铺盖无菌手术单时，未戴手套的手尽量捏取手术巾的外周部位，但不可触碰器械护士已戴手套的手和其他物品。

（2）铺单前需注意切口位置，准确放置，已铺下的手术巾只能由手术区向外撤，不可向内移动。

（3）尽量使用大小合适的手术单。

（4）无菌单一经水或血浸湿，即失去无菌隔离作用，应另加盖无菌单保护手术区。

### 2. 手术区铺单方法　以腹部手术为例，进行铺盖无菌手术单（图 5-9）。

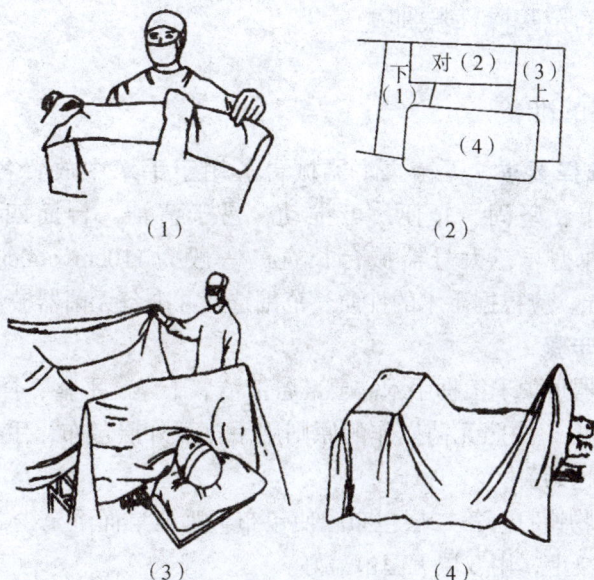

图 5-9　腹部手术铺单法

（1）铺盖 4 块手术巾　先由器械护士把每块手术巾折边 1/4 并依次传递给第一助手

（消毒者），传递时，前3块手术巾折边朝向第一助手，第4块手术巾折边朝向护士自己。第一助手接过手术巾，分别铺于切口四周。通常先铺操作者对侧或相对不洁区（如会阴），最后铺盖操作者一侧（近侧），用4把布巾钳夹住4个交角处，以防手术巾移位。

铺完手术巾后，第一助手再次消毒手臂并穿手术衣、戴手套后再与器械护士共同铺盖其他手术单（亦可由器械护士配合其他已戴好无菌手套的手术者，完成其他手术单的铺盖）。

（2）**铺两块无菌中单**　器械护士将一块中单的一端递于第一助手，两人配合铺于手术切口的上方，再将另一块中单铺于切口的下方。铺单时注意把手卷到手术单内，避免手触碰未消毒灭菌的物品，防止手污染。

（3）**铺开孔无菌大单**　器械护士将大单开孔对准手术切口放好，注意红色标记在切口上方（朝向头部），与第一助手两人配合铺好大单。铺好的大单，头端应盖住麻醉架，两侧和足端应下垂超过手术台平面30cm以上。

**3. 注意事项**

（1）护士传递第一块手术巾，折边朝向助手。

（2）助手接第一块手术巾先盖住切口下边（相对不洁区），最后铺近侧。

（3）戴好无菌手套后方可铺盖其他手术单，铺单时把手卷到手术单内。

（4）铺好的大单两侧和足端应下垂超过手术台平面30cm以上。

# 第四节　手术中的无菌原则与手术配合

## 一、手术室的无菌操作原则

### （一）无菌桌的准备

**1. 无菌桌的选择要求**　无菌桌（器械台）用于手术中放置各种无菌物品及器械。要求结构简单、坚固、轻便、可推动、易于清洁，台面四周有4~5cm高的围栏。分大小两种型号，大号器械台长宽高一般为110cm×60cm×90cm，小号为80cm×40cm×90cm。应根据手术的性质、范围选择并准备无菌器械台。

**2. 铺无菌桌的步骤**

（1）术日晨由器械护士根据手术需要准备清洁、干燥、平整、合适的器械台，并将无菌手术包放于其上，按照无菌操作的原则用手打开外层包布，手不可接触包布的内面，手臂亦不可跨越无菌区。

（2）用无菌持物钳打开第二层包布，使包布下垂至桌面下至少30cm，根据手术需要将所备物品放于桌上，用双层无菌巾盖好。

（3）器械护士行手臂消毒、穿无菌手术衣和戴无菌手套后，先铺一块手术巾于无菌桌面上（铺在桌面上的无菌巾要求4~6层），将手术器械和物品按使用先后分类，有序、整齐地排放在无菌桌上（图5-10）。

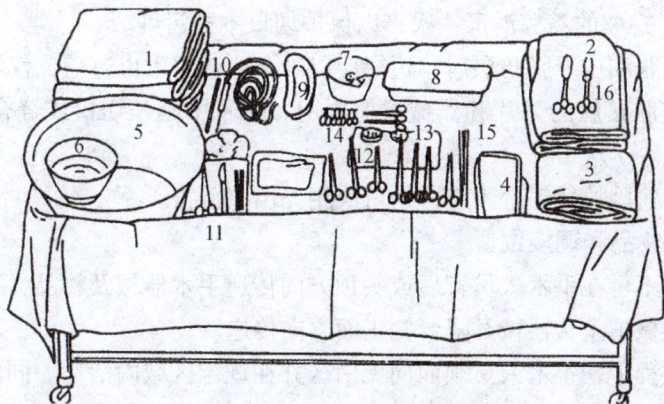

**图 5-10　无菌桌及其物品摆放**

1. 手术衣；2. 手术单类；3. 手术巾；4. 纱垫和纱布；5. 大盆；6. 盐水碗；7. 乙醇碗；8. 标本盘；9. 弯盘；
10. 吸引管和橡皮管；11. 手术刀、手术剪和镊子；12. 针盘；13. 持针器和剪子；14. 布巾钳；
15. 无齿镊和血管钳；16. 皮肤无菌拭子

## （二）手术中的无菌原则

手术中的无菌操作是预防切口感染和保证患者安全的关键，也是影响手术成功的重要因素。所有参加手术的人员必须具有严格的无菌观念，严格执行无菌操作原则，并且贯穿手术的全过程。

**1. 加强无菌观念，明确无菌区域**

（1）手术人员一经手臂消毒，手臂不可再接触其他物品。

（2）手术人员穿好无菌手术衣及戴好无菌手套后，其肩部以上、腰部以下和腋前线以后的部位都应视为有菌区，不能再用手触摸。因此，手术人员的手臂应屈肘内收放于胸前，不可高举过肩或下垂过腰或交叉放于腋下。

（3）手术台和无菌桌的台面为无菌区，边缘处及台面以下视为有菌区。手术人员不可接触手术台和无菌桌边缘以下的区域，垂落至手术台和无菌桌边缘以下的物品也不可再用。

**2. 保持无菌物品的无菌状态**

（1）无菌区内所有物品都应是灭菌物品，任何未经灭菌或虽经灭菌已过保存期或疑有污染的物品，不可再在无菌区使用。

（2）无菌包需保持干燥，若破损或潮湿时都应视为污染；无菌区的布单若被水或血浸湿即失去隔离作用，应及时更换或加盖新的手术巾。

（3）手术中，手术人员若手套破损或接触到有菌物品，应立即更换手套；前臂或肘部若被污染应立即更换手术衣或加套无菌套袖；口罩若潮湿亦应及时更换。

（4）铺好备用的无菌桌应用双层无菌单盖好，有效期为4小时；手术中的无菌桌，若手术时间较长，可将桌内备用物品用手术巾行简单遮盖，防止长时间的暴露污染。

**3. 保护皮肤切口**

（1）皮肤虽经消毒，只能达到相对无菌，残存在毛囊中的细菌对开放的切口有一定潜在威胁。因此，切开皮肤前一般先用无菌聚乙烯薄膜覆盖，再经薄膜切开皮肤，或切开皮肤前再次用 75% 的乙醇消毒一次，以保护切口不被污染。

（2）切开皮肤和皮下脂肪层后，边缘应以纱布垫或手术巾遮盖，仅显露手术野。

（3）凡与皮肤接触的刀片和器械不应再用。手术中延长切口或缝合前再用 75% 乙醇消毒皮肤一次。

（4）手术中途因故暂停手术时，切口应用无菌巾覆盖。

### 4. 正确传递物品和调换位置

（1）手术时不可在手术人员背后或头顶方向传递手术器械及物品，手术者或助手需要器械时应由器械护士从器械升降台侧正面方向传递。

（2）手术过程中，手术人员须面向无菌区并在规定区域内活动。同侧手术人员如需调换位置时，一人应先退后一步，转过身，背对背地转至另一位置，以防触及对方背部不洁区。

### 5. 沾染手术的隔离技术

（1）进行胃肠道、呼吸道或宫颈等沾染手术时，切开空腔脏器前，先用纱布垫保护周围组织，并随时吸除外流的内容物；被污染的器械和其他物品应放在专放污染器械的盘内，避免与其他器械接触；污染的缝针及持针器应在等渗盐水中刷洗。

（2）完成全部沾染步骤后，应移去被污染的物品，手术人员用无菌用水冲洗或更换无菌手套，尽量减少污染的机会。

### 6. 减少空气污染、保持洁净效果

（1）手术进行中，应关闭手术间门窗，尽量减少人员走动。不用电扇，室内空调机风口也不能吹向手术台，以免扬起尘埃，污染手术室内空气。

（2）手术过程中应保持安静，不高声说话嬉笑，避免不必要的交谈，以免飞沫弄湿口罩而影响过滤；尽量避免咳嗽、打喷嚏，不得已时须将头转离无菌区；请他人擦汗时，头应转向一侧。

（3）若有参观手术者，每个手术间参观人数不宜超过 2 人，参观者应与手术人员保持一定距离且不可站得过高，也不可在室内频繁走动。

## 二、手术配合工作

在手术进行中，医护人员必须密切配合，以保证在最短的时间内成功完成手术。手术中护士的配合分巡回护士的配合和器械护士的配合。

### （一）巡回护士的配合

巡回护士是手术间内的负责护士，在指定手术间配合手术。主要任务是在台下负责手术全过程中特殊物品、器械和敷料的准备和供给，协助完成输液、输血，按整体护理要求护理患者，主动配合手术和麻醉。其工作范围是在无菌区以外，在患者、手术人员、麻醉师及其他人员之间巡回工作。

### 1. 手术前的准备

（1）访视患者　术前一日访视患者，了解患者的病情及需求。向患者做好术前宣

教，简单介绍手术室环境、手术人员、入室前要求、麻醉方式及手术过程等，让患者对手术室的工作有初步的了解，解除患者恐惧心理，取得患者的配合。

（2）术前物品准备　检查手术间内各种药物、物品是否备齐，电源、吸引装置和供氧系统等固定设备是否安全有效。认真检查器械的性能，调试好术中需用的特殊仪器如电钻、电凝等。调节好适宜的室温及光线，协助准备无菌桌，创造最佳的手术环境及条件。

（3）核对患者　热情接待手术患者，按手术通知单仔细核对床号、姓名、性别、年龄、住院号、手术名称、手术部位、术前用药、手术同意书和手术间。点收随患者带至手术室的病历、X线片和药品等。检查患者术前皮肤准备及个人卫生状况，饰物、义齿及贵重物品等是否取下。验证患者血型、交叉试验结果，做好输血准备。给患者戴好帽子，为患者开通静脉通道并输液。

（4）安置体位　协助麻醉师给患者实施麻醉后，按手术需要安置手术体位，注意安全、舒适、手术视野充分暴露，防止皮肤及肢体受压和神经损伤。

（5）协助手术准备　与器械护士共同清点手术器械和物品，准确记录；帮助手术人员穿好手术衣，安排各类人员就位；调整好照明，连接好电凝、吸引器等，并随时调整设备能量输出。

**2. 手术中的配合**

（1）加强观察　观察患者体位是否正确，肢体是否受压，输液是否通畅；注意病情变化，充分估计术中可能发生的意外，做好应急准备工作，及时配合抢救；随时观察电灼器电极板放置情况，防止灼伤患者。

（2）做好各项常规配合　准确执行术中医嘱，并做好记录；做好标本的保存和处理工作；关闭体腔前、后，均需与器械护士再次做好清点工作，并记录、签名；手术中坚守岗位，不可擅自离开手术间，随时供给手术中所需一切物品；监督所有人员严格执行无菌操作，若有违反者，及时纠正；负责与外界部门（如病理科、影像科、化验室、血库等）的联络工作；负责随时保持手术间的整洁、安静。若手术中需调换巡回护士时，须现场详细交班，并在术中护理单上签名。

**3. 术后的处理**

（1）安置患者　术毕协助术者包扎伤口，妥善固定各种引流管道，并注意患者的保暖。护送患者回恢复室或病房，并做好病情、引流管道及所带物品的交接工作。

（2）整理、规范手术间　用物回归原处，按常规对手术间进行清洁和空气消毒。

（3）术后回访　术后3～5天对患者进行回访，了解患者术后恢复情况及对手术室护理工作的意见，对术前、术中护理措施进行客观评价。

## （二）器械护士的配合

器械护士主要工作是严格无菌技术操作规程，准备手术器械，管好器械台，按手术程序向术者和助手传递手术器械，配合手术操作，共同完成手术。

**1. 手术前准备**

（1）访视患者：手术前一日到病室探视患者，了解病情，核对施行手术的名称、部位及手术者对该手术的特殊要求，估计术中可能发生的问题及应对措施。必要时参加手术前讨论会，熟悉手术步骤，以便与术者密切配合。

（2）术前物品准备：手术前一日，做好手术所用特殊器械、物品的消毒灭菌工作；术前半小时铺无菌器械桌，进行手臂消毒、穿手术衣和戴手套等；将手术器械分类按序排列整齐，与巡回护士详细清点器械、纱布、纱垫、缝针等并记录。

（3）协助手术医师（第一助手）铺好无菌手术布单。

**2. 手术中配合**

（1）强化无菌观念　手术进行中应严格无菌操作，切开皮肤的刀与擦拭过皮下血迹的纱布垫，应收回不再使用。

（2）进行器械的传递与管理　密切注视手术进展情况，按手术程序及时、平稳、准确地向术者和助手传递手术器械和物品；器械用过后，迅速收回至器械台，擦净血迹；术中被肠道内容物、脓液等污染的器械，应另放于弯盘内不得再用于无菌区；保持器械台面干燥、整洁，器械和物品排列整齐有序。

（3）标本管理　妥善保存手术切下的组织器官，病理标本应置容器内，术后送检。术中取样培养，应及时交巡回护士送检。

（4）清点工作　关闭体腔及皮下深部组织前、后，均应与巡回护士详细核对器械、敷料、缝针等是否如数，严防异物遗留体内。

**3. 手术后处理**

（1）一般手术后处理　术毕，整理用物，按消毒－清洗－灭菌的原则处理器械；布类敷料清洁面向外放污物车内；棉纱类敷料放黄色垃圾袋统一处理；锐利、精密和贵重医疗器械应分别清洗、处理，放入专柜。

（2）感染手术后处理　感染手术，尤其是破伤风杆菌、产气荚膜杆菌等特殊感染患者、乙型肝炎抗原阳性患者及恶性肿瘤患者术后，器械敷料应按一定程序处理。初步消毒，可用2%戊二醛溶液（非金属物品也可用0.2%过氧乙酸溶液）浸泡1小时，或直接煮沸0.5～1小时，然后用清水彻底冲洗，最后再行高压蒸汽灭菌2遍后备用。敷料装入黄色垃圾袋内，集中烧毁。布单等清洁面向外打包后注明特殊感染，送供应室洗涤处按以上程序严格处理。

## 练习题

【A1 型题】

1. 正确的刷手范围是（　　　）

　　A. 从指尖到上臂上 1/3 处

　　B. 从指尖到上臂中 1/3 处

　　C. 从指尖到上臂中、上 1/3 处

　　D. 从指尖到上臂中、下 1/3 处

E. 从指尖到上臂下 1/3 处

2. 手术区铺盖无菌布单，错误的是（　　　）

A. 无菌巾先铺相对不洁区或操作者对侧

B. 无菌巾铺下后可由内向外移动

C. 手术野铺单至少 4 层

D. 无菌单下垂手术台边缘至少 20cm

E. 术中手术单湿透时，应撤去重铺

3. 碘伏洗手法，应用浸泡过的纱布涂擦多长时间（　　　）

A. 1 分钟　　　　　　　B. 3 分钟　　　　　　　C. 5 分钟

D. 10 分钟　　　　　　 E. 不定

4. 手术切口四周皮肤消毒范围至少在（　　　）

A. 5 ~ 10cm　　　　　 B. 10 ~ 15cm　　　　　 C. 15 ~ 20cm

D. 20 ~ 25cm　　　　　E. 25 ~ 35cm

5. 严重感染手术后的手术间，首先采用的消毒方法应是（　　　）

A. 熏蒸　　　　　　　 B. 通风　　　　　　　　C. 紫外线照射

D. 消毒液擦拭地面　　 E. 湿洗所有用物

6. 可用于浸泡内镜的消毒液是（　　　）

A. 酒精　　　　　　　 B. 碘酊　　　　　　　　C. 戊二醛

D. 过氧乙酸　　　　　 E. 含氯消毒液

7. 对手术器械最有效的灭菌法是（　　　）

A. 燃烧法

B. 高压蒸汽灭菌法

C. 煮沸消毒法

D. 烤箱干热灭菌法

E. 微波消毒灭菌法

8. 关于手术中的无菌操作，下列叙述错误的是（　　　）

A. 刷手后，手应收放于胸前

B. 穿好手术衣后前臂应保持腰水平以上

C. 无菌物品不可低于腰以下或手术台面以下

D. 无菌手术衣的无菌范围限于身体前面、肩以下及衣袖

E. 手套、手术衣及手术用物如有污染、破损、浸湿时应立即更换

9. 可用碘酊消毒的手术部位是（　　　）

A. 颅面部　　　　　　 B. 供皮部　　　　　　　C. 脐部

D. 阴囊部　　　　　　 E. 小儿腹部

【A2 型题】

10. 王护士工作中发现一无菌包外未贴消毒指示胶带，处理的方法是（　　　）

A. 补贴

B. 放入无菌敷料间备用

C. 重新消毒

D. 立即使用

E. 都不行

11. 刘护士参加完阑尾炎手术后，又参加甲亢手术。刘护士下列不正确的行为是
（　　　）

A. 需要更换手术衣、手套

B. 先脱手术衣再脱手套

C. 常规刷手、手臂浸泡消毒

D. 不需刷手，直接浸泡消毒

E. 手臂浸泡消毒 5 分钟

## 【A3 型题】

（12 ~ 14 题共用题干）

某女，30 岁，足月妊娠，头盆不称，HBsAg 阳性。于今日上午 8 时在硬膜外麻醉下行剖宫产术。护士长安排张护士为器械护士。

12. 张护士刷手正确的顺序是（　　　）

A. 自指尖、甲缘、指间、手掌、手背、腕部、前臂、肘部刷至肘上

B. 自甲缘、指尖、指间、手掌、手背、腕部、前臂、肘部刷至肘上

C. 自指间、指尖、甲缘、手掌、手背、腕部、前臂、肘部刷至肘上

D. 自手掌、指尖、甲缘、指间、手背、腕部、前臂、肘部刷至肘上

E. 自甲缘、手背、指尖、指间、手掌、腕部、前臂、肘部刷至肘上

13. 为患者缝合腹腔和子宫的缝线应选用（　　　）

A. 尼龙线　　　　　　　B. 丝线　　　　　　　C. 金属线

D. 可吸收线　　　　　　E. 不可吸收线

14. 手术后，张护士处理物品的程序应为（　　　）

A. 先清洗再高压　　　　B. 先清洗再浸泡　　　　C. 先清洗再打包

D. 先消毒再清洗　　　　E. 先高压再清洗

# 第六章　围术期患者的护理

手术是外科治疗疾病的一种重要手段，它能治愈疾病，也会加重患者的生理、心理负担，导致并发症、后遗症等不良后果。围术期（perioperative period）是指从确定手术治疗时起，至手术相关治疗基本结束的一段时间，包括手术前、手术中、手术后三个阶段。在围术期间，护理人员应全面评估患者生理、心理状态，采取完善的护理措施改善和维护机体功能，提高患者对手术的耐受性，降低手术危险性，避免或减少术后并发症的发生，促进患者早日康复。

根据手术时限，手术可分为三类：①急症手术：病情危急，需在最短时间内进行必要准备后迅速实施手术，以抢救患者生命，如外伤性肝、脾破裂和肠破裂等。②限期手术：手术时间选择有一定时限，应在限定的时间内做好手术准备，如各种恶性肿瘤的根治手术。③择期手术：可在充分的术前准备后进行手术，如一般的良性肿瘤切除术、腹股沟疝修补术。

## 第一节　手术前患者的护理

完善的术前准备是手术成功的重要条件。手术前护理的重点是通过详细询问病史、进行全面的体格检查、了解各项辅助检查结果，以准确估计患者的手术耐受力，纠正患者存在及潜在的生理、心理问题，加强健康指导，提高患者对手术和麻醉的耐受能力，使手术的危险性减至最低限度。

### 【护理评估】

**1.健康史**　重点了解与本次疾病有关或可能影响患者手术耐受力及预后的病史，如现病史、手术史、过敏史、家族史、女性患者月经及生育史等，了解患者性别、年龄、职业、有无烟酒嗜好、有无心肺等重要脏器病变、有无服用与手术或术后恢复有关的药物（如抗凝药、抗生素、镇静药、利尿药、甾类化合物）等。

**2.身体状况**

（1）**各系统和主要器官功能状况**　①心血管系统：脉搏速率、节律和强度；血压；皮肤色泽、温度及有无水肿；体表血管有无异常，有无颈静脉怒张和四肢浅静脉曲张；有无高血压、冠心病、心脏瓣膜病和心力衰竭等。②呼吸系统：胸廓形状；呼吸频率、节律、深度和形态；呼吸运动是否对称；有无呼吸困难、发绀、咳嗽、咳痰、哮鸣音、胸痛等；有无上呼吸道感染、肺炎、支气管扩张、慢性阻塞性肺病和长期吸烟史等。③神经系统：有无意识障碍或颅内高压；有无头晕、头痛、耳鸣、瞳孔不对称、步态不稳等。④泌尿系统：尿液的色、量、透明度及比重；有无排尿困难、尿频、尿急；有无肾功能不全、前列腺增生等。⑤血液系统：有无牙龈出血、皮下紫癜、外伤后出血不止情况，有无血液系统疾病。⑥其他：有无甲状腺功能亢进、糖尿病和肾上腺皮质功能不全等内分泌系统疾病；有无腹水、黄疸等肝脏疾病引发的情况；有无营养不良或水电解质紊乱等。

（2）**辅助检查**　了解实验室检查结果，如血尿便三大常规、出凝血功能、血生化检查等。贫血患者耐受缺氧能力较差，一般血红蛋白＞80g/L 时方可手术；大手术及血管手术，应保持血小板＞$7.5 \times 10^9$/L；凝血酶原时间明显延长者，应暂缓手术；人血白蛋白＜30g/L 者，术后发生并发症的危险性增加，术前应加强营养支持。了解 X 线、B 超、CT 及 MRI 等影像学检查结果，以及心电图、内镜检查报告和其他辅助检查结果。

（3）**手术耐受能力**　①耐受良好：患者全身情况较好，重要器官无器质性病变或处于代偿状态，外科疾病对全身影响较小，手术安全性较大，术前只需一般性准备。②耐受不良：患者全身情况欠佳，重要器官功能损害较严重，外科疾病已对全身造成明显影响，手术损害大、安全性小，术前必须充分准备。

**3. 心理 – 社会状况**　手术易使患者产生不良的心理反应，如恐惧、焦虑、忧郁、沮丧、情绪激动等，出现失眠、沉默寡言、哭泣、易怒、脉搏加快、血压升高等表现。这些心理反应可削弱患者对手术的耐受力，影响创伤的愈合和手术效果。术前应评估患者的心理问题及产生心理问题的原因；了解家庭成员、朋友同事对患者的关心和支持度；了解患者的家庭经济状况等。

【 **常见护理诊断 / 问题** 】

**1. 焦虑、恐惧**　与罹患疾病、对手术不了解、担忧手术结果及住院费用高有关。

**2. 知识缺乏**　缺乏与疾病、手术、麻醉相关的知识及术前准备知识。

**3. 营养失调：低于机体需要量**　与患病后摄入不足、丢失过多或机体分解代谢增强，慢性消耗性疾病，持续呕吐、严重腹泻等有关。

**4. 体液不足**　与长期呕吐、腹泻和出血以及液体摄取不足或体液在体内分布转移等有关。

**5. 睡眠形态紊乱**　与身体不适、环境陌生、担心疾病与手术等有关。

**6. 有感染的危险**　与手术创伤、抵抗力低下、糖尿病、营养不良等因素有关。

【 **护理措施** 】

**1. 心理护理**　针对术前患者的心理状态，护士应多予关心、照顾，通过适当的沟通技巧，建立良好的护患关系。鼓励患者表达感受，倾听其诉说，耐心解释手术必要性，介绍医院医疗护理水平，增强患者治疗的信心。术前宣教可以减轻患者忧虑、恐惧等不良心理。

#### 2. 常规准备与护理

（1）休息 充足的休息可明显减少体力的消耗，增强患者对手术的耐受性。护士应消除引起不良睡眠的因素，创造安静舒适的环境；病情允许的情况下，适当增加患者白天的活动量，减少白天睡眠时间和次数；通过缓慢深呼吸、听音乐等自我调节方法进行放松；必要时遵医嘱使用镇静安眠药。

（2）饮食与营养 根据患者手术种类、方式、部位和范围，加强饮食指导，鼓励摄入营养素丰富、易消化的食物。若人血白蛋白值低于 30g/L，可在短期内通过输入人血清蛋白制剂或血浆等纠正低蛋白血症。不能进食或经口摄入不足的营养不良患者，可经肠内、肠外营养以改善患者的营养状况，提高手术耐受力。

（3）术前适应性训练 为保证患者术中及术后的舒适与安全，需要进行一些适应性训练。术前指导患者练习床上排便、排尿，指导患者及家属床上翻身和自主调整体位的方法，以适应术后体位的变化。部分患者指导其练习术中体位，如甲状腺手术者，术前进行气管推移训练以及卧位头颈后仰训练；乳腺肿瘤手术者，术前进行肢体外展训练；脊椎手术需进行俯卧位训练等。

（4）呼吸道准备 术前指导深呼吸和有效咳嗽训练。有效咳嗽训练：在排痰前，先轻轻咳几次，使痰松动，再深吸一口气后，用力咳嗽，使痰顺利排出。胸部手术者，训练腹式呼吸、有效咳嗽；腹部手术者，训练胸式呼吸。有吸烟嗜好者，术前 2 周开始戒烟，防止呼吸道分泌物过多，阻塞气道。有肺部感染及咳脓痰的患者，术前应用抗生素、雾化吸入，控制肺部感染，并配合叩背或体位排痰，以改善通气功能，预防术后并发症。有严重肺功能不全的患者，必须改善肺功能后再施行手术。

（5）胃肠道准备 一般成人择期手术前禁食 8~12 小时，禁饮 4 小时，以防麻醉或术中呕吐引起窒息或吸入性肺炎。胃肠道手术前 1~2 天进食少渣饮食，并根据需要置胃管、洗胃或于术前晚灌肠。非胃肠手术患者术前一般不限制饮食种类。一般性手术的患者，术前晚督促排便，必要时使用开塞露或用 0.1%~0.2% 肥皂水灌肠等促使残留粪便的排出，以防麻醉后肛门括约肌松弛，大便溢出污染手术区及术后腹胀。结直肠手术前 3 天开始做肠道准备。幽门梗阻患者术前 2~3 天用温盐水洗胃，以减轻胃黏膜水肿。

（6）皮肤准备 是预防切口感染的重要环节。术前一日督促患者剪短指甲、理发、沐浴及更衣。重点做好手术区皮肤准备，清除皮肤污垢，腹部及腹腔镜手术的患者应注意脐部清洁，可用松节油或 75% 乙醇擦拭。若手术区域毛发细小，可不必剃毛；若毛发影响手术操作，应剃除。备皮时动作轻柔，不要损伤皮肤。备皮范围包括切口周围至少 15cm 的区域，皮肤准备时间应越接近手术开始时间越好，以术前 2 小时为宜，一般不超过 24 小时。

常见手术部位备皮范围如下：①颅脑手术：剃除全部头发及颈部毛发，保留眉毛（图 6-1）。②颈部手术：上至下唇，下至乳头水平，两侧至斜方肌前缘（图 6-2）。③胸部手术：上至锁骨上及肩上，下至脐水平，胸背均超过中线 5cm 以上，包括患侧上臂 1/3 和腋下（图 6-3）。④上腹部手术：上自乳头水平，下至耻骨联合，两侧至腋后线（图 6-4）。⑤下腹部手术及会阴部手术：上自剑突，下至大腿上 1/3 前内侧及会阴部，两侧至腋后线，剃除阴毛（图 6-5，图 6-6）。⑥肾脏手术：上自乳头水平，下至耻骨联合，前后均超过正中线（图 6-7）。⑦四肢手术：以切口为中心上下各 20cm 范围，上下各超过一个关节或整个肢体（图 6-8）。

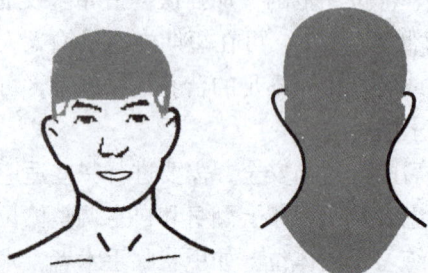

图 6-1　颅脑手术备皮范围

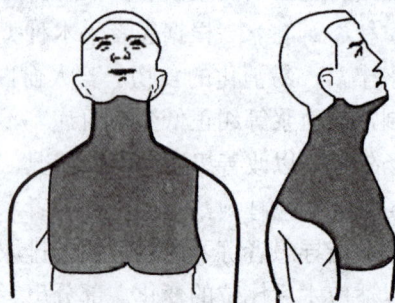

图 6-2　颈部手术备皮范围

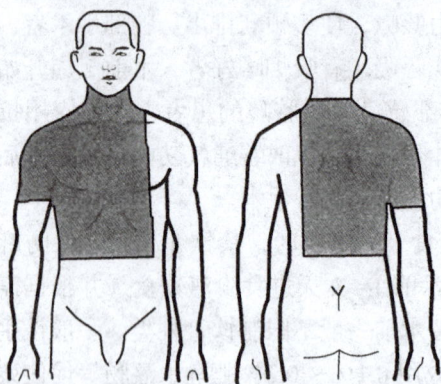

图 6-3　胸部手术备皮范围

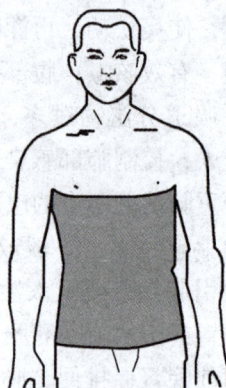

图 6-4　上腹部手术备皮范围

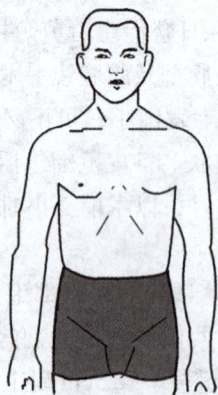

图 6-5　下腹部手术备皮范围

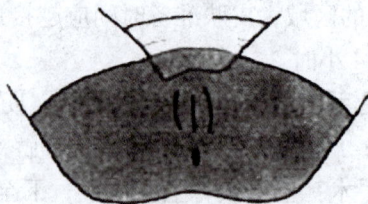

图 6-6　会阴部手术备皮范围

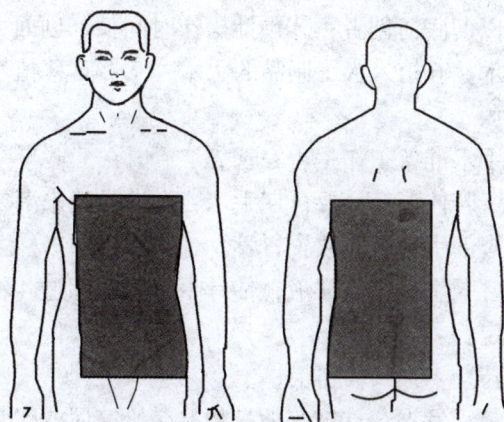

图 6-7 肾脏手术备皮范围

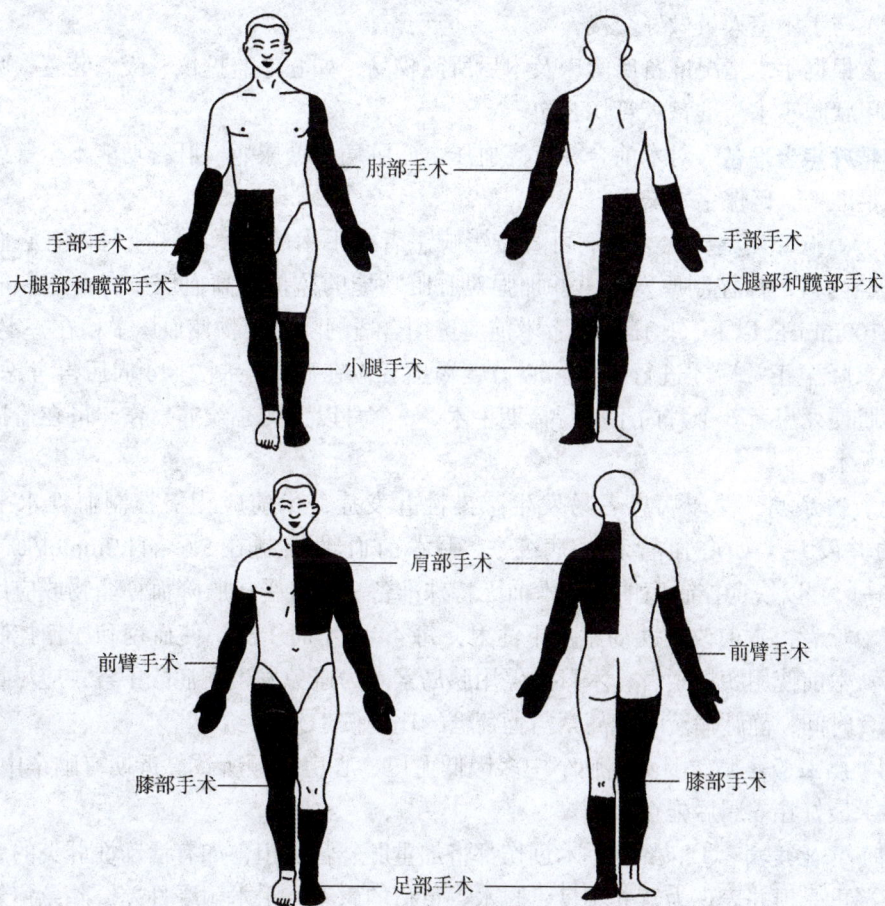

图 6-8 四肢手术备皮范围

（7）预防术后感染 处理已存在的感染灶，避免与其他感染者接触。合理使用抗生素，主要适用于：①涉及感染病灶或切口接近感染区域的手术；②开放性创伤、创面已污染、清创时间长或难以彻底清创者；③预计操作时间长、创面大的手术；④胃肠道手术；⑤涉及大血管的手术；⑥植入人工制品的手术；⑦器官移植术；⑧癌肿手术。

### 3. 手术日晨护理

（1）认真检查各项手术准备工作是否完善。

（2）测量生命体征，若体温升高要延期手术，女性月经来潮要延期手术。

（3）胃肠手术及上腹部手术者应放置胃管。

（4）进入手术室前叮嘱患者排空尿液，估计手术时间超过 4 小时或下腹部手术者术前应留置尿管并妥善固定。

（5）遵医嘱术前用药。

（6）取下假牙、眼镜、发夹、首饰等随身物品交给家属或代为妥善保管；叮嘱患者拭去口红、指甲油等化妆品。

（7）带齐术中特殊用药、用物如病历、X 线检查片、CT 片等，送患者至手术室。

（8）与手术室人员做好交接。

（9）根据手术情况准备麻醉床及术后所需物品，如心电监护仪、吸氧装置、吸引装置等，甲状腺手术需准备气管切开包。

### 4. 特殊患者准备
对术前合并有高血压、心脏病、糖尿病、肝肾功能不全等患者需做好充足准备，确保手术安全。

（1）心血管疾病　此类疾病可直接影响患者对手术的耐受力，故对伴有心血管疾病者可经内科治疗控制原发病，并加强对心脏功能的监护。高血压患者血压一般控制在 160/100mmHg 以下，血压过高者术前应选用合适的降压药物使血压平稳在一定水平，但不要求降至正常后才进行手术。心力衰竭患者应在病情控制 3 ~ 4 周后再考虑手术。急性心肌梗死患者 6 个月内不施行择期手术，6 个月以上无心绞痛发作，可在监护条件下施行手术。

（2）糖尿病　糖尿病患者易发生感染性并发症，术前应积极控制血糖水平及其相关的并发症（如心血管和肾病变）。手术前血糖控制在 5.6 ~ 11.2mmol/L、尿糖（＋）~（＋＋）。以饮食控制病情者，术前无特殊准备。原接受口服降血糖药物或应用长效胰岛素治疗者，术前改用胰岛素皮下注射，每 4 ~ 6 小时 1 次，使血糖和尿糖控制于上述水平。术前使用胰岛素者，术日晨停用胰岛素。为避免发生酮症酸中毒，应尽量缩短术前禁食时间，静脉输液时胰岛素与葡萄糖的比例按 1U∶5g 给予。

（3）脑血管疾病　围术期脑卒中多因低血压、心房纤颤所致。近期有脑卒中史者，择期手术最好在 6 周后施行。

（4）其他疾病　①麻醉、手术创伤都将加重肝、肾负担，如有活动性肝炎的患者或肝功能严重受损并表现为营养不良、腹水、黄疸的患者，手术耐受性差，除急症外一般不宜手术；重度肾功能损害者需在有效透析治疗后才可耐受手术。因此，对此类患者需对症处理，减少肝、肾负荷，最大限度地改善肝、肾功能，提高患者对手术的耐受力。②有出凝血功能障碍的患者，术前根据病情输注新鲜血或浓缩血小板等治疗，同时可根据医嘱给予维生素 C、维生素 K 等药物，以改善患者的出凝血功能。在抗凝治疗期间需急诊手术的患者，一般需停止抗凝治疗。用肝素抗凝者，可用鱼精蛋白拮抗；用华法林抗凝者，可用维生素 K 和（或）血浆或凝血因子制剂拮抗。

**5. 急症手术术前准备** 应在抢救的同时尽快做好必要的术前准备，争取手术时间。立即建立静脉输液通道；迅速备皮并嘱患者禁食和排尿；迅速做好定血型、配血、备皮、药物过敏试验等准备；密切观察病情变化；禁忌灌肠，不用泻药；做好解释，稳定情绪。大出血患者，应在抗休克治疗的同时尽快进行手术。

【健康指导】

1. 解释手术的意义、方法、过程、手术后可能出现的意外情况和并发症，使患者对手术有比较全面的了解。

2. 讲解麻醉方式、麻醉后可能发生的反应及注意事项。

3. 说明术前准备的目的、意义，使患者能积极配合术前检查和备皮、灌肠、导尿、插胃管、用药等各项术前准备工作。

4. 介绍术后可能留置的各类引流管及其目的和意义。

5. 介绍术前和术后的常规护理，训练床上排便、翻身、深呼吸、有效咳嗽等。

# 第二节　手术后患者的护理

患者从手术结束返回病室直到出院这一阶段的护理称为术后护理。手术创伤导致患者防御能力下降，术后禁食、切口疼痛和应激反应等加重了患者的生理、心理负担，不仅影响创伤愈合和康复过程，而且可导致多种并发症的发生。手术后护理的重点是根据患者的手术情况和病情变化等，采取有效的护理措施，减轻患者的痛苦和不适，防治并发症，尽快恢复生理功能，促进患者康复。

【护理评估】

**1. 术中情况** 了解麻醉类型和手术方式、术中出血量、补液量、输血量、尿量、用药情况，以及引流管安置的位置，判断手术创伤对患者的影响。

**2. 身体评估**

（1）**生命体征** 评估患者神志、体温、脉搏、呼吸、血压，并做好记录。

（2）**切口状况** 了解切口部位和敷料包扎情况，有无渗血、渗液，切口愈合等情况。

（3）**引流管与引流物** 了解引流管种类、数量、位置及作用，引流是否通畅，引流物的色、质、量等。

（4）**体液平衡** 评估患者术后尿量、各种引流的丢失量、失血量及术后补液量等。

（5）**术后不适与并发症** 了解有无切口疼痛、恶心呕吐、腹胀、呃逆、尿潴留等不适，有无术后出血、感染、切口裂开、深静脉血栓形成等并发症和高危因素。

（6）**营养与恢复** 评估患者胃肠功能恢复情况，食欲及饮食种类，患者休息、睡眠状况，体力恢复程度等。

（7）**身体重要脏器功能**　评估患者心、肺、肾等重要器官功能，了解有无影响机体康复的不利因素。

（8）**辅助检查**　了解患者血常规、尿常规、生化检查、血气分析等常规检查结果，尤其注意尿比重、血电解质、人血白蛋白等的变化，必要时可行胸部X摄片、B超、CT等检查。

**3. 心理－社会状况**　术后患者的焦虑恐惧感会得到一定的缓解，但切口疼痛、身体虚弱、生活不能自理、自我形象紊乱以及并发症的出现会引起患者及家属新的不安，术后应进一步评估有无引起心理变化的原因：①失去部分肢体或身体外观改变，如截肢、乳房切除或结肠造口等；②术后出现各种不适如切口疼痛、尿潴留或呃逆等；③担心不良的病理检查结果、预后差或危及生命；④术后身体恢复缓慢及发生并发症；⑤担忧住院费用和后续治疗。

【常见护理诊断／问题】

**1. 舒适的改变**　与手术创伤、术后切口疼痛、管道约束有关。

**2. 有体液不足的危险**　与手术导致失血、失液，禁食禁饮，液体量补充不足有关。

**3. 清理呼吸道无效**　与麻醉、切口疼痛以及痰液黏稠等有关。

**4. 营养失调：低于机体需要量**　与术后禁食、引流、创伤后机体代谢率增高等有关。

**5. 活动无耐力**　与疲乏、体质虚弱等有关。

**6. 潜在并发症**　术后出血、切口感染、切口裂开、肺部感染、泌尿系统感染或深静脉血栓形成等。

【护理措施】

**1. 安置患者**　与麻醉师和手术室护士做好床边交接。搬动患者时动作轻稳，注意保护头部及各引流管和输液管道。正确连接各引流装置，检查静脉输液是否通畅。注意保暖，但避免贴身放置热水袋取暖，以免烫伤。遵医嘱给予吸氧。

**2. 体位**　根据麻醉方式、术式安置患者体位。①全身麻醉未清醒的患者去枕平卧位，头偏向一侧，使口腔分泌物或呕吐物易于流出，避免误吸入气管；②蛛网膜下隙阻滞患者去枕平卧6～8小时，以防脑脊液外漏导致头痛；③硬脊膜外阻滞及其他局部麻醉一般取平卧位6小时。随后可根据手术部位安置成需要的体位。

（1）颅脑手术术后无休克或昏迷的患者可抬高床头15°～30°成头高脚低卧位。

（2）颈部、胸部手术取高半坐卧位，以利于呼吸和有效引流。

（3）腹部手术取低半坐卧位或斜坡卧位，可减轻腹壁切口张力，增加肺通气量，避免膈下脓肿形成。

（4）休克患者取中凹卧位。

（5）脊柱或臀部手术取俯卧或仰卧位。

**3. 病情观察**

（1）严密观察生命体征 ①中、小型手术的患者，手术当日每小时监测血压、脉搏、呼吸，监测 6 ~ 8 小时或至生命体征平稳。②全身麻醉、大手术或可能发生出血者，必须密切观察，每 15 ~ 30 分钟监测生命体征、神志等，至病情稳定后改为 1 ~ 2 小时测 1 次，并作好观察和记录。有条件者使用床旁心电监护仪连续监测。如下情况应及时处理：收缩压低于 80mmHg 或收缩压下降大于 20mmHg，呼吸每分钟超过 30 次或低于 14 次，心率每分钟高于 120 次或低于 60 次。

（2）观察尿液 注意尿液的颜色和量，必要时记录 24 小时液体出入量。

**4. 呼吸道护理** 术后鼓励患者深呼吸、有效咳嗽，促进排痰和肺扩张。每 2 ~ 3 小时翻身 1 次，若痰液黏稠可行超声雾化吸入，痰量较多、不能咳痰者可吸痰。遵医嘱给予吸氧。

**5. 心理护理** 加强对术后患者的巡视，进行耐心细致的沟通交流，明确患者所处的心理状态，引导患者说出内心感受，给予适当的解释和安慰。及时采取措施解除切口疼痛、尿潴留和留置导管所引起的不舒适。指导患者进行早期活动和功能锻炼，加强饮食指导，教会患者自理，稳定患者情绪。告知有关继续治疗和随访等方面的知识，加深患者对疾病的认识，从而逐步接受术后躯体的变化，调整好心态，配合治疗和护理，以期早日康复。

**6. 饮食护理**

（1）非腹部手术 视病情决定开始饮食的时间，局部麻醉和小手术者，术后即可按需进食；椎管内麻醉在术后 6 小时根据患者需要进食；全身麻醉者待麻醉清醒，恶心、呕吐反射消失后可进流质饮食，以后视情况逐渐改半流质或普食。

（2）腹部手术 尤其是胃肠道手术后一般需禁食 1 ~ 3 天，待肠蠕动恢复、肛门排气后，可以开始进少量流质饮食，逐步递增至全量流质，至第 5 ~ 6 天进食半流质，第 7 ~ 9 天可过渡到软食，术后 10 ~ 12 天开始普食。在保证一定能量的基础上，可选择高蛋白和富含维生素 C 的食物，以刺激消化液分泌和肠蠕动。

（3）禁食期间 应由静脉供给充足的水、电解质和营养素，必要时早期提供肠内和肠外营养支持，以免严重的负氮平衡影响机体修复；作好口腔护理，保持口腔卫生。

**7. 切口护理** 观察切口敷料有无渗血和渗液，切口及周围皮肤有无发红和切口愈合情况，及时发现切口感染、切口裂开等异常。保持敷料清洁干燥，并注意观察术后切口包扎是否影响胸、腹部呼吸运动或肢端血液循环。对烦躁、昏迷患者及不合作患儿，可适当使用约束带，防止敷料脱落。

（1）手术切口分为三类：

①清洁切口（Ⅰ类切口）：指Ⅰ期缝合的无菌切口，如甲状腺大部分切除术等。

②可能污染的切口（Ⅱ类切口）：指手术时可能受到污染的Ⅰ期缝合切口，如胃大部分切除术等；还包括皮肤不容易彻底消毒的部位、6 小时内的伤口经过清创缝合、新缝合的切口再度切开者。

③污染切口（Ⅲ类切口）：指邻近感染区或组织直接受感染物污染的切口，如阑尾

穿孔后的阑尾切除术等。

　　2010 年卫生部颁布的《外科手术部位感染预防与控制技术指南（试行）》中，根据外科手术切口微生物污染情况，将外科手术切口分为清洁切口、清洁 - 污染切口、污染切口、感染切口。

　　（2）切口愈合分为"甲、乙、丙"三级：

①甲级愈合：指切口愈合优良，无不良反应。

②乙级愈合：指愈合处有炎症表现，如红肿、硬结、血肿、积液等，但未化脓。

③丙级愈合：指切口已化脓，需切开引流处理。

按上述分类、分级方法记录切口的愈合，如Ⅰ/甲（即清洁切口甲级愈合）或Ⅱ/乙等。

当切口处理不当时，Ⅰ类切口亦可能成为"丙"级愈合，相反，Ⅲ类切口处理恰当，也可能得到甲级愈合。

　　（3）切口愈合时间可因切口部位、局部血液供应情况、患者年龄及营养状况而定，因而缝线拆除时间也各异。

①头面颈部拆线时间在术后 4 ~ 5 天。

②下腹部、会阴部拆线时间在术后 6 ~ 7 天。

③上腹部、胸部、背部、臀部拆线时间在术后 7 ~ 9 天。

④四肢拆线时间在术后 10 ~ 12 天（关节附近应酌情延长 2 ~ 3 天）。

⑤减张缝合拆线时间 14 天。

青少年可适当缩短拆线时间，糖尿病、年老体弱或营养差者需适当延迟拆线的时间，必要时可间隔拆线。

　　**8. 引流管护理**　根据治疗的需要，术中可能在切口、体腔和空腔器官内放置各种类型的引流物。对留置多根引流管者，应区分各引流管的引流部位和作用，做好标记并妥善固定。经常检查管道有无堵塞或扭曲，保持引流通畅。每天观察并记录引流液的量和性状变化，定时更换接引流液的容器。根据引流量和病情决定拔除时间。一般乳胶片引流在术后 1 ~ 2 天拔除；烟卷引流在术后 4 ~ 7 天拔除；作为预防性引流渗血用的腹腔引流物若引流液甚少，可于术后 1 ~ 2 天拔除；如作为预防性引流渗漏用，则需保留至所预防的并发症可能发生的时间后再拔除，一般为术后 5 ~ 7 天；胃肠减压管在肠蠕动恢复、肛门排气后拔除。其他引流管则视具体情况而定。

　　**9. 术后不适的护理**

　　（1）**切口疼痛**　麻醉作用消失后，患者往往因切口疼痛而感觉不舒适。切口疼痛与切口的大小、部位、体位和情绪状态等因素有关。术后 24 小时疼痛最为剧烈，2 ~ 3 天后逐渐减轻。疼痛剧烈可影响各器官的正常生理功能和休息，故需关心患者，观察患者疼痛的时间、部位、性质和规律，并给予相应的处理和护理。

缓解术后疼痛的措施：①大手术后 1～2 天内，可持续使用患者自控镇痛泵进行止痛。患者自控镇痛（PCA）是指患者感觉疼痛时，主动通过计算机控制的微量泵按压按钮向体内注射医师事先设定的药物剂量进行镇痛。给药途径以经静脉、硬膜外最常见，常用药物为吗啡、芬太尼、曲马多等。②手术后，可遵医嘱给予患者口服镇静、止痛类药物，必要时肌内注射哌替啶等，可有效控制切口疼痛。③妥善固定各种引流管，减少因牵拉而增加的疼痛。④将患者安置于舒适体位，指导患者在咳嗽、翻身时用手按扶切口部位，减少对切口的张力性刺激。⑤指导患者运用正确的非药物方法减轻疼痛，如按摩、放松或听音乐等。⑥鼓励患者表达疼痛的感受，并提供简单的解释；配合心理疏导，分散患者注意力，减轻对疼痛的敏感。

（2）发热 是术后患者最常见的症状。由于手术创伤的反应，术后患者的体温可略升高，变化幅度在 0.5℃～1℃，一般不超过 38℃，称之为外科手术热，于术后 1～2 天体温逐渐恢复正常。若患者术后 3～6 天仍继续发热或体温降至正常后再度发热，则要警惕继发感染的可能。

护理措施：加强观察并记录，高热者给予物理降温或遵医嘱应用解热镇痛药物。进行血常规、尿常规、胸部摄片、伤口分泌物的涂片和培养、血培养等检查，以明确病因并进行针对性处理。

（3）恶心、呕吐 术后早期的恶心、呕吐常常是麻醉反应所致，待麻醉作用消失后即可自然停止；还可由颅内压升高、糖尿病酮症酸中毒、尿毒症、低钾、低钠等所致。急性胃扩张或肠梗阻也可出现不同程度的恶心、呕吐。

护理措施：呕吐时将其头偏向一侧，并及时清除呕吐物，防止误吸。注意观察出现恶心、呕吐的时间及呕吐物的色、质、量，并做好记录。遵医嘱使用镇静、止吐药物等以减轻症状。若持续性呕吐，应查明原因，进行相应处理。

（4）腹胀 术后腹胀一般是胃肠功能受抑制，腹膜炎或低血钾所致，若伴阵发性绞痛，肠鸣音亢进，应警惕机械性肠梗阻的可能。严重腹胀可影响呼吸及静脉血液回流，还会影响胃肠吻合口和腹壁切口的愈合。

护理措施：病情允许，鼓励患者早期下床活动；少食高糖食物和奶制品。持续胃肠减压，必要时进行肛管排气或高渗溶液低压灌肠。非胃肠道手术者，可使用促进肠蠕动的药物。对腹腔内感染而引起的肠麻痹，或确诊为肠梗阻者，经非手术治疗不能改善者，需做好再次手术的准备。

（5）呃逆 为神经中枢或膈肌直接受刺激所致，大多为暂时性，有时亦可为顽固性。

护理措施：可通过压迫眶上缘、抽吸胃内积气和积液、短时间内吸入二氧化碳气体、给予镇静或解痉药物等措施得以缓解。上腹部手术后患者出现顽固性呃逆，应警惕膈下积液或感染的可能，可做超声检查明确病因。

（6）尿潴留 多数由于全身麻醉后排尿反射受抑制、切口疼痛引起后尿道括约肌反射性痉挛，以及患者不习惯床上使用便器等导致。若患者术后 6～8 小时未排尿或虽排尿但尿量少、次数频繁者，均应在耻骨联合上区叩诊检查，若有浊音区，基本可确诊为尿潴留。

护理措施：稳定患者情绪，增加患者自行排尿信心，若无活动禁忌，可协助其坐于床沿或站立排尿；采用下腹部热敷、轻柔按摩膀胱区、听流水声等多种方法诱导排尿；遵医嘱使用镇静止痛药解除切口疼痛，或用药物促使膀胱逼尿肌收缩，促进自行排尿。上述措施均无效时，在严格无菌操作下导尿，一次放尿液不超过 1000mL。尿潴留时间过长，导尿时导尿量超过 500mL 者，应留置导尿管 1~2 天。骶前神经损伤或前列腺肥大者也需留置导尿。

### 10. 术后并发症的预防及护理

（1）术后出血　主要原因包括术中止血不完善或创面渗血、原先痉挛的小动脉断端舒张、结扎线脱落或凝血机制障碍等。当伤口敷料被血液渗湿时应及时检查伤口，了解引流液的性状，有助于判断体腔内出血。还可通过密切的观察，评估有无低血容量性休克的临床表现，如烦躁、脉搏持续增快、呕血、黑便、尿少等。尤其是在积极补液后，休克征象或实验室指标仍未改善，甚至加重或曾一度好转后又恶化，都提示存在术后出血。

预防：手术中严格止血，结扎牢固，关闭体腔前确认手术区无活动性出血。

护理措施：少量出血时，一般经更换切口敷料、加压包扎或全身使用止血剂即可止血；出血量大时，应加快输液，同时可输血或血浆，扩充血容量，并做好再次手术止血的术前准备。

（2）切口并发症　常见的有切口感染和切口裂开。

①切口感染：原因有术中无菌操作不严，创口内留有无效腔、血肿、异物或局部组织血供不良，合并有贫血、糖尿病、营养不良或肥胖等。常发生于术后 3~5 天，患者自述切口疼痛加重或减轻后又加重，局部出现红、肿、压痛或有波动感，可伴有体温升高、脉率加快及白细胞计数增高等全身表现。

预防：术前认真做好皮肤的清洁准备；手术物品严格消毒，术中严格无菌操作；手术操作细致，防止残留无效腔、血肿或异物等；手术前后加强营养支持，增强患者抗感染的能力，合理使用抗菌药。

护理措施：感染早期予以局部热敷或理疗，或遵医嘱使用有效的抗生素，促使炎症消散吸收。明显感染或脓肿形成时，应拆除局部缝线，切开排脓，必要时取分泌物作细菌培养和药物敏感试验。清理切口后，放置凡士林油纱条（布）以引流分泌物，定期更换敷料。

②切口裂开：可能的原因有营养不良、切口张力大、缝合不当、切口感染及腹内压突然增高如剧烈咳嗽、呕吐或严重腹胀等。往往发生在患者突然腹部用力或有切口的关节伸屈幅度较大时，自觉切口剧痛和突然松开感，随即有淡红色液体自切口溢出，浸湿敷料。常发生于术后 1 周左右，或拆除皮肤缝线后 24 小时内腹部和邻近关节处的切口。切口裂开分全层裂开和部分裂开两种，腹部切口全层裂开者可见有内脏脱出。

预防：对年老体弱、营养状况差、估计切口愈合不良的患者，术前加强营养支持，如为腹部手术者，手术时加全层腹壁减张缝线，术后用腹带适当加压包扎伤口，减轻局部张力，延迟拆线时间。观察体温及伤口局部变化，化脓的切口需间隔拆线，引流脓液，防止切口裂开。手术切口位于肢体或关节活动部位者，拆线后应避免大幅度动作。及时处理引起腹内压增加的因素，如腹胀、排便困难等。

护理措施：立即嘱患者平卧位休息，并安慰和稳定其情绪，避免惊慌，告之勿咳嗽和勿进食进饮。用无菌生理盐水纱布覆盖切口，并用腹带轻轻包扎。若有内脏脱出，不可盲目回纳，以免造成腹腔内感染，可用无菌治疗碗扣盖，然后用腹带包扎。及时通知医师，将患者送手术室重新缝合和处理。

（3）肺不张和肺炎 常见于老年人、长期吸烟和患有急、慢性呼吸道感染者进行胸、腹部大手术后。术后呼吸运动受限，呼吸道分泌物积聚在肺底、肺泡和支气管内不能排出所致。临床表现为术后早期发热、呼吸和心率增快、颈部气管可能向患侧偏移，胸部体检有局限性湿性啰音和呼吸音减弱等；胸部 X 线检查呈现典型的肺不张征象。继发感染时，体温明显升高，白细胞计数和中性粒细胞数增加。

预防：术前锻炼深呼吸；术前 2 周停止吸烟，以减少呼吸道分泌物。原有呼吸道疾病者在手术前应予积极治疗。痰液多者可利用体位引流或药物促使排痰，保持呼吸道通畅。全麻手术拔管前吸净支气管内分泌物，术后防止呕吐物和口腔分泌物的误吸。术后胸、腹带包扎松紧适宜，避免呼吸受限，并鼓励患者多活动。

护理措施：术后卧床期间鼓励患者做深呼吸运动，帮助其多翻身、拍背，促进气道内分泌物排出，尽快解除气道阻塞。教会患者保护切口和进行有效咳嗽、咳痰的方法。痰液黏稠不易咳出者，嘱患者每日摄入充足的水分（2~3L），可采用雾化吸入法稀释痰液，每日 2~3 次。同时合理应用敏感的抗生素治疗。

（4）尿路感染 常继发于尿潴留。感染可起自膀胱炎，上行感染引起肾盂肾炎。前者主要表现为尿频、尿急、尿痛，有时尚有排尿困难，一般无全身症状，尿液检查有较多红细胞和脓细胞。后者多见于女性，主要表现为畏寒发热、肾区疼痛，白细胞计数增高，中段尿镜检有大量白细胞和细菌，尿培养可明确菌种。

预防：指导患者术后自主排尿，防止尿潴留发生。出现尿潴留应及时处理，若残余尿超过 500mL 时，应留置导尿，并做好相应护理。

护理措施：多饮水或静脉补液，维持充分的尿量（> 1500mL/d），保持排尿通畅。根据尿培养和药物敏感试验结果选用有效抗生素控制感染。

（5）深静脉血栓形成 多见于下肢深静脉。常见原因有术后卧床过久、活动少而引起下肢血流缓慢；血细胞凝聚性增高；因手术、外伤、反复穿刺置管或输注高渗性液体、刺激性药物等致血管壁和血管内膜损伤。起初患者常感腓肠肌疼痛和紧束，或腹股沟区出现疼痛和压痛，继而出现下肢凹陷性水肿，沿静脉走行有触痛，可扪及索状变硬的静脉。一旦血栓脱落可引起肺动脉栓塞，导致死亡。

预防：鼓励患者术后早期离床活动；卧床期间多作下肢的伸屈活动，促进静脉回流；高危患者，下肢穿弹力袜或用弹性绷带促进血液回流；血液处于高凝状态者，可预防性口服小剂量阿司匹林或复方丹参片。

护理措施：严禁经患肢静脉输液，严禁按摩，以防血栓脱落引起栓塞；抬高患肢、制动，局部50%硫酸镁湿热敷；遵医嘱静脉输入低分子右旋糖酐和复方丹参溶液，以降低血液黏滞度，改善微循环；血栓形成3日内，遵医嘱使用尿激酶、肝素、华法林治疗，同时监测凝血功能。

### 【健康指导】

1. 注意休息，劳逸结合，循序渐进，一般出院后2~4周可从事一般性工作和活动。

2. 合理摄入均衡饮食，避免辛辣刺激食物。

3. 术后继续药物治疗者，应遵医嘱按时、按量服用。

4. 切口局部拆线后可用无菌纱布覆盖1~2日，以保护局部皮肤。若为开放性伤口出院者，应将门诊换药时间、次数向患者及其家属交代清楚。

5. 告知患者康复锻炼的相关知识和具体方法。

6. 一般手术患者于术后1~3个月门诊随访1次，以了解机体康复过程及切口愈合情况。如出现异常情况应及时到医院复诊。

# 练习题

## 【A1型题】

1. 成人择期手术麻醉前禁食禁饮的时间是（　　　）

　　A. 禁食禁饮4~6小时

　　B. 禁食禁饮6~8小时

　　C. 禁食禁饮8~12小时

　　D. 禁食8~12小时，禁饮4小时

　　E. 禁食4小时，禁饮8~12小时

2. 下列属于急症手术的疾病是（　　　）

　　A. 胆囊炎　　　　　　　　B. 肺癌　　　　　　　　C. 脾破裂

　　D. 腹股沟斜疝　　　　　　E. 麻痹性肠梗阻

## 【A2型题】

3. 患者，女性，67岁，胃癌根治术后1周，剧烈咳嗽时，大量淡红色液体自切口处流出，该患者并发了（　　　）

　　A. 术后出血　　　　　　　B. 切口裂开　　　　　　C. 切口感染

　　D. 腹腔脓肿　　　　　　　E. 肠瘘

4. 患者，男性，65岁，因胆囊炎、胆结石需择期手术治疗，但原有心力衰竭病史，合适的手术时间是（　　　）

A. 无须等待，即刻手术

B. 心力衰竭病情控制 1～2 周后

C. 心力衰竭病情控制 3～4 周后

D. 心力衰竭病情控制 5～6 周后

E. 心力衰竭病情控制 2 个月后

5. 患者，男性，44 岁，小肠部分切除术后第 2 天，体温 37.8℃，该患者最大的可能是出现了（　　　）

A. 外科手术热　　　　　　B. 切口感染　　　　　　C. 肺部感染

D. 尿路感染　　　　　　　E. 深静脉血栓形成

6. 患者，女性，50 岁，因胆囊炎胆石症拟行手术治疗，既往有糖尿病史，术前应控制血糖于（　　　）

A. < 5.6mmol/L　　　　　B. 5.6～11.2mmol/L　　　C. 11.3～16.2mmol/L

D. 16.3～21.2mmol/L　　　E. < 22.2mmol/L

7. 患者，男性，67 岁，拟行甲状腺大部切除术，术前备皮范围是（　　　）

A. 上至下唇，下至乳头水平，两侧至斜方肌前缘

B. 上至前额发际，下至乳头水平，两侧至斜方肌前缘

C. 上至下唇，下至乳头水平，两侧至斜方肌后缘

D. 上至前额发际，下至脐水平，两侧至斜方肌前缘

E. 上至下唇，下至脐水平，两侧至斜方肌后缘

【A3 型题】

（8～10 题共用题干）

患者，男性，63 岁。因"右半结肠癌"收治入院，择期手术治疗。

8. 该患者的手术切口类型为（　　　）

A. Ⅰ类切口　　　　　　　B. Ⅱ类切口　　　　　　C. Ⅲ类切口

D. Ⅳ类切口　　　　　　　E. Ⅴ类切口

9. 外科手术患者术后最常见的症状是（　　　）

A. 呃逆　　　　　　　　　B. 发热　　　　　　　　C. 腹胀

D. 恶心呕吐　　　　　　　E. 尿潴留

10. 下列各项，不属于外科术后常见并发症的是（　　　）

A. 切口感染　　　　　　　B. 术后出血　　　　　　C. 深静脉血栓形成

D. 肺不张和肺炎　　　　　E. 恶心呕吐

# 第七章　营养支持患者的护理

## 第一节　概　述

营养支持（nutritional support，NS）是指在饮食摄入不足或不能进食的情况下，通过消化道或静脉将特殊制备的营养物质送入患者体内的营养治疗方法。机体良好的营养状态和正常代谢是维持生命活动的重要保证。营养不良或代谢紊乱可影响组织及器官功能，甚至导致器官功能衰竭。目前，营养支持已成为外科应激患者有效治疗手段之一。

### 一、外科患者代谢特点

体内的能量来源有糖、蛋白质和脂肪。糖原贮备有限，饥饿状态下仅供 12 小时需要；蛋白质是机体各器官、组织的重要组成部分，一旦消耗则影响脏器正常功能；只有脂肪是饥饿状态时的能量来源。外科损伤应激后的神经 – 内分泌变化使体内的三大营养素处于分解代谢增强而合成降低的状态。

**1. 糖代谢**　糖异生活跃，葡萄糖生成明显增加；胰岛素分泌受抑制，机体对胰岛素反应降低。

**2. 蛋白质**　机体蛋白质分解加速，尿氮排出量增加，出现负氮平衡。

**3. 脂肪**　体内脂肪被动用，氧化利用率增加，脂肪分解明显增加。

**4. 其他**　水、电解质及酸碱平衡失调；微量元素、维生素代谢紊乱。此种状态下，适当的营养支持是创伤、感染时维持代谢的必备条件。

### 二、营养评定

营养评定是由专业人员对患者的营养代谢、机体功能等进行全面检查和评估，是评估营养支持治疗效果的客观指标。

**1. 病史**　有无慢性消耗性疾病、手术创伤、感染等应激状态，观察摄食量及体重的变化，有无呕吐、腹泻等消化道症状。

**2. 人体测量**

（1）体重　是评价营养状况的重要指标。短时间内出现的体重变化受多种因素的影响，因此，应根据患者病前 3～6 个月的体重变化加以判断。若实际体重为标准体重90% 以下时，则视为体重显著下降。

（2）体质指数（BMI）　BMI= 体重（kg）/ 身高（m）$^2$。中国成人 BMI 正常参考值为 18.5 ~ 23，< 18.5 为消瘦，> 23 为超重。

（3）其他　肱三头肌皮褶厚度是测定体内脂肪贮备的指标，上臂肌围是用来判断骨骼肌或体内瘦体组织群的量。

**3. 实验室检测**

（1）内脏蛋白　包括人血白蛋白、转铁蛋白以及前白蛋白，是评价营养状况的重要指标。白蛋白浓度降低是营养不良最明显的生化特征，但是白蛋白的半寿期较长，为 20 天，而转铁蛋白以及前白蛋白的半寿期均较短，分别为 8 天、2 天，后者可以反映短时间内营养状态的变化，是营养不良早期诊断和评价营养支持效果的敏感指标。

（2）氮平衡　可以动态反映体内蛋白质的平衡情况。当氮的摄入量大于排出量时，成为正氮平衡，反之则为负氮平衡。在经口进食情况下，氮平衡的计算公式为：氮平衡（g/d）=24 小时氮摄入量 –24 小时氮排出量。食物中每 6.25g 蛋白质含 1g 氮，故 24 小时氮摄入量（g/d）=24 小时蛋白质摄入量（g）÷ 6.25。正常情况下，机体蛋白质分解后基本以尿素氮形式排出，故 24 小时排出氮量（g/d）=24 小时尿中尿素氮（g/d）+4g，上述公式中的 4g 氮包含尿中其他含氮物质和经粪便、皮肤排出的氮。

（3）免疫指标　当机体营养不良时常伴有免疫功能的降低。包括体液免疫和细胞免疫两方面。①周围血液总淋巴细胞计数：低于 $1.5 \times 10^9$/L 提示营养不良；②迟发型皮肤超敏试验：在双前臂不同部位皮内注射 5 种抗原，24 ~ 48 小时后观察反应以了解免疫功能。

将上述指标的监测结果和标准值比较，可基本判断患者的营养状况（表 7–1）。

**表 7–1　营养不良的评定**

| 评定指标 | 正常值 | 营养不良 | | |
|---|---|---|---|---|
| | | 轻度 | 中度 | 重度 |
| 体重 | ≥理想体重的 90% | 81 ~ 90 | 60 ~ 80 | < 60 |
| 白蛋白（g/L） | ≥ 35 | 31 ~ 34 | 26 ~ 30 | < 25 |
| 转铁蛋白（g/L） | 2.0 ~ 2.5 | 1.5 ~ 2.0 | 1.0 ~ 1.5 | < 1.0 |
| 前白蛋白（mg/L） | 200 ~ 400 | 160 ~ 200 | 120 ~ 160 | < 120 |
| 总淋巴计数 | ≥ 1500 | 1200 ~ 1500 | 800 ~ 1200 | < 800 |
| 氮平衡（g） | ± | –5 ~ –10 | –10 ~ –15 | > –15 |
| 迟发型皮肤超敏试验 | ≥ ++ | + ~ ++ | – ~ + | – |

## 三、营养不良的分类

当蛋白质和能量的供给不能满足或维持机体正常生理功能的需要时，就可发生蛋白质 – 能量营养不良（PEM）。临床表现有 3 种类型。

**1. 消瘦型营养不良**　为能量缺乏型，肌肉组织和皮下脂肪被消耗。临床表现为体重下降，人体测量值较低，但内脏蛋白指标基本正常。

**2. 低蛋白型营养不良** 为蛋白质缺乏型，临床表现为人血白蛋白、转铁蛋白测定值降低，组织水肿，又称水肿型。此型体重下降不明显。

**3. 混合型营养不良** 兼有上述两种类型的表现，是长期慢性营养不良发展的结果。

## 四、营养支持的基本指征

有下列情况之一时，应为患者提供营养支持：①短时间内体重下降大于正常体重的 10%。②血浆白蛋白＜ 30g/L。③连续 7 天以上不能正常进食。④营养不良已明确。⑤具有营养不良风险或可能发生手术并发症的高危患者。

### 知识链接

营养筛查工具是询证应用肠外肠内营养支持与适应证有关的重要工具。常用方式有 4 种：

**1. 营养风险筛查工具（NRS 2002）** 适用于住院患者的营养筛查。

**2. 主观全面评定法（SGA）** 适用于发现已经存在的营养不良，是美国肠内肠外营养学会（ASPEN）推荐的临床营养不良筛查工具。

**3. 营养不良通用筛查工具（MUST）** 适用于社区人群的营养筛查，主要用于评定功能受损所致的营养不良。

**4. 微型营养评定法（MNA）** 主要用于社区老年患者的营养筛查。

## 五、营养物质需要量

营养物质需要量取决于病情、患者的基础能量消耗、活动程度和治疗目标。其估算方法有：①基础能量消耗（BEE）：健康成人按 Harris-Benedict 公式（H-B 公式）计算，见表 7-2。②静息能量消耗（REE）：需用代谢仪测得。③实际能量消耗（AEE）：$AEE=BEE \times AF \times IF \times TF$，其中 AF 为活动因素（完全卧床 1.1，卧床加活动 1.2，正常活动 1.3）；IF 为手术、损伤因素（中等手术 1.1，脓毒血症 1.3，腹膜炎 1.4）；TF 为发热因素（正常体温 1.0，每升高 1℃，系数增加 0.1）。④简易估算：根据患者性别、体重、应激情况估算，见表 7-3。

表 7-2　H-B 公式

| 性别 | H-B 公式 |
|------|---------|
| 男性 | BEE（kcal）=$66.5+13.7 \times W+5.0 \times H-6.8 \times A$ |
| 女性 | BEE（kcal）=$655.1+9.56 \times W+1.85 \times H-4.68 \times A$ |

W：体重（kg）；H：身高（cm）；A：年龄（岁）。

表7-3　按患者体重及应激估计每日基本能量需要

| 机体状态 | 非应激状态 | 应激状态 |
| --- | --- | --- |
| 男性 | 25～30kcal/kg | 30～35kcal/kg |
| 女性 | 20～25kcal/kg | 25～30kcal/kg |

营养物质包括蛋白质、脂肪与碳水化合物，其供能各占总能量的一定比例（表7-4）。正常状态下，脂肪和碳水化合物提供非蛋白质热量，蛋白质为人体合成代谢提供原料，热氮比为（125～150）kcal∶1g。应激状态下，营养素供给中应增加氮量，减少热量，降低热氮比，给予代谢支持，防止热量过多引起的并发症。

表7-4　正常和分解状态下三大物质供能比例

| 机体状态 | 正常（%） | 分解状态（%） |
| --- | --- | --- |
| 蛋白质 | 15 | 25 |
| 脂肪 | 25 | 30 |
| 碳水化合物 | 60 | 45 |

# 第二节　肠内营养

肠内营养（EN）是指经胃肠道，包括经口或喂养管，提供维持人体代谢所需营养素的一种方法。其优点是：①营养物质经肠道和门静脉吸收，可以很好地被机体利用，符合生理过程。②可以维持肠黏膜细胞的正常结构，保护肠道屏障功能。③无严重代谢并发症，安全、经济。因此，胃肠道功能正常者，或有一部分功能者，应首选肠内营养。

【适应证】

1. 吞咽和咀嚼困难。
2. 意识障碍或昏迷致无进食能力。
3. 消化道疾病稳定期，如消化道瘘、短肠综合征。
4. 高分解代谢状态，如严重感染、手术、创伤及大面积灼伤的患者。
5. 慢性消耗性疾病，如结核、肿瘤。

【禁忌证】

1. 肠梗阻。
2. 消化道活动性出血。
3. 腹腔或肠道感染。
4. 严重腹泻或吸收不良。
5. 休克。

【肠内营养的应用】

肠内营养剂指具有特殊饮食目的或为保持健康需在医疗监护下使用而区别于其他食品的食品。按营养素预消化程度可分为两类。

**1. 以整蛋白为主的制剂** 其中含有多种电解质、维生素以及微量元素，一般不含乳糖。溶液渗透压接近等渗（约320mmol/L），适用于胃肠道功能正常或基本正常者。

**2. 以蛋白水解产物（或氨基酸）为主的制剂** 其中含有多种电解质、维生素以及微量元素。不含乳糖和膳食纤维。渗透压较高（470~850mmol/L）。适用于胃肠道消化、吸收功能不良者。

**3. 其他** 组件制剂或配方、特殊治疗专用制剂，以满足患者的特殊需要和个性化营养支持的需要。

【肠内营养给予途径】

**1. 经鼻胃管或胃造瘘管** 适用于胃肠功能较好的患者。前者多用于短期肠内营养支持者；后者适用于长期营养支持者（图7-1）。

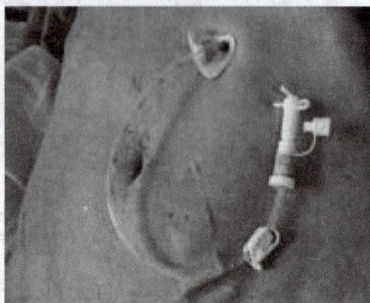

图7-1 胃造瘘示意图

**2. 经鼻肠管或空肠造口** 多用于胃功能不良、误吸危险性较大者。前者用于短期营养支持者；后者用于长期营养支持者，还可同时进行胃、十二指肠减压或经口进食。

【肠内营养给予方式】

**1. 按时分次给予** 适用于喂养管端位于胃内及胃肠功能良好者。将营养液用注射器分次慢慢注入，每次注入量100~300mL，于20~30分钟内完成。应注意的是此方式易引起胃肠道反应。

**2. 间隙重力滴注** 把营养液置于吊瓶内，经输入管与喂养管连接，借助重力缓缓滴注。每次注入量在2~3小时内完成，间隔时间2~3小时。大部分患者可耐受。

**3. 连续输注** 多用于胃肠道功能及耐受性较差、经十二指肠或空肠造口管饲的患者。在12~24小时内持续滴注，多采用肠内营养泵（图7-2）以保持恒定滴速，便于监控和管理。

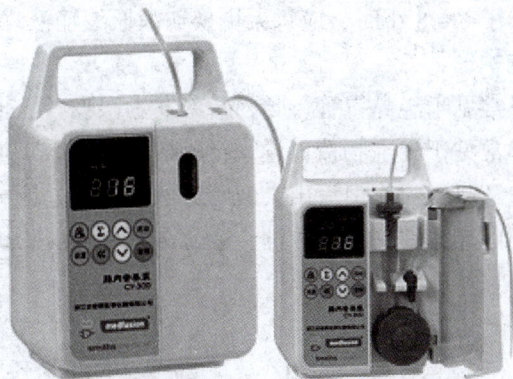

图 7-2　肠内营养泵

## 【常见护理诊断 / 问题】

**1. 有误吸的危险**　与患者意识、体位、胃排空障碍和喂养管移位有关。

**2. 有胃肠动力失调的危险**　与不能经口进食、管饲和患者不耐受等有关。

**3. 有皮肤完整性受损的危险**　与留置喂养管有关。

**4. 潜在并发症**　感染。

## 【护理措施】

**1. 预防误吸**

（1）妥善固定喂养管　置管时，应将胃管固定于面颊部；防止患者翻身、活动时导管压迫、扭曲。

（2）取适当体位　根据喂养管位置及病情，置患者于合适体位。

（3）及时估计胃内残留量　在每次注入营养液前及期间需估计残余量，若每次大于 100 ~ 150mL，应延迟或暂停输注。

（4）加强病情观察　若患者出现呛咳、呼吸急促等，应考虑喂养管移位。此时，应鼓励并刺激患者咳嗽，利于吸入物和分泌物的排出。

**2. 防止黏膜和皮肤的损伤**　应每天用油膏擦拭受压部位。胃、空肠造瘘者，应保持创面周围皮肤的干燥、清洁。防止受压皮肤及黏膜发生溃疡。

**3. 维持正常的排便形态**　实施肠内营养的患者 5% ~ 30% 可发生腹泻。

（1）控制营养液的浓度　应从低浓度开始滴注，再根据患者胃肠道适应程度递增，防止发生胃肠道不适、痉挛、腹胀和腹泻。

（2）控制输入量和输入速度　宜从少量开始，每天 250 ~ 500mL，在 5 ~ 7 天内逐渐加到全量，以输液泵控制滴速为佳。

（3）保持营养液的温度　营养液温度以 38℃ ~ 40℃ 为佳，过热或过冷都可造成胃肠道黏膜的损伤。

（4）防止营养液污染、变质　营养液应现配现用，遵守无菌操作原则，配好的营养液室温下放置时间应小于 6 ~ 8 小时，应每天更换输液瓶或输液袋。

**4. 感染性并发症的护理**

（1）吸入性肺炎　常见于经鼻胃管行肠内营养发生误吸者。护理措施见预防误吸。

（2）急性腹膜炎　常见于经空肠造口置管行肠内营养者。①加强观察。若突然出现腹痛、造瘘口周围有渗液或引流管引流出类似营养液的液体，应考虑喂养管移位导致营养液进入腹腔。应立即停止输注并报告医师。②遵医嘱合理应用抗生素，防止继发性感染及腹腔脓肿。

## 【健康指导】

1. 告知患者营养不良对机体造成的危害。

2. 告知患者术后恢复经口进食要逐渐增加进食量，在恢复过程中，应保持均衡饮食。

3. 指导患者及家属掌握居家喂养和自我护理的方法。

# 第三节　肠外营养

肠外营养（PN）系指通过静脉途径提供人体代谢所需的营养素。当患者禁食，所需营养素均经静脉途径供给时，称全胃肠外营养（TPN）。

## 【适应证】

凡不能或不宜经口进食超过 5 ~ 7 天的患者都是肠外营养的适应证。

1. 消化道需要休息或消化不良者，如溃疡性结肠炎、克罗恩病等肠道炎性疾病、长期腹泻等。

2. 胃肠道功能受损，不能从胃肠道进食者，如食管胃肠道先天性畸形者、急性坏死性胰腺炎、短肠综合征、高流量消化道瘘。

3. 高分解状态者，如严重感染、大面积烧伤、大手术后。

4. 抗肿瘤期间不能正常进食者。

## 【禁忌证】

严重水、电解质、酸碱平衡失调者；凝血功能异常者；休克患者。

## 【肠外营养的应用】

### 1. 肠外营养剂

（1）葡萄糖　是肠外营养的主要能量物质。成人需要量为 4 ~ 5g/（kg·d），体内葡萄糖过多，部分可转化为脂肪沉积于肝脏，引起脂肪肝。每天葡萄糖的供给量不宜超过 300 ~ 400g，占总能量的 50% ~ 70%。

（2）脂肪乳剂　是肠外营养的另一种重要能量物质，成人常用量为 1 ~ 2g/

（kg·d），为一种水包油性乳剂，主要由植物油、乳化剂和等渗剂等组成。临床常用的脂肪乳剂有两种：一种是100%由长链三酰甘油（LCT）构成；另一种是由50%中链三酰甘油（MCT）与50% LCT混合而成。脂肪乳剂供给量占总能量的20%～30%。

（3）复方氨基酸　是肠外营养的唯一氮源，用于合成人体蛋白质。正常机体需要量为0.8～1.0g/（kg·d），非正常状态下需要量增加。复方氨基酸有两种类型：①平衡氨基酸溶液：含有8种必需氨基酸和8～12种非必需氨基酸，适用于大多数患者；②特殊氨基酸溶液：针对某一疾病的代谢特点设计，具有营养和治疗双重作用。

近年来，谷氨酰胺（Gln）在营养支持中的作用逐渐受到重视。谷氨酰胺属于非必需氨基酸，在应激状态下，内源性产生的谷氨酰胺不能满足机体的需求，进而影响器官的正常功能。现已将谷氨酰胺作为条件必需氨基酸，甚至将它作为具有特殊作用的一种药物。目前已有谷氨酰胺双肽制剂用于肠外营养，适用于严重的分解代谢状态。

（4）电解质　进行肠外营养时需补充钙、钾、钠、镁、氯及磷。常用制剂有10%葡萄糖酸钙、10%氯化钾、10%氯化钠、25%硫酸镁等，磷制剂为甘油磷酸钠，含磷1mmol/mL。

（5）维生素　常用的制剂有水溶性维生素及脂溶性维生素两种。前者包括B族维生素、维生素C和生物素等，体内无贮存，肠外营养时应每日给予；后者包括维生素A、D、E、K，体内有一定的储备，禁食时间超过2～3周需补充。

（6）微量元素　含有人体所需锌、铜、锰、铁、铬、钼、硒、氟、碘9种微量元素。短时间禁食者可不用补充，TPN超过2周时需静脉给予。

**2. 肠外营养液的输入途径**

（1）经周围静脉肠外营养支持（PPN）　操作简单、并发症较少，多用于PN少于2周、部分补充营养素者。

（2）经中心静脉肠外营养支持（CPN）　需有严格的技术与物质条件，多用于PN时间多于10日、需补充多种营养素及营养液的渗透压较高者。常用的方式有经锁骨下静脉或颈内静脉穿刺置管入上腔静脉途径、经外周置入中心静脉导管途径。

**3. 肠外营养液的输入方法**

（1）全营养混合液（TNA）　又称全合一（AIO）营养液，将各种营养素配制于3L袋内。其优点：①以较佳的热氮比和多种营养素同时输入体内，可增加节氮效果，降低代谢并发症的发生率；②简化输液过程，节省护理时间；③减少了污染和空气栓塞的机会。

（2）单瓶输入　在不具备TNA输注条件时可采用单瓶输注。但这种方式不利于营养素的有效合理利用。

**【常见护理诊断/问题】**

**1. 不舒适**　与长时间输入肠外营养液有关。

**2. 有体液失衡的危险**　与肠外营养液输入障碍有关。

**3. 潜在并发症**　气胸、血管或导管损伤、空气栓塞、感染、血栓性浅静脉炎、导管移位、代谢紊乱。

## 【护理措施】

**1. 合理输入**　合理安排输液顺序和控制输液速度。缺水者先补充平衡盐溶液；电解质紊乱者，应先予纠正；TNA 输入速度不超过 200mL/h，不可突然大幅度改变输液速度；观察患者 24 小时出入量，以合理补液，维持水、电解质和酸碱平衡。

**2. 定期监测和评价**　肠外营养支持最初 3 日需每日监测血清电解质及血糖水平，3 日后视病情每周监测 1~2 次。每周称体重，条件允许时可进行氮平衡测定，以评价营养支持效果。

**3. 并发症的观察及护理**

（1）**感染**　①导管性脓毒症：与输入液污染、插管处皮肤感染或其他感染部位的病原菌经血行种植于导管有关。护理措施：每日更换输液管道，保持置管口皮肤的清洁、干燥。严密观察患者有无发热、寒战，穿刺部位有无红肿及渗出等。疑似脓毒血症者，需做营养液细菌培养及血培养；更换输液袋及输液管。若 8 小时后仍不退热，则应拔出中心静脉导管送培养；24 小时仍不退热者，应遵医嘱使用抗生素。按无菌技术操作进行 TNA 的配制，配置好的营养液应在 24 小时内输完，暂不使用的营养液应存放在 4℃ 冰箱内，下次使用需复温后再输注。中心静脉导管不可用于输血、抽血及测血压；采用正压封管技术，保持管道通畅。②肠源性感染：与长期进行肠外营养，引起胃肠黏膜的萎缩、肠屏障功能减退等有关。因此，当患者胃肠道功能恢复时，应尽早进行肠内营养。

（2）**置管相关性并发症**　包括气胸、血管损伤、空气栓塞、导管移位等。与中心静脉插管或留置有关。预防：①应熟练掌握静脉导管留置技术；②妥善固定静脉导管，防止导管扭曲、受压及导管移位。

（3）**糖代谢紊乱**　①高血糖和高渗性非酮性昏迷：与输入葡萄糖浓度过高、速度过快和患者对葡萄糖的耐受力及利用率降低有关。若血糖浓度超过 40mmol/L 则可导致高渗性非酮性昏迷。主要表现为血糖明显增高、渗透性利尿、电解质紊乱、脱水、意识改变等。故葡萄糖的输入速度应小于 5mg/（kg·min）。一旦出现上述表现，应立即通知医师并协助医师给予相应的处理措施。②低血糖：当输入葡萄糖浓度过高或外源性胰岛素用量过大时，可使机体持续释放胰岛素，若突然停用葡萄糖可出现低血糖。主要表现为脉搏加速、面色苍白、四肢湿冷和低血糖性休克。一旦发生上述表现应立即通知医师并协助医师注入葡萄糖溶液。

（4）**血栓性静脉炎**　常发生于经周围静脉肠外营养支持时，多由化学性损伤和机械性损伤引起。经局部湿热敷、更换输液部位或使用抗凝消炎软膏后可逐渐消退。

（5）**肝功能受损**　主要原因是葡萄糖超负荷导致肝脂肪变性。临床表现为转氨酶升高、碱性磷酸酶升高以及高胆红素血症等。目前还没有行之有效的预防措施。

【健康指导】

1. 告知患者及家属合理输入营养素及控制滴速的重要性，不可擅自调节滴速。

2. 告知患者及家属保护静脉导管护理的方法，防止翻身活动时导管脱出。

3. 患者胃肠功能恢复后，应鼓励患者经口进食或行肠内营养，以减少 PN 相关并发症的发生。

4. 指导患者及家属制定饮食计划，均衡营养，定期到医院复诊。

# 练习题

## 【A1 型题】

1. 消瘦型营养不良患者主要是缺乏（　　）

    A. 蛋白质　　　　　　　　　B. 能量　　　　　　　　　C. 维生素

    D. 矿物质　　　　　　　　　E. 微量元素

2. 空气栓塞一般发生在（　　）

    A. 导管脱落时　　　　　　　B. 经口服喂养　　　　　　C. 经肠造瘘喂养

    D. 经静脉管喂养　　　　　　E. 经胃造瘘喂养

3. 要素膳中不含有（　　）

    A. 糖类和脂肪　　　　　　　B. 微量元素和矿物质　　　C. 多种氨基酸

    D. 大量食盐　　　　　　　　E. 多种维生素

## 【A2 型题】

4. 某男患者，42 岁，因大面积烧伤行中心静脉营养输注，以下护理措施不正确的是（　　）

    A. 由此管输注其他药物

    B. 严格无菌操作

    C. 配制的营养液 24 小时用完

    D. 及时记录出入量

    E. 每日取营养液做细菌培养

5. 某女患者，65 岁，因中度营养不良输注 TNA 液，输注期间患者出现面色苍白、四肢湿冷、脉搏加速和休克，最常见的原因是（　　）

    A. 低血糖　　　　　　　　　B. 高血糖　　　　　　　　C. 脂肪超载综合征

    D. 高蛋白血症　　　　　　　E. 高脂血症

6. 女性，80 岁，胃大部切除术后，腹胀明显，禁食，肺部感染，需肠外营养支持，在选择肠外营养输注途径即中心静脉还是周围静脉时，最主要的决定因素是（　　）

    A. 患者的基础疾病　　　　B. 病房的护理条件　　　　C. 患者的依从性

D. 患者的经济条件　　　　E. 肠外营养支持的量和天数

7. 女性，42岁，体重50kg，胃癌术后，予单瓶营养液输入，在1小时内输入20%脂肪乳剂250mL，随后患者主诉心慌、发热、全身骨骼肌疼痛，该患者可能出现的并发症为（　　　）

　　A. 吸入性肺炎　　　　　B. 低血糖　　　　　　C. 气胸
　　D. 导管移位　　　　　　E. 脂肪超载综合征

## 【A3 型题】

（8 ~ 10 题共用题干）

某女，62岁。脑卒中同时伴随意识障碍住院，遵医嘱给予鼻胃管输注营养液。

8. 请给出该患者输注过程中最适合的体位（　　　）

　　A. 半卧位　　　　　　　B. 侧卧位　　　　　　C. 仰卧位
　　D. 俯卧位　　　　　　　E. 头低位

9. 营养液的最佳温度为（　　　）

　　A. 36℃ ~ 40℃　　　　　B. 38℃ ~ 40℃　　　　C. 38℃ ~ 41℃
　　D. 35℃ ~ 40℃　　　　　E. 38℃ ~ 42℃

10. 输注过程中出现腹膜炎，原因应为（　　　）

　　A. 咳嗽　　　　　　　　B. 呕吐　　　　　　　C. 体位不当
　　D. 造瘘管滑入腹腔　　　E. 腹胀

（11 ~ 13 题共用题干）

患者，女，65岁。食道癌晚期，遵医嘱给予肠外营养治疗，输注10%的葡萄糖溶液等，在输注过程中患者突然出现神志改变、血糖浓度50mmol/L、脱水、电解质紊乱、渗透性利尿。

11. 患者可能出现了（　　　）

　　A. 低血糖　　　　　　　B. 高血糖和高渗性非酮性昏迷
　　C. 脂肪超载综合征　　　D. 氨基酸超载综合征　　E. 蛋白质超载综合征

12. 一般情况下葡萄糖的输注速度应为（　　　）

　　A. 10mg/（kg · min）　　B. 20mg/（kg · min）　　C. 5mg/（kg · min）
　　D. 8mg/（kg · min）　　　E. 15mg/（kg · min）

13. 出现以上情况的处理方法是立即停输（　　　）

　　A. 氨基酸乳剂　　　　　B. 蛋白质制剂　　　　C. 脂肪乳制剂
　　D. 葡萄糖制剂　　　　　E. 营养液

# 第八章　外科感染患者的护理

外科感染是指需要外科手术处理的感染和与手术、损伤、介入性诊疗操作有关的感染，在外科领域中最常见，占所有外科疾病的 1/3 ~ 1/2。

外科感染的特点：①大多数为多种细菌引起的混合性感染。②多数外科感染与手术、创伤、介入性操作有关。③有明显的局部症状和体征，常引起组织化脓坏死、结构破坏。④常依赖手术及换药处理。外科感染按细菌种类可分为非特异性感染和特异性感染两大类。非特异性感染又称化脓性感染或一般感染，如疖、痈、蜂窝织炎、脓肿等，是感染中最常见的类型。常见致病菌有葡萄球菌、链球菌、大肠杆菌等。同一种致病菌可引起多种化脓性感染，在病理变化、身体状况和治疗方法上有共同处。特异性感染，是由特异性病原体引起、具有一定临床特征的感染，如结核病、破伤风、气性坏疽等。常见致病菌有破伤风杆菌、结核杆菌、炭疽杆菌、各种厌氧菌等。

按病变进程可分为急性感染（3周以内）、亚急性感染（3周~2个月）和慢性感染（2个月以上）三类。

按感染发生情况可分为原发性感染和继发性感染。

按发生条件可分为机会性感染、二重感染和医院内感染等。

感染病程的长短受病原菌致病力、机体免疫力以及治疗是否及时得当等诸多因素影响。感染后有三种转归：炎症局限、炎症扩散、迁延为慢性炎症。

## 第一节　浅表软组织急性化脓性感染

### 一、疖

【病因病理】

疖是单个毛囊及其周围组织的急性化脓性感染，常扩散到皮下组织。多个疖同时或反复发生在身体各部，称为疖病。疖病多见于免疫力低下的患者，如糖尿病患者和儿童。致病菌多为金黄色葡萄球菌和表皮葡萄球菌。好发部位多为毛囊、皮脂腺丰富的部位，如头面、颈、背部、腋部、臀部、会阴及小腿等。

致病菌自毛囊侵入单个毛囊及其所属的皮脂腺，大量生长繁殖引起局部感染。局部皮肤的擦伤和不洁，以及全身抵抗力降低等，都可导致疖发生。如疖发生于面部"危险三角区"（鼻部和两侧口角之间的区域），被挤压或挑破，感染可沿内眦静脉、眼静脉进入脑内，传播到颅内海绵状静脉窦，引起化脓性海绵状静脉窦炎。

【临床表现】

1. 早期局部出现红、肿、热、痛的小结节，逐渐隆起，高出皮肤呈锥形。

2. 数日后中央组织化脓坏死，顶端黄白色脓栓，结节表面溃破，脓栓脱落，排出脓液后炎症消退。

3. 一般无明显全身症状。

4. 发生在"危险三角区"的疖，若被挤压或挑破，引起化脓性海绵状静脉窦炎，可出现患侧眼部进行性肿大、眼球外突、眼结膜充血，伴头痛、寒战、高热、呕吐，甚至昏迷等严重症状。

【治疗要点】

1. 保持皮肤清洁，用 70%～75% 乙醇消毒。

2. 早期病灶可外敷红药膏、鱼石脂软膏或金黄膏；可配合物理疗法（红外线或超声波等）。有脓头的点涂石炭酸（注意只能涂在脓头上）。

3. 危险三角区的疖，严禁挤压，应卧床休息，少言语，加强饮食护理，增强机体抗病能力。

4. 可用中药金银花、野菊花、紫花地丁、生地、生甘草各 20g，煎汤代茶饮，以清热解毒，抑制病情发展。

5. 病情严重者，配合全身用药。一般可选用磺胺类或抗金黄色葡萄球菌的抗生素。

## 二、痈

【病因病理】

痈是多个相邻的毛囊及其所属皮脂腺的急性化脓性感染，也可是多个疖融合而成（图 8-1）。好发于颈项部、背部等皮肤厚韧的部位，常见致病菌以金黄色葡糖球菌为主。

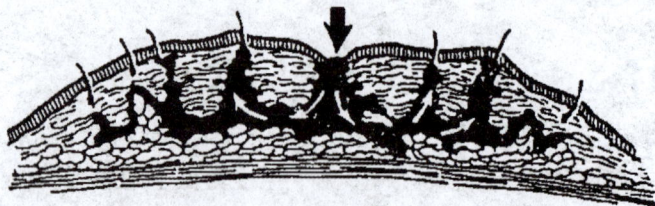

图 8-1 痈的切面

致病菌从损伤的皮肤或毛囊侵入，常由单个毛囊底部开始，沿着阻力较小的皮下组织蔓延，并沿着深筋膜向四周扩散，向上侵袭毛囊群，形成具有多个"脓头"的痈，病变可累计深层皮下结缔组织，使表皮血运障碍，甚至坏死。

中医称之为"有头疽"，生于脑后的称"脑疽"，生于背部的称"搭背"。糖尿病患者易并发本病。

### 【临床表现】

1.早期局部呈现小片暗红色浸润区，质硬，界限不清。

2.以后在中央部出现多个脓栓，疼痛较轻，伴有畏寒、发热、食欲减退和全身不适。

3.随后皮肤硬肿范围扩大，周围出现浸润性水肿，局部疼痛加重，全身症状加重。

4.病变中央部位破溃出脓呈蜂窝状，中央部逐渐坏死、溶解、塌陷，形成"火山口"样改变。增生缓慢，难以愈合。

5.严重可并发全身性化脓性感染，唇痈易引起颅内化脓性海绵状静脉窦炎，危险性更大。

### 【辅助检查】

1.血常规检查：白细胞计数及中性粒细胞数目增加。

2.脓液细菌培养和药物敏感实验可帮助选择有效抗生素。

### 【治疗要点】

1.病程早期症状轻或范围较小，局部给予50%硫酸镁湿敷，鱼石脂软膏、金黄散等外敷，热敷，理疗；病情较重或范围较大的痈，应及时给予有效的抗菌药物控制感染。

2.若病灶中心坏死组织多，在局部浸润麻醉下，根据病变情况做"+""++"形切口（图8-2），深达筋膜，其两端应达正常组织的边缘（图8-3），提起皮瓣，清除坏死组织，然后用生理盐水纱布或碘仿纱布填塞止血（图8-4）。手术后应每日用呋喃西林纱条换药（填塞每个角落），伤口内亦可使用生肌散，以促进肉芽组织生长。

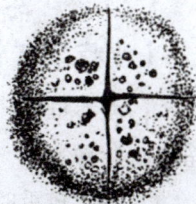

图8-2 痈的十字切口

3.加强营养，必要时可补液、输血以控制疾病发展。

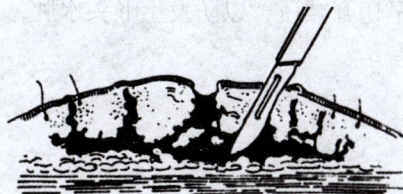

图8-3 痈的切口长度应超过炎症范围

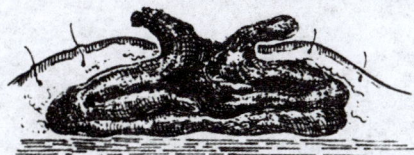

图8-4 伤口内填塞纱布条

4.唇痈禁忌手术，可外用3%过氧化氢溶液或0.1%洗必泰液等湿敷，去除脓栓及分离坏死组织，切忌挤压。

### 三、急性蜂窝织炎

#### 【病因病理】

急性蜂窝织炎是疏松结缔组织的急性感染，可发生于皮下、筋膜下、肌间隙或深部蜂窝组织。致病菌主要是溶血性链球菌、金黄色葡萄球菌和大肠杆菌或其他型链球菌等。病变发展快，可有明显的毒血症。

皮肤或软组织损伤后，或局部化脓感染后致病菌直接蔓延或经淋巴、血行传播引起。致病菌感染后释放出溶血素、链激酶、透明质酸酶等毒素，使炎症扩散快，不易局限，与正常组织分界不清，易引起脓毒症。

#### 【临床表现】

**1.浅表急性蜂窝织炎**　局部症状明显，中央颜色比周围深，红肿边界不清楚，病变中心部位可发生组织坏死、破溃出脓。患者全身症状不明显。

**2.深层急性蜂窝织炎**　早期局部红肿不明显，但全身症状较重，可有寒战、发热和全身不适。

**3.口底、颌下和颈部急性蜂窝织炎**　常发生喉头水肿压迫气管，引起呼吸困难，甚至窒息。

**4.皮下产气性蜂窝织炎**　局部触及捻发音，破溃后有臭味，全身症状迅速恶化。

#### 【辅助检查】

**血常规检查**　白细胞计数及中性粒细胞增加。

#### 【治疗要点】

1.病变早期，局部可进行热敷或理疗，或50%硫酸镁湿敷、中药外敷（如金黄膏、鱼石脂软膏等）。

2.感染较重时，可根据细菌培养和药敏试验结果给予足量、有效抗生素控制感染。同时给予全身支持治疗。

3.当脓肿形成时，应行切开引流。

4.发生于口底、颌下的急性蜂窝织炎，应及早切开减压，以防发生喉头水肿，压迫气管。

### 四、丹毒

#### 【病因病理】

丹毒是皮肤淋巴管网的急性感染，好发于下肢和面部，有接触传染性。致病菌为乙型溶血性链球菌。致病菌经受损的皮肤和黏膜侵入，在淋巴管网分布区域的皮肤出现炎症反应，病变蔓延快，常伴有全身反应，很少有组织坏死或化脓，治愈后容易复发。足癣是丹毒发生的诱发因素。

### 【临床表现】

1. 起病急，病变多见于下肢。
2. 局部：片状皮肤红疹，微隆起，鲜红似玫瑰色，中央稍淡，边界清楚，压之褪色。局部有烧灼样疼痛或瘙痒感，一般不化脓，有时可出现水疱。
3. 全身：早期有畏寒、发热、头痛和全身不适等。
4. 丹毒反复发作可导致淋巴管阻塞、淋巴淤滞，如"象皮肿"。

### 【治疗要点】

1. 卧床休息、抬高患肢。
2. 全身应用抗生素，如青霉素，头孢类抗生素或磺胺类药物等。
3. 局部用 50% 硫酸镁湿热敷。
4. 下肢丹毒如与足癣有关，需同时治疗。

## 五、急性淋巴管炎和淋巴结炎

### 【病因病理】

急性淋巴管炎是致病菌经损伤的皮肤、黏膜侵入，蔓延至附近淋巴管引起淋巴管及其周围组织的急性感染。致病菌多为金黄色葡萄球菌和溶血性链球菌。急性淋巴管炎若继续发展扩散到局部淋巴结或化脓性感染病灶沿淋巴管蔓延到所属区域淋巴结，导致急性淋巴结炎。急性淋巴管炎好发于四肢，尤以下肢为多。

### 【临床表现】

1. **急性淋巴管炎**　分深、浅两种。
（1）浅层淋巴管炎在伤口近侧出现一条或者多条"红线"，质硬有压痛。
（2）深层淋巴管炎则无"红线"出现，仅有患肢肿胀和压痛。
（3）均可出现畏寒、发热、头痛、乏力、全身不适等全身感染症状。
2. **急性淋巴结炎**
（1）早期　淋巴结肿大、疼痛和压痛，能自愈。
（2）后期　多个肿大淋巴结粘连成团，不宜推动，可发展成脓肿。

### 【治疗要点】

1. 使用有效抗生素控制感染。注意休息，适当加强营养。
2. 及时处理原发病灶，如扁桃体炎、手足癣及四肢感染等。
3. 局部热敷、外敷等治疗。

4.一旦脓肿形成，应及时切开引流。

## 六、脓肿

### 【病因病理】

脓肿是急性感染过程中，组织或器官内病变组织坏死、液化后所形成的局限性脓液积聚，周围有完整的脓腔壁包裹。常见致病菌为金黄色葡萄球菌，常继发于各种化脓性感染，如急性蜂窝织炎、急性淋巴结炎等，也可发生在局部损伤的血肿和异物存留处，或由远处原发感染病灶经血运转移而来。

### 【临床表现】

脓肿可分为浅表和深部脓肿两种。

1.浅表脓肿局部隆起，呈现红肿热痛和波动感，多无全身表现。

2.深部脓肿局部红肿多不明显，一般也无波动感，但表面常有明显的水肿和压痛，并呈现活动障碍，全身表现如发热、头痛、食欲减退明显。

### 【辅助检查】

**1.白细胞计数及分类**　可见白细胞总数及嗜中性粒细胞比例增多，严重感染时可有白细胞计数减少、明显核左移或出现中毒颗粒。

**2.脓液细菌培养或涂片**　对脓肿形成者，可穿刺脓肿抽取脓液，或在切开脓肿时采集脓液，送细菌培养及药物敏感试验，也可做涂片染色检查。

**3.B超检查**　可帮助确定有无脓肿形成及脓肿的大小、数目等。

### 【治疗要点】

1.全身应用抗生素控制感染，选用磺胺类或青霉素、头孢类抗生素。

2.注意休息和加强营养等全身支持治疗。

3.脓肿未局限时，局部热敷或外敷药物治疗。

4.脓肿一旦形成后，切开引流。

## 七、护理

### 【常见护理诊断／问题】

**1.疼痛**　与局部炎症和血运循环障碍有关。

**2.体温过高**　与全身感染有关。

**3.焦虑、恐惧**　与病情发展和全身症状有关。

### 【护理措施】

**1.心理护理**　给患者详细讲解疾病发生、发展及转归，消除患者紧张、焦虑心理。

**2. 局部护理**

（1）局部保持清洁，可用碘酒、酒精消毒。

（2）若局部有肿胀，用50%硫酸镁湿热敷。

（3）局部外敷药物（鱼石脂软膏、金黄散等）或理疗（红外线、超短波照射），促进炎症消退或局限。

（4）脓肿形成后，切开引流。

**3. 全身护理**

（1）患肢抬高，适当限制活动，促进静脉回流。

（2）全身感染症状明显者，运用抗生素。

（3）给予高蛋白、高维生素饮食，增强抵抗力。

## 【健康指导】

1. 面部"危险三角区"内感染病灶，避免挤压或破损，防止颅内感染发生。

2. 增强机体抵抗力，适当参加体育锻炼和增加高蛋白饮食。

3. 定期复查，门诊随访。

# 第二节　手部急性化脓性感染

## 一、甲沟炎和脓性指头炎

### （一）甲沟炎

## 【病因病理】

甲沟炎是发生于甲沟或其周围组织的化脓性感染。致病菌多为金黄色葡萄球菌。甲沟炎常有发生于手指末节微小刺伤、挫伤、逆剥或修甲等损伤，致病菌经损伤部位皮肤侵入，引起甲沟化脓性感染。病情未控制可发展至甲床，造成甲下脓肿。

## 【临床表现】

1. 早期指甲一侧皮下红肿，疼痛。

2. 随后组织坏死化脓，脓液自甲沟一侧蔓延至甲根部皮下组织或对侧甲沟，形成半月形脓肿。

3. 向甲下蔓延，形成甲下脓肿。

4. 急性甲沟炎如处理不当可引起慢性甲沟炎，形成脓性小窦口，继发真菌感染。

## 【治疗要点】

1. 早期可局部热敷或外敷鱼石脂软膏。

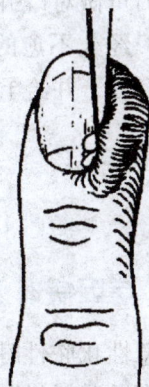

图8-5　甲沟炎切开引流

2. 脓肿形成后,可在甲沟处纵行切开引流(图8-5)。

3. 甲下积脓,行拔甲术或部分拔甲术。

## (二)脓性指头炎

### 【病因病理】

脓性指头炎是手指末节掌面皮下组织的急性化脓性感染。致病菌多为金黄色葡萄球菌,多由刺伤引起。手指末节掌面皮肤和指骨骨膜之间有许多纵行纤维束,将软组织分成许多密闭小腔,腔内含有脂肪组织和丰富的神经末梢。当感染发生时,脓液不易向四周扩散,故肿胀不明显而形成压力很高的脓腔,神经受压后引起剧烈疼痛,同时压迫末节指骨滋养动脉,导致指骨缺血、坏死。此外,感染可直接侵入指骨引起骨髓炎。

### 【临床表现】

1. 早期指头针刺样疼痛。

2. 炎症加重,疼痛加剧,呈搏动样跳痛,手下垂时加重。触痛明显,手指红肿不明显,反而呈浅黄白色。

3. 后期疼痛反而减轻,指骨缺血坏死,形成慢性骨髓炎,伤口经久不愈。

4. 患者出现烦躁不安,彻夜不眠,多伴有发热、头痛等全身症状。

### 【辅助检查】

血常规检查白细胞计数及中性粒细胞数目增加,脓液细菌培养和药物敏感试验可帮助选择有效抗生素。

### 【治疗要点】

1. 早期局部给予热敷或药物外敷。

2. 一旦出现局部肿胀或搏动性跳痛,尽早做手指侧面纵行切开引流,必要时可做对口引流(图8-6)。

3. 经久不愈的伤口,应检查有无死骨存在,并给予取出。

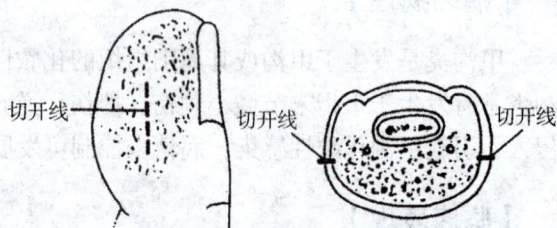

图8-6 指头炎切开引流

## 二、急性化脓性腱鞘炎和滑膜炎

## (一)急性化脓性腱鞘炎

### 【病因病理】

急性化脓性腱鞘炎是手指屈指肌腱腱鞘的化脓性感染,致病菌多为金黄色葡萄球菌,多由深部刺伤感染或附近感染蔓延引起。

致病菌侵入手指屈肌腱鞘后引起屈肌腱鞘化脓性感染，腱鞘内积脓，鞘内压力增高，引起剧烈疼痛，甚至肌腱发生坏死，患指功能丢失。炎症可沿手掌深部间隙或滑囊扩散至腕部和前臂。手背伸指肌腱鞘感染少见。

### 【临床表现】

1.除末节手指外，患指中、近节呈均匀性肿胀，皮肤极度紧张。
2.沿患指整个腱鞘均有压痛，患指轻度弯曲，拒绝伸指活动。
3.伴发热、头痛、乏力、纳差等全身症状。

### 【辅助检查】

**血常规检查** 白细胞计数及中性粒细胞数目增加。

### 【治疗要点】

1.早期运用有效抗生素控制感染。
2.患指休息，平置或抬高前臂和手以缓解疼痛。
3.早期局部热敷、理疗或外敷药物。
4.治疗后无好转或局部肿痛明显时，可在患指中、近两指节侧面纵行切开腱鞘引流。

## （二）化脓性滑囊炎

### 【病因病理】

化脓性滑囊炎是尺侧或桡侧滑膜囊的急性化脓性感染。致病菌多为金黄色葡萄球菌。多由手掌深部刺伤或拇指、小指的腱鞘炎蔓延而造成，两滑膜囊在腕部相互沟通，感染可相互扩散。严重时可向腕部和前臂扩散。

### 【临床表现】

**1.桡侧滑囊炎** 由拇指腱鞘炎引起，表现为拇指肿胀微屈、不能外展和伸直，压痛区在拇指和大鱼际肌处。
**2.尺侧滑囊炎** 由小指腱鞘炎引起，表现为小指和无名指呈半屈曲位，被动伸直剧痛，小鱼际处和小指腱鞘区压痛。

### 【治疗要点】

1.早期使用足量抗生素，抬高患指，适当制动，局部外敷和理疗。
2.后期可切开引流，桡侧滑囊炎在拇指中节侧面和大鱼际肌掌面各做约1cm切口，尺侧滑囊炎在小指侧面和小鱼际肌掌面各做两个小切口（图8-7）。

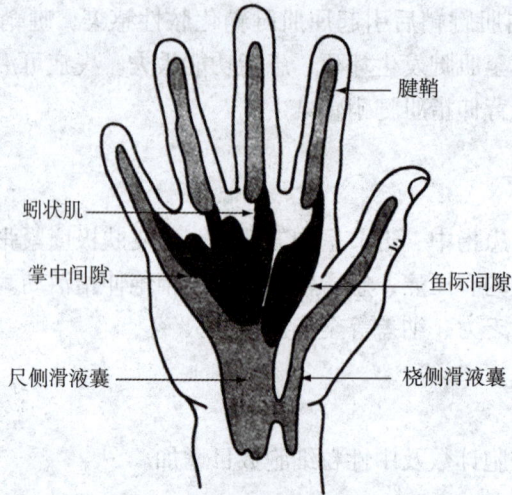

图 8-7　屈肌腱鞘和滑膜囊

## 三、急性手掌深部间隙感染

### 【病因病理】

急性手掌深部间隙感染是手掌深部潜在腔隙的化脓性感染，多由腱鞘炎感染蔓延或直接刺伤引起。致病菌多为金黄色葡萄球菌。

### 【临床表现】

1. 手掌深部间隙可分为鱼际间隙和掌中间隙。均有发热、头痛、脉搏增快等全身症状。

2. 掌中间隙感染可见掌心正常凹陷消失、隆起，皮肤紧张、发白，压痛明显，手背肿胀明显。中指、无名指和小指半屈曲位。被动伸直手指可引起剧痛。

3. 鱼际间隙感染可见掌心凹陷存在，大鱼际和拇指指蹼明显肿胀，压痛，拇指外展略屈，食指半屈，活动受限。

### 【辅助检查】

血常规检查　白细胞计数及中性粒细胞数目增加。

### 【治疗要点】

1. 全身应用抗生素。
2. 早期局部热敷或理疗。
3. 病情加重时，切开引流（图 8-8）。

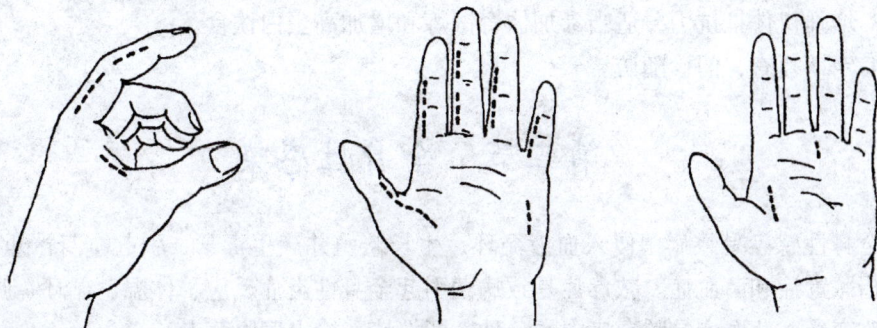

（1）食指腱鞘炎和鱼际间隙感染切开线　　（2）手指腱鞘炎和滑囊炎切开线　　（3）掌深间隙感染切开线

**图 8-8　手指腱鞘炎、滑囊炎和掌深间隙感染切口**

## 四、护理

### 【常见护理诊断 / 问题】

**1. 疼痛**　与手指局部肿胀、血管受压等有关。

**2. 体温过高**　与全身感染有关。

**3. 手部功能障碍**　与局部疼痛、肿胀有关。

### 【护理措施】

**1. 减轻患者焦虑、恐惧心理**　①认真听取患者及家属对治疗的关注。②进行所有诊疗过程中，详细解释有关问题。③鼓励患者放松及分散注意力。

**2. 局部护理**

（1）患肢适当限制活动，以减轻疼痛。

（2）若局部有肿胀，抬高患肢或悬吊，促进静脉回流。

（3）局部外敷药物（鱼石脂软膏、金黄散等）或理疗（红外线、超短波照射），促进炎症消退或局限。

（4）病情加重、压迫动脉或局部脓肿形成后，切开引流。

**3. 全身护理**

（1）监测局部症状和体征变化，若出现压迫动脉血管表现，及时通知医生。

（2）对症治疗：发热者，给予物理降温；患肢疼痛者，抬高患肢并止痛等。

（3）全身感染症状明显者，运用有效抗生素。

（3）给予高蛋白、高维生素饮食，增强抵抗力。

### 【健康指导】

1. 监测患肢末端颜色、温度和动脉搏动情况，若出现指端（趾端）颜色苍白或发绀、动脉搏动减弱，及时就诊。

2. 适当活动患肢，促进静脉回流，减轻肿胀。

3.增强机体抵抗力，适当参加体育锻炼和增加高蛋白饮食。

4.定期复查，门诊随访。

# 第三节　全身性感染

全身性感染是致病菌侵入血液循环，生长繁殖并产生毒素，引起全身严重反应者。通常指脓毒症和菌血症。脓毒症是致病菌引起全身性炎症反应，体温、循环、呼吸、神志有改变者。菌血症是脓毒症中的一种，即血培养检出病原菌者。

## 【病因病理】

全身性感染继发于污染、严重创伤后感染和各种化脓性感染，如大面积烧伤感染、开放性骨折合并感染、痈、疖、急性弥漫性腹膜炎和尿路感染等。其发生常与病原菌繁殖快、毒力强，或人免疫力低下有密切关系。

全身性感染常见致病菌：①革兰染色阴性杆菌：常见致病菌为大肠杆菌、绿脓杆菌、变形杆菌、克雷伯杆菌和肠杆菌等。②革兰染色阳性球菌：常见致病菌有金黄色葡萄球菌、表皮葡萄球菌和肠球菌。③无芽孢厌氧菌：常见有拟杆菌、梭状杆菌、厌氧葡萄球菌和厌氧链球菌。④真菌：常见有白色念珠菌、曲霉菌、新型隐球菌等，属于条件致病菌。常因持续应用抗生素，特别是应用广谱抗生素后造成二重感染；亦可因基础疾病严重，加上应用免疫抑制剂、激素等，使机体免疫功能进一步削弱；或长期留置静脉导管所致。

## 【临床表现】

**1.主要表现**　①骤起寒战，继以高热达40℃～41℃或低温。②头痛、头晕、恶心、呕吐、腹胀、面色苍白或潮红，出冷汗，神志淡漠或烦躁、谵妄和昏迷。③心率加快、脉搏细速、呼吸急促或呼吸困难。④肝脾肿大，严重者出现黄疸或皮下瘀斑等。

**2.病原菌不同，临床表现不同**

（1）革兰染色阴性杆菌感染　由于肠道、胆道、泌尿道感染和大面积烧伤，此类细菌的内毒素及其所介导的炎症介质可引起毛细血管扩张、通透性增高和微循环瘀血致有效循环血量下降。临床特点为寒战或间歇发热，四肢厥冷和"三低"现象——体温不升、低血白细胞计数、低血压，较早发生感染性休克。

（2）革兰染色阳性球菌感染　见于痈、急性蜂窝织炎等，外毒素使周围血管麻痹、扩张，患者面色潮红、四肢温暖，常有皮疹、腹泻、呕吐。此类感染易于经血液传播。

（3）无芽孢厌氧菌感染　一般伴有需氧菌感染，两类细菌协同作用可促进组织坏死，形成脓肿。

（4）真菌感染　临床表现类似于革兰染色阴性杆菌感染。

## 【辅助检查】

1. 血液常规：白细胞计数明显升高，可超过（20～30）×10$^9$/L；中性粒细胞数升高或降低，核左移，幼稚型增多，出现中毒颗粒。

2. 血液细菌或霉菌培养阳性，尤其在寒战高热时。

3. 尿液检查：尿中可出现蛋白、管型及红细胞等。

4. 可借助 B 超、X 线、CT 检查以确定是否有转移性脓肿。

## 【治疗要点】

**1. 处理原发感染灶**　及时寻找和处理原发感染灶，包括清除坏死组织和异物、消灭无效腔、充分引流脓肿，并消除血流障碍、梗阻等相关病因。若全身感染继发于静脉留置导管感染，应首先拔除静脉导管；疑为肠源性感染则应采取针对性的措施，如及时纠正休克恢复肠黏膜的血流灌注、通过早期肠内营养促进肠黏膜的修复、口服肠道生态制剂维护肠道正常菌群等。

**2. 应用抗生素**　应先根据原发感染灶的性质，选用广谱抗生素，尽早、联合应用足够剂量有效的抗生素，再根据细菌培养及抗菌药物敏感试验结果调整用药。对真菌性脓毒症，应尽量停用广谱抗生素，或改用必需的窄谱抗生素，并全身应用抗真菌药。

**3. 加强支持疗法**　包括补充血容量，输注新鲜血、血浆、人血白蛋白等，必要时可输注丙种球蛋白。

**4. 对症治疗**　包括控制高热、纠正水电解质及酸碱平衡失调、镇静催眠等。

**5. 处理并发症和伴发病**　采取有效措施积极处理并发症，如酸中毒、感染性休克、重要脏器功能损害等，同时还要处理原有的糖尿病、肝硬化、尿毒症等伴发病。

## 【常见护理诊断／问题】

**1. 焦虑、紧张**　与担心预后有关。

**2. 体温过高**　与细菌和毒素入血，引起炎症反应有关。

**3. 营养失调：低于机体的需要量**　与疾病处于高消耗状态有关。

**4. 疼痛**　与局部创伤、感染有关。

## 【护理措施】

1. 减轻患者紧张、焦虑情绪，听取患者及家属对诊疗的态度，所有诊疗过程，解释有关问题，解释疾病的预后，分散患者的注意力。

2. 处理原发感染病灶，包括清除坏死组织和异物，消灭无效腔，脓肿引流等。

3. 抗生素应用：先选用广谱抗生素，再根据细菌培养和药物敏感实验结果，调整抗生素。真菌性脓毒症时，应尽量停用广谱抗生素，改用窄谱抗生素，并应用抗真菌药物。

4. 卧床休息，降低室温，必要时开门窗，保持室内空气流通。

5. 密切观察患者生命体征，注意体温、血压、脉搏、呼吸及神志异常变化，注意观察寒战、高热特点，并详细记录。

6. 根据医嘱行物理降温或药物降温。

7. 创面及时换药。

8. 加强饮食护理，宜食高蛋白、高热量、富含维生素的低脂饮食，以增强体质。

【健康指导】

1. 向患者介绍疾病的发生、发展情况和预后，使其了解病情，稳定情绪。

2. 保持皮肤清洁，注意个人卫生。

3. 养成良好饮食卫生习惯，避免肠源性感染。

4. 要及时处理身体局部感染病灶，防止病情发展。

5. 注意劳动保护，避免各种损伤。

6. 正确使用抗生素，避免二重感染。

# 第四节　特异性感染

## 一、破伤风

破伤风（tetanus）是由破伤风杆菌经体表破损处侵入组织，并大量繁殖、产生毒素所引起的一种以肌肉强直性收缩和阵发性痉挛为特征的急性特异性感染。破伤风除可能发生于各种创伤后的伤员，还可能发生于不洁条件下分娩的产妇和新生儿。

### 【病因】

破伤风的致病菌是破伤风杆菌，为革兰阳性的厌氧性芽孢杆菌，广泛存在于泥土和人畜粪便中。破伤风杆菌的繁殖体易被消灭，但芽孢抵抗力极强，在泥土中数年仍具有感染力，须经煮沸 1 小时、高压蒸汽 30 分钟，或浸于 5% 石炭酸溶液中 10 ~ 12 小时，才能将其杀灭。

### 【发病机制】

破伤风杆菌通过皮肤或黏膜的伤口侵入人体，其芽孢在缺氧的环境中发育为增殖体，迅速繁殖并产生大量外毒素（痉挛毒素和溶血毒素），痉挛毒素是导致临床症状和体征的主要毒素。痉挛毒素经血液或淋巴液被吸收至脊髓、脑干等处，与联络神经细胞的突触相结合，抑制突触释放抑制性传递介质。运动神经元因失去中枢抑制而兴奋性增强，致使随意肌紧张与痉挛。破伤风毒素还可阻断脊髓对交感神经的抑制，导致交感神经过度兴奋，引起血压升高、心率增快、体温升高、大汗等症状。溶血毒素则可引起局部组织坏死和心肌损害。

引起破伤风发病必须具备 3 个条件：①破伤风杆菌直接侵入人体伤口；②伤口内有

缺氧环境，如伤口深而窄、局部缺血、异物存留、组织坏死、填塞过紧、引流不畅或混合其他需氧化脓菌感染等；③人体的免疫力低下。

【临床表现】

**1.潜伏期** 破伤风的潜伏期一般为6~10天，短者1~2天，长者1~2个月，潜伏期越短，症状越严重，死亡率越高。新生儿破伤风一般产后7天左右发病，故俗称"七日风"。

**2.前驱症状** 患者自觉乏力、头痛、头晕、多汗、烦躁、伤口疼痛和周围肌肉牵拉感、咀嚼肌紧张、咀嚼无力、张口困难。一般持续1~2天。

**3.典型症状** 主要表现为全身或局部肌肉强直性收缩和阵发性痉挛。

（1）肌肉强直性收缩 一般先由咀嚼肌开始，随后依次为面肌、颈项肌、背腹肌、四肢肌、肋间肌、膈肌。咀嚼肌收缩出现咀嚼不便、张口困难，甚至牙关紧闭；面部表情肌收缩出现蹙眉、口角向下外牵扯，形成"苦笑面容"；颈项肌收缩出现颈项强直、头向后仰、不能做点头动作；背肌和腹肌收缩出现腰部前凸、头后仰、足环屈，形如背弓，称为"角弓反张"；四肢肌收缩出现握拳、屈肘、屈膝姿势；肋间肌及膈肌收缩出现呼吸困难，甚至窒息；膀胱括约肌收缩，出现尿潴留。

（2）阵发性痉挛 在肌肉持续性收缩的基础上，任何轻微的刺激如声音、光线、震动、触碰或疼痛等均可诱发强烈的阵发性痉挛。发作时表现为大汗淋漓、口唇发绀、呼吸急促、口吐白沫、流涎、磨牙、头后仰、四肢屈曲、抽搐不止等。每次发作持续数秒钟或数分钟不等，间歇时间越短，持续时间越长，病情越严重。

全身肌肉强烈抽搐可并发肌肉撕裂、骨折；呼吸性和代谢性酸中毒；营养不良以及水电解质平衡紊乱；心跳加速，甚则出现心力衰竭、休克或心脏停搏等。在发作过程中，患者神志一般清醒、体温正常或低热。病程多为3~4周。

【辅助检查】

**1.伤口渗出物涂片** 可发现破伤风杆菌。

**2.血常规检查** 合并化脓菌感染者可有血白细胞计数和中性粒细胞比例增高。

**3.血生化检查** 常有电解质及酸碱平衡失调的表现。

【治疗要点】

1.彻底清创，消除毒素来源，损伤局部注射破伤风抗毒素。

2.尽早使用破伤风抗毒素和人体破伤风免疫球蛋白中和游离毒素。

3.选用镇静催眠药和人工冬眠疗法控制和解除痉挛，严重抽搐患者应及时实施气管切开术，以免窒息死亡。

4.早期大量使用抗生素以有效抑制破伤风杆菌，并可预防感染。

5.根据情况进行全身支持疗法。

6.注意防治并发症。

## 【常见护理诊断/问题】

**1.疼痛**　与肌肉痉挛和抽搐有关。

**2.有窒息的危险**　与喉头、膈肌、肋间肌持续紧张或阵发性痉挛及黏痰堵塞气道有关。

**3.有受伤的危险**　与强烈肌肉收缩有关。

**4.营养失调：低于机体的需要量**　与过量消耗和摄入不足有关。

## 【护理措施】

**1.一般护理**

（1）**隔离护理**　将患者置于隔离病室，专人护理，严格执行消毒隔离制度，谢绝探视患者；室内避光、安静，温度为15℃～20℃，湿度为60%，减少外界刺激；治疗和操作要敏捷，尽量集中在使用镇静剂后30分钟内完成；接触患者时要穿隔离衣，戴手套、帽子，身体有伤口者不能进入病室工作。

（2）**体位**　卧床休息，床边加隔离护栏。

（3）**饮食与营养**　患者在痉挛发作间歇期给予高蛋白、高热量、高维生素、易消化饮食，耐心喂食，少食多餐，以免引起咳呛和误吸；重症不能进食患者可通过鼻饲或静脉通道提供肠内外营养，维持机体需要。

**2.病情观察**　严密观察患者生命体征变化，详细记录抽搐发作持续时间和间隔时间及用药效果，防止输液针头脱出血管。

**3.治疗配合**

（1）**伤口护理**　伤口应彻底清创，清除坏死组织和异物，敞开伤口，用3%过氧化氢或1：5000高锰酸钾溶液冲洗和湿敷。

（2）**用药护理**　①中和游离毒素：遵医嘱使用破伤风抗毒素2万～5万U加入5%葡萄糖液500～1000mL中，缓慢静脉滴注。以后每日1万～2万U，共用3～6天，或一次性肌内注射破伤风免疫球蛋白3000～6000U。②控制和解除痉挛：遵医嘱使用镇静、解痉药物，如地西泮、冬眠合剂等，用药过程中，严密观察患者生命体征。抽搐频繁，药物无法控制者，做气管切开，使用硫喷妥钠和肌松剂，并做好气管切开护理。③抗感染：遵医嘱使用头孢类抗生素和甲硝唑，抑制破伤风杆菌的繁殖体和控制其他需氧菌感染，注意观察和处理用药的副作用、过敏反应等。

（3）**预防并发症护理**　派专人护理，使用带护栏的病床，防止患者坠床；在关节处放置护垫，以防肌腱断裂和骨折；使用牙垫避免痉挛时咬伤舌。加强口腔护理。遵医嘱使用抗生素，防止肺部感染。

**4.心理护理**　与患者沟通，通过患者形体和眼神了解其心理反应，及时给予心理疏导，消除患者悲伤恐惧心理，使患者情绪稳定，积极配合治疗。

### 【健康指导】

1. 预防重于治疗，接受破伤风类毒素的预防注射。
2. 加强宣传教育，认识破伤风的危害，了解常规的预防措施。
3. 防止外伤，特别注意小伤口，如木刺、锈钉刺伤等，正确处理伤口，并及时注射破伤风抗毒素。
4. 普及科学接生，避免不洁接生，防止新生儿及产妇破伤风。
5. 告知患者家属保持病室安静和消毒隔离的必要性，使其能理解和配合护理。

## 二、气性坏疽

气性坏疽是由多种梭状芽孢杆菌引起的一种以严重肌肉坏死或肌炎为特征的急性特异性感染，属厌氧菌感染。发病急，预后差。

### 【病因】

气性坏疽的致病菌为革兰阳性梭状芽孢杆菌，包括产气荚膜杆菌、水肿杆菌、腐败杆菌、溶组织杆菌等，均属厌氧菌，在有氧环境下不能生存。其芽孢抵抗力非常强，广泛存在于泥土和粪便中，故进入伤口的机会较多，但不一定发病。致病须具备3个条件：①细菌侵入伤口，尤其是肌肉丰富的下肢和臀部。②厌氧环境。③机体抵抗力低下。

### 【发病机制】

气性坏疽发生的根本原因是致病菌在伤口内生长繁殖产生多种外毒素和酶。细菌繁殖产生的卵磷脂酶，能引起蛋白质和糖类分解。蛋白质的分解和明胶的液化，产生硫化氢，积聚在组织间，引起组织细胞坏死、渗出而使伤口产生恶臭和恶性水肿；糖类分解产生大量气体，使组织肿胀，皮肤表面变硬，如"木板样"，筋膜下张力增加，使组织缺血、缺氧更加严重，加上毒素的作用，肌肉坏死使细菌生长、繁殖加速。某些毒素可直接侵犯心、肝和肾，引起心、肝、肾的功能减退；卵磷脂酶和透明质酸酶等可使细菌穿透组织间隙，使病变迅速扩散、恶化。大量组织坏死和毒素吸收，引起严重的脓毒症。

### 【临床表现】

**1. 潜伏期** 气性坏疽的潜伏期一般为1~4天，可短至8~10小时，也可长至5~6天。

**2. 局部症状** 病变开始时，患者自觉伤口局部沉重，有包扎过紧感，随后突然出现"胀裂样"的剧痛，难以忍受，止痛剂不能缓解。局部肿胀迅速向上下蔓延，逐渐加重。伤口周围皮肤水肿、苍白、发亮，颜色为紫红色，继而变为紫黑色，并有大小不等的水泡，病变周围可扪及捻发音，轻挤患处，常有气泡从伤口溢出，并有恶臭而稀薄的浆液样分泌物流出。伤口内的肌肉由于坏死，失去弹性，变为砖红色，外观如熟肉。

**3. 全身症状** 患者烦躁不安或表情淡漠，脉搏加快，皮肤、口唇苍白，多汗，体温升高，呼吸急促，并有头痛、头晕、恶心、呕吐、进行性贫血、黄疸等表现。晚期可见血压下降、中毒性休克、神志昏迷等严重的中毒症状。

【辅助检查】

1. 渗出液涂片染色可见革兰阳性粗大杆菌。
2. 血液检查可发现红细胞、血红蛋白下降，白细胞计数减少。
3. X 线检查见软组织间有积气。

【治疗要点】

早期诊断，立即治疗。治疗措施主要是彻底清创和应用大剂量抗生素。

**1. 彻底清创** 清创范围应达正常的肌肉组织，病变区应做广泛、多处切口，敞开切口，彻底清除变色、不收缩、不出血的肌肉，不予缝合。病变呈恶性发展时，应施行截肢术，残端不缝合，术后用过氧化氢溶液冲洗、湿敷，每日更换敷料，必要时再次清创。

**2. 应用抗生素** 气性坏疽的首选药为青霉素。对青霉素过敏者可改用红霉素。

**3. 高压氧疗法** 提高伤口组织的含氧量，抑制厌氧菌的生长和繁殖，提高治愈率。

**4. 全身支持疗法** 鼓励患者进高蛋白、高能量的饮食，增强机体抵抗力；必要时可少量多次输血；纠正水、电解质、酸碱平衡失调。

**5. 对症处理** 包括抗休克、控制并发症、镇静、止痛等治疗。

【常见护理诊断 / 问题】

**1. 疼痛** 与局部肿胀有关。

**2. 体温过高** 与感染、毒素和坏死组织吸收有关。

**3. 组织完整性受损** 与组织感染、坏死有关。

**4. 自我形象紊乱** 与组织坏死、截肢有关。

**5. 潜在并发症** 脓毒症。

【护理措施】

**1. 一般护理** 执行严格隔离制度，患者用过的敷料焚毁，器械特殊处理后用高压灭菌，手术室空气熏蒸消毒，封闭 48 小时后开放。协助患者变换体位，避免压疮发生。

**2. 病情观察** 密切观察生命体征、局部组织肿胀、皮肤色泽、伤口分泌物情况和全身情况变化，发现异常立即通知医生。

**3. 治疗配合**

（1）伤口护理 伤口敞开，用过氧化氢溶液冲洗和湿敷，及时更换敷料。

（2）疼痛护理 疼痛患者给予止痛剂对症治疗；清创或手术后，协助患者变换体位，减轻疼痛。

（3）高压氧疗护理　每次 2 小时，间隔 6~8 小时。第 1 天做 3 次，第 2、3 天可做 2 次，注意观察每次氧疗后伤口的变化。

（4）用药护理　遵医嘱术前、术中、术后合理使用抗生素，注意药物副作用和过敏反应。

**4. 截肢患者的护理**

（1）根据病情发展，需要截肢的，在截肢前应向患者及家属讲明病情的发展转归、手术的必要性及手术后可能出现的并发症等情况。

（2）对截肢后患者应认真做好思想工作，鼓励患者勇敢面对现实，正视人生。

（3）截肢术后，应定时翻身，以减轻疲劳和缓解疼痛，对幻肢痛应耐心解释，帮助患者尽早消除幻肢痛。

**5. 心理护理**　与患者进行沟通，减轻其恐惧心理。耐心解释各种治疗的必要性，使患者能积极主动配合治疗。尤其是截肢患者应树立生活的信心，通过心理护理消除患者的幻肢痛。

## 【健康指导】

1. 加强劳动保护，避免创伤。
2. 受伤后应及时彻底清创，根据伤口情况早期使用抗生素。
3. 指导截肢患者进行按摩和功能锻炼，以便尽早恢复患肢功能，提高生活质量。
4. 指导伤残患者正确使用假肢，帮助其制定康复计划，使之逐渐恢复自理能力。

# 练习题

## 【A1 型题】

1. 下列不属于外科化脓性感染局部临床表现的是（　　　）
    A. 热　　　　　　　　　B. 肿　　　　　　　　　C. 红
    D. 痛　　　　　　　　　E. 全身发热
2. 下列不是疖的临床特点的是（　　　）
    A. 好发于毛囊及皮脂腺丰富部位
    B. 致病菌常为金黄色葡萄球菌
    C. 脓肿形成后加强热敷
    D. 多个疖同时或反复发作称为疖病
    E. 面部"危险三角区"疖易引起颅内感染
3. 下列急性蜂窝织炎特点错误的是（　　　）
    A. 致病菌多为溶血性链球菌
    B. 多数伴有全身症状

    C. 病变部位与周围界限清楚

    D. 产气性皮下蜂窝织炎可触及皮下捻发音

    E. 颌下急性蜂窝织炎要警惕窒息

4. 治疗破伤风注射破伤风抗毒素的目的是（　　　）

    A. 镇静　　　　　　　　B. 解痉　　　　　　　　C. 中和游离毒素

    D. 中和与神经结合毒素　　E. 抗破伤风杆菌

5. 破伤风最早出现的症状是（　　　）

    A. 张口困难　　　　　　B. 苦笑面容　　　　　　C. 角弓反张

    D. 尿潴留　　　　　　　E. 呼吸困难

6. 口底、颌下及颈部蜂窝织炎的最严重后果是（　　　）

    A. 化脓性海绵状静脉窦炎　B. 吞咽困难　　　　　　C. 发热

    D. 呼吸困难、窒息　　　　E. 全身性感染

7. 浅表性脓肿的主要依据是（　　　）

    A. 局部明显压痛　　　　B. 局部有波动感　　　　C. 局部发热

    D. 局部明显红肿　　　　E. 功能障碍

8. 关于甲沟炎的叙述，不正确的是（　　　）

    A. 发病初期患者均有体温增高　　　　　　B. 可发展成指头炎

    C. 可形成甲下脓肿　　　　　　　　　　　D. 可发展成慢性甲沟炎

    E. 多因局部皮肤破损所致

9. 预防气性坏疽最重要的措施是（　　　）

    A. 污染伤口彻底清创　　B. 输入新鲜血　　　　　C. 高压氧治疗

    D. 应用大量抗生素　　　E. 注射气性坏疽抗毒血清

## 【A2 型题】

10. 男性，20岁，鼻部疖受挤压后出现头痛、高热、昏迷、眼部红肿，首先应考虑的是（　　　）

    A. 面部蜂窝织炎　　　　B. 脓毒血症　　　　　　C. 菌血症

    D. 毒血症　　　　　　　E. 颅内化脓性海绵状静脉窦炎

11. 女性，45岁，下肢急性蜂窝织炎伴全身感染症状，需做血培养及药物敏感实验，最佳采血时间是（　　　）

    A. 寒战时　　　　　　　B. 高热时　　　　　　　C. 发热间歇期

    D. 静脉滴注抗生素时　　E. 抗生素使用后

12. 女性，25岁，产后4周出现体温增高，左侧乳房疼痛，局部红肿，有波动感，最主要的处理措施是（　　　）

    A. 托起患侧乳房　　　　B. 50%硫酸镁湿热敷　　C. 局部物理治疗法

    D. 及时切开引流　　　　E. 全身应用抗生素

【A3 型题】

（13 ~ 15 题共用题干）

男性，70 岁，因"颌下急性蜂窝织炎"入院。患者颈部明显红肿、疼痛，伴严重全身感染症状，自觉心慌、气紧、胸闷，口唇发绀。既往有慢性支气管炎和冠心病病史。入院后给予补液、抗感染治疗。

13. 目前患者最可能出现的并发症是（　　　）

　　A. 急性肺水肿　　　　　B. 急性心肌梗死　　　C. 急性呼吸衰竭

　　D. 窒息　　　　　　　　E. 慢性支气管炎急性发作

14. 对该并发症首要的处理措施是（　　　）

　　A. 气管插管　　　　　　B. 气管切开　　　　　C. 大剂量糖皮质激素应用

　　D. 舌下含硝酸甘油　　　E. 应有气管解痉剂

16. 以下护理措施不正确的是（　　　）

　　A. 按医嘱给予镇静剂

　　B. 按医嘱给予气管解痉剂

　　C. 按医嘱给予青霉素

　　D. 按医嘱给予退烧药

　　E. 按医嘱足量补液

# 第九章 损伤性疾病患者的护理

## 第一节 创 伤

创伤是机械性致伤因素作用于人体后造成组织结构完整性的破坏或功能障碍。两种以上致伤因素对同一个体造成伤害，称为复合性损伤。由一种致伤因素同时引发多部位或脏器的损伤，称为多发性损伤。

### 【损伤分类】

**1. 根据致伤因素分类**

（1）机械性损伤　挫伤、撕裂伤、切割伤、刺伤、断裂伤、扭伤及骨折等。

（2）物理性损伤　烧伤、冻伤、电击伤、放射线及冲击波损伤等。

（3）化学性损伤　强酸、强碱及毒气等。

（4）生物性损伤　动物、昆虫咬螫及其毒素的作用等。

**2. 根据受伤部位分类**　分为颅脑伤、颌面部伤、颈项伤、胸背伤、腰腹部伤、骨盆伤、脊柱脊髓伤、四肢伤和多发伤等。

**3. 根据受伤后皮肤完整性分类**

（1）闭合性损伤　皮肤黏膜尚保持完整者为闭合性损伤，如挫伤、扭伤、冲击伤（爆震伤）、挤压伤。

（2）开放性损伤　皮肤黏膜有破损者为开放性损伤，如擦伤、刺伤、切割伤、裂伤、撕脱伤、火器伤等。

**4. 其他**　如按火器伤的伤道形态分类、按是否穿透体腔分类、按损伤程度分类等。

### 【病理生理】

**1. 局部反应**　是由于组织结构破坏、细胞变性坏死、微循环障碍、病原微生物入侵及异物存留等因素所致。损伤后主要局部表现为炎症反应，表现为局部血管通透性增加，血浆成分外渗，白细胞等趋化因子聚集于伤处吞噬和清除致病菌或异物，其基本病理过程与一般炎症相同。多在 48 ~ 72 小时达到高峰，3 ~ 5 天后趋于消退。损伤性炎症反应是非特异性防御反应，有利于清除坏死组织、杀灭细菌及组织修复。

局部反应的轻重与致伤因素的种类、作用时间、组织损伤程度和性质，以及局部污染轻重、是否有异物存留等有关。

**2.全身性反应**　损伤较严重时，大量炎症介质释放对全身造成非特异性应激反应。

（1）体温变化　发热由炎症介质引起，如白介素、肿瘤坏死因子等作用于下视丘体温中枢所致。损伤后若并发感染，体温升高明显；损伤性休克可有体温过低。

（2）神经-内分泌系统变化　损伤后下丘脑-垂体-肾上腺皮质轴和交感-肾上腺髓质轴产生大量儿茶酚胺、肾上腺皮质激素、抗利尿激素；生长激素和胰高血糖素应激性增高；肾素-血管紧张素-醛固酮系统激活。三大系统相互协调，共同调节各系统器官功能和代谢，一起对抗致伤因素的损害作用。

（3）代谢变化　在多种内分泌激素调节下，表现为分解代谢加速，以维持基础代谢增高和提供修复伤口所需的各种氨基酸。体内糖、蛋白质、脂肪分解加速，糖异生增加，引起伤后出现高血糖、高乳酸血症，血中游离脂肪酸和酮体增加，尿素氮排出增加，出现负氮平衡。

（4）免疫反应　严重创伤可致人体免疫防御能力下降。

## 【组织的修复】

组织修复的基本方式是伤后增生的细胞和细胞间质再生增殖、充填、连接或替代损伤后的缺损组织。理想的修复是缺损组织完全由原性质的同种细胞来修复，恢复原来的结构和功能。人体各种组织细胞的增生能力不同，所以修复过程也不同。有时不能以原有的细胞来修复，而只能以纤维细胞增生来替代，以达到结构和功能的稳定。

**1.组织修复的过程**　修复是人体的防御反应，是机体的本能。修复包括清除坏死组织、细胞增殖、新组织生成和功能的恢复。修复的演变过程可分3个阶段。

（1）局部炎症反应阶段　伤后立即发生，可持续3~5天。伤后伤口内血凝块填塞，其周围组织发生炎性改变，炎性渗出物（纤维蛋白原、白细胞、抗体及补体等）覆盖创面并有清除坏死组织和杀灭细菌作用，有利于伤口修复。

（2）细胞增殖分化和肉芽组织生成阶段　伤后伤口内有新生的成纤维细胞，并与血管内皮细胞、新生的毛细血管构成肉芽组织，充填伤口和裂隙，对原有的血凝块、坏死组织等进行分解、吸收或从伤口排出。

（3）组织塑形阶段　多余的胶原纤维被胶原酶降解；过度丰富的毛细血管网消退和伤口的黏蛋白及水分减少。伤口瘢痕软化但不影响张力，使修复适应于生理功能。

**2.损伤愈合的类型**

（1）一期愈合　组织修复以原来的细胞为主，仅含少量纤维组织，局部无感染、血肿或坏死组织，再生修复迅速，结构和功能修复良好。1周左右愈合，愈合后瘢痕很少，且不影响功能。

（2）二期愈合　以纤维组织修复为主，有不同程度的结构和功能影响，伤口缺损较大或并发感染，愈合主要靠肉芽组织增生和伤口收缩，愈合时间较长。

**3. 影响损伤愈合的因素**

（1）全身因素　与年龄、营养状况、慢性消耗性疾病、低蛋白血症、维生素缺乏、免疫抑制剂和激素的应用、休克等有关。

（2）局部因素　最常见的因素是局部感染，还与损伤范围、组织坏死程度、伤口异物存留、局部措施不当等有关。

## 【临床表现】

**1. 局部表现**

（1）疼痛　损伤后均有疼痛，2～3天疼痛逐渐缓解，若持续或加重，表明可能并发感染。应注意损伤引发体内疼痛，在确诊前禁用麻醉性止痛剂以免掩盖病情。

（2）肿胀　由局部出血及损伤性炎性渗出引起。肿胀处触痛、发红、青紫、瘀斑或血肿。

（3）伤口或创面　为损伤特有征象，伤口能直接反映致伤因素的特点，如伤口形状、大小、部位、污染程度及并发症等。

（4）伤口并发症　常见的并发症主要有：①伤口出血：发生在手术或意外伤害性伤口48小时内的继发性出血，也可发生在伤口愈合期任何时段。应严密监测伤员的低血容量症状，如烦躁不安、苍白、脉搏加快、血压降低、中心静脉压下降、尿量减少等，及时做血液检查了解失血情况。②伤口感染：是最为常见并发症，表现为持续性炎症反应，如体温升高、心跳加快、白细胞增多，伤口出现红、肿、热、痛，已减轻的疼痛又加重，有脓性分泌物出现等。③伤口裂开：指伤口未愈合，皮肤以下各层或全层完全分离。腹壁全层伤口或腹腔手术切口若发生裂开可致内脏脱出。伤口愈合过程中任何时间均有可能发生伤口裂开。影响伤口裂开的主要因素有伤口边缘组织不整齐或手术缝合不当；组织缺损较大，缝合有张力；伤口内充填大量脂肪组织，缺乏血运；因便秘、呕吐、咳嗽、突然用力使腹内压增高，或体位改变使伤口过度受到牵拉；营养不良、感染、缺氧或有消耗性疾病等。

（5）功能障碍　因疼痛、炎症损伤神经系统所致。

**2. 全身表现**

（1）发热　损伤出血或组织坏死分解产物吸收以及外科手术后均可发生吸收热。体温一般在38℃左右。伤口继发感染体温进一步增高。

（2）其他　口渴、尿少、疲倦、失眠等，妇女可出现月经异常。

（3）并发症　常见有化脓性感染和损伤性休克。

## 【辅助检查】

**1. 实验室检查**

（1）血常规　帮助判断失血和感染的情况。

（2）尿常规　判断泌尿系统损伤和糖尿病。

（3）电解质　了解水、电解质和酸碱平衡紊乱情况。

（4）肾功能　了解肾损伤情况。

（5）血尿淀粉酶　判断有无胰腺损伤。

**2. 穿刺和导管检查**　诊断性穿刺是一种简单、安全的辅助检查。阳性可迅速确诊，但阴性不能完全排除组织或器官损伤的可能性。如胸腔穿刺，腹腔穿刺或灌洗，放置导尿管或灌洗等。

**3. 影像学检查**

（1）X 线平片　对骨折患者明确骨折类型和损伤情况；怀疑胸腹腔脏器损伤者，可明确有无气胸、血气胸、肺部病变或腹腔积气等，也可明确异物的大小、形状和位置等。

（2）CT 检查　诊断颅脑损伤以及胸腹部脏器损伤。

（3）超声检查　可发现胸腹腔积液和腹腔内肝脾破裂等。

（4）选择性血管造影　帮助确诊血管损伤和某些隐蔽性器官损伤。

## 【常见护理诊断 / 问题】

**1. 体液不足**　与失血过多有关。

**2. 疼痛**　与局部炎症反应有关。

**3. 组织完整性受损**　与致伤因素导致皮肤结构破坏有关。

**4. 焦虑、恐惧**　与受伤视觉刺激和担心预后有关。

**5. 潜在并发症**　感染、挤压综合征、休克等。

## 【护理措施】

**1. 现场急救**　目的是挽救生命，现场必须优先抢救的是窒息、大出血、开放性气胸、休克、腹腔内脏脱出等特别危急的伤员。救护时应注意：

（1）心肺复苏·呼吸道发生梗阻时可导致患者在短时间内出现窒息而死亡，因此在抢救时必须争分夺秒解除呼吸道梗阻，保持呼吸道通畅。若昏迷患者呕吐，应及时清除口腔及鼻腔内的呕吐物；若患者舌根后坠，应抬起下颌，保持舌弓紧张；若喉头水肿，应及时行环甲膜穿刺或切开、气管插管或气管切开等。

现场发现患者心跳、呼吸骤停，应立即行体外心脏按压和口对口人工呼吸；在急诊室（车）用呼吸面罩及手法加压给氧；协助医生行气管插管，接呼吸机支持呼吸，在心电监测下行电除颤，开胸心脏按压；遵医嘱给予药物除颤，并做好脑部降温，兼顾脑复苏。

（2）止血　大出血可导致失血性休克，甚至死亡，故应现场包扎止血。常用的方法有指压法、加压包扎法、填塞法或止血带法等。

（3）包扎　颅脑、胸部、腹部等处的伤口应用无菌敷料或干净布料包扎。包扎伤口时应动作轻巧、松紧适宜、牢靠，既要固定敷料和压迫止血，又要不影响肢体血循环。若遇见污染的骨折断端和脱出的腹腔脏器，不可轻易回纳。肢体出血应用加压包扎法止血，并记录时间，每小时放开 1 次。

（4）固定　肢体骨折或脱位可用夹板或代用品，也可用健肢行固定。固定后，检测远端动脉搏动。疑有颈椎骨折，须用颈托固定。

（5）搬运　患者经现场处理后，需转运至医院行进一步检查和治疗。可选用平板床或担架搬运。对骨折伤员，尤其是脊柱骨折的伤员，搬运时切忌弯曲或扭曲脊柱，保持脊柱伸直位，避免加重损伤。昏迷患者应注意保持呼吸道通畅，可采用半卧位或侧卧位。

**2. 进一步治疗**

（1）密切观察病情的变化　严密监测伤员伤情变化，监测生命体征变化，尤其是怀疑有潜在性创伤的伤员。若发现病情变化，及时报告医生，给予处理。

（2）保持呼吸道通畅　做好气管插管或气管切开的护理，保持足够、有效的给氧。

（3）建立静脉通道、补液　对循环不稳定或休克的伤员，应建立2～3条静脉通道，必要时可做周围静脉置管。为维持有效的血循环，应立即给予扩容补液，注意补液原则。

（4）镇静、止痛　在诊断明确时，为缓解创伤所引起的疼痛，可遵医嘱给予药物镇静、止痛。

（5）防治感染　护理操作应遵循无菌操作原则，伤后2～6小时内使用抗生素预防感染。

（6）心理护理　损伤可导致伤员出现恐惧、焦虑等不良心理反应，应加强对伤员及家属的心理护理，消除其不良心理反应，使其能积极主动配合治疗和康复。

**【健康指导】**

1. 浅表软组织挫伤局部可表现为疼痛、肿胀、触痛，或皮肤发红，继而转为皮肤青紫。

（1）伤后24小时内给予局部冷敷，24小时后给予热敷、红外线照射等治疗。

（2）局部包扎固定。

（3）局部形成血肿者，加压包扎。

2. 开放性损伤者在伤后24小时内应注射破伤风抗毒素，预防破伤风发生。

3. 加强受伤局部伤口的处理：伤口局部有异物者，应取出异物；伤口局部给予过氧化氢水冲洗伤口，聚维酮碘消毒周围皮肤，干净敷料包扎伤口。

# 第二节　烧　伤

烧伤是指热力（火焰、热液、热蒸汽、热金属等）引起的组织损伤。

**【伤情判断】**

**1. 烧伤面积估算**

（1）新九分法　将人体体表面积定为100%，可分为11个9%，外加1%。但12

岁以下的儿童头部面积相对较大，双下肢面积相对较小，测算方法应结合年龄进行计算（表 9-1，图 9-1）。

表 9-1　新九分法

| 部位 | | 成人体表面积（%） | | 儿童体表面积（%） |
|---|---|---|---|---|
| 头颈 | 发部 | 3 | 9×1 | 9+（12- 年龄） |
| | 面部 | 3 | | |
| | 颈部 | 3 | | |
| 双上肢 | 双上臂 | 7 | 9×2 | 9×2 |
| | 双前臂 | 6 | | |
| | 双手 | 5 | | |
| 躯干 | 躯干前 | 13 | 9×3 | 9×3 |
| | 躯干后 | 13 | | |
| | 会阴 | 1 | | |
| 双下肢 | 双臀 | 5* | 9×5+1 | 9×5+1-（12- 年龄） |
| | 双大腿 | 21 | | |
| | 双小腿 | 13 | | |
| | 双足 | 7* | | |

\* 双臀：男为 5%、女为 6%；双足：男为 7%、女为 6%。

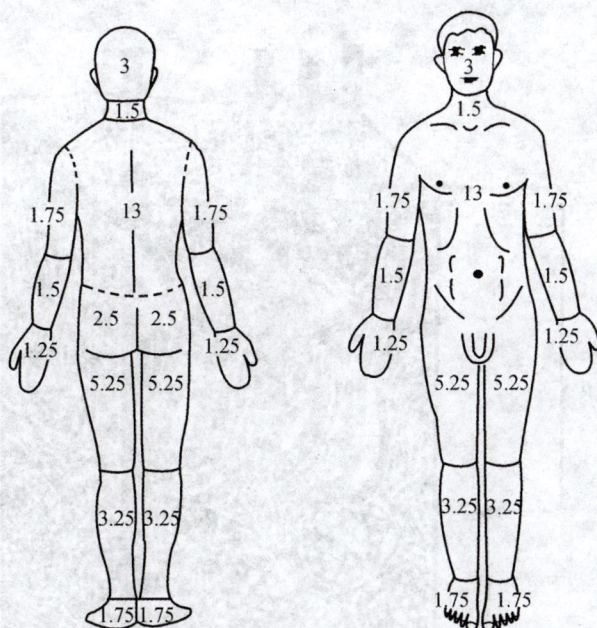

图 9-1　成人各部体表面积（%）示意图

（2）**手掌法**　不论年龄、性别，以患者本人 1 个手掌（五指并拢）面积为 1%，用于测量小面积烧伤（图 9-2）。

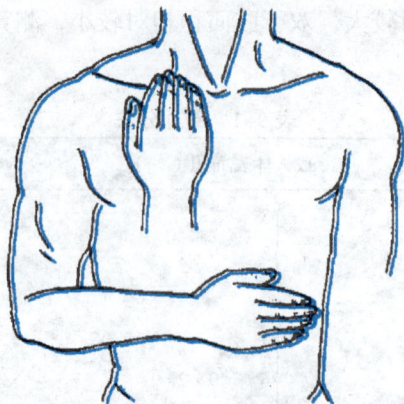

图 9-2　手掌法

烧伤面积估算口诀：三三三，五六七，十三十三会阴一，五七十三二十一。

**2. 烧伤深度的判断**　采用三度四分法，即Ⅰ度、浅Ⅱ度、深Ⅱ度和Ⅲ度。Ⅰ度和浅Ⅱ度为浅度烧伤，深Ⅱ度和Ⅲ度为深度烧伤。组织损伤层次见图 9-3。

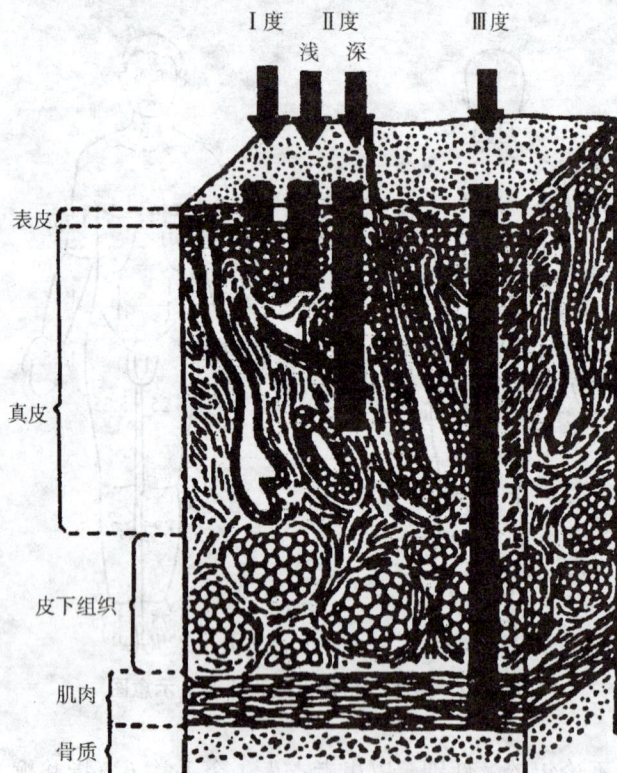

图 9-3　烧伤深度三度四分法

**3. 烧伤严重程度分类**　根据烧伤面积和深度共同来估计烧伤严重程度，我国常用下列分类法：

（1）成人烧伤严重程度分类　①轻度烧伤：总面积在 9% 以下的Ⅱ度烧伤。②中度烧伤：总面积在 10%～29% 或Ⅲ度烧伤面积在 10% 以下的烧伤。③重度烧伤：总面积在 30%～49% 之间或Ⅲ度烧伤面积在 10%～19% 之间，或总面积不超过 30%，但有下列情况之一者：全身情况严重或有休克者，有复合伤或合并伤（如严重创伤、化学中毒等），有中、重度吸入性损伤者。④特重度烧伤：总面积在 50% 以上或Ⅲ度烧伤面积在 20% 以上者。

（2）小儿烧伤严重程度分类　①轻度烧伤：总面积在 5% 以下的Ⅱ度烧伤。②中度烧伤：总面积在 5%～15% 的Ⅱ度烧伤或Ⅲ度烧伤面积在 5% 以下的烧伤。③重度烧伤：总面积在 15%～25% 或Ⅲ度烧伤面积在 5%～10% 之间的烧伤。④特重度烧伤：总面积在 25% 以上或Ⅲ度烧伤面积在 10% 以上者。

## 【临床分期】

根据烧伤病理生理的特点，病程大致可分为 3 期：

**1. 急性体液渗出期（休克期）**　组织烧伤后立即出现的反应是体液渗出，一般要持续 36～48 小时，伤后 2～3 小时，体液渗出最剧烈，8 小时达高峰，随后逐渐缓解，伤后 48 小时逐渐恢复，渗出到组织间的液体开始回吸收。大量体液渗出后，可引起有效循环血量锐减，导致低血容量性休克发生，而低血容量性休克是烧伤早期的并发症和死亡的原因。

**2. 感染期**　伤后 48 小时，渗出液开始回吸收，此时细菌、毒素和其他有害物质也被吸收入血，引起烧伤早期的全身性感染。烧伤后创面下大量细菌生长繁殖，毒素释放入血，引起全身感染症状，称为烧伤创面脓毒症。伤后 2～3 周，烧伤焦痂逐渐脱落，创面暴露，细菌可侵入血循环，再出现一全身性感染高峰期。伤后 1 个月，较大的创面经久不愈，加上机体抵抗力低下，也可发生全身性感染。感染是引起烧伤患者死亡的主要原因。

**3. 修复期**　组织烧伤后，在炎症反应的同时，创面开始修复。轻度烧伤可自行修复，深Ⅱ度可依靠残存的皮肤组织和上皮修复，Ⅲ度烧伤依靠植皮修复。

## 【临床表现】

烧伤的临床表现取决于烧伤的面积和程度，严重烧伤常可危及生命。

**1. Ⅰ度烧伤**　伤及表皮浅层，生发层健在。表现为局部红斑，干燥，烧灼样疼痛，3～7 天后脱屑痊愈，短期有色素沉着。

**2. 浅Ⅱ度烧伤**　伤及表皮生发层和真皮乳头层。表现为局部红肿，伴有大水疱生成，水疱内含有淡黄色澄清液体，疱皮脱落后，创面红润，潮湿，疼痛明显。若不发生感染，1～2 周内可愈合，有色素沉着，一般不留瘢痕。

**3. 深Ⅱ度烧伤**　伤及皮肤真皮层。表现为局部小水疱生成，去除疱皮后，创面潮湿，红白相间，痛觉迟钝。若不发生感染，3~4周后可愈合，但有瘢痕形成。

**4. Ⅲ度烧伤** 伤及皮肤全层，甚至皮下组织、肌肉或骨骼。表现为创面局部无水疱，呈蜡白色或焦黄色甚至碳化，痛觉消失，局部形成焦痂，触之如皮革，焦痂下可见树枝状栓塞血管。伤后需植皮，局部形成瘢痕后收缩可导致局部畸形出现。

酸烧伤一般不起水疱，迅速成痂。硫酸、硝酸和盐酸的烧伤痂皮分别呈深棕色、黄棕色和黄色；烧伤越深，痂色越暗，痂皮内陷越明显，质地越硬。碱烧伤创面呈黏滑或皂状焦痂，色潮红，有小水疱，一般较深，焦痂或坏死组织脱落后，创面凹陷，边缘潜行，常经久不愈。此外酸烧伤容易估计偏深，碱烧伤和其他一些化学烧伤有继续加深的过程，应反复估计核实深度。

严重烧伤可累及全身各器官组织，出现一系列病理生理变化，如水电解质紊乱、酸碱平衡失调、休克、DIC、免疫平衡失调、继发感染、心功能不全、呼吸功能不全等。尤其是呼吸功能受损，是死亡的重要原因之一。

## 【辅助检查】

**1. 血常规** 红细胞比容升高，感染时白细胞和中性粒细胞增多。

**2. 尿常规** 较严重的烧伤可出现血红蛋白尿，尿量减少。

**3. 影像学检查** 可发现有无复合伤。

**4. 呼吸道烧伤者** 应检查血气分析有无异常。

## 【治疗要点】

保护创面，防治感染，促进愈合，积极补液治疗。

## 【常见护理诊断/问题】

**1. 疼痛** 与组织损伤、换药刺激等因素有关。

**2. 体液不足** 与创面体液渗出有关。

**3. 组织完整性受损** 与烧伤损坏组织有关。

**4. 营养失调：低于机体需要量** 与烧伤伤员高代谢、大量蛋白经创面丢失等有关。

**5. 有窒息的危险** 与吸入性烧伤有关。

**6. 潜在并发症** 低血容量性休克、脓毒症、肢体畸形等。

## 【护理措施】

### 1. 现场急救

（1）迅速消除致伤因素 指导和协助伤员尽快脱离险境：①对火焰伤者尽快脱去着火衣物，或就地翻滚，或用毛毯、大衣等覆盖灭火，或用水浇灭火焰。切忌用手灭火或在火中来回跑动、大声呼救。②被热液等烫伤，应立即脱去或剪去浸湿的衣服。面积较小的四肢烧伤，可将肢体浸泡在凉水中以减轻疼痛和热源的继续损伤。③电击伤应迅速断电。④对酸碱等化学性烧伤，应及时脱去沾有酸碱的衣服，同时用大量清水冲洗。

（2）**抢救生命** 脱离险境后，应先处理危及生命的损伤。头面颈烧伤或呼吸道烧伤者，应保持呼吸道通畅，必要时行气管切开，防止窒息。

（3）**防治休克** 中度以上烧伤伤员应先建立 2 条以上的静脉输液通道后快速输入生理盐水或平衡液以及右旋糖酐后立即转运。

（4）**保护创面** 根据创面大小，用无菌敷料或干净布料覆盖创面，防治感染和污染，切忌涂擦药物。

（5）**转运伤员** 尽早转运至最近的专科医院进一步处理。

**2. 一般护理** 保持呼吸道通畅，吸氧；对症治疗护理。

**3. 病情观察**

（1）**生命体征监测** 密切监测神志、呼吸、血压、脉搏等生命体征的变化，保留尿管以便监测尿量，重度烧伤者监测中心静脉压。

（2）**观察创面** 注意有无创面脓毒症的发生以及创面愈合、感染的情况，若有异常，及时通知医生。

**4. 补液护理** 轻度烧伤者，可口服补液盐饮料；中度以上烧伤者，应遵医嘱静脉补液治疗。伤后应立即建立 2 条以上的静脉通道实施补液治疗，必要时可行深静脉置管补液。

（1）**补液量** 我国目前常用的补液方案是伤后第 1 个 24 小时补液量（mL）= Ⅱ、Ⅲ度烧伤面积 × 体重（kg）× 1.5mL（小儿 2.0mL）+2000mL（小儿按年龄、体重计算）。其表示伤后 24 小时，每 1% 烧伤面积（Ⅱ度、Ⅲ度）每千克体重应补充胶体和晶体液共 1.5mL。晶体和胶体液的比例为 2:1，广泛深度烧伤者与小儿烧伤比例可改为 1:1。另加 5% 葡萄糖溶液 2000mL 补充日需要量。第 2 个 24 小时，补充第 1 个 24 小时胶体和晶体液的一半，再加 2000mL 日需要量。

（2）**补液种类** 晶体液首选平衡液，其次是生理盐水。胶体液常用血浆或全血，以血浆为主。紧急情况下，也可选用血浆代用品，如低分子右旋糖酐或聚明胶肽等（表9-2）。

表9-2　Ⅱ度、Ⅲ度烧伤的补液量

| | 第 1 个 24 小时 | | 第 2 个 24 小时 | |
|---|---|---|---|---|
| 每 1% 面积、千克体重补液量（以晶体和胶体补给） | 成人<br>1.5mL | 小儿<br>2.0mL | 为第 1 个 24 小时的 1/2 | |
| 晶体液：胶体液 | 中、重度 2:1<br>特重度 1:1 | | 中、重度 2:1<br>特重度 1:1 | |
| 日需要量（5% 葡萄糖） | 成人<br>2000mL | 小儿<br>100mL/kg | 成人<br>2000mL | 小儿<br>100mL/kg |
| 举例：成人中度烧伤、体重80kg、Ⅱ度烧伤面积20% | 补液量 =80×20×1.5+2000<br>=4400（mL） | | 补液量 =80×20×1.5/2+2000<br>=3200（mL） | |
| 补液量：晶体液 | 1600mL | | 800mL | |
| 胶体液 | 800mL | | 400mL | |
| 葡萄糖液 | 2000mL | | 2000mL | |
| 总量 | 4400mL | | 3200mL | |

（3）**补液速度**　在烧伤后第 1 个 8 小时内渗出最快，因此应在第 1 个 8 小时内输入胶体和晶体液量的一半，其余分别在第 2、3 个 8 小时内输入。2000mL 日需量应在 24 小时内均匀输入。

（4）**输液量和速度的调节**　①尿量：为反应组织器官灌注量的有效指标。对中度以上的烧伤者应留置尿管，用来监测尿量和尿色的变化。一般要求成人每小时尿量在 30mL 以上，小儿每千克体重每小时尿量不少于 1mL，同时警惕老年人、心血管病患者、呼吸道烧伤者或合并颅脑损伤者，应控制输液速度，每小时尿量 20mL 即可。若发生血红蛋白尿，尿量应维持在每小时 50mL 以上。②其他：同时依据血压、脉搏、末梢循环、中心静脉压等调节输液量及输液速度。血容量已基本恢复的指标为收缩压在 90mmHg 以上，心率在 120 次 / 分钟以下，肢体末端温暖，中心静脉压正常。

## 5. 创面护理

（1）**早期清创**　烧伤早期应及时给予创面清创处理。用肥皂水和清水清洗创面周围皮肤组织，用碘伏消毒创面及周围的皮肤，除去创面上的异物和坏死组织，根据伤情选择暴露或包扎治疗。清创术后应注射 TAT，必要时尽早使用抗生素。

（2）**包扎疗法**　针对四肢浅度烧伤、病房条件较差或门诊处理的小面积烧伤者。包扎后应注意观察肢体远端的血液循环情况，同时抬高患肢，保持敷料清洁、干燥，若被浸湿，及时更换。

（3）**暴露疗法**　针对大面积烧伤或会阴部烧伤者。清创后患者身上不覆盖任何物品，使创面暴露在清洁、干燥和温暖的环境中。不但有利于观察创面愈合情况，还可减轻患者换药时的疼痛刺激。

## 6. 特殊部位烧伤护理

（1）**呼吸道烧伤**　床旁准备气管切开包、吸痰器等急救设备，同时保持呼吸道通畅，必要时行气管切开术，给伤员持续性吸低流量氧气，监测病情变化，以防肺部感染发生。

（2）**头面颈部烧伤**　采用暴露疗法，同时做好五官护理，及时用棉签拭去眼、鼻、耳的分泌物；双眼用抗生素药水和眼膏，避免角膜干燥发生溃疡；避免耳郭受压；做好口腔护理。

## 7. 防治感染　遵医嘱使用抗生素防治感染，应注意副作用和二重感染。护理伤员时应注意无菌操作。

## 8. 营养支持　烧伤后加强营养，补充高蛋白、高热量和多种维生素。根据伤员情况不同，可选择不同方式，如口服、鼻饲或胃肠外营养支持。必要时可适量输入血浆、全血或人血白蛋白等，以增强抵抗力。

## 9. 心理护理　应根据伤员的不同心理状态，采用不同的措施。如缺乏自制力者，加强安全措施，防止再次受伤；有恐惧反应和抑郁者，鼓励伤员表达情感，消除不良心理反应。

## 【健康指导】

1. 提供消防安全知识教育。
2. 指导康复训练。
3. 给予整形、功能重建的相关知识。

# 第三节　蛇咬伤

被无毒蛇咬伤后，留下与牙痕相同的伤口；被有毒蛇咬伤，可能导致严重后果，这取决于受伤者形体的大小、咬伤的部位、蛇毒注入的量、蛇毒吸收到患者血循环的速度以及被咬后应用特异的抗蛇毒血清间隔时间的长短等。

## 【病理生理】

我国的毒蛇约有 50 种，分布有地区性。蛇毒含有毒性蛋白质、多肽和酶类，按其对人体的作用可归纳为 3 类：

**1. 神经毒素**　先使伤处发麻，并向近心端蔓延而引起头晕、视力模糊、眼睑下垂、语言不清、肢体软瘫、吞咽和呼吸困难等。最后可导致呼吸循环衰竭。

**2. 血液毒素**　可使伤处肿痛，并向近心侧蔓延，邻近淋巴结也有肿痛；并引起恶寒发热、心率和心律失常、烦躁不安或谵妄，还有皮肤紫斑、血尿和尿少、黄染等。最后可导致心、肾、脑衰竭。

**3. 混合毒素**　兼有神经毒素和血液毒素的作用，如眼镜蛇和蝮蛇的混合毒素，对神经和血液循环的作用各有偏重。

## 【临床表现】

**1. 局部表现**　伤处疼痛或麻木、红肿、瘀血、水疱或血疱，伤口周围或患肢有淋巴管炎和淋巴结肿大、触痛。

**2. 全身表现**　有头晕、胸闷、乏力、流涎、视力模糊、眼睑下垂、出血倾向、黄疸、贫血、语言不清、吞咽困难等。严重者肢体瘫痪、休克、昏迷、惊厥、呼吸麻痹和心力衰竭。

## 【辅助检查】

凝血功能和肾功能检查，可见血小板减少，凝血因子减少，凝血酶原时间延长；血肌酐增高，肌酐磷酸激酶增加，肌红蛋白尿等异常改变。

## 【治疗要点】

**1. 毒蛇咬伤的急救**

（1）在现场立即用条带绑紧肢体咬伤处的近心端，如足部咬伤者在踝部和小腿绑扎两道，松紧度以阻止静脉血和淋巴回流为度。将伤处浸入凉水中，逆行推挤使部分毒液排出。也可吮吸伤口（有口腔病变的抢救人员禁用），随吸随漱口或采用拔火罐的方法吸出蛇毒。在运送途中，仍用凉水湿敷伤口，绑扎应每 20 分钟松开 2~3 分钟（以免肢端瘀血时间过长）。

（2）到达医院后，先用 0.05% 高锰酸钾液或 3% 过氧化氢冲洗伤口；拔出残留的毒蛇牙；伤口较深者切开真皮层少许，或在肿胀处以三棱针平刺皮肤层，接着用拔罐法或吸乳器抽吸，促使部分毒液排出；胰蛋白酶有直接解蛇毒作用，可取 2000~6000U 加于 0.05% 普鲁卡因或注射用水 10~20mL 中，封闭伤口外周或近侧，需要时隔 12~24 小时重复使用。

### 2. 治疗

（1）蛇药是治疗毒蛇咬伤有效的中成药，有南通蛇药、上海蛇药、广州蛇药等，可以口服或敷贴局部，有的还有注射剂。此外还有一部分新鲜草药也对毒蛇咬伤有疗效，如七叶一枝花、八角莲、半边莲、田薹黄、白花蛇舌草等。

（2）抗蛇毒血清有单价和多价两种，单价抗毒血清对已知的蛇类咬伤有较好的效果。用前须做过敏试验，结果阳性应用脱敏注射法。

（3）合并感染可用抗菌药。

（4）对各种器官功能不全或休克，必须采取相应的治疗措施。此外，治疗过程中禁用中枢神经抑制剂、肌松弛剂、肾上腺素和抗凝剂。

## 【常见护理诊断 / 问题】

**1. 皮肤完整性受损**　与毒蛇咬伤、组织结构破坏有关。

**2. 潜在并发症**　感染、多脏器功能障碍。

**3. 焦虑、恐惧**　与毒蛇咬伤、知识缺乏、生命受到威胁和担心预后有关。

## 【护理措施】

1. 防止毒液扩散和吸收。被毒蛇咬伤后，不要惊慌失措、奔跑走动，这样会促使毒液快速向全身扩散。伤者应立即坐下或卧下，自行或呼唤别人来帮助，迅速用可以找到的鞋带、裤带之类的绳子绑扎伤口的近心端。绑扎的目的仅在于阻断毒液经静脉和淋巴回流入心，而不妨碍动脉血的供应，与止血的目的不同。故绑扎无须过紧，它的松紧度掌握在以能够使被绑扎的下部肢体动脉搏动稍微减弱为宜。

2. 迅速排除毒液。

3. 排毒完成后，伤口要湿敷以利毒液流出。必须注意，蛇毒是剧毒物，只需极小量即可致人死命，所以绝不能因惧怕疼痛而拒绝对伤口切开排毒的处理。若身边备有蛇药可立即口服以解内毒。患者如出现口渴，可给足量清水饮用，切不可给酒精类饮料以防毒素扩散加快。

## 【健康指导】

1. 普及识别毒蛇及咬伤后的急救自救知识。

2. 不去可能有毒蛇之处，去时必须穿长靴、长裤，戴帽子以防万一。

3. 一旦被蛇咬伤，首先坐下或卧下，尽量减少运动，避免血液循环加速。

4. 轻轻地用肥皂和水洗伤口，不要擦伤口，应用布轻拍，以使其干燥。咬伤时间在5分钟以内，应切开伤口并吸出毒液。如果需移动患者，不要让他自己走动。

### 附：清创术及更换敷料法

#### 一、清创术

清创术是一种限时处理污染伤口，将其转变为清洁伤口，以争取一期愈合的手术操作。清创时间愈早愈好，尽量在伤后6~8小时内进行清创一期缝合。应在适当的麻醉下进行，主要步骤如下：

**1. 麻醉** 一般选用局部浸润麻醉，若损伤严重可选用全身性麻醉。

**2. 清洗** 用无菌敷料覆盖创面，用无菌刷和肥皂水刷洗伤口周围的皮肤，再用生理盐水冲洗，洗净周围皮肤，剪去毛发，除去油垢。用3%过氧化氢溶液、大量无菌盐水冲洗伤口，洗净浅层可见的异物和血凝块、脱落组织碎片。

**3. 清创** 用碘伏溶液消毒皮肤和创面，常规铺巾，检查伤口，清除创面内的血凝块和异物，切除已失活组织和游离组织，沿创缘边缘修剪皮肤1~2mm，必要时可扩大伤口，修剪出较整齐的健康组织创面。

**4. 缝合** 彻底止血，反复用生理盐水冲洗伤口，检查创面无活动性出血及清点器械和纱布无误后，再进行缝合。对已清创的伤口应及时行逐层缝合，称为Ⅰ期缝合或初期缝合。对处理时间已超过8~12小时、污染较重的伤口，只清创不予缝合或只缝合深层组织，观察24~48小时后，若无感染征象再给予缝合，称为Ⅱ期缝合或延期缝合，一样能达到一期愈合目的。

**5. 包扎** 包扎的目的是保护伤口、减少污染、固定敷料以及加压止血。伤口加盖敷料后给予包扎，应注意包扎松紧度，便于观察病情和妥善固定引流物。

#### 二、敷料更换

敷料更换又称为换药，是处理伤口的基本治疗护理技术。

**1. 目的** 检查伤口情况，及时清除伤口内分泌物，清除创面异物和坏死组织，保持伤口引流通畅，尽快控制局部感染，促进创面肉芽组织增生，固定保护伤口等，促使伤口尽快愈合。

**2. 操作步骤**

（1）**患者准备** 换药前做好解释工作，消除患者紧张焦虑情绪。换药应在换药室内或有遮挡的病室内进行。协助伤员保持舒适体位，注意遮盖以保护患者隐私和保暖。

（2）**物品准备** 取无菌盘，准备消毒药品、生理盐水、无菌换药包、器械、消毒棉球、引流物、敷料、绷带及污物盘等。无菌换药包内应准备换药碗1个和镊子2把，一把传递无菌用品，另一把操作使用。

（3）**操作方法** ①准备：按无菌要求进行操作。换药前戴一次性帽子，并用速干洗手液进行六步洗手，必要时穿隔离衣及戴手套。②揭取敷料：外层敷料用手揭取，内层敷料用镊子揭取。若内层敷料与创面紧密粘贴，为避免创面疼痛、出血或撕掉新生的上皮组织，应用无菌生理盐水浸湿后轻柔揭去。揭取敷料时应注意沿创面纵轴方向揭开。③皮肤消毒：常用碘伏溶液擦拭 2～3 遍，消毒范围稍大于敷料范围，同时避免消毒液流入伤口内。④清理伤口：用生理盐水棉球或其他药物棉球沾拭创面，清除伤口分泌物、脓液，修剪已变黑的坏死组织，并根据情况取标本送细菌培养和药物敏感实验。⑤置引流物：根据伤口创腔的深度和创面情况选用适当的引流物引流伤口创腔内的渗液或脓液。⑥包扎伤口：根据伤口分泌物的量，加盖纱布，粘贴牢固后，必要时再用绷带包扎。

（4）换药后处理 安置好患者，处理污物。换药器械给予药液洗涤、浸泡、消毒后再高压蒸汽灭菌备用。

3. 换药时间 根据伤口情况和分泌物量来确定。渗出液或脓液较多的伤口，每日换药 1 次或多次，应保持表层敷料不被渗出液和分泌物渗湿透。分泌液较少，肉芽生长较好的伤口，可 2～3 天换 1 次药。清洁伤口一般在缝合后第 2 天换 1 次药后直至伤口愈合或拆线。

# 练习题

## 【A1 型题】

1. 腹部损伤合并以下哪种问题应优先处理（　　　）
   A. 窒息　　　　　　　　　B. 气胸　　　　　　　　　C. 昏迷
   D. 出血　　　　　　　　　E. 休克

2. 能引起急性肾功能衰竭的损伤是（　　　）
   A. 裂伤　　　　　　　　　B. 挫伤　　　　　　　　　C. 扭伤
   D. 挤压伤　　　　　　　　E. 切伤

3. 吸入性烧伤最严重的并发症是（　　　）
   A. 感染　　　　　　　　　B. 窒息　　　　　　　　　C. 心衰
   D. 败血症　　　　　　　　E. 肺炎

4. 厌氧菌感染伤口换药，应选用（　　　）
   A. 3% 氯化钠溶液　　　　B. 1∶1000 新洁尔灭　　　C. 等渗盐水
   D. 优锁溶液　　　　　　　E. 3% 过氧化氢

5. 女性，5 岁小儿，头、面、颈及双上臂烧伤，烧伤面积是（　　　）
   A. 17%　　　　　　　　　B. 19%　　　　　　　　　C. 21%
   D. 23%　　　　　　　　　E. 25%

6. 清创最佳时机是伤后（　　　）
   A. 6～8 小时内　　　　　B. 8～10 小时内　　　　　C. 12～24 小时内
   D. 48 小时内　　　　　　E. 72 小时内

7. 严重挤压伤患者应用下列哪项药物可防止发生急性肾功能衰竭（　　　）
   A. 碳酸氢钠及利尿剂　　　B. 稀盐酸和利尿剂　　　　C. 氯化铵及利尿剂
   D. 低分子右旋糖酐　　　　E. 白蛋白溶液

8. 大面积烧伤早期发生休克，多为（　　　）

    A. 神经性休克　　　　　　　B. 心源性休克　　　　　　C. 低血容量性休克

    D. 过敏性休克　　　　　　　E. 感染性休克

9. 判断烧伤创面深度的主要依据是（　　　）

    A. 创面肿胀程度　　　　　　B. 创面有无水疱　　　　　C. 创面疼痛程度

    D. 创面渗出情况　　　　　　E. 创面残存上皮的有无和多少

10. Ⅰ期缝合伤口术后换药时间为（　　　）

    A. 2～3 天换药 1 次

    B. 2～3 小时换药 1 次

    C. 每日或隔日换药 1 次

    D. 每日换药 1 次或数次

    E. 每周换药 1 次

## 【A2 型题】

11. 男性，23 岁，车祸受伤后立即来医院就诊，神志模糊，咯血，口鼻均有大量泥沙夹血外溢，呼吸困难，烦躁不安，左侧胸部严重擦伤、肿胀，心率 98 次 / 分钟，血压 120/90mmHg，四肢活动尚可，左大腿中下段重度肿胀，有瘀斑和严重擦伤。此时最紧迫的抢救是（　　　）

    A. 输血　　　　　　　　　　B. 吸氧　　　　　　　　　C. 左下肢夹板固定

    D. 清除上呼吸道异物，保持呼吸道通畅　　　　　　　　E. 输液

12. 腹部损伤伴有少量肠管脱出时，首选的急救措施是（　　　）

    A. 迅速将肠管还纳腹腔

    B. 用消毒纱布覆盖并包扎

    C. 用凡士林纱布覆盖并包扎

    D. 用盐水纱布覆盖并包扎

    E. 用消毒或清洁器皿覆盖并包扎

13. 男性，6 岁，在野外不慎被毒蛇咬伤，其正确的处理措施是（　　　）

    A. 立即奔跑，呼喊家长前来

    B. 用口吸出毒汁

    C. 用布带绑扎肢体远心端

    D. 用布带绑扎肢体近心端

    E. 用清水冲洗

## 【A3 型题】

（14～16 题共用题干）

成人，男性，体重 60kg，烧伤后急诊送入医院。查体：神志清楚，能合作，心率 100 次 / 分钟，血压 120/86mmHg，面部、胸部、腹部、两前臂、两手及两小腿和足部

Ⅱ、Ⅲ度烧伤。

14. 烧伤总面积是（　　　）

    A. 47%　　　　　　　　B. 48%　　　　　　　　C. 49%

    D. 50%　　　　　　　　E. 51%

15. 烧伤后第 1 个 24 小时补充晶体和胶体液计算总量是（　　　）

    A. 5600mL　　　　　　B. 6200mL　　　　　　C. 6800mL

    D. 5400mL　　　　　　E. 6000mL

16. 伤员在输液过程中密切监测病情，下列哪项最能简单监测输液量（　　　）

    A. 尿量　　　　　　　　B. 血压　　　　　　　　C. 中心静脉压

    D. 呼吸　　　　　　　　E. 神志

# 第十章　肿瘤患者的护理

肿瘤（tumor）是人体正常细胞在不同的始动与促进因素长期作用下，所产生的增生与异常分化所形成的新生物。肿瘤细胞不受生理调节，具有自主或相对自主生长能力，当致病因子停止后仍能继续生长。根据肿瘤的形态及肿瘤的生物学行为，可分为良性肿瘤、恶性肿瘤以及介于良、恶性肿瘤之间的交界性肿瘤。

**1. 良性肿瘤**　一般称为"瘤"，无浸润和转移能力。通常有包膜或边界清楚，呈膨胀性生长，速度缓慢，色泽和质地接近相应的正常组织。瘤细胞分化成熟，组织和细胞形态变异较小，少有核分裂象。彻底切除后少有复发，对机体危害小。

**2. 恶性肿瘤**　来自上皮组织者称为"癌"；来源于间叶组织者称为"肉瘤"；胚胎性肿瘤常称为母细胞瘤。但某些恶性肿瘤仍沿用传统名称"瘤"或"病"，如恶性淋巴瘤、白血病、霍奇金病等。恶性肿瘤具有浸润和转移能力，通常无包膜，边界不清，向周围组织浸润生长，生长速度快。瘤细胞分化不成熟，有不同程度的异型性，对机体危害大。患者常因复发、转移而死亡。

**3. 交界性肿瘤**　组织形态和生物学特性介于良性和恶性之间的肿瘤。如包膜不完整的纤维瘤、黏膜乳头状瘤、唾液腺混合瘤等。

## 第一节　恶性肿瘤

恶性肿瘤是机体在各种致瘤因素长期作用下，某一正常的组织细胞发生异常分化和过度无限增生的结果。这种现象一旦形成，具有向周围组织乃至全身侵蚀和转移的特性，其生长变化快慢与机体免疫功能密切相关。恶性肿瘤已成为我国目前常见的死亡原因之一。我国最常见的恶性肿瘤，在城市依次是肺癌、胃癌、肝癌、肠癌与乳腺癌；在农村为胃癌、肝癌、肺癌、食管癌和肠癌。

### 【病因】

肿瘤的病因尚未完全明了，目前认为肿瘤是环境与宿主内外因素交互作用的结果。据统计，80%以上的恶性肿瘤与环境因素有关。所有影响不外乎致癌因素与促癌因素，同时机体的内在因素在肿瘤的发生、发展中也起着重要的作用，如遗传（遗传易感性）、内分泌与免疫机制等。基因改变是肿瘤在分子水平上的最直接病因。

**1. 环境因素**

（1）化学因素　根据化学致癌物与人类肿瘤关系的强度将其分为3类：①肯定致癌物：主要有氮芥、联苯胺、多环芳香烃类化合物、氯乙烯、石棉、砷、铬和镍等；②可能致癌物：亚硝胺类与食管癌、胃癌和肝癌的发生有关，黄曲霉素污染的粮食可诱发肝癌；③潜在致癌物：烷化剂如有机农药、硫芥可致肺癌及造血器官肿瘤，氨基偶氮类染料易诱发膀胱癌、肝癌等。

（2）物理因素　如电离辐射可致皮肤癌、白血病；吸入放射污染粉尘可致骨肉瘤和甲状腺肿瘤；紫外线可引起皮肤癌；矿物纤维如石棉可导致肺癌、恶性间皮瘤的发病率增加。

（3）生物因素　病毒是生物致癌因素中最主要的因素，如EB病毒与鼻咽癌、伯基特淋巴瘤相关，人类乳头瘤病毒与宫颈癌有关，乙型肝炎病毒与肝癌有关；少数寄生虫和细菌也可引起人类肿瘤，如埃及血吸虫可致膀胱癌，华支睾吸虫与肝癌和胆管癌有关，日本血吸虫对大肠癌有促癌作用；与肿瘤有关的细菌主要是幽门螺杆菌，与胃癌的发病有关。

**2. 机体因素**

（1）遗传因素　越来越多的证据表明肿瘤与遗传密切相关，如结肠息肉病综合征、乳腺癌、胃癌等。有相当数量的食管癌、肝癌、胃癌、鼻咽癌患者有家族史，如携带缺陷基因BRCA-1者易患乳腺癌等。

（2）内分泌因素　某些激素与肿瘤发生有关，较明确的是雌激素和催乳素，与乳腺癌的发生有关，长期服用雌激素可能引起子宫内膜癌，生长激素可刺激癌肿的发展。

（3）免疫因素　先天或后天获得性免疫缺陷者易发生恶性肿瘤，如艾滋病患者易患恶性肿瘤；器官移植后长期使用免疫抑制剂者，肿瘤的发生率比正常人群高。

（4）心理、社会因素　人的性格、情绪、工作压力及环境变化等，可通过影响人体内分泌、免疫功能等而诱发肿瘤。流行病学调查发现，经历重大精神刺激、剧烈情绪波动或抑郁者较其他人群易患恶性肿瘤。

## 【病理生理】

恶性肿瘤的发生发展过程可分为癌前期、原位癌及浸润癌3个阶段。从病理形态上看，癌前期表现为上皮增生明显，并伴有不典型增生；原位癌通常指癌变细胞限于上皮层、未突破基膜的早期癌；浸润癌指原位癌突破基膜向周围组织浸润、发展，并破坏周围组织的正常结构。

**1. 肿瘤细胞的分化**　依据肿瘤细胞的分化程度不同，其恶性程度和预后亦不一。恶性肿瘤细胞可分为高分化、中分化和低分化（或未分化）3类，或称Ⅰ、Ⅱ、Ⅲ级。高分化（Ⅰ级）细胞形态接近正常分化程度，显示恶性程度低；未分化（Ⅲ级）细胞核分裂较多，高度恶性，预后差；中分化（Ⅱ级）的恶性程度介于两者之间。

**2. 转移方式**　恶性肿瘤易发生转移，转移方式有4种：

（1）直接蔓延　肿瘤细胞向与原发灶相连的组织扩散生长，如直肠癌侵及骨盆壁。

（2）淋巴转移　多数先转移至邻近的区域淋巴结，也可出现"跳跃式"越级转移，即不经区域淋巴结而转移至"第二、第三站"淋巴结。此外，还可发生皮肤淋巴管转移，使局部呈现橘皮样改变或卫星结节等。

（3）**血行转移**　肿瘤细胞侵入血管，随血流转移至远隔部位，如腹内肿瘤可经门脉系统转移到肝，肺癌可随动脉系统而致全身性播散到骨、脑等。

（4）**种植性转移**　肿瘤细胞脱落后在体腔或空腔脏器内转移，最多见的为胃癌种植转移至盆腔。

**3. 肿瘤分期**　为了合理制定治疗方案，正确评价治疗效果，判断预后，国际抗癌联盟（UICC）提出了 TNM 分期法。T 指原发肿瘤、N 为淋巴结、M 为远处转移，再根据肿块大小、浸润深度在字母后标以数字 0~4，表示肿瘤的发展程度。1 代表小，4 代表大，0 代表无；有远处转移为 $M_1$，无远处转移为 $M_0$。临床无法判断肿瘤体积时则以 $T_x$ 表示。根据 TNM 的不同组合，临床将之分为 Ⅰ、Ⅱ、Ⅲ、Ⅳ 期。各类肿瘤的 TNM 分类具体标准由各专业会议协定。

## 【临床表现】

肿瘤的临床表现取决于肿瘤性质、发生组织、所在部位及发展程度，一般早期多无明显症状。尽管不同类型肿瘤表现不一，但有其共同特点。

**1. 局部表现**

（1）**肿块**　常是体表或浅在肿瘤的首要症状。随肿瘤性质不同而致硬度、活动度及边界均可不同。位于深部或内脏的肿块不易触及，但可出现周围组织受压或空腔脏器梗阻症状。

（2）**疼痛**　肿块的膨胀性生长、破溃或感染等使末梢神经或神经干受刺激或压迫，可出现局部刺痛、跳痛、隐痛、烧灼痛或放射痛，尤以夜间更明显。空腔脏器肿瘤可致痉挛，产生绞痛。

（3）**溃疡**　体表或胃肠道的恶性肿瘤可因生长过快、血供不足而继发坏死，或因继发感染而发生溃烂，可有恶臭及血性分泌物。

（4）**出血**　恶性肿瘤生长过程中若发生破溃或侵及血管，可有出血症状。在上消化道者可有呕血或黑便；在下消化道者可有血便或黏液血便；在胆道与泌尿道者，除见血便和血尿外，常伴有局部绞痛；肺癌可发生咯血或血痰；肝癌破裂可致腹腔内出血。

（5）**梗阻**　肿瘤可导致空腔脏器阻塞，随部位不同而出现不同症状。如胃癌伴幽门梗阻可致呕吐，肠肿瘤可致肠梗阻，胰头癌和胆管癌可压迫胆总管致梗阻而出现黄疸。梗阻的程度有不完全或完全之分。

（6）**浸润与转移症状**　主要呈浸润性生长，肿瘤沿组织间隙、神经纤维间隙或毛细淋巴管、血管扩展，可出现区域淋巴结肿大、局部静脉曲张、肢体水肿。若发生骨转移可有疼痛、硬结或病理性骨折等表现。

**2. 全身症状**　早期不明显，或仅有非特异性表现，如消瘦、乏力、低热、贫血等全身症状；至肿瘤晚期，患者出现全身衰竭症状，呈现恶病质。不同部位肿瘤，恶病质出现迟早不一，消化道肿瘤患者出现较早。某些肿瘤还可呈现相应的功能亢进或低下，继发全身性改变，如甲状旁腺瘤引起骨质改变。

## 【辅助检查】

**1. 实验室检查**　血、尿及粪便常规的阳性检查结果不一定是恶性肿瘤的特异标志，但常可提供诊断线索；血清学检查，如某些酶、激素、糖蛋白等由于特异性不强，多用于辅助诊断；具有特异性与灵敏性的免疫学检测指标对于恶性肿瘤的筛查、诊断、预后判断具有重要意义，常用的有癌胚抗原（CEA）、甲胎蛋白（AFP）、肿瘤相关抗原等；由于细胞或分子水平的变化常发生于临床症状出现之前，故近年建立的用于了解细胞分化的流式细胞分析技术以及基因诊断技术，因其敏感和特异而有助于诊断和估计预后。

**2. 影像学检查**　X线、超声波、造影、放射性核素、电子计算机断层扫描（CT）、磁共振成像（MRI）和正电子发射断层成像（PET）等各种检查方法可明确有无肿块及其所在部位、形态、大小等性状，有助于判断有无肿瘤及其性质。

**3. 内镜检查**　应用金属或光导纤维内镜可直接观察空腔脏器、胸腔、腹腔以及纵隔等部位的病变，同时可取细胞或组织行病理学检查，对于肿瘤的诊断具有重要价值，并能对小的病变如息肉做摘除治疗。常用的有食管镜、胃镜、纤维肠镜、直肠镜、气管镜、腹腔镜、膀胱镜等。

**4. 病理学检查**　包括细胞学与组织学两部分，是目前确定肿瘤直接而可靠的依据。细胞学检查包括体液自然脱落细胞、黏膜细胞、细针穿刺涂片或超声导向穿刺涂片等方法。位于深部或体表的较大肿瘤，可在超声或 CT 引导下穿刺活检或于手术中切取组织行快速冷冻切片诊断。活组织检查有可能促使恶性肿瘤扩散，应在术前短期内或术中进行。

## 【治疗要点】

本病多采取局部与整体相结合的综合治疗方法，包括手术治疗、化学治疗、放射治疗、生物治疗、中医中药及内分泌治疗等，在去除或控制原发病灶后进行转移灶的治疗。Ⅰ期以手术治疗为主；Ⅱ期以局部治疗为主，原发肿瘤切除或放疗，必须包括转移灶的治疗，辅以有效的全身化疗；Ⅲ期采取综合治疗，手术前、后及术中放疗或化疗等；Ⅳ期以全身治疗为主，辅以局部对症治疗。

**1. 手术治疗**　目前手术切除实体肿瘤仍然是最有效的治疗方法。

（1）预防性手术　切除癌前病变的治疗，如家族性结肠息肉病、黏膜白斑病。

（2）根治性手术　切除原发癌所在器官的部分或全部，连同周围正常组织和区域淋巴结整块切除。在根治范围基础上适当切除附近器官及区域淋巴结称为扩大根治术。

（3）姑息性手术　以手术解除或减轻症状，如晚期大肠癌伴肠梗阻时行肠造口术以减轻患者痛苦、延长生命。

（4）减瘤手术　对于体积较大、单纯手术无法根治的恶性肿瘤，可行大部切除，术后继以化疗、放疗、生物治疗等以控制残余的肿瘤细胞。如卵巢癌、Burkitt 淋巴瘤、睾丸癌等。减瘤术后结合化疗等控制残余癌的方法，与根治术后辅以针对体内可能存在的微小转移灶所使用的辅助化疗有本质的区别。

（5）复发或转移灶手术　复发肿瘤应根据具体情况及手术、化疗、放疗的疗效而定，凡能手术者应考虑再行手术。如乳腺癌术后局部复发可再行局部切除术。转移肿瘤的手术切除适合于原发灶已能得到较好的控制，而转移病灶可切除者，如25％的大肠癌肝转移患者在切除术后能长期生存。

（6）其他　激光手术切割或激光气化治疗，快速简便，损伤小，出血少，多用于头面部肿瘤患者。超声手术切割已较成功地应用于颅内肿瘤及肝叶切除等手术。

### 知识链接

实施肿瘤外科手术有一定的原则，包括不切割原则、整块切除原则、无瘤技术原则，其基本思想是防止术中肿瘤细胞的脱落种植和血行转移。

**2. 化学疗法**　简称化疗，是一种应用特殊化学药物杀灭恶性肿瘤细胞或组织的治疗方法。对于中晚期肿瘤患者往往是综合治疗中的重要手段，某些肿瘤可因此获长期缓解。目前已能单独通过化疗治愈的有绒毛膜上皮癌、睾丸精原细胞瘤、Burkitt淋巴瘤和急性淋巴细胞白血病等。化疗药物只能杀灭一定百分比的肿瘤细胞，多类药物的合理应用是控制复发的可能途径。

（1）药物分类　根据化疗药物的化学结构、来源及作用机制分为7类。①细胞毒素类药物：烷化剂类，由其氮芥基团作用于DNA和RNA、酶、蛋白质，导致细胞死亡，如环磷酰胺、氮芥、白消安等。②抗代谢类药物：此类药物对核酸代谢物与酶结合反应有相互竞争作用，影响与阻断核酸的合成，如5-氟尿嘧啶、甲氨蝶呤、阿糖胞苷等。③抗生素类：如丝裂霉素、阿霉素、放线菌素D等。④生物碱类：主要干扰细胞内纺锤体的形成，使细胞停留在有丝分裂中期，常用的有长春新碱、羟基喜树碱、紫杉醇等。⑤激素类：能改变内环境进而影响肿瘤生长，有的能增强机体对肿瘤侵害的抵抗力，常用的有他莫昔芬、己烯雌酚、丙酸睾酮等。⑥分子靶向药物：包括单克隆抗体和小分子化合物，其作用靶点可以是细胞受体、信号传导和抗血管生成等。单抗类常用的有曲妥珠单抗、利妥昔单抗、西妥昔单抗和贝伐单抗等；小分子化合物常用的有伊马替尼、吉非替尼等。⑦其他：如甲基苄肼、羟基脲、顺铂等。

（2）给药方式　一般通过静脉、口服、肌内注射、肿瘤内注射、腔内注射、动脉内注入、局部灌注等途径提供。大多数化疗药物在抑制或杀伤肿瘤细胞的同时，对机体正常组织，特别是代谢增殖旺盛的器官、组织或细胞有不同程度的损害，并在出现疗效的同时，常伴有不同程度的毒性反应，如骨髓抑制、恶心呕吐、毛发脱落、血尿、免疫功能低下等。临床常联合应用不同作用的药物，同时或序贯给药，以提高疗效，减少毒副反应。

近年来开展的介入治疗为经动脉定位插管单纯灌注或栓塞加化疗，亦可同时于皮下留置微泵。在肝癌、肺癌中应用较多。介入治疗使肿瘤缩小后可采取手术切除，或多次治疗使肿瘤得以控制或缓解。

**3. 放射疗法**　简称放疗，是利用放射线的电离辐射作用，破坏或杀灭肿瘤细胞，从而达到治疗目的的一种方法。放射线可采用光子类的深度 X 线、γ 射线、$^{60}$ 钴、$^{187}$ 铯以及粒子类的电子束、中子束等。放疗技术包括远距离治疗（外照射）、近距离治疗（腔内放疗）、立体定向放射治疗（X 或 γ 刀）和适形放射治疗等，后两者都是新的放疗技术。放疗的副反应为抑制骨髓（白细胞减少、血小板减少）、皮肤黏膜改变及胃肠道反应等。

各种肿瘤对放射线的敏感性不一，可归纳为 3 类：①高度敏感：如淋巴造血系统肿瘤、性腺肿瘤、多发性骨髓瘤等；②中度敏感：如基底细胞癌、鼻咽癌、乳癌、食管癌、肺癌等；③低度敏感：如胃肠道腺癌、软组织及骨肉瘤等。

**4. 生物治疗**　是应用生物学方法改善个体对肿瘤的应答反应及直接效应的治疗，包括免疫治疗与基因治疗两大类。

（1）**免疫治疗**　有非特异性和特异性之分，前者如接种卡介苗、麻疹疫苗及注射干扰素等；后者是接种自身或异体瘤苗或肿瘤免疫核糖核酸等。目的在于通过调动人体防御系统，提高免疫功能，达到抗肿瘤的效果。

（2）**基因治疗**　是应用基因工程技术，干预存在于靶细胞的相关基因表达水平以达到治疗目的。大部分基因治疗方法仍处于临床及实验研究阶段。

**5. 中医中药治疗**　运用中医扶正祛邪、化瘀散结、清热解毒、通经活络等原理，以中药补益气血、调理脏腑，配合手术及放、化疗，既可减轻毒副作用，还可促进肿瘤患者的康复。

**6. 内分泌治疗**　某些肿瘤的发生和发展与体内激素水平密切相关，可进行内分泌治疗，如增添激素或内分泌去势治疗等。

## 【预防】

肿瘤是由环境、营养和饮食、遗传、病毒感染以及生活方式的选择等多种因素相互作用而引起的。约 1/3 癌症是可以预防的，1/3 癌症若能早期诊断是可以治疗的，1/3 可以减轻痛苦、延长寿命。因此，应在人群中广泛开展健康教育，加强卫生知识宣传，预防肿瘤发生和改善预后。癌症预防可分为三级：

**1. 一级预防**　为病因预防，消除或减少可能致癌的因素，降低发病率。80% 以上的人类癌症由环境因素所引起。实现一级预防的措施在于保护环境，控制大气、水源、土壤等污染；改变不良的饮食习惯、生活方式，戒烟、酒，多食新鲜蔬菜水果，忌食高盐、霉变食物；减少职业性暴露于致癌物，如石棉、苯、甲醛等。

**2. 二级预防**　是指早期发现、早期诊断、早期治疗，以降低死亡率。对高发区及高危人群定期检查是较确切可行的方法，从中发现癌前期病变，及时治疗。如切除胃肠道腺瘤或息肉，及时治疗子宫颈慢性炎症伴不典型增生病变等。

**3. 三级预防**　是诊断和治疗后的康复，包括提高生存质量、减轻痛苦、延长生命。三级预防重在对症性治疗，世界卫生组织（WHO）提出了癌症三级止痛阶梯治疗方案，将有效改善晚期肿瘤患者的生存质量。

近年来开展的化学预防和免疫预防为癌症预防开拓了新领域。

【常见护理诊断 / 问题】

**1. 焦虑与恐惧**　与担心疾病预后以及经济状况改变有关。

**2. 营养失调：低于机体需要量**　与肿瘤所致高分解代谢状态及摄入减少、吸收障碍，化疗、放疗所致味觉改变、恶心呕吐、食欲下降、进食困难等有关。

**3. 疼痛**　与肿瘤生长侵及神经、肿瘤压迫及手术创伤有关。

**4. 潜在并发症**　感染、出血、皮肤和黏膜受损、静脉炎、静脉栓塞及脏器功能障碍。

**5. 知识缺乏**　缺乏有关术后康复、放疗、化疗及肿瘤防治的知识。

【护理措施】

**1. 心理护理**　肿瘤患者心理反应复杂而强烈，有震惊、愤怒、抑郁等变化，既渴望手术，又惧怕手术，顾虑重重，情绪多变。且肿瘤手术范围较大，易影响某些部位的正常功能，如乳癌手术及结肠造瘘术，会导致生活不便、功能障碍甚至形象改变等。护理人员应了解患者心理和情感的变化，有的放矢地进行疏导，耐心细致地解释手术的重要性、意义和手术方式等。对需进行化疗或放疗的患者，向其介绍所需实施的化疗、放疗方案，化疗、放疗常见的毒副反应及应对措施，使患者能有效配合手术、化疗或放疗的进行，取得更佳的治疗效果。

**2. 饮食和营养支持护理**　肿瘤患者由于疾病消耗、营养不良或慢性失血可引起贫血、低蛋白血症等，术前应补充其不足，纠正营养失调，提高其对手术的耐受性，保证手术的安全。鼓励患者增加蛋白质、糖类和维生素的摄入，对口服摄入不足者，通过肠内、肠外营养支持改善营养状况。术后在消化道功能尚未恢复之前，可经肠外途径供给所需能量和营养素，以利于创伤修复；鼓励能经口进食者尽早进食，给予营养丰富且易消化的饮食；消化功能差者以少食多餐为宜；也可经管饲方法提供肠内营养，支持和促进胃肠功能恢复。

**3. 疼痛护理**　疼痛多系肿瘤浸润神经或压迫邻近内脏器官所致，护士应密切观察疼痛的部位、性质、持续时间，还应为患者创造安静舒适的环境，可采取松弛疗法、音乐疗法，或鼓励其适当参与娱乐活动以分散注意力，从而减轻疼痛。鼓励家属关心、参与止痛计划。术后切口疼痛应遵医嘱及时予以镇痛治疗。

晚期癌症疼痛难以控制者，可按三级阶梯镇痛方案处理。①一级镇痛法：适用于疼痛较轻者，可用阿司匹林等非阿片类解热消炎镇痛药；②二级镇痛法：适用于中度持续性疼痛者，用可待因等弱阿片类药物；③三级镇痛法：疼痛进一步加剧，改用强阿片类药物，如吗啡、哌替啶等。癌性疼痛的给药要点：口服、按时（非按需）、按阶梯、个体化给药。镇痛药物剂量根据患者的疼痛程度和需要由小到大，直至患者疼痛消失为止，不应对药物限制过严，导致用药不足。

**4. 化疗护理**

（1）**防止静脉炎、静脉栓塞发生**　根据药性选用适宜的溶媒稀释，现配现用；选择合适的给药途径和方法，现多从深静脉给药，以减少对血管的刺激；合理安排给药顺序；如从周围静脉给药，要有计划地由远端开始合理选择静脉并注意保护，妥善固定针头以防滑脱、药液外漏导致局部组织坏死。若怀疑药物外渗即停止输液，并针对外渗药液的性质给予相应的处理。

（2）恶心、呕吐的护理　化疗前遵医嘱选用止吐药，恶心呕吐者给予清淡易消化食物，少量多餐；严重呕吐、腹泻者，予静脉补液或营养支持。

（3）预防感染　每周检查血常规 1 次，白细胞计数 $< 3.5 \times 10^9/L$ 者应遵医嘱停药或减量。加强病室空气消毒，减少探视，预防交叉感染。血小板计数 $< 80 \times 10^9/L$，白细胞计数 $< 1.0 \times 10^9/L$ 时应做好保护性隔离，给予必要的支持治疗，如中药调理、成分输血，必要时遵医嘱应用升血细胞类药。

（4）预防出血　观察有无皮肤瘀斑、牙龈出血、血尿、血便等全身出血倾向；监测血小板计数，其 $< 50 \times 10^9/L$ 时避免外出，$< 20 \times 10^9/L$ 时要绝对卧床休息，限制活动。协助做好生活护理，注意安全，避免受伤，同时监测患者的生命体征和神志的变化。尽量避免肌内注射及用硬毛牙刷刷牙。

（5）注意肝肾功能监测　化疗过程中密切观察病情变化，监测肝肾功能，了解患者的不适主诉，准确记录出入液量，鼓励多饮水、碱化尿液，以减少或减轻化疗所致的毒副作用。

（6）防止脱发　化疗时可用冰帽局部降温，预防脱发。

**5. 放疗护理**

（1）皮肤、黏膜的护理　保持皮肤清洁干燥，穿柔软的棉质衣服。照射野皮肤忌摩擦、冷热刺激，洗澡禁用肥皂、粗毛巾搓擦，局部用软毛巾吸干；局部皮肤出现红斑瘙痒时禁搔抓，禁用酒精、碘酒等涂擦，防止发生蜂窝织炎；照射野皮肤有脱皮现象时，禁用手撕脱，应让其自然脱落，一旦撕破难以愈合；外出时防止阳光直射；放疗期间可使用滴鼻剂和漱口液，加强局部黏膜清洁。

（2）照射器官功能的观察　肿瘤所在器官或照射野内的正常组织受射线影响可发生一系列反应，如胸部照射后形成放射性肺纤维变，胃肠道受损后出现出血、溃疡和形成放射性肠炎，膀胱照射后可出现血尿等。因此放疗期间应加强对照射器官功能状态的观察，对症护理，有严重不良反应时及时和医生联系，暂停放疗。

（3）防止感染　医护人员严格执行无菌操作，防止交叉感染；指导并督促患者注意个人卫生，如口腔清洁等；鼓励患者多进食，增加营养，提高免疫力；每周检查血常规 1 次，监测患者有无感染症状和体征；若患者白细胞计数极低，应实行保护性隔离。

**6. 恶性肿瘤患者围手术期护理**　参见第六章围手术期患者的护理和各种恶性肿瘤患者的手术前后护理。

## 【健康指导】

**1. 保持心情舒畅**　各种精神刺激、情绪抑郁或波动，均可促进肿瘤的发生和发展。肿瘤患者应保持良好的心态，勇敢地面对现实，避免各种不良情绪。

**2. 加强营养**　术后、化疗、放疗及康复期患者应均衡饮食，摄入高热量、高蛋白、富含膳食纤维的各类营养素，多食新鲜水果，饮食宜清淡、易消化，忌辛辣、油腻等刺激性食物。

**3. 适当运动**　适量、适时的运动可改善人体的精神面貌，有利于调整人体的内在功能，增强抗病能力，减少各类并发症。

**4. 功能锻炼**　对于因术后器官、肢体残缺而引起生活不便的患者，应早期协助和鼓励其进行功能锻炼，如全喉切除术后的食管发音训练，使其具备基本的生活自理能力和必要的劳动能力，减少对他人的依赖。

**5. 继续治疗**　鼓励患者出院后仍应积极配合治疗，有针对性地提供化疗、放疗等方面的信息资料，提高其对各种治疗反应的识别和自我照顾能力，克服化疗、放疗带来的身体不适。

**6. 加强随访**　肿瘤患者应终身随访，术后最初 3 年内至少每 3 个月随访 1 次，继之每半年复查 1 次，5 年后每年复查 1 次。随访可早期发现复发或转移征象。

# 第二节　良性肿瘤

良性肿瘤可发生于全身不同组织和器官，因肿瘤的来源和发生部位不同，其病理生理变化和临床表现各异。临床分为各脏器良性肿瘤和常见体表良性肿瘤，前者因所在器官不同而有不同的临床特点，本节仅介绍常见体表良性肿瘤。

体表肿瘤是指来源于皮肤、皮肤附件、皮下组织等浅表软组织的肿瘤，在临床上需与非真性肿瘤的瘤样肿块相鉴别。

**1. 皮肤乳头状瘤**　由表皮乳头样结构的上皮增生所致，同时向表皮下乳头状延伸，易恶变为皮肤癌，如阴茎乳头状瘤等。手术切除是首选治疗方法。

**2. 黑痣**　为良性色素斑块，分为皮内痣、交界痣和混合痣 3 种。皮内痣位于真皮层，常高出皮肤，表面光滑，有汗毛，很少恶变；交界痣位于表皮基底细胞层，向表皮下延伸，呈扁平状，色素较深，多位于手、足，易受激惹、恶变；混合痣为皮内痣与交界痣同时存在，当色素加深、变大或瘙痒、疼痛时，为恶变可能，应及时做完整切除，并做病理检查。

**3. 脂肪瘤**　为脂肪样组织的瘤状物，好发于四肢、躯干，多数单发，也可多发。边界清，呈分叶状，质地软，可有假囊性感，无痛，生长缓慢。深部者可恶变，应及时切除。多发者瘤体常较小，呈对称性，有家族史，可伴疼痛。

**4. 纤维瘤**　位于皮肤及皮下的纤维组织肿瘤。呈单个结节状，瘤体不大，边界清，质硬，活动度大，生长缓慢，极少恶变。可手术切除。

**5. 神经纤维瘤**　来源于神经鞘膜的纤维组织和鞘细胞。常位于四肢神经干的分布部位，多发、对称，大多无症状，也可伴明显疼痛或感觉过敏。手术切除时应注意避免伤及神经干。

**6. 血管瘤**　多为先天性，生长缓慢，按其结构可分为 3 类。

（1）**毛细血管瘤**　多见于女婴的面部、肩、头皮和颈部，出生时即有皮肤红点或小红斑，逐渐增大、红色加深并隆起。如增大速度快于婴儿发育，则为真性肿瘤。瘤体边界清，压之可稍褪色，释手后恢复红色。大多数为错构瘤，1 年内可停止生长或消退。早期瘤体较小时手术切除或液氮冷冻治疗效果均良好。

（2）**海绵状血管瘤**　由小静脉和脂肪组织构成。多数生长在皮下组织、肌肉，少数可在骨或内脏等部位。皮肤色泽正常或呈青紫色。肿块质地软而边界不太清，可有钙化结节和触痛，应及早手术切除，以免增大而影响局部组织功能。

（3）**蔓状血管瘤**　由较粗的迂曲血管构成，大多数来自静脉，也可来自动脉或动静脉瘘。除发生于皮下和肌肉，还常侵入骨组织。外观常见蜿蜒的血管，有明显的压缩性和膨胀性，或可闻及血管杂音或触及硬结。应争取手术切除，术前做血管造影检查，了解病变范围，充分做好术前准备，包括术中控制出血及输血等。

**7. 囊性肿瘤及囊肿**

（1）**皮样囊肿**　为囊性畸胎瘤，浅表者好发于眉梢或颅骨骨缝处，呈圆珠状，可与颅内交通呈哑铃状，质地硬。手术切除前应有充分估计和准备。

（2）**皮脂囊肿**　非真性肿瘤，为皮脂腺排泄受阻所形成的囊肿。以头面部及背部多见，囊内为油脂样"豆渣物"，易继发感染而伴奇臭。若已感染者，应控制感染后再手术切除。

（3）**表皮样囊肿**　由外伤所致表皮基底细胞层进入皮下生长而成，常见于臀、肘等易受外伤或磨损部位。手术切除治疗。

（4）**腱鞘或滑液囊肿**　非真性肿瘤，由浅表滑囊因慢性劳损诱发。常见于手腕、足背肌腱或关节附近，屈曲关节时有坚硬感，可加压击破或抽出囊液或手术切除治疗。

## 练习题

### 【A1 型题】

1. 确诊肿瘤最可靠的检查方法是（　　　）
　A. 病理学检查　　　　　　　B. B 超　　　　　　　　C. DSA
　D. CT　　　　　　　　　　　E. 免疫学检测指标

2. 来自上皮组织的恶性肿瘤称为（　　　）
　A. 肉瘤　　　　　　　　　　B. 母细胞瘤　　　　　　C. 瘤
　D. 癌　　　　　　　　　　　E. 白血病

### 【A2 型题】

3. 患者，女性，48 岁，因乳腺癌术后进行化疗而出现恶心、呕吐，下列防治措施错误的是（　　　）
　A. 化疗前遵医嘱使用止吐药

B.出现恶心、呕吐后应禁食

C.给予清淡易消化食物

D.少量多餐

E.严重呕吐者，予静脉补液

4.患者，男性，54岁，诊断为左半结肠癌Ⅰ期，最有效的治疗方法是（　　）

A.化学疗法　　　　　　B.手术治疗　　　　　　C.放射疗法

D.生物治疗　　　　　　E.中医中药治疗

5.患者，女性，60岁，诊断为宫颈癌，目前认为与其有关的微生物是（　　）

A.幽门螺杆菌　　　　　B.乙型肝炎病毒　　　　C.链球菌

D.人类乳头瘤病毒　　　E.EB病毒

6.患者，女性，58岁，有大肠息肉病史10余年，医生嘱其定期接受肠镜检查，该方法属于恶性肿瘤的（　　）

A.一级预防　　　　　　B.二级预防　　　　　　C.三级预防

D.四级预防　　　　　　E.五级预防

7.患者，男性，62岁，因患肝癌而疼痛较剧，医嘱予弱阿片类药物止痛，下列属于该类药物的是（　　）

A.吗啡　　　　　　　　B.哌替啶　　　　　　　C.可待因

D.阿司匹林　　　　　　E.布洛芬

## 【A3型题】

（8~10题共用题干）

患者，男性，67岁。诊断为消化系统恶性肿瘤，予外科手术治疗，术后化疗。

8.下列各项，不属于恶性肿瘤常见转移方式的是（　　）

A.直接蔓延　　　　　　B.淋巴转移　　　　　　C.骨转移

D.血行转移　　　　　　E.种植性转移

9.化疗后，患者血小板计数为$75 \times 10^9/L$，白细胞计数为$1.0 \times 10^9/L$，提示的化疗毒性反应是（　　）

A.骨髓抑制　　　　　　B.免疫功能低下　　　　C.消化道反应

D.肝肾功能受损　　　　E.神经系统反应

10.下列有关患者出院后的随访时间，错误的是（　　）

A.需要终身随访

B.术后最初1年内至少每2个月随访1次

C.术后最初3年内至少每3个月随访1次

D.术后3~4年期间每半年复查1次

E.5年后每年复查1次

# 第十一章　颅脑疾病患者的护理

## 第一节　颅内压增高

颅内压是指颅腔内的脑组织、脑脊液和血液三种内容物，使颅腔内保持一定的压力，称为颅内压（intracranial pressure，ICP）。一般以脑脊液的静水压代表颅内压力。颅脑损伤、脑出血、脑肿瘤、脑积水和颅内炎症等疾病使颅腔内容物体积增加，和（或）颅腔狭小或变小，导致颅内压持续在 2.0 kPa（200mmH$_2$O）以上，从而引起相应的临床病理综合征，称为颅内压增高（increased intracranial pressure）。

> **知识链接**
>
> 　　颅内压的正常值：成人为 0.7～2.0 kPa（70～200mmH$_2$O），儿童为 0.5～1.0kPa（50～100mmH$_2$O）。正常情况下颅内压可有小范围的波动，其波动与血压有密切的关系。

### 【病因】

引起颅内压增高的病因可分为 3 大类：

**1. 颅腔内容物的体积增大**　脑组织体积增大（如脑水肿）；脑脊液量增多（如脑积水）；颅内静脉回流受阻或过度灌注，使脑血流量增加，颅内血容量增多（如动静脉畸形）等。

**2. 颅内空间相对变小**　颅内占位性病变如颅内血肿、脑肿瘤、脑脓肿、凹陷性颅骨骨折等。

**3. 先天性颅腔容积变小**　先天性畸形如狭颅症、颅底凹陷症等使颅腔容积变小。

### 【类型】

**1. 根据病因分**　颅内压增高可分为如下 2 类：

（1）弥漫性颅内压增高　多见于弥漫性脑膜脑炎、弥漫性脑水肿、交通性脑积水等所引起的颅内压增高。

（2）局灶性颅内压增高 多见于颅脑损伤、脑出血、脑肿瘤等。

**2. 根据病变发展的快慢不同分** 可分为如下 3 类：

（1）急性颅内压增高 多见于急性颅脑损伤引起的颅内血肿、高血压性脑出血等。其病情发展快，颅内压增高所引起的症状和体征严重，生命体征变化剧烈。

（2）亚急性颅内压增高 多见于发展较快的颅内恶性肿瘤、转移瘤及各种颅内炎症等。病情发展较快，但没有急性颅内压增高那么紧急，颅内压增高的反应较轻或不明显。

（3）慢性颅内压增高 多见于生长缓慢的颅内良性肿瘤、慢性硬脑膜下血肿等。病情发展较慢，可长期无颅内压增高的症状和体征，病情发展时好时坏。

【病理生理】

**1. 脑血流量降低** 颅高压使脑血流量降低，正常成人每分钟约有 1200mL 血液进入颅内，引起脑缺血，严重者脑死亡，通过脑血管的自动调节功能进行调节，维持脑血流量的正常供给。

**2. 脑水肿** 颅内压增高可直接影响脑血流量及其代谢，使脑的体积增大，出现脑水肿，加重颅内压增高。脑水肿分为血管源性脑水肿和细胞中毒性脑水肿。

**3. 脑疝** 急性或慢性颅内压增高均可导致脑疝。脑疝发生后，移位脑组织就被挤入小脑幕裂孔、硬脑膜裂隙或枕骨大孔中，从而压迫脑干，产生一系列危急症状。脑疝又可加重脑脊液和血液循环障碍，使颅内压进一步增高，可致患者死亡。

> **知识链接**
>
> 　　脑疝：当颅内某分腔颅内压增高（如有占位性病变、血肿等引起）时，该分腔的压力大于邻近分腔的压力（出现压力差），脑组织将从高压力区域向低压力区域移位，导致脑组织、血管及颅神经等重要结构受压和移位，有时被挤入硬脑膜的间隙或孔道中，从而出现一系列严重临床症状和体征，称为脑疝。常见的有 3 种类型：大脑镰下疝又称扣带回疝、小脑幕切迹疝又称颞叶疝、枕骨大孔疝又称小脑扁桃体疝。

**4. 库欣反应** 颅内压急剧增高时，患者会出现血压升高（全身血管加压反应）、心跳和脉搏缓慢、呼吸节律紊乱及体温升高等各项生命体征的变化，这种变化称为库欣（Cushing）反应。多见于急性颅内压增高病例，慢性者则不明显。

**5. 胃肠功能紊乱及消化道出血** 部分颅内压增高患者可出现胃肠道功能紊乱，呕吐、胃及十二指肠出血及溃疡和穿孔等。

**6. 神经源性肺水肿** 在急性颅内压增高病例中，发生率高达 5%~10%。其临床症状为呼吸急促，痰鸣，并有大量泡沫状血性痰液。

## 【临床表现】

**1. 头痛** 这是颅内压增高最常见的症状之一，程度不同，以早晨或晚间较重，部位多在额部及颞部，可从颈枕部向前方放射至眼眶。头痛程度随颅内压的增高而进行性加重。当用力、咳嗽、弯腰或低头活动时常使头痛加重。头痛性质以胀痛和撕裂痛为多见。

**2. 呕吐** 当头痛剧烈时，可伴有恶心和呕吐。呕吐呈喷射性，易发生于饭后，有时可导致水电解质紊乱和体重减轻。

**3. 视神经盘水肿** 这是颅内压增高的重要客观体征之一。

**4. 意识障碍** 疾病初期意识障碍可出现嗜睡，反应迟钝。严重病例，可出现昏睡、昏迷，伴有瞳孔散大、对光反应消失，发生脑疝，去脑强直。

**5. 生命体征变化** 颅内压增高可引起血压升高、脉搏徐缓、呼吸不规则、体温升高等病危状态甚至呼吸停止，终因呼吸循环衰竭而死亡。

**6. 其他表现** 头晕，猝倒，头皮静脉怒张。颅内压增高还可引起一侧或双侧外展神经麻痹和复视。小儿患者可有头颅增大、颅缝增宽或分裂、前庭饱满隆起、叩诊呈破罐声。头皮和额眶部浅静脉扩张。

头痛、呕吐和视神经盘水肿是颅内压增高的典型表现，称为颅内压增高"三主征"。

## 【辅助检查】

**1. CT、MRI** 对绝大多数占位性病变既可定位诊断，也可定性诊断，具有无创伤性。

**2. 脑血管数字减影造影（DSA）** 适用于疑有脑血管畸形或动脉瘤等疾病的病例。DSA 不仅使脑血管造影术的安全性大为提高，而且图像清晰，疾病的检出率高。

**3. 头颅 X 线摄片** 颅内压增高时，颅骨骨缝分离，指状压迹增多，鞍背骨质稀疏及蝶鞍扩大等。X 线片对于诊断颅骨骨折、垂体瘤所致蝶鞍扩大及听神经瘤引起内听道孔扩大等具有重要价值。但单独作为诊断颅内占位性病变的辅助检查手段现已少用。

**4. 腰椎穿刺** 腰穿测压对颅内占位性病变患者有一定的危险性，有时引发脑疝，故应当慎重进行。

**5. 脑室穿刺测压** 用带芯引流管刺入侧脑室，拔出针芯可见脑脊液流出，放置并固定引流管，与外引流装置相接（图 11-1）。注意脑室引流瓶的高度，以双耳孔连线的水平面为 0，一般引流瓶的高度为 7~20cm，

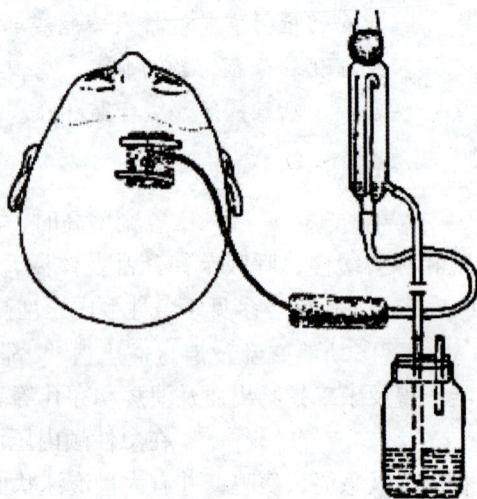

图 11-1 脑室外引流及颅内压测定

以维持正常颅内压，实际高度根据实际需要而定。既可以观察颅内压，又可以引流脑脊液。

知识链接

**颅内压监护仪**

应用颅内压监护设备对颅内压进行连续监测，颅内压监护仪分为无创颅内压监护仪和有创颅内压监护仪，前者监测结果不可靠，故临床很少应用。有创颅内压监护仪是用来连续测量颅内压的医用设备，它可与脑硬膜外、脑硬膜下、脑室内光纤探头相配，光纤探头以光传感信息，用光纤作为传输信息媒介，将光纤探头感受到的患者颅内压转换为差动光信号传递给监护仪，监护仪经光电转换，信号反馈，测量后可将患者颅内压在监护仪上显示。其中以脑室内压力最准确。

**6. 眼底检查**　颅内压增高时表现为视神经乳头充血，边缘模糊不清，中央凹陷消失，视盘隆起，静脉怒张。

## 【治疗要点】

**1. 病因治疗**　颅内压增高引起急性脑疝时，应分秒必争进行紧急抢救或手术处理。如颅内占位性病变者，行病变切除术；脑积水者，行脑脊液分流术等。

**2. 脱水治疗**　脱水治疗可减轻脑水肿，降低颅内压。口服药物常用的有氢氯噻嗪、呋塞米（速尿）、氨苯蝶啶、乙酰唑胺。注射用制剂常用 20% 甘露醇、呋塞米、20% 尿素转化糖或尿素山梨醇溶液、浓缩 2 倍的血浆、20% 人血白蛋白。

**3. 激素应用**　激素可减轻脑水肿，有利于缓解颅内压增高。常用的药物有地塞米松、氢化可的松、泼尼松。

**4. 冬眠低温疗法或亚低温疗法**　有利于降低脑的新陈代谢率，减少脑组织的氧耗量，从而防止脑水肿的发生与发展，亦可降低颅内压。

**5. 脑脊液体外引流**　有颅内压监护装置者，可经脑室缓慢放出适量脑脊液，以缓解颅内压增高。

**6. 巴比妥治疗**　在给药期间，应做血药物浓度监测。

**7. 辅助过度换气**　目的是使体内 $CO_2$ 排出。当动脉血的 $CO_2$ 分压每下降 1mmHg 时，可使脑血流量递减 2%，从而使颅内压相应下降。由于脑血流量减少使颅内压下降，故在应用时医生应衡量其利弊。

**8. 抗生素治疗**　控制颅内感染或预防感染。可根据致病菌药物敏感试验选用适当的抗生素。预防用药应选择广谱抗生素，术中和术后应用为宜。

**9. 症状治疗**　对患者的主要症状进行治疗，疼痛者可给予镇痛剂，但应忌用吗啡和哌替啶等类药物，以防止对呼吸中枢的抑制作用，从而导致患者死亡。有抽搐发作的病例，应给予抗癫痫药物治疗。烦躁患者给予镇静剂。

## 【常见护理诊断/问题】

**1. 脑组织灌流不足**　与颅内高压有关。

**2. 疼痛**　与颅内高压引起的头痛有关。

**3. 生活自理能力下降**　与意识、感觉、运动障碍有关。

**4. 潜在并发症**　脑疝。

## 【护理措施】

### 1. 一般护理

（1）观察和记录意识、瞳孔、体温、脉搏、呼吸及血压的变化。

（2）体位：床头抬高 15°～30°卧位。

（3）氧疗：高流量给氧。

（4）饮食：意识清醒、无呕吐者，给予普通饮食，适当限盐；不能进食、无呕吐者，可鼻饲；不能进食、有呕吐者，给予静脉补液，量出为入。但成人日补液量限制在 1500～2000mL 以内（其中含盐溶液不超过 500mL），防止输液速度过快，保证尿量 24 小时不少于 600mL。

### 2. 症状护理

（1）**高热者**　采取物理或药物降温措施，必要时采用冬眠低温治疗。

（2）**躁动者**　应积极查找病因，对因处理，必要时给予镇静剂，不可强行约束。

（3）**呕吐者**　应防止误吸，及时清除呕吐物；呕吐后给予口腔清洁护理。

（4）**肢体活动障碍或视力障碍者**　注意加强生活护理，以防意外跌伤。

（5）**头痛严重者**　应积极查找病因，对因处理，视情况给镇静止痛剂，但禁用吗啡。

（6）**昏迷者**　预防压疮，定时翻身、拍背；防止肺部并发症；做好口腔护理。

### 3. 防止颅内压增高

（1）**保持呼吸道通畅**　及时清除呼吸道分泌物和呕吐物，防止误吸；床头抬高 15°～30°卧位，防止颈部过屈过伸；有舌后坠者，及时安置口咽通气管；不能有效排痰者，及时吸痰，必要时气管切开。

（2）**防止用力、剧咳和便秘**　告知患者勿突然用力提取重物；进食时防止呛咳，并注意保暖，防止受凉；鼓励摄入粗纤维类食物，如两日不解大便应给予缓泻剂，已出现便秘者应先手法掏出干硬的粪便，再给缓泻剂或低压、小量灌肠。

（3）**控制癫痫发作**　遵医嘱给予抗癫痫药物，癫痫发作过后给予脱水药物。

### 4. 降低颅内压的护理

（1）**脱水治疗**　是降低颅内压的主要方法。急性颅内压增高，常用 25% 甘露醇成人 125～250mL 静注（20～30 分钟滴入），每日 2～4 次；呋塞米 20～40mg 静注，每日 2～4 次。慢性颅内压增高者，可口服呋塞米 20～40mg，每日 3 次，乙酰唑胺

25～50mg，每日3次。进行脱水治疗时，应严格按时定量给药，记录出入量，观察颅内压增高症状的改善情况，注意药物的副作用，如电解质紊乱。

（2）糖皮质激素治疗　急性颅内压增高者，常用地塞米松5～10mg或氢化可的松100mg静注，每日1～2次。慢性者，可口服地塞米松0.75mg或泼尼松5～10mg，每日1～3次。糖皮质激素治疗期间应注意观察药物的副作用，如消化道出血会使感染机会增加，故应采取预防措施，如必要的隔离、保持皮肤清洁等。

（3）辅助过度换气　遵医嘱给予肌松剂，调节呼吸机的各种参数，定时抽血做血气分析，维持 $PaO_2$ 在 12～13kPa（90～100mmHg），$PaCO_2$ 在 3.33～4.0kPa（25～30mmHg）为宜。

（4）冬眠低温或亚低温疗法　冬眠低温或亚低温疗法患者的护理包括以下内容：①准备：做好房间及物品的准备。②降温：遵医嘱给予冬眠药物，待患者熟睡后施行物理降温，如控温冰毯或冰帽或于体表大血管走行处置冰袋。降温速度以每小时1℃为宜，肛温维持在33℃～34℃，腋温维持在31℃～33℃。一般持续3～5日。如呼吸有异常可给予呼吸机辅助治疗。③升温：停止冬眠低温或亚低温时，先停用物理降温，再停冬眠药物，加盖毛毯，待其体温自然升温。④注意事项：观察和记录体温、脉搏、呼吸、血压、意识状态、瞳孔和神经系统体征，当呼吸低于10次/分钟或不规则、脉搏超过100次/分钟、收缩压低于100mmHg时，应报告医生。用药速度：调整和控制冬眠药物的静点速度，防止体温过大波动。防止并发症：常见并发症有冻伤、肢体末端血液循环障碍、压疮、肺炎、胃潴留、腹胀、便秘、胃出血等。应定时翻身、拍背，防止肺部并发症。定时按摩受冷处皮肤和肢体，防止冻伤。动作要轻、缓、稳，以防体位性低血压。鼻饲者，食物温度应与当时体温相一致。

【健康指导】

1. 对经常头痛，呈进行性加重，伴呕吐者，经一般治疗无效，应及时到医院做检查。

2. 颅内压增高的患者要预防剧烈咳嗽、便秘、提重物等使颅内压骤然升高的因素，以免诱发脑疝。

3. 指导患者学习康复的知识和训练技能。对有神经系统后遗症患者，要针对不同的心理状态进行心理护理。鼓励其积极参与各项治疗和功能训练（如肌力训练、步态平衡训练、排尿功能训练等），充分发掘躯体的潜在代偿能力，最大限度地恢复其生活能力。

# 第二节　颅脑损伤

颅脑损伤（craniocerebral trauma，head injury）平时多见于交通事故、自然灾害、坠落、跌倒以及各种锐器、钝器对头部的伤害；战时多见于爆炸、火器损伤等。颅脑损伤分为头皮损伤（scalp injury）、颅骨损伤（skull injury）与脑损伤（brain injury）；三者可单独发生，也可合并存在，也可合并复合伤和/或多发伤。脑损伤的程度及其处理效果是决定预后的关键因素。

一、头皮损伤

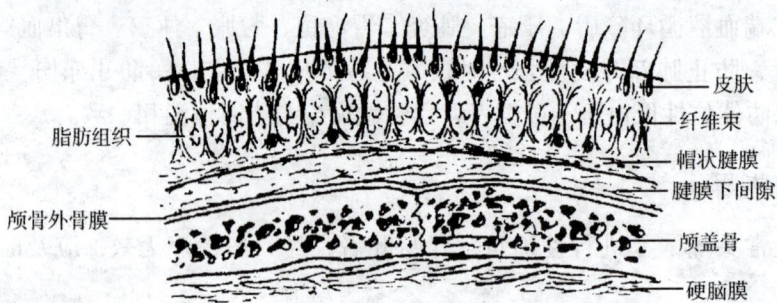

图11-2　头皮示意图

【分类】

**1. 头皮血肿**　分为皮下血肿、帽状腱膜下血肿和骨膜下血肿3种。

**2. 头皮裂伤**　因头皮血管丰富，出血较多，可引起失血性休克。

**3. 头皮撕脱伤**　头皮撕脱伤是因外力作用，大块头皮自帽状腱膜下层或连同颅骨骨膜被撕脱，导致失血性或创伤性休克。

【临床表现】

**1. 头皮血肿**

（1）皮下血肿　位于皮肤层和帽状腱膜之间，因连接紧密，血肿不易扩散，范围较局限，体积较小，张力高，压痛明显，有时周围组织肿胀隆起，中央凹陷，易误认为凹陷性颅骨骨折。

（2）**帽状腱膜下血肿**　该处组织松弛，出血易扩散，可蔓延至全头部，失血量多。较大的血肿肿胀明显，可有明显的波动感。

（3）**骨膜下血肿**　常由颅骨骨折引起，因骨膜在骨缝处紧密连接，血肿多以骨缝为界，局限于某一颅骨范围内。

**2. 头皮裂伤**　头皮血管丰富，出血较多，不易自行停止，可致失血性休克。头皮浅层裂伤时，因断裂的血管受头皮纤维隔的牵拉，断端不易闭合自凝，出血量比帽状腱膜全层裂伤者更多。

**3. 头皮撕脱伤**　大块头皮自帽状腱膜下层连同颅骨骨膜被撕脱或整个头皮甚至连额肌、颞肌及骨膜一并撕脱，使骨膜或颅骨外板暴露，剧烈疼痛和大量失血常导致创伤性休克。较少合并颅骨损伤及脑损伤。

## 【治疗要点】

### 1. 头皮血肿
（1）采用局部适当加压包扎，有利于防止血肿的扩大。

（2）较小的头皮血肿在 1 ~ 2 周可自行吸收，巨大的血肿可能需 4 ~ 6 周才吸收。必要时巨大血肿可在严格无菌条件下穿刺抽吸血肿加压包扎。

### 2. 头皮裂伤
（1）对头皮裂伤本身采用压迫止血、清创缝合。

（2）有脑脊液或脑组织外溢，须按开放性脑损伤处理。

### 3. 头皮撕脱伤
（1）压迫止血，防治休克。

（2）抗感染。

（3）手术：清创，行中厚皮片植皮术，对骨膜已撕脱者，需在颅骨外板上多处钻孔至板障，待肉芽组织生长后植皮。条件允许时，应采用显微外科技术行小血管吻合、头皮原位缝合。

## 【常见护理诊断 / 问题】

**1. 血容量不足**　与头皮损伤有关。

**2. 疼痛**　与头皮损伤引起的头痛有关。

**3. 有感染的危险**　与血肿有关。

## 【护理措施】

### 1. 头皮血肿
（1）**减轻疼痛、控制出血**　伤后早期应冷敷，减少出血和疼痛。24 ~ 48 小时后改用热敷，以促进血肿吸收。

（2）**预防并发症**　嘱患者勿用力揉搓伤处，以免增加出血。血肿加压包扎。注意观察患者意识、生命体征和瞳孔，警惕是否合并颅骨骨折及脑损伤。

### 2. 头皮裂伤

（1）现场急救可局部压迫止血。

（2）备皮，争取 24 小时内清创缝合。

（3）注意观察有无合并颅骨及脑损伤。

（4）常规应用抗生素和破伤风抗毒素（TAT）。

### 3. 头皮撕脱伤

（1）加压包扎止血，防止休克。

（2）急诊清创，必要时行植皮术。急救过程中，用无菌辅料或干净布包裹撕脱头皮，避免污染，隔水放置于有冰块的容器内，随患者一同送往医院，争取清创后再植。已植皮者注意观察头皮是否成活。

（3）抗感染治疗和预防用破伤风抗毒素（TAT）。

## 【健康指导】

1. 注意休息，避免过度劳累。限制烟酒及辛辣刺激性食物。

2. 遵医嘱服用抗生素、止血药、止痛药。

3. 如原有症状加重、头痛剧烈、频繁呕吐，警惕是否有合并颅骨骨折及脑损伤。

4. 头皮裂伤者遵医嘱按时拆线。

5. 头皮撕脱伤在急救过程中，用无菌辅料或干净布包裹撕脱头皮，避免污染，隔水放置于有冰块的容器内，随患者一同送往医院，争取清创后再植。

6. 已植皮者注意观察头皮是否成活。

## 二、颅骨损伤

颅骨骨折（skull fracture）指颅骨受暴力作用所引起的颅骨结构改变。

## 【分类】

1. 按骨折部位分为颅盖骨折（fracture of skull vault）与颅底骨折（fracture of skull base）。

2. 按骨折形态分为线形骨折（linear fracture）与凹陷性骨折（depressed fracture）。

3. 按骨折与外界是否相通分为开放性骨折（open fracture）与闭合性骨折（closed fracture）。

4. 颅底部的线形骨折多为颅盖骨折，根据其发生部位可分为颅前窝骨折、颅中窝骨折和颅后窝骨折。

## 【临床表现】

### 1. 颅盖骨折

（1）线形骨折　颅盖部的线形骨折发生率最高。单纯线形骨折应警惕是否合并脑损伤。当骨折线通过脑膜血管沟或静脉窦所在部位时，更应警惕硬脑膜外血肿的发生；骨折线通过气窦者可导致颅内积气。

（2）凹陷性骨折　好发于额骨及顶骨。成人凹陷性骨折多为粉碎性骨折，婴幼儿会呈现"乒乓球样骨折"。大的凹陷性骨折可触及，小的凹陷性骨折易与头皮下血肿相混淆。若凹陷性骨折位于脑重要功能区浅面，可出现偏瘫、失语或癫痫等神经系统定位体征。

### 2. 颅底骨折

（1）颅前窝骨折　颅前窝骨折累及眶顶和筛骨，可引起鼻出血、眼眶周围广泛皮下瘀血，出现"熊猫眼"征，球结膜下出血会出现"兔眼"征。若筛板或视神经管骨折，可导致嗅神经或视神经损伤；若脑膜、骨膜均破裂，则合并脑脊液漏，脑脊液可经额窦或筛窦由鼻孔流出。

（2）颅中窝骨折　颅中窝骨折若累及蝶骨，可有鼻出血或合并脑脊液鼻漏，脑脊液经蝶窦由鼻孔流出；若累及颞骨岩部，脑膜、骨膜及鼓膜均破裂时，则合并脑脊液耳漏，脑脊液经中耳由外耳道流出，若鼓膜完整，脑脊液则经咽鼓管流往鼻咽部，常被误诊为鼻漏；若累及蝶骨及颞骨内侧部，则可能损伤垂体或第Ⅱ～Ⅳ脑神经；若骨折伤及颈动脉海绵窦段，可因动静脉瘘的形成而出现搏动性突眼及颅内杂音，破裂孔或颈内动脉管处的破裂，可发生致命性的鼻出血或耳出血。

（3）颅后窝骨折　颅后窝骨折累及颞骨岩部后外侧时，多于伤后1～2日出现乳突部皮下瘀血斑；若累及枕骨基底部，可在伤后数小时出现枕下部肿胀及皮下瘀血斑。枕骨大孔或岩尖后缘附近的骨折，可以合并第Ⅸ～Ⅻ脑神经损伤。

### 【辅助检查】

**1. 普通 X 线片**　可显示颅内积气，但仅30%～50%能显示骨折线。

**2. CT 检查**　可诊断眼眶及视神经管骨折，了解有无脑损伤。

**3. 脑脊液化验**　对脑脊液漏有疑问时，可收集流出液做葡萄糖定量检测进行确诊。有脑脊液漏存在时，属于开放性脑损伤。

### 【治疗要点】

### 1. 颅盖骨折

（1）单纯线形骨折　无须特殊处理，卧床休息，对症治疗如止痛、镇静，注意有无继发性病变的发生。

（2）凹陷性骨折　凹陷不深，范围不大者可等待观察。若凹陷骨折位于脑重要功能区表面，有脑受压症状或颅内压增高表现，凹陷直径＞5cm或深度＞1cm，开放性粉碎性凹陷骨折，应手术复位或摘除碎骨片。

**2. 颅底骨折**　注意观察有无脑损伤和处理脑脊液漏及脑神经等合并伤。多数脑脊液漏在1～2周内自行愈合；如超过1个月仍有漏液者应手术修补漏口，注意防止颅内感染，给予抗生素。

## 【常见护理诊断 / 问题】

**1. 疼痛**　与骨折引起的头痛有关。

**2. 有感染的危险**　与骨折、脑脊液漏有关。

## 【护理措施】

**1. 一般护理**

（1）观察病情　观察有无颅内继发性损伤。密切观察患者意识、瞳孔、生命体征、颅内压增高症状和肢体活动等情况，及时发现和处理并发症。

（2）疼痛护理　遵医嘱使用镇痛、镇静药物，减轻患者疼痛和不适。

（3）心理护理　指导患者正确面对疾病，讲解颅骨骨折有关知识，消除顾虑，积极配合相关治疗。

（4）预防感染　应用抗生素和破伤风抗毒素（TAT）。

**2. 脑脊液外漏的护理**

（1）脑脊液漏的判断　将血性液体滴于白色滤纸或纱布上，若血迹周围有月晕样淡红色浸渍圈，则为脑脊液漏；或者采用红细胞计数并与周围血红细胞比较，以明确诊断。

（2）护理方法　①体位：清醒患者半坐卧位，略向患侧倾斜，借助重力作用使脑组织压在硬脑膜裂缝处，形成粘连而封闭漏口；昏迷患者，抬高床头 15°~30°，患侧卧位，促进漏口封闭。②保持局部清洁：保持外耳道、鼻腔和口腔清洁，每日 2~3 次清洁、消毒。③严禁从鼻腔吸痰和放置胃管，禁止耳鼻滴药、冲洗和堵塞，禁忌腰穿。④避免颅内压骤升：避免用力咳嗽、打喷嚏、擤鼻涕及用力排便，以免导致气颅或脑脊液逆流。⑤观察和记录脑脊液流出量：在鼻前庭或外耳道口松松放置干棉球，随湿随换，记录 24 小时浸湿的棉球数，以估计脑脊液外漏量。

**3. 预防并发症**

（1）颅内继发损伤　颅骨骨折合并脑挫裂伤、颅内出血、继发性脑水肿时，易引起颅内压增高。脑脊液外漏可延缓颅内压增高症状的出现，一旦出现颅内压增高的症状，救治更加困难。因此，应严密观察患者生命体征、意识、瞳孔及肢体活动变化等情况，方可及时发现颅内压增高及早期脑疝的征象，报告医师处理。

（2）颅内低压综合征　引起原因为脑脊液外漏多，使颅内压过低而导致颅内血管扩张。患者表现为剧烈头痛、眩晕、呕吐、厌食、反应迟钝、脉搏细微、血压偏低。头痛在立位时加重，卧位缓解。处理：遵医嘱补充大量液体以缓解症状，必要时手术修补脑脊液漏口。

## 【健康指导】

1. 普及医学知识，知晓预防颅内（逆行性）感染的重要性，消除患者紧张心理。

2. 颅骨缺损者应避免局部碰撞，以免伤及脑组织，注意防晒。

3. 颅骨缺损无感染者，嘱其伤后半年左右择期行颅骨成形术；有感染者，嘱其在伤后 1 年择期行颅骨成形术。

## 三、脑损伤

脑损伤是指脑膜、脑组织、脑血管及脑神经的损伤。脑损伤根据伤后脑组织是否与外界相通分为开放性和闭合性脑损伤。前者多为锐器或火器伤，常伴头皮裂伤、颅骨骨折和脑膜破裂，有脑脊液外漏；后者多为钝器伤或间接暴力所致，脑膜完整。根据损伤病理改变的先后发展又可分原发性和继发性脑损伤。前者指暴力作用头部后立即发生的脑损伤，包括脑震荡和脑挫裂伤；后者是指受伤一段时间后出现的脑受损病变，包括脑水肿和颅内血肿等。

### （一）原发性脑损伤

【发病机制】

**1. 脑震荡**　具体机制不详，可能与惯性力所致弥散性脑损伤有关。

**2. 脑挫裂伤**　发生于大脑皮层的损伤统称为脑挫裂伤。脑组织遭受破坏较轻，脑膜尚完整者称为脑挫伤；软脑膜、血管和脑组织同时有破裂，伴有外伤性蛛网膜下腔出血（traumatic subarachnoid hemorrhage）称为脑裂伤。临床上两者常同时并存，难于区别，故常合称为脑挫裂伤，可单发或多发，好发于额极、颞极及其底面。小者如点状出血，大者可呈紫红色片状。显微镜下，伤灶中央为血块，四周是碎烂或坏死的皮层组织及星茫状出血。

【临床表现】

**1. 脑震荡**　表现为一过性的脑功能障碍。肉眼未见神经病理改变，显微镜下可见神经组织结构紊乱。

（1）受伤当时立即出现短暂的意识障碍，可表现为神志不清或完全昏迷，时间常为数秒或数分钟，一般不超过半小时。

（2）逆行性遗忘（retrograde amnesia）：即清醒后大多不能回忆受伤当时乃至伤前一段时间内的情况。

（3）伴随症状：较重者在意识障碍期间可有皮肤及面色苍白、出汗、呼吸浅慢、心动徐缓、血压下降、肌张力降低、各生理反射迟钝或消失等自主神经和脑干功能紊乱的表现。伤后意识恢复后其症状很快趋于正常，但头痛、头昏、恶心、呕吐等症状，可持续数日到数周，少数持续更长时间。

（4）神经系统检查无阳性体征。

**2. 脑挫裂伤**

（1）**意识障碍**　受伤当时立即出现意识障碍，绝大多数在半小时以上，重症者可长期持续昏迷。其严重程度和持续时间与脑挫裂伤的程度、范围直接相关。少数范围局限的脑挫裂伤，如果不存在惯性力所致的弥散性脑损伤，可不出现早期意识障碍。

（2）局灶症状与体征　受伤当时立即出现与伤灶相应的神经功能障碍或体征，如损伤语言中枢出现失语，损伤运动区出现锥体束征、肢体抽搐或偏瘫等；损伤脑"哑区"（如额极、颞极等），可无明显局灶症状或体征。

（3）头痛与恶心呕吐　颅内压升高、自主神经功能紊乱或外伤性蛛网膜下腔出血等出现头痛与恶心呕吐。外伤性蛛网膜下腔出血可有脑膜刺激征、脑脊液检查可见红细胞等。

（4）颅内压升高与脑疝　为继发脑水肿和 / 或颅内血肿所致，并进一步加重早期的意识障碍或瘫痪程度，或意识好转、清醒后又变为模糊；同时出现库欣反应（如血压升高、心率减慢、呼吸深慢）、瞳孔不等大和锥体束征等。

## 【辅助检查】

**1. CT 检查**　早期可发现迟发性血肿。早期 CT 检查已有脑挫裂伤或颅内较小血肿，此后多次 CT 检查可了解脑水肿范围或血肿体积有无扩大，脑室有无受压以及中线结构有无移位等重要情况，有利于及时处理。

**2. 颅内压监测**　适用于部分重度脑损伤、有意识障碍的患者。

**3. 脑诱发电位**　能反映皮质、皮质下和脑干等不同部位的功能情况，有助于确定受损部位，判断病情严重程度和预后等。

## 【治疗要点】

**1. 手术治疗**　常用的手术方式有开颅血肿清除术、去骨瓣减压术、钻孔探查术、脑室引流术、钻孔引流术。

**2. 非手术治疗**　①脱水治疗：适用于病情较重的脑挫裂伤，有头痛、呕吐等颅内压升高表现，腰椎穿刺或颅内压监测压力偏高，CT 发现脑挫裂伤合并脑水肿，以及手术治疗前后。常用的药物为甘露醇、呋塞米（速尿）、甘油及白蛋白等。②皮质激素：用于重型脑损伤，如若使用，以尽早短期使用为宜。③过度换气：给予肌松弛剂后，借助呼吸机做控制性过度换气，使血 $CO_2$ 分压降低，促使脑血管适度收缩，从而降低颅内压。④氧气治疗。⑤亚低温治疗。⑥巴比妥治疗等。

**3. 对症治疗**　如高热、躁动等。

## 【常见护理诊断 / 问题】

**1. 疼痛**　与骨折引起的头痛有关。

**2. 有感染的危险**　与骨折、脑脊液漏有关。

## 【护理措施】

**1. 观察病情**

（1）以意识观察最为重要，是鉴别原发性与继发性脑损伤的重要手段。

①意识障碍程度的传统分级方法（表 11-1）。

**表 11-1　意识障碍分级**

| 分级 | 语言刺激 | 疼痛刺激 |
|------|----------|----------|
| 清醒 | 唤醒后回答正确 | 主动有目的表达 |
| 模糊 | 唤醒后回答有误 | 主动有目的简单防御 |
| 浅昏迷 | 不能唤醒，不能回答 | 主动有目的回避 |
| 昏迷 | 不能唤醒，不能回答 | 主动无目的躁动 |
| 深昏迷 | 不能唤醒，不能回答 | 无反应 |

② Glasgow 昏迷评分法：国际上常用，简单易行。对睁眼、语言和运动三个方面分别评分，以三者的积分表示意识障碍程度。最高为 15 分，表示意识清楚；8 分以下为昏迷；最低为 3 分。积分越低表示意识障碍程度越深（表 11-2）。

**表 11-2　Glasgow 昏迷评分法**

| 睁眼反应 | 分值 | 言语反应 | 分值 | 运动反应 | 分值 |
|----------|------|----------|------|----------|------|
| 自行睁眼 | 4 | 能对答，回答正确 | 5 | 能按吩咐完成动作 | 6 |
| 呼之睁眼 | 3 | 能对答，回答有误 | 4 | 刺痛时能定位，手能向疼痛部位 | 5 |
| 刺痛睁眼 | 2 | 胡言乱语，不能对答 | 3 | 刺痛时肢体能回缩 | 4 |
| 不能睁眼 | 1 | 仅能发音，无语言 | 2 | 刺痛时双上肢呈过度屈曲 | 3 |
|  |  | 不能发音 | 1 | 刺痛时四肢呈过度伸展 | 2 |
|  |  |  |  | 刺痛时肢体松弛，无动作 | 1 |

（2）瞳孔变化：①小脑幕切迹疝的瞳孔呈进行性扩大。②瞳孔变化出现的迟早、是否继续加剧、有无意识障碍同时加剧等，有利于区别脑疝和颅底骨折引起的原发性动眼神经损伤。③根据有无间接对光反应，可鉴别视神经损伤和动眼神经损伤。

（3）病情加重见于：①观察期间出现剧烈头痛或烦躁不安症状，可能为颅内压增高或脑疝。②患者躁动时，脉率未见相应增快，可能已有脑疝。③意识障碍患者由能够自行改变卧位或能够在呕吐时自行改变头位到不能变动时，表示病情加重。④原意识清楚患者出现睡眠中遗尿时，表示已有意识障碍。

**2. 昏迷患者的护理**

（1）体位　头部升高 15°~30°，有利于脑部静脉血回流，对脑水肿的治疗有益。

（2）预防压疮　定时翻身，不断变更身体与床褥接触的部位，以免骨突出部位的皮肤持续受压缺血而形成压疮。

（3）保持呼吸道通畅　首要任务是保证呼吸道通畅、防止气体交换不足。

（4）促苏醒　①早期防治脑水肿，及时解除颅内压增高，避免缺氧、高热、癫痫、感染等不良因素对脑组织的二次损伤。②病情稳定、未清醒患者，可选用胞磷胆碱、乙酰谷酰胺、甲氯芬酯、乙胺硫脲和能量合剂等药物。③高压氧舱治疗。④中医中药：醒脑静、牛黄天宫丸、针灸等。

（5）营养支持　营养障碍可降低机体的免疫力和修复功能，易发生或加剧并发症。①早期采用肠道外营养，待肠蠕动恢复后，即可采用肠道内营养。②昏迷者可经鼻胃管或鼻肠管供给每日所需营养。③超过1个月以上的肠道内营养，可行胃造瘘术，以防鼻、咽、食管的炎症和糜烂。④有高热、感染、肌张力增强或癫痫时，酌情增加营养。⑤定时测量体重和肌肉丰满度，监测氮平衡、血浆白蛋白、血糖、电解质等生化指标以及淋巴细胞计数等免疫学测试，视情况调整热量和各种营养成分的供给。

（6）尿潴留　长期留置导尿管是引起泌尿系感染的主要原因。预防泌尿系感染的措施：①尽可能采用非导尿方法，如在膀胱尚未过分充盈时，用热敷、按摩来促使排尿。②必须导尿者，应严格无菌操作，选用优质硅胶带囊导尿管，并尽早拔除导尿管，一般留置时间不宜超过3～5天。③需要长期导尿者，可行耻骨上膀胱造瘘术。④经常做尿常规、尿细菌培养及药敏试验。

**3. 手术患者护理**

（1）术前护理　①加强心理护理：无意识障碍者，应做好心理护理，以消除恐惧及顾虑，以便患者配合医护人员治疗和护理。②饮食：禁食，防止患者术中呕吐。③遵医嘱补液、输血、纠正休克，并备足术中输血量。④备皮：剃光头，清除患者头面部血迹及其他污物。⑤留置导尿管。⑥做好必要的生化检查。⑦遵医嘱应用术前药物，做好药物过敏试验。⑧颅内压增高患者，尤其是已发生脑疝者，需加强脱水治疗，并给中、高流量氧疗。⑨昏迷患者应随时将口腔、呼吸道分泌物吸尽，以免误吸。送手术室前更应吸尽口腔、呼吸道分泌物，以防送手术室过程中，分泌物阻塞呼吸道引起窒息。⑩协助拍X线片或做CT检查等。

（2）术后护理　①严密观察患者生命体征变化、意识及瞳孔，每半小时至1小时观测1次。②术后体位：血压正常、神志清醒者，可抬高床头15°～30°，以利静脉血回流，减少颅内充血及脑水肿。全麻未清醒者取平卧位，头偏向一侧，应有专人护理至清醒。③饮食与营养：合理膳食，加强营养。不能进食者鼻饲。④观察切口渗血及渗液：注意有无脑脊液漏，保持各种引流管通畅。严格无菌操作，及时换药，防止污染及逆行感染。⑤术后颅内血肿和脑水肿：注意有无术后颅内血肿，其多发生在术后6～24小时内。脑水肿一般在术后2～4天达高峰，比血肿的症状出现晚。

**【健康指导】**

1. 普及有关医学知识，使患者及家属知晓颅脑损伤患者的病情复杂而且严重，预后差，要有思想准备。

2. 加强对患者护理，如昏迷、营养、预防压疮、预防呼吸系统和泌尿系感染等。

3. 注意术前术后的护理。

## （二）继发性脑损伤——颅内血肿

### 【分类】

按血肿的来源和部位可分为硬脑膜外血肿、硬脑膜下血肿和脑内血肿三型（图 11-3）。按血肿发展的速度可分为急性（<3 天）、亚急性（3 天~3 周）和慢性（>3 周）三型。

**1. 硬脑膜外血肿** 占颅内血肿的 30%~40%，仅次于硬脑膜下血肿。位于颅骨和硬脑膜之间的血肿，多见于颞部。常位于着力点及其邻近部位，出血多来自脑膜中动脉，出血急剧，易出现颅内压增高和脑疝表现。

**2. 硬脑膜下血肿** 占颅内血肿的

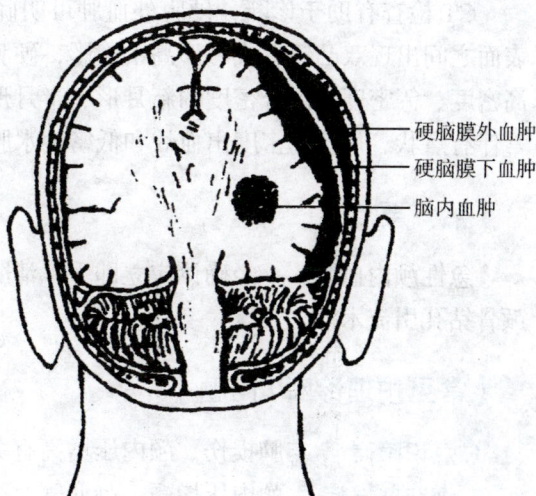

图 11-3　三种颅内血肿的部位

硬脑膜外血肿
硬脑膜下血肿
脑内血肿

50%~60%。位于硬脑膜与蛛网膜之间的血肿，多见于额颞部。常继发于对冲性脑挫裂伤，出血多来自挫裂的脑实质血管损伤。

**3. 脑内血肿** 仅占颅内血肿的 5% 左右。血肿发生在脑实质内，多伴有颅骨凹陷骨折或严重的脑挫裂伤。

### 【临床表现】

因血肿压迫脑组织，引起占位性病变症状和体征及颅内压增高，可导致脑疝而危及生命。

**1. 硬脑膜外血肿**

（1）意识障碍　血肿导致颅内压增高和脑疝所致。硬脑膜外血肿典型表现为原发性意识障碍后经过"中间清醒期"，再度意识障碍，并逐渐加重。少数患者可表现为伤后昏迷并进行性加重或伤后无原发性昏迷，血肿形成后才出现继发性昏迷。

（2）颅内压增高及脑疝表现　头痛、呕吐、视神经盘水肿。患侧瞳孔先缩小后扩大，对光反射迟钝或消失以及生命体征紊乱。

**2. 硬脑膜下血肿**

（1）伤后出现持续、进行性加重的意识障碍。

（2）颅内压增高症状明显，易形成脑疝。

（3）慢性硬膜下血肿由于致伤外力小，出血缓慢，颅内压增高症状不明显，少数患者出现记忆力减退、智力下降、精神异常等。

**3. 脑内血肿** 以进行性加重的意识障碍表现为主，颅内压增高表现明显，易出现脑疝，如果血肿压迫重要功能区，患者可出现偏瘫、失语等局灶症状。

【辅助检查】

CT检查有助于诊断，硬膜外血肿可明确定位，计算出血量，表现为颅骨内板与脑表面之间出现双凸镜形或弓形高密度影；硬膜下血肿表现为颅骨内板与脑表面之间出现高密度、等密度或混合密度的新月形、半月形影；脑内血肿表现为脑内高密度区，周围常伴有点状、片状高密度出血灶和低密度水肿区。

【治疗要点】

急性颅内血肿，一经确诊应立即手术清除血肿并彻底止血；慢性硬膜下血肿多采用颅骨钻孔引流术。

【常见护理诊断/问题】

**1. 意识障碍**　与脑损伤、颅内压增高有关。
**2. 潜在并发症**　颅内压增高、脑疝等。

【护理措施】

**1. 术前护理**
（1）尽快协助完成术前各项必需的特殊检查。
（2）争取在手术前2小时内剃净头发，洗净头皮，涂擦70%乙醇并用无菌巾包扎。做好交叉配血、药物敏感试验等。

**2. 术后护理**　手术后除继续执行非手术治疗的护理外，返回病房，搬运患者时动作要轻稳。小脑幕上开颅手术后，取健侧或仰卧位。小脑幕下开颅手术后，应取侧卧或侧俯卧位。手术中常规放置引流管，护理时严格注意无菌操作，预防颅内逆行感染。注意观察病情，及时发现手术后颅内出血、感染等并发症。

【健康指导】

参考第一节颅内压增高。

# 第三节　颅内和椎管内肿瘤

## 一、颅内肿瘤

颅内肿瘤又称脑瘤，是指颅内占位性的新生物。颅内肿瘤约半数为恶性肿瘤，可发生于任何年龄，以20~50岁为多见。发病部位以大脑半球最多，其次是鞍区、小脑脑桥角、小脑等部位。无论是良性还是恶性，随着肿瘤增大而破坏或压迫脑组织，并使颅内压增高，甚至造成脑疝而危及患者生命。

## 【分类】

颅内肿瘤可归纳为原发性和继发性肿瘤。有来源于脑组织、脑血管、脑垂体、松果体、颅神经和脑膜等组织的颅内原发性肿瘤，还有一小部分来源于身体其他部位转移到颅内的继发性肿瘤。

## 【病因】

目前尚不明确，包括遗传因素、物理和化学因素及生物因素等。

## 【临床表现】

因肿瘤病理类型和所在部位不同，有不同的临床表现。

**1. 颅内压增高**　头痛、呕吐和视神经盘水肿"三主征"。

**2. 局灶性症状和体征**

（1）**大脑半球肿瘤**　①精神症状。②癫痫发作。③感觉障碍。④运动障碍。⑤视野损害。⑥失语症等。

（2）**鞍区肿瘤**　典型表现为内分泌功能紊乱及视力视野改变。

（3）**松果体区肿瘤**　易引起脑脊液循环障碍，颅内压增高出现早，发生在儿童期可有性早熟现象。

（4）**颅后窝肿瘤**　①小脑半球肿瘤：主要表现为患侧肢体协调动作障碍。②小脑蚓部肿瘤：主要表现为躯体性共济失调。肿瘤易阻塞第四脑室，早期即出现脑积水及颅内压增高表现。③脑桥小脑角肿瘤：主要表现为眩晕、患侧耳鸣及进行性听力减退。

## 【辅助检查】

1. 颅脑 CT 为目前运用最广的无损伤脑成像技术。

2. 磁共振成像（MRI）：为目前诊断脑肿瘤最为理想的手段。

3. X 线检查。

4. 脑电图及脑电地形图检查。

5. 脑电诱发电位记录。

6. 放射性核素扫描。

7. 血清内分泌激素检测：泌乳素（PRL）、生长激素（GH）、促肾上腺皮质激素（ACTH）等测定有助于垂体腺瘤的诊断。

## 【治疗要点】

**1. 降低颅内压**　脱水治疗、脑脊液引流及为防止颅内压增高采取的综合措施。

**2. 手术治疗**　肿瘤切除术、内减压术、外减压术、脑脊液分流术。

**3. 放射治疗**　分为内照射和外照射法。

**4. 药物治疗**　成为颅内肿瘤综合治疗方法之一。

【常见护理诊断 / 问题】

**1. 急性疼痛** 与颅内压增高和手术伤口有关。

**2. 清理呼吸道无效** 与意识障碍、肿瘤手术有关。

**3. 自理缺陷** 与脑肿瘤导致肢体瘫痪或开颅手术有关。

**4. 焦虑、恐惧** 与肿瘤诊断和担心疗效有关。

**5. 潜在并发症** 颅内压增高、脑疝、癫痫、感染等。

【护理措施】

**1. 口鼻清洁** 经口鼻蝶窦入路手术患者，术前剃胡须，剪鼻毛，气管插管全麻患者和意识障碍患者注意口腔卫生。

**2. 体位** 幕上开颅取健侧卧位，幕下开颅早期去枕或侧卧位，经口鼻蝶窦入路手术患者，术后采取半卧位，后组颅神经受损、吞咽功能障碍患者取侧卧位，翻身时注意头颈成一直线。

**3. 饮食** 吞咽困难宜采用鼻饲。

**4. 引流管的护理** 注意引流管的位置（早平、晚低）、引流速度和量，预防感染和形成脑脊液漏，术后 3 ~ 4 日血性脑脊液已转清可拔管。

**5. 病情观察及护理** 观察意识、瞳孔、生命体征、肢体活动状况。

**6. 对症治疗的护理** 止痛、降压等。

**7. 保持呼吸道的通畅** 包括吸氧，及时清除口鼻分泌物。

**8. 加强术后并发症护理**

（1）颅内出血 是脑手术后最危险的并发症，多发生在术后 24 ~ 48 小时内，表现为意识清醒后又逐渐嗜睡甚至昏迷或意识障碍进行性加重，并有颅内压增高或脑疝征象，一旦出现上述情况，应及时报告医师并做好再次手术准备。

（2）中枢性高热 下丘脑、脑干部病变可引起中枢性高热，多出现于术后 12 ~ 48 小时内，体温高达 40℃以上，一般物理降温效果较差，需采用冬眠低温疗法。

（3）其他并发症 包括尿崩症、胃出血、顽固性呃逆、癫痫发作等，应注意观察，及时发现和处理。

**9. 其他** 加强生活护理，防止意外发生。

## 二、椎管内肿瘤

椎管内肿瘤是指发生于脊髓本身及椎管内与脊髓邻近的组织（脊神经根、硬脊膜、脂肪组织、血管、先天性残留组织等）的原发性肿瘤或转移性肿瘤的总称，又称为脊髓肿瘤。最常见于胸段。

【分类】

椎管内肿瘤分为硬脊膜外、髓外硬脊膜下和髓内三大类型。

## 【临床表现】

**1. 刺激期**　神经根痛最常见，疼痛的区域固定，部分患者可出现"夜间痛"或"平卧痛"，此为椎管内肿瘤特征性表现之一。

**2. 脊髓部分受压期**　随着肿瘤增大，可直接压迫脊髓，导致脊髓传导束出现受压症状，表现为受压平面以下肢体运动和感觉障碍。

**3. 脊髓瘫痪期**　肿瘤长期压迫脊髓，导致脊髓功能完全丢失，表现为压迫平面以下的运动、感觉功能完全丢失，甚至完全瘫痪。

## 【辅助检查】

**1. 腰椎穿刺**　脑脊液化验可出现蛋白细胞分离现象，是诊断椎管内肿瘤的重要依据之一。

**2. X 线脊柱平片**　有椎管管腔直径增加、椎弓根变窄等表现。

**3. 脊髓造影**　对肿瘤的定位较准确。

**4. CT 扫描检查、椎管造影 CT 扫描**　髓内肿瘤表现为脊髓增粗、蛛网膜下腔变窄；髓外硬脊膜下肿瘤显示脊髓移位、变形，蛛网膜下腔在肿瘤侧明显扩大。

**5. 脊髓磁共振检查**　为目前最有价值的辅助检查方法。

## 【治疗要点】

**1. 手术治疗**　椎管内肿瘤尤其是髓外硬膜内肿瘤属良性，一旦定位诊断明确，应尽早手术切除，多能恢复健康。髓内室管膜瘤术中借助于显微镜有利于肿瘤完全切除。髓内胶质细胞瘤与正常脊髓分界不清，只能部分切除，但必须充分减压，缓解脊髓压迫症状，以获得较长时间症状缓解。硬脊膜外的恶性肿瘤，如患者全身情况好，骨质破坏较局限，也可手术切除。

**2. 放射治疗**　凡属恶性肿瘤在术后均可进行放疗，多能提高治疗效果。

**3. 化学治疗**　胶质细胞瘤用脂溶性烷化剂如卡氮芥（BCNU）治疗有一定的疗效。转移癌（腺癌、上皮癌）应用环磷酰胺、氨甲蝶呤等。

## 【常见护理诊断 / 问题】

**1. 疼痛**　与肿瘤压迫有关。

**2. 焦虑**　与担心肿瘤预后有关。

**3. 潜在并发症**　截瘫。

## 【护理措施】

1. 缓解疼痛：采取适当体位，减少神经根刺激，减轻疼痛。必要时，遵医嘱应用镇痛剂缓解疼痛。

2. 保持大小便通畅，防止便秘。

3. 加强肢体功能锻炼，做好截瘫患者的护理。

4. 加强心理护理。

# 第四节　脑血管病变患者的护理

脑血管疾病、恶性肿瘤与冠心病已构成人类死亡的三大疾病。脑血管疾病的发病率、死亡率均很高。其中需要接受外科手术治疗的脑血管病变主要有颅内动脉瘤、脑血管畸形和脑卒中等。

## 【分类及病因】

**1. 颅内动脉瘤**　是由于颅内局部血管壁异常产生的囊性膨出，是造成蛛网膜下腔出血的首位原因。颅内动脉瘤破裂出血在脑血管意外中居第三位，仅次于脑血栓和高血压。好发于 40～60 岁中老年人。80% 位于大脑动脉环的前部及其邻近的动脉主干上。一般认为由先天性缺陷和后天性退变引起，后者主要因为颅内动脉粥样硬化和高血压使动脉弹力板破坏。

**2. 颅内动静脉畸形**　先天性脑血管发育异常，由一团动脉、静脉及动脉化的静脉样血管组成，动脉直接与静脉交通，其间无毛细血管网。其体积随人体发育而生长，常在 20～30 岁发病，畸形血管周围的脑组织因缺血而萎缩。可发生在大脑半球的任何部位。

**3. 脑卒中**　是指因各种原因引起的脑血管疾病的急性发作，造成脑的供应动脉狭窄或闭塞及非外伤性的脑实质出血，而引起的相应症状和体征。包括缺血性脑卒中和出血性脑卒中，前者主要因为在动脉粥样硬化基础上血栓形成，导致脑的供应动脉狭窄或闭塞，一旦血流缓慢和血压下降可诱发发作。后者是高血压病死亡的主要原因，常因为剧烈运动或情绪激动导致血压上升引发出血。以前者多见。

## 【临床表现】

### 1. 颅内动脉瘤

（1）小动脉瘤未出血者可无症状。

（2）较大动脉瘤可压迫邻近组织出现局灶症状，如动眼神经麻痹等。

（3）动脉瘤破裂出血多发生突然，部分患者可有运动、情绪波动、用力排便等诱因，表现为严重的蛛网膜下腔出血症状，如剧烈头痛、呕吐、意识障碍等，严重者因急性颅内压增高引发脑疝而危及生命。蛛网膜下腔出血可诱发脑动脉痉挛，甚至导致脑梗死发生。

### 2. 颅内动静脉畸形

（1）约一半患者有头痛病史，可能与供血动脉、引流静脉及窦的扩张有关；也可因出血和颅内压增高引起头痛。

（2）畸形血管破裂导致出血，是最常见的首发症状，患者出现头痛、呕吐和意识障碍等。

（3）癫痫常发生在颅内出血时，与脑缺血、胶质样变以及出血后含铁血黄素刺激大脑皮质有关。

（4）由于周围脑组织缺血萎缩、血肿压迫可引起神经功能障碍，包括运动、感觉、视野及语言功能障碍，病变广泛者可出现智力障碍及精神症状。婴幼儿可因颅内血管短路出现心力衰竭。

### 3. 脑卒中

（1）缺血性脑卒中　根据脑动脉狭窄和闭塞后神经功能障碍的轻重和症状的持续时间，可分为3种类型：①短暂性脑缺血发作：神经功能障碍持续时间不超过24小时，表现为突发的单侧肢体无力，感觉麻木，一过性黑矇及失语等大脑半球供血不足的表现，或以眩晕、复视、步态不稳、耳鸣及猝倒为特征的椎基底动脉供血不足的表现。常反复发作，自行缓解，大多不留后遗症。②可逆性缺血性神经功能障碍：发病类似短暂性脑缺血发作，但持续时间超过24小时，可达数天，也可完全恢复。③完全性脑卒中：症状较上述更为严重，常有意识障碍，神经功能障碍长期不能恢复。

（2）出血性脑卒中　表现为突然出现意识障碍、呼吸急促、脉搏缓慢、血压升高，随后出现偏瘫、大小便失禁，严重者出现昏迷、完全性瘫痪及去大脑强直等。

## 【辅助检查】

**1. 脑血管造影**　是确诊的必须手段，可显示动脉瘤的位置、形态、大小、数目等，了解畸形血管团的部位、性质、范围、供血动脉、引流静脉，对确定手术方案十分重要。

**2. CT 和 MRI 检查**　有助于颅内动脉瘤和颅内动静脉畸形的诊断，脑卒中患者可确定缺血和出血部位。

## 【治疗要点】

### 1. 颅内动脉瘤

（1）非手术治疗　主要是防止出血或再次出血。绝对卧床休息，控制血压，降低颅内压。

（2）手术治疗　发现病变应及时手术或介入治疗，开颅夹闭动脉瘤蒂是首选方法，孤立术是在动脉瘤的两端夹闭载瘤动脉，介入治疗适宜于不宜手术者。动脉瘤破裂出血者应绝对卧床休息，保持安静，避免情绪激动，同时处理颅内压增高和脑血管痉挛等。

### 2. 颅内动静脉畸形
手术切除是最根本的治疗方法，对位于脑深部位或主要功能区的直径小于3cm的畸形，可考虑伽马刀治疗，对血流丰富和体积较大者行血管栓塞术，为手术切除创造条件。各种治疗后应择期复查脑血管造影，对残存的畸形血管继续治疗。

**3. 脑卒中**

（1）缺血性脑卒中　先行非手术治疗，包括卧床休息，扩张血管、抗凝或血液稀释治疗。脑动脉完全闭塞者可考虑手术治疗，切除颈内动脉内膜或颅内－颅外动脉吻合术。

（2）出血性脑卒中　应绝对卧床休息，予以止血、脱水和降低颅内压等治疗，病情严重者可手术清除血肿和解除脑疝。

## 【常见护理诊断／问题】

**1. 意识障碍**　与脑血管疾病的急性发作有关。

**2. 躯体移动障碍**　与脑组织缺血或脑出血有关。

**3. 疼痛**　与开颅手术有关。

**4. 焦虑**　与疾病的诊断和担心治疗效果有关。

**5. 潜在并发症**　颅内压增高、脑疝、颅内出血和感染等。

## 【护理措施】

**1. 术前护理**

（1）体位　急性出血患者应绝对卧床休息，发病 24～48 小时避免搬动患者，预防再次出血。

（2）严密观察病情　通过观察患者生命体征、意识及瞳孔变化判断是否出现颅内压增高，如出现颅内压增高表现，应静脉快速滴入甘露醇等脱水剂，降低颅内压，避免脑疝形成。

（3）术前准备　颅内动脉瘤和颈动脉海绵窦瘘行封闭术的患者，应在术前进行颈动脉压迫实验和练习，以建立侧支循环。手指按压患侧颈总动脉，直至同侧颞浅动脉搏动消失，开始时每次压迫 3 分钟，逐渐延长时间，至持续 20～30 分钟，患者仍能耐受，无头昏、眼黑等表现时，方可实施手术。

**2. 术后护理**　同一般开颅手术后患者的护理，注意做好病情观察、体位、营养与补液、疼痛及引流管的护理，保持呼吸道通畅，防止意外发生。

## 【健康指导】

1. 给予适当心理支持，使患者及家属能面对现实。

2. 指导患者康复训练，包括肢体的被动和主动训练、语言能力及记忆力的恢复训练。

3. 告知患者如何避免再出血的诱发因素。高血压患者应注意气候变化和规律服药，将血压控制在适当水平；保持心态平稳，避免情绪激动；多食富含粗纤维的饮食，保持大便通畅；外出须有陪护，防止意外发生。

# 练习题

## 【A1 型题】

1.哪项是颅内压增高的典型表现，称之为颅内压增高"三主征"（　　）

　　A.头痛、呕吐、意识障碍

　　B.头痛、呕吐、生命体征变化

　　C.头痛、呕吐、视神经盘水肿

　　D.头痛、视神经盘水肿、昏迷

　　E.意识障碍、视神经盘水肿、抽搐

2.缓慢出现的乳突区皮下瘀血［巴特耳（Battle）征］将提示为（　　）

　　A.幕上压增加　　　　　　B.颅盖骨折　　　　　　C.筛板骨折

　　D.脑挫裂伤　　　　　　　E.颅底骨折

3.颅脑损伤后，伤者出现原发性昏迷－意识好转或清醒－继发性昏迷，诊断最可能的是（　　）

　　A.脑震荡　　　　　　　　B.硬膜外血肿　　　　　　C.硬膜下血肿

　　D.脑干损伤　　　　　　　E.脑挫裂伤

4.诊断椎管内肿瘤最有价值的辅助检查是（　　）

　　A.CT　　　　　　　　　　B.脊髓造影　　　　　　　C.腰椎穿刺

　　D.X 线脊柱平片　　　　　E.MRI

5.自发性蛛网膜下腔出血最常见的病因是（　　）

　　A.脑动脉炎

　　B.脑动脉硬化症

　　C.颅内动脉瘤和动静脉畸形

　　D.烟雾症

　　C.脑外伤

6.诊断颅内动脉瘤和动静脉畸形的最可靠的检查方法是（　　）

　　A. CT　　　　　　　　　　B. MRI　　　　　　　　　C. TCD

　　D.脑血管造影（DSA）　　E.腰穿

## 【A2 型题】

7.男，30 岁。因汽车撞伤头部发生颅前窝骨折。下列哪一项护理错误（　　）

　　A.床头抬高 15°～20°　　B.抗生素溶液冲洗鼻腔　　C.禁忌堵塞鼻腔

　　D.禁止腰椎穿刺　　　　　E.枕部垫无菌巾

8.女，50 岁，突然摔倒后昏迷约 10 分钟，随即清醒，出现头痛、恶心、呕吐，并伴有逆行性健忘，检查无异常，考虑是（　　）

A. 脑震荡        B. 颅内血肿        C. 脑挫裂伤

D. 脑内血肿        E. 脑疝

9. 患者男，40岁，自扶梯上跌下，头左侧撞于砖上，乳突部瘀血，左耳有液体流出，听力下降，考虑（　　）

A. 颅底骨折        B. 颅前窝骨折        C. 颅中窝骨折

D. 颅后窝骨折        E. 颅盖骨骨折

10. 女性，32岁，头痛1年半，近2个月头痛加重，伴有喷射样呕吐。烦躁后出现意识障碍，右侧瞳孔缩小后又散大，光反应迟钝，左侧肢体运动障碍，呼吸加快。CT示左顶叶肿瘤。首先采取的急救措施应是（　　）

A. 立即开颅切除肿瘤

B. 20%甘露醇静脉注射

C. 脑脊液体外引流

D. 去骨瓣减压

E. 气管插管，保持呼吸道通畅

11. 女性，35岁，被人用铁棍击伤头部，立即出现昏迷，送医院途中清醒，并可与家人谈话，但头痛、呕吐明显。入院体检时呈昏迷状态，左侧瞳孔直径0.5cm，右侧瞳孔直径0.2cm，右侧肢体无自主运动。与患者的临床表现特点最符合的是（　　）

A. 脑挫裂伤        B. 原发性脑干损伤        C. 急性硬脑膜下血肿

D. 急性硬脑膜外血肿        E. 急性脑内血肿

12. 男性，29岁，交通事故，头部外伤，当即昏迷送来医院，检查Glasgow记分6分，住院治疗，住院后大约于伤后15分钟醒来，神志恢复正常。对该患者的初步诊断是（　　）

A. 脑挫裂伤        B. 脑震荡        C. 硬脑膜外血肿

D. 硬脑膜下血肿        E. 脑内血肿

13. 颅底骨折患者出现颅内低压时，给予什么处置可缓解症状（　　）

A. 补充水分        B. 静点甘露醇        C. 镇静剂

D. 神经营养药        E. 止痛剂

14. 重症颅脑外伤患者的急救首先应做到（　　）

A. 检查神志、瞳孔

B. 测量呼吸、血压、脉搏

C. 保持呼吸道通畅

D. 应用脱水剂

E. 给止血药物、抗感染

15. 女性，68岁，因颅内压增高，头痛逐渐加重，行腰椎穿刺脑脊液检查后突然呼吸停止，双侧瞳孔直径2mm，以后逐渐散大，血压下降。该患者最可能出现了（　　）

A. 小脑幕切迹疝        B. 枕骨大孔疝        C. 大脑镰下疝

D. 脑干缺血        E. 脑血管意外

【A3 型题】

（16 ~ 18 题共用题干）

男，45 岁，3 天前因车祸伤及头部，头痛、呕吐逐渐加重。用力咳嗽后突然不省人事，体检：患者呈昏迷状态，左侧瞳孔散大，对光反应消失，眼底视盘水肿，右侧肢体瘫痪，呼吸血压不稳。

16. 患者最可能出现了（　　　）
    A. 枕骨大孔疝　　　　　　B. 右侧颞叶疝　　　　　　C. 左侧颞叶疝
    D. 大脑镰下疝　　　　　　E. 原发性脑干损伤

17. 应立即采取的急救措施为（　　　）
    A. 立即开颅减压
    B. 立即行脑脊液体外引流
    C. 冬眠低温疗法
    D. 脑脊液分流术
    E. 静脉输注高渗性利尿剂

18. 禁忌的治疗措施是（　　　）
    A. 腰椎穿刺，降低颅内压
    B. 开颅探查
    C. 应用激素
    D. 大剂量 20% 甘露醇静滴
    E. 脑室体外引流，降低颅内压

（19 ~ 21 题共用题干）

李先生，55 岁。头部外伤后即昏迷，持续 10 小时，呕吐数次。体格检查：体温 39℃，脉搏 50 次 / 分钟，呼吸 14 次 / 分钟，血压 170/90mmHg，神经系统检查有阳性体征。

19. 该患者为何种颅脑损伤（　　　）
    A. 颅内血肿　　　　　　　B. 脑干损伤　　　　　　　C. 脑挫裂伤
    D. 枕骨大孔疝　　　　　　E. 小脑幕切迹疝

20. 目前给予非手术治疗，早期治疗护理的重点是（　　　）
    A. 抗感染　　　　　　　　B. 纠正水、电解质紊乱　　C. 防治肺部并发症
    D. 降低颅内压　　　　　　E. 使用营养脑组织药物

21. 最主要的护理诊断是（　　　）
    A. 有窒息的危险
    B. 营养失调：低于机体需要量
    C. 体温过高
    D. 自理缺陷
    E. 有感染的危险

# 第十二章 颈部疾病患者的护理

## 第一节 甲状腺功能亢进症

甲状腺功能亢进症简称甲亢，是由于各种原因导致血液中甲状腺素异常增多，出现以全身代谢亢进为主要特征的疾病。

> **知识链接**
>
> 甲状腺位于颈根部气管两旁，分左右两叶，中间以峡部相连。甲状腺两叶的背面，在两层被膜之间的间隙内，附有 4 个甲状旁腺（图 12-1）。甲状腺的神经支配主要有喉上神经和喉返神经。喉上神经外支贴近甲状腺上动脉走行，支配环甲肌，使声带紧张；内支分布于喉黏膜。喉返神经穿行于甲状腺下动脉的分支之间，支配声带运动。
>
> 甲状腺的主要功能是合成、贮存和分泌甲状腺素。其功能活动与外界环境及各器官、系统的活动相互关联和影响，并受下丘脑-垂体-甲状腺轴系统的调控。
>
> 甲状旁腺分泌甲状旁腺素（PTH），PTH 的生理功能是调节体内钙的代谢并维持钙和磷的平衡。

## 【分类】

根据引起甲亢的原因可分为原发性、继发性和高功能腺瘤 3 类。

**1. 原发性甲亢** 临床最常见，好发年龄多在 20～40 岁之间，是指甲状腺肿大和功能亢进综合征同时出现。腺体多呈弥漫性肿大，两侧对称，常伴有眼球突出，故亦称"突眼性甲状腺肿"。

**2. 继发性甲亢** 较少见，多发生于单纯性甲状腺肿的流行地区，是在结节性甲状腺肿的基础上发生甲亢。肿大腺体呈结节状，两侧不对称，容易发生心肌损害。患者多无眼球突出症状，年龄多在 40 岁以上。

**3. 高功能腺瘤** 少见，是继发性甲亢的一种特殊类型，腺体内有单发的自主性高功能结节，结节周围的腺体呈萎缩性改变。放射性碘扫描显示结节的聚碘量增加，表现为"热结节"。患者无眼球突出症状。

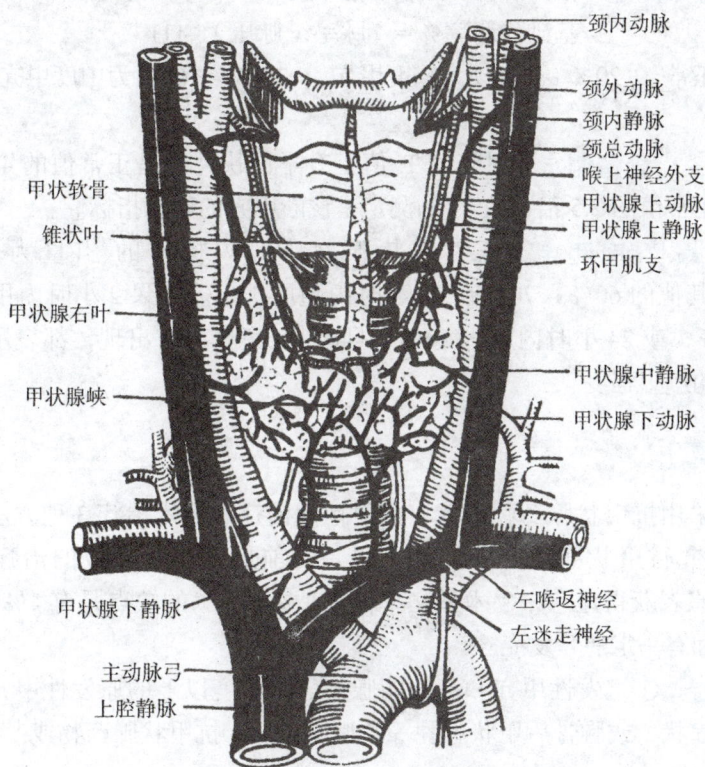

图 12-1 甲状腺的解剖

【临床表现】

**1. 局部表现**　甲状腺肿大，一般不引起压迫症状。由于腺体的血管扩张和血流加速，触诊时有震颤，听诊时可有杂音，尤其在甲状腺上动脉进入上极处更为明显。

**2. 全身表现**

（1）基础代谢率增高　患者消瘦、体重减轻、易疲乏，但食欲多亢进。

（2）交感神经功能亢进　患者多言，性情急躁，易激动，失眠，两手常有细速颤动，喜冷怕热，易出汗，皮肤常较温暖。

（3）心血管功能改变　心悸、胸部不适感；脉快有力，脉率每分钟达100次以上，在休息和睡眠时亦然，脉压增大。脉率增快和脉压增大常作为判断病情程度和治疗效果的重要指标。严重者出现心律失常、心力衰竭。

**3. 眼征**　典型的症状是双侧眼球突出、眼裂增宽。个别突眼严重者，上下眼睑闭合困难，甚至不能盖住角膜；患者视力减退、怕光、复视、眼部胀痛、流泪。

除以上症状外，部分患者可出现内分泌功能紊乱（如停经、阳痿等）和肠蠕动亢进等症状。极个别患者伴有局限性胫前黏液水肿，常与严重突眼同时或先后发生。

## 【辅助检查】

**1. 基础代谢率测定** 须在清晨、空腹、静卧时测定脉率和脉压。计算公式为：

$$基础代谢率\% =（脉率 + 脉压）-111$$

±10%为正常，+20% ~ +30%为轻度甲亢，+30% ~ +60%为中度甲亢，+60%以上为重度甲亢。

**2. 血清 $T_3$、$T_4$ 含量测定** 甲亢时 $T_3$ 值上升早而快，约是正常值的4倍；而 $T_4$ 则较缓慢，仅是正常值的2.5倍，故 $T_3$ 的测定是诊断甲亢的敏感指标。

**3. 甲状腺摄 $^{131}I$ 率测定** 正常甲状腺24小时内摄取的 $^{131}I$ 量为总摄入量的30% ~ 40%，其他的60% ~ 70%在48小时内随尿排出。如果2小时内甲状腺摄取的 $^{131}I$ 量超过25%，或24小时内超过50%，且吸 $^{131}I$ 高峰提前出现，都表示有甲亢，但并不反映甲亢的严重程度。

## 【治疗要点】

目前普遍采用抗甲状腺药物治疗、放射性碘治疗和手术治疗3种方法，其中，对于中度以上甲亢行甲状腺大部分切除术仍是目前最常用而有效的治疗方法，能使90% ~ 95%的患者获得痊愈，手术死亡率低于1%。手术的缺点是有4% ~ 5%的患者术后甲亢复发和有一定的并发症。

**1. 手术指征** ①继发性甲亢和高功能腺瘤。②中度以上的原发性甲亢。③腺体较大，伴有压迫症状，或胸骨后甲状腺肿等类型甲亢。④抗甲状腺药物或 $^{131}I$ 治疗后复发者。⑤妊娠早中期。

**2. 手术禁忌证** ①青少年患者。②症状较轻者。③老年患者或伴有其他严重疾患不能耐受手术治疗者。

## 【常见护理诊断 / 问题】

**1. 营养失调：低于机体需要量** 与甲亢导致基础代谢率显著增高有关。

**2. 睡眠形态紊乱** 与交感神经过度兴奋和焦虑有关。

**3. 有受伤害的危险** 与严重突眼导致眼不能闭合有关。

**4. 清理呼吸道无效** 与术后咽喉部、气管受刺激，分泌物过多和切口疼痛有关。

**5. 潜在并发症** 呼吸困难和窒息、喉返神经损伤、喉上神经损伤、手足抽搐、甲状腺危象。

## 【护理措施】

**1. 术前护理**

（1）休息与饮食 保持病室凉爽、安静，指导患者减少活动，适当卧床休息。精神过度紧张或失眠者可遵医嘱给予镇静剂或安眠药物。鼓励患者进高热量、高蛋白和高维生素饮食，保证术前营养状态良好；避免饮用对中枢神经有兴奋作用的浓茶、咖啡等，戒烟酒。

（2）协助完善各种术前检查　除全面的体格检查和必要的化验检查外，还包括颈部X线检查、心电图检查、喉镜检查，以及血清钙、磷测定。

（3）药物准备　通过给药降低基础代谢率，减轻甲状腺肿大和充血，是术前准备的重要环节。方法如下：

①单用碘剂：常用碘剂是复方碘化钾溶液。用法：每日3次，口服，第1日每次3滴，以后逐日每次增加1滴至每日每次16滴止，维持此剂量至手术。2～3周后甲亢症状得到基本控制（患者情绪稳定，睡眠良好，体重增加，脉率＜90次/分钟，脉压恢复正常，基础代谢率＜+20%），便可进行手术。碘剂的作用是可以抑制蛋白水解酶，减少甲状腺球蛋白的分解，从而抑制甲状腺素的释放；还能减少甲状腺的血流量，使腺体缩小变硬。但碘剂只是抑制甲状腺素的释放，并不能抑制其合成，且抑制作用是暂时的，所以服用过久或一旦停服碘剂，可使贮存在甲状腺滤泡内的大量甲状腺素释放入血，甲亢症状将重新出现，甚至加重。因此，凡是不准备手术治疗的甲亢患者一律不能服用碘剂。

②硫脲类药物加用碘剂：先用硫脲类药物，待甲亢症状基本控制后停药，即改服碘剂1～2周，再行手术。

③碘剂加用硫脲类药物后再单用碘剂：少数患者服用碘剂2周以后，症状改善不明显，可加服硫脲类药物，待甲亢症状基本控制，停用硫脲类药物，再继续单独服用碘剂1～2周后手术。

④单用普萘洛尔（心得安）或合用碘剂：对常规服用碘剂或合并应用硫脲类药物不能耐受或无效者，可单独用普萘洛尔或与碘剂合用做术前准备。

普萘洛尔用法：每6小时口服1次，每次20～60mg，一般4～7日当脉率降至正常水平时，可行手术。由于普萘洛尔半衰期不到8小时，故最末一次服用要在术前1～2小时，术后继续口服4～7日。麻醉前不用阿托品，以免引起心动过速。

（4）提供特殊护理指导　指导患者每日进行头颈过伸体位训练，以适应手术时体位的改变；强调戒烟的重要性，鼓励患者术前2周戒烟；对于严重突眼者，注意保护眼睛，可戴黑眼罩，睡前涂抗生素眼膏，必要时可用油纱布遮盖，避免角膜过度暴露，防止角膜干燥受损发生溃疡。

（5）心理护理　多和患者沟通，消除其思想顾虑和焦虑心理，理解患者，提供必要的情感支持。

### 2. 术后护理

（1）体位和引流　术后取平卧位，待患者清醒和血压平稳后改半卧位，有利于呼吸和痰液咳出，保持呼吸道通畅。手术野常规放置引流管24～48小时，便于观察有无切口内出血和及时引流切口内积血、积液，预防气管受压导致的呼吸困难。

（2）保持呼吸道通畅　鼓励和协助患者进行深呼吸和有效咳嗽，必要时行超声雾化吸入。

（3）饮食与营养　患者清醒后，即可给予少量温或凉水，如无呛咳和误咽等不适，可给予流质饮食，避免食物过热导致手术部位血管扩张，加重切口渗血。以后逐步过渡到半流食和软食。患者感觉吞咽时疼痛，可鼓励患者少量多餐。讲解加强营养可促进伤口愈合。

（4）**药物护理**　术后继续服用复方碘化钾溶液，每日3次，从每次16滴开始，逐日每次减少1滴，直至病情平稳。术前服用普萘洛尔者继续服用4~7天。

（5）**病情观察**　①严密监测生命体征的变化。②观察切口有无渗血，及时更换浸湿的敷料，估计并记录渗血量。③观察引流管情况，记录引流液的量和颜色。④观察患者第一次进流食后有无呛咳和误咽发生，同时鼓励患者大声说几句话，了解有无声调降低或声音嘶哑发生，以早期判断有无神经损伤。

（6）**主要并发症的观察与处理**

①术后呼吸困难与窒息：是术后最危急的并发症，多发生在术后48小时内。表现为进行性呼吸困难、烦躁、发绀，甚至窒息，可有颈部肿胀、切口渗鲜血等。主要原因有切口周围血肿压迫、喉头水肿、气管塌陷、痰液堵塞、双侧喉返神经损伤。处理：应辨明原因，采取对因或对症处理。如及时清除血肿、静脉给予肾上腺皮质激素、吸痰等措施。如窒息由气管塌陷所致或经处理情况不能改善者，则立即行气管切开。

②喉返神经损伤：主要是手术操作损伤所致，如钳夹、牵拉过度、缝扎或切断；少数由于血肿压迫或瘢痕组织牵拉导致。一侧喉返神经损伤患者可有声音嘶哑，暂时性损伤经理疗处理后，多于3~6个月后逐渐恢复。切断和缝扎引起的永久性损伤，可经健侧声带向患侧过度内收而代偿。两侧损伤患者可因声带麻痹而出现失音或呼吸困难，甚至窒息，多需要作气管切开，以后行手术修补。

③喉上神经损伤：多在术中结扎、切断甲状腺上动、静脉时受到损伤；少数由于血肿压迫或瘢痕组织牵拉导致。喉上神经外支损伤可使环甲肌瘫痪，引起声带松弛、声调降低。内支损伤可使喉部黏膜感觉丢失，患者丢失喉部的反射性咳嗽，出现饮水呛咳。一般经理疗后可自行恢复。

④甲状旁腺损伤：手术时甲状旁腺被挫伤、误切或其血液供应受累，都可引起血钙浓度下降。症状多在术后1~2日出现，多数患者症状轻且短暂，表现为面部、口唇、手足部针刺感、麻木感或强直感。2~3周后，未受损伤的甲状旁腺增生、代偿后症状可消失。重者可出现面部肌肉和手足持续性痉挛，甚至喉与膈肌痉挛，引起窒息死亡。处理：限制高磷食物，如肉类、乳制品和蛋类等。症状轻者口服葡萄糖酸钙或乳酸钙，或二氢速固醇油剂；症状重者加服维生素$D_3$，每日5万~10万U，以促进钙在肠道内吸收。抽搐发作时，静脉注射10%葡萄糖酸钙或氯化钙10~20mL。

⑤甲状腺危象：是甲亢的严重并发症，多发生在术后12~36小时内。发生多与术前准备不充分、甲亢症状未能很好控制及手术应激有关。主要表现为高热（＞39℃）、脉快（＞120次/分钟）、烦躁不安、谵妄、大汗、腹泻等神经、循环和消化系统严重功能紊乱症状。处理不及时，可迅速出现昏迷、虚脱、休克甚至死亡，死亡率达20%~30%。预防的关键在于做好充分的术前准备和减少各种应激因素。处理：给氧、建立静脉通道（静脉输入大量葡萄糖溶液以补充能量）。降温：物理降温和药物降温综合应用，保持患者体温在37℃左右。镇静：常用苯巴比妥钠100mg，或冬眠合剂Ⅱ号半量，肌内注射，6~8小时1次。药物治疗：10%碘化钠5~10mL加入10%葡萄糖溶

液 500mL 中静脉滴注，降低血液中甲状腺激素水平；氢化可的松，每日 200～400mg，分次静脉滴注，以拮抗应激反应；肾上腺素能阻滞剂，如利血平 1～2mg，肌内注射，或普萘洛尔 5mg，加入葡萄糖溶液 100mL 中静脉滴注，以降低周围组织对肾上腺素的反映；心力衰竭者，加用洋地黄制剂。

（7）康复锻炼 患者变换体位、咳嗽时可将手放于颈后支撑头部重量，减少震动；术后 2～4 天后，指导患者做点头、仰头、左右旋转等颈部全关节活动，每天练习，预防伤口挛缩。

【健康指导】

1.拆线后指导患者练习颈部伸展运动，防止疤痕挛缩，促进功能恢复；学会自我调节情绪，保持心境平和。指导有声音嘶哑者做发音训练。

2.指导患者出院后按医嘱服用药物，教会患者正确服用碘剂的方法。

3.合理安排休息和饮食，少食萝卜、大豆、卷心菜、菠菜、豌豆等，避免阻碍甲状腺功能的恢复。

4.出现心悸、手足抽搐等异常情况及时复诊。

### 典型案例分析

患者，女性，34 岁，甲状腺肿大约 1 年。性情急躁，失眠，心悸，喜冷怕热，爱出汗，食欲亢进但消瘦，乏力，来院就诊。

检查：甲状腺对称性肿大，质软，腺体上极杂音明显，双手细微震颤，心率 112 次/分钟，血压 145/90mmHg。双侧眼球轻微向外突出。诊断为甲状腺功能亢进，准备行甲状腺大部切除术。

问题：

（1）该患者的基础代谢率是多少？甲亢程度如何？

（2）术前服用复方碘化钾溶液，请说明该药的服用方法？

（3）患者术后的潜在并发症有哪些？分析产生的原因是什么。

## 第二节 甲状腺肿瘤

### 一、甲状腺腺瘤

甲状腺腺瘤是最常见的甲状腺良性肿瘤，多见于 40 岁以下女性。在病理上分为滤泡状和乳头状囊性腺瘤两种，腺瘤周围有完整的包膜，临床以前者较为常见。

【临床表现】

多数患者无不适症状，常在无意间或体检时发现。颈部出现圆形或椭圆形结节，局限于一侧腺体内，多为单发，质地较软，表面光滑，边界清楚，无压痛，可随吞咽动作上下移动。肿块生长缓慢。如乳头状囊性腺瘤因囊壁血管破裂而发生囊内出血时，肿块体积可在短时间内迅速增大，伴有局部胀痛。

## 【辅助检查】

**1. 放射性 $^{131}I$ 或 $^{99m}Tc$ 扫描**　多呈温结节，如腺瘤囊性变时可为冷结节，边缘多较清晰。

**2. B 型超声检查**　可发现甲状腺肿块的位置、大小、数目以及和周围组织的关系。伴囊内出血时，提示囊性变。

## 【治疗要点】

因甲状腺腺瘤有癌变（10%概率）和引起甲状腺功能亢进（20%概率）的可能，故一旦发现应早期手术切除。一般行患侧甲状腺大部或部分切除术，切下标本必须立即病理检查，以判断肿块性质。

### 二、甲状腺癌

甲状腺癌是头颈部较常见的恶性肿瘤，约占全身恶性肿瘤的1%，女性发病率高于男性。

## 【病理】

除髓样癌外，绝大部分甲状腺癌起源于滤泡上皮细胞。按肿瘤的病理类型可分为4种，且表现各异。

**1. 乳头状癌**　占儿童甲状腺癌的全部，成人甲状腺癌的70%左右。21~40岁女性多见，低度恶性，生长较缓慢，较早出现颈淋巴转移，但预后较好。

**2. 滤泡状癌**　约占15%，多见于50岁左右中年女性。中度恶性，肿瘤生长较快，可经血行转移至肺、肝、骨和中枢神经系统，预后较乳头状腺癌差。

**3. 未分化癌**　占5%~10%，多见于70岁左右老年人。高度恶性，发展迅速，大约50%的患者早期便有颈部淋巴结转移，血行转移可至肺、骨。预后很差，1年存活率仅5%~15%。

**4. 髓样癌**　仅占7%，常伴有家族史。较早出现颈淋巴转移，血行转移可至肺、骨。中度恶性，预后略好于未分化癌。

## 【临床表现】

乳头状癌和滤泡状癌发病初期多无明显症状，仅在颈部出现肿块，单发，质地硬，表面高低不平，腺体在吞咽时移动性减少。晚期常因肿块压迫喉返神经、气管、食管和颈交感神经结而出现声音嘶哑、呼吸困难、吞咽困难和 Horner 综合征。局部转移常位于颈部淋巴结，血行转移多见于扁骨和肺。

髓样癌由于肿瘤本身可产生激素样活性物质，如 5- 羟色胺和降钙素，患者可出现腹泻、心悸、面色潮红和血钙降低等症状。此外还可伴有其他内分泌腺体的增生。未分化癌颈部淋巴结转移较早,部分患者可先发现转移灶而甲状腺肿块并不明显。

【辅助检查】

**1. 影像学检查**

(1)B 超检查 可测定甲状腺肿块的位置、大小、数目及和周围组织的关系。区分结节的实质性或囊性。

(2)X 线检查 在甲状腺内发现砂粒样钙化灶,则提示有恶性的可能。颈部正侧位片,可了解有无气管移位、狭窄、肿块钙化和上纵隔增宽。

(3)CT、MRI 检查 主要用于甲状腺癌转移的发现、定位和诊断。

**2. 放射性 $^{131}I$ 或 $^{99m}Tc$ 扫描** 多呈冷结节,边缘一般较模糊。

**3. 穿刺细胞学检查** 细针直接刺入结节内,在 2～3 个不同方向行穿刺吸取,涂片检查。诊断正确率可高达 80% 以上。

**4. 血清降钙素测定** 有助于髓样癌的诊断。

【治疗要点】

**1. 手术治疗** 除未分化癌外,治疗以手术为主,手术范围和疗效与肿瘤的病理类型有关。一般多行患侧腺体连同峡部全切除,对侧腺体大部分切除,并根据病情行颈淋巴结清扫术或放射性碘治疗等。

**2. 内分泌治疗** 甲状腺全切或次全切的患者需终身服用甲状腺制剂以满足机体对甲状腺激素的需要。常用的有甲状腺素片、左甲状腺素等,剂量以保持促甲状腺激素(TSH)低水平但不引起甲亢为原则。服用时注意:①每天按时服药。②不随意自行停药或更换剂量。③至少每年到医院复查 1 次,以调整用药剂量。④出现心慌、多汗、性情急躁、食欲亢进或畏寒、乏力、精神萎靡、嗜睡、食欲减退等甲状腺素过多或过少表现时应及时就医。

**3. 放射治疗** 主要用于未分化癌。

**4. 放射性 $^{131}I$ 治疗** 适用于 45 岁以上多发性病灶、局部浸润性肿瘤及存在远处转移者。

【护理措施】

参见甲状腺功能亢进护理措施。

# 练习题

【A1 型题】

1. 甲状腺大部分切除术后,患者进食时出现呛咳的原因是(  )
   A. 单侧喉返神经损伤　　　B. 两侧喉返神经损伤　　　C. 喉上神经内支损伤

D. 喉上神经外支损伤　　　　E. 颈交感神经损伤

2. 甲亢术后 1～2 日，患者出现手足麻木和强直感的原因是（　　　）

　　A. 颈交感神经损伤　　　　B. 喉上神经损伤　　　　C. 喉返神经损伤

　　D. 甲状旁腺损伤　　　　　E. 切口感染

3. 判断甲状腺功能亢进症病情严重程度的主要指标是（　　　）

　　A. 情绪　　　　　　　　　B. 脉率和脉压　　　　　C. 突眼征象

　　D. 甲状腺肿大　　　　　　E. 体重

4. 在下列甲状腺癌类型中，预后最差的类型是（　　　）

　　A. 乳头状癌　　　　　　　B. 滤泡状癌　　　　　　C. 未分化癌

　　D. 髓样癌　　　　　　　　E. 甲状腺腺瘤

5. 下列各项，不属于甲状腺危象临床表现的是（　　　）

　　A. 谵妄　　　　　　　　　B. 烦躁不安　　　　　　C. 心率加快

　　D. 手足抽搐　　　　　　　E. 高热

## 【A2 型题】

6. 某女，32 岁，因甲状腺功能亢进入院。次日清晨 T 36.2℃，P 106 次 / 分钟，R 16 次 / 分钟，BP 120/75mmHg。该患者的基础代谢率为（　　　）

　　A.+34%　　　　　　　　　B.+40%　　　　　　　　C.+42%

　　D.+45%　　　　　　　　　E.+50%

7. 王某，女，23 岁，甲状腺大部切除术后 6 小时，患者突然出现进行性呼吸困难、烦躁不安、发绀，检查发现颈部肿大，切口有大量渗血。引起的原因最可能是（　　　）

　　A. 喉头水肿　　　　　　　B. 气管塌陷　　　　　　C. 痰液阻塞

　　D. 双侧喉返神经损伤　　　E. 切口内血肿压迫气管

8. 孙某，女，30 岁，局麻下行甲状腺大部分切除。术后 12 小时患者出现高热，脉速每分钟达 120 次以上，烦躁不安，其原因可能是（　　　）

　　A. 双侧喉返神经损伤

　　B. 切口内血肿压迫气管

　　C. 甲状腺危象

　　D. 肺内感染

　　E. 甲状旁腺损伤

9. 女性，24 岁，甲状腺癌术后。第 5 天患者出现手足抽搐，最有效的治疗是（　　　）

　　A. 给予镇静剂

　　B. 给予肉类和蛋类食品

　　C. 静脉给予高渗葡萄糖

　　D. 吸氧

　　E. 静脉注射 10% 葡萄糖酸钙溶液

【A3 型题】

（10 ~ 12 题共用题干）

女性，39 岁，因甲亢收入院。既往有甲状腺肿病史多年。查体：无突眼，甲状腺弥漫性肿大，有大小不等的结节，双手震颤，心率 121 次 / 分钟、律整齐，心音有力，血压 130/95mmHg，准备手术治疗。

10. 该患者的基础代谢率是（    ）

A.45%                          B.46%                          C.48%

D.50%                          E.55%

11. 术前药物准备后，不符合手术指标的是（    ）

A. 情绪稳定，睡眠转好

B. 体重增加

C. 基础代谢率小于 +20%

D. 心率在 100 次 / 分钟

E. 甲状腺变硬，缩小

12. 术后回病房，饮水即发生呛咳，以下判断正确的是（    ）

A. 喉上神经内支损伤

B. 双侧喉返神经损伤

C. 喉头水肿

D. 单侧喉返神经损伤

E. 喉上神经外支损伤

# 第十三章　乳房疾病患者的护理

## 第一节　急性乳腺炎

急性乳腺炎是乳腺的急性化脓性感染，多见于产后哺乳期妇女，尤以初产妇最多见，产后 3～4 周高发。

### 知识链接

乳房是女性的第二性征器官，位于胸大肌浅表，前胸第 2、3 至第 6 肋骨水平，浅筋膜的浅、深层之间。乳房的主要结构是腺体、导管、结缔组织和脂肪。每个乳房有 15～20 个腺叶，呈轮辐状排列，每个腺叶分成若干个由腺泡组成的腺小叶。每个腺叶有各自腺小叶汇总的大乳管，呈放射状向乳晕集中，开口于乳头。大乳管靠近开口 0.5cm 段略为膨大，是乳管内乳头状瘤的好发部位。

乳腺的生理活动受垂体前叶激素、肾上腺皮质激素和性激素的影响，呈周期性改变。生长发育、月经周期、妊娠和哺乳等生理活动都会使乳腺发生变化。如妊娠和哺乳期乳腺明显增生，乳房结实、变大，腺管伸长，腺泡分泌乳汁。哺乳期后乳腺处于相对静止状态；停经后乳腺逐渐萎缩，由脂肪组织代替。

### 【病因】

除产后患者抵抗力下降外，主要有以下两方面原因：

**1. 乳汁淤积**　乳汁是良好的培养基，乳汁淤积有利于入侵的细菌生长繁殖。导致乳汁淤积的原因有：①乳头发育过小或凹陷，妨碍正常哺乳。②乳汁分泌过多或婴儿吸乳过少，导致乳汁不能排空。③乳管不通，影响排乳。

**2. 细菌入侵**　细菌自乳头破损或皲裂侵入，沿淋巴管蔓延是感染的主要途径。其次，婴儿含乳头睡觉或婴儿患口腔炎使细菌直接侵入乳管。致病菌多为金黄色葡萄球菌，少数为链球菌。

## 【临床表现】

**1. 局部表现** 早期患侧乳房红、肿、发热、压痛和胀痛，可出现数个炎性肿块。随着炎症发展，可在同一乳房内先后形成脓肿（图13-1）。浅表脓肿可向外破溃，亦可穿入乳管自乳头排出脓汁；深部脓肿可穿入胸大肌前的疏松结缔组织中，形成乳房后脓肿。常伴有患侧腋窝淋巴结肿大。

**2. 全身表现** 全身症状明显，可出现寒战、高热、脉快等，严重感染者可并发脓毒症。

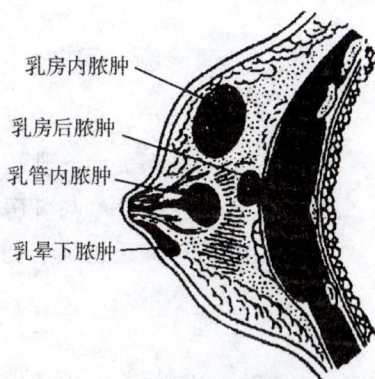

乳房内脓肿
乳房后脓肿
乳管内脓肿
乳晕下脓肿

**图13-1 乳房脓肿的不同部位**

## 【辅助检查】

**1. 实验室检查** 血常规可见血白细胞计数及中性粒细胞比例增高。

**2. B超检查** 可明确脓肿位置、大小等。

**3. 诊断性穿刺** 脓肿穿刺可抽出脓液，脓液应做细菌培养及药物敏感试验。

## 【治疗要点】

控制感染、排空乳汁。在脓肿形成之前以抗生素治疗为主；脓肿形成后需要及时切开引流。

**1. 一般治疗** 患乳应停止哺乳，并用吸乳器吸空乳汁；局部热敷或理疗促进局部血液循环，有利于早期炎症消散。水肿严重者可用25%硫酸镁溶液湿热敷。

**2. 抗感染** 早期、足量应用抗生素，可选用青霉素类抗生素，如病情无明显改善，根据细菌培养结果指导选用抗生素。

**3. 中药治疗** 可选用金黄膏或鱼石脂软膏外敷，也可选用蒲公英、野菊花等清热解毒类中药煎汤口服。

**4. 终止乳汁分泌** 感染严重、脓肿切开引流或并发乳瘘者应终止乳汁分泌。常用方法有：①口服己烯雌酚 1~2mg，每日3次，共2~3天。②苯甲酸雌二醇，每次2mg，每日1次，肌内注射。③口服溴隐亭1.25mg，每日2次，服用7~14天。④中药炒麦芽，每日60g水煎，分2次服用，共服2~3天。

**5. 手术治疗** 有脓肿形成者应及时切开引流。切开引流时应注意：①为避免损伤乳管而形成乳瘘，应做放射状切开至乳晕边缘外；乳晕下脓肿应沿乳晕边缘做弧形切口；乳房深部脓肿或乳房后脓肿可沿乳房下缘做弧形切口，经乳房后间隙引流脓液（图13-2）。②切口要足够大，位置要低。③引流条要放置在脓腔最

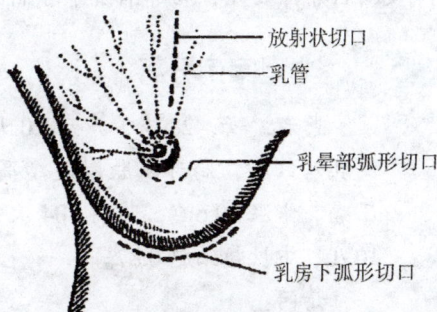

放射状切口
乳管
乳晕部弧形切口
乳房下弧形切口

**图13-2 乳房脓肿的切口**

低位，保持引流通畅。

## 【常见护理诊断 / 问题】

**1. 体温过高**　与乳房炎症反应有关。

**2. 疼痛**　与乳房炎症、乳汁淤积或手术切口有关。

**3. 皮肤完整性受损**　与乳房切开引流有关。

**4. 知识缺乏**　缺乏正确哺乳及预防乳腺炎的知识。

## 【护理措施】

**1. 非手术治疗护理**　因急性乳腺炎多发生于产后哺乳期，患者体质较虚弱，抵抗力下降，故护理时应加强个人卫生、饮食、休息等方面的指导。同时注意以下方面：

（1）暂时停止患侧乳房哺乳，定时用吸乳器将患侧乳汁吸净，排空患乳内积乳。

（2）用宽松的胸罩托起两侧乳房，以减轻疼痛。

（3）湿热敷或理疗，促进血液循环和炎症吸收。

（4）遵医嘱早期应用抗生素。

（5）注意观察病情变化，定时测体温、脉搏和呼吸，了解白细胞计数和分类的变化。高热患者可给予物理降温，必要时应用解热镇痛药。

**2. 术后护理**　脓肿切开引流后，应注意保持引流通畅，观察引流液量、颜色和气味的变化，及时更换切口敷料。

## 【健康指导】

**1. 保持乳房清洁**　妊娠期应经常用肥皂及清水清洗乳房，尤其注意乳头和乳晕部位。妊娠后期应每日清洗 1 次。产后哺乳前后用温水清洗乳头及乳晕区，保持局部清洁干燥。

**2. 纠正乳头内陷**　妊娠期和哺乳期应每日向外挤捏、提拉乳头。

**3. 养成良好的哺乳习惯**　①定时哺乳，每次哺乳尽量让婴儿吸净一侧乳房后再吸另一侧。如有乳汁淤积，及时用吸乳器或手法按摩排空乳汁。②养成婴儿不含乳头睡眠的好习惯。③注意婴儿口腔卫生，及时治疗婴儿口腔炎。

**4. 及时处理乳头破损或皲裂**　乳头出现皲裂或破损时应暂停哺乳，可用吸乳器将乳汁吸出后哺育婴儿，局部清洗干净后涂抗生素软膏，待愈合后再行哺乳。

### 📚 典型案例分析

患者，女，28 岁，产后 20 天。高热，乳房胀痛，故来院就诊。体检：左侧乳房红肿，局部皮肤温度增高，有压痛和肿块。左侧腋窝淋巴结肿大并有压痛。体温 39.6℃，脉搏 104 次 / 分钟，血压正常。血常规检查：白细胞 $12 \times 10^9$/L，中性粒细胞 0.87。

请问：

1. 本病例最可能的医疗诊断是什么？

2.分析本病产生的原因有哪些。

3.处理原则是什么？

4.根据目前临床表现，患者的护理诊断有哪些？相应护理措施有哪些？

5.如何对患者做健康教育？

# 第二节　乳腺癌

乳腺癌是女性最常见的恶性肿瘤之一，近年来其发病率呈逐年上升趋势，在一些大城市已成为女性发病率最高的恶性肿瘤。

## 【病因】

乳腺癌病因尚不清楚，目前多认为下列因素和乳腺癌的发生相关：①激素作用：雌酮和雌二醇对乳腺癌的发病有直接关系。45～50岁女性发病率较高，绝经后发病率继续上升，可能与老年女性雌酮含量增高有关。②月经婚育史：月经过早来潮、绝经年龄晚、40岁以上未孕或初次足月产在35岁以后。③乳腺癌家族史：一级亲属中有乳腺癌病史者的发病危险性是普通人群的2～3倍。④饮食与营养：高脂肪饮食、营养过剩和肥胖。⑤部分乳房良性疾病：可能与乳腺癌的发病有关。⑥环境因素和生活方式。

## 【病理分类】

**1.原位癌**　即非浸润性癌，包括导管内癌、小叶原位癌，癌细胞均局限在基底膜内，属早期，预后较好。

**2.早期浸润性癌**　包括早期浸润性导管癌、早期浸润性小叶癌，癌细胞均突破基底膜开始向间质浸润，仍属早期，预后较好。

**3.浸润性特殊癌**　包括乳头状癌、髓样癌（伴大量淋巴细胞浸润）、小管癌（高分化腺癌）、腺样囊性癌、黏液腺癌、大汗腺样癌、鳞状细胞癌等。此型多呈高分化，预后尚可。

**4.浸润性非特殊癌**　约占乳腺癌类型的80%。包括浸润性小叶癌、浸润性导管癌、硬癌、髓样癌（无大量淋巴细胞浸润）、腺癌等。此型多呈低分化，预后较上述类型差。

**5.其他罕见癌**　包括炎性乳腺癌、乳头湿疹样乳癌。

## 【转移途径】

**1.局部浸润**　癌细胞沿导管或筋膜间隙蔓延，直接浸润 Cooper 韧带和皮肤。

**2.淋巴转移**　癌细胞沿乳腺的四条淋巴输出途径扩散。转移部位和乳腺癌的原发部位有一定关系，原发灶在乳房外侧部的，70%～80%发生腋窝淋巴结转移；原发灶在乳房内侧和中央区的，约30%发生胸骨旁淋巴结转移，后者预后较差。

**知识链接**

乳房淋巴液主要沿4条途径输出：①外侧：大部分淋巴液经胸大肌外缘淋巴管流至腋窝淋巴结，再流向锁骨下淋巴结，继之达锁骨上淋巴结，约占75%；②内侧：来自乳房中央区和内侧的淋巴液，通过肋间淋巴管流向胸骨旁淋巴结，再流向锁骨上淋巴结，约占20%；③对侧：两侧乳房皮下有交通淋巴网，一侧乳房淋巴液可流向对侧乳房；④下侧：乳房深部淋巴网与腹直肌鞘和肝镰状韧带的淋巴管相通，乳房淋巴液可流向肝脏。

**3. 血行转移**　癌细胞沿血液循环向远处转移，最常见的远处转移依次是肺、骨骼和肝。

【临床表现】

**1. 乳房肿块**

（1）早期　无痛、单发小肿块是乳腺癌早期表现。肿块质硬，表面不光滑，形状不规则，与周围组织分界不清，活动度差。患者常无任何自觉症状，多数是在无意中发现。肿块最多见于外上象限，其次是乳头、乳晕区和内上象限。

（2）晚期　乳腺癌晚期可出现：①癌肿固定于胸壁，不易推动。②卫星结节：癌细胞广泛地扩散至乳房皮肤和乳房周围皮肤，发生很多很硬的小结节或条索，像卫星样围绕原发病灶周围。③皮肤破溃：癌肿侵及皮肤形成溃疡，溃疡常有恶臭，容易出血。

**2. 乳房外形改变**　随着肿瘤生长，可引起乳房外形改变。①"酒窝征"：癌肿累及Cooper韧带，可使其缩短而出现肿瘤表面皮肤凹陷，称为"酒窝征"，是乳腺癌早期常有的征象。②"橘皮样"改变：皮下和皮内淋巴管被癌细胞阻塞引起局部皮肤水肿，水肿皮肤的毛囊处即形成许多点状小孔。③乳头内陷、抬高或偏歪：中央区的癌肿侵犯乳管并使之收缩所致。

**知识链接**

乳房的腺叶、腺小叶和腺泡间有结缔组织间隔，腺叶间有许多与皮肤垂直的纤维束，上连接皮肤和浅筋膜浅层，下连浅筋膜深层，称为乳房悬韧带（Cooper韧带），对乳房起支持和固定作用。

**3. 转移征象**

（1）淋巴转移　①腋窝淋巴结肿大：患侧腋窝出现散在、质硬、无痛、可活动的肿大淋巴结，以后数目增多并逐渐融合成团，严重时与皮肤或深部组织粘连固定，是最常见的淋巴转移途径。②手臂蜡白色水肿：癌细胞阻塞腋窝主要淋巴管，导致上臂淋巴回流障碍。③患侧手臂青紫色水肿：锁骨下或腋窝的淋巴结块压迫腋静脉所致。④患侧手臂或肩部剧烈疼痛：锁骨下或腋窝的淋巴结块压迫神经干所致。

（2）血行转移　癌细胞转移至肺、骨、肝后，可出现相应的症状。如肺转移可出现胸痛、气急，骨转移可出现局部疼痛，肝转移可出现肝肿大、黄疸等。

## 【辅助检查】

### 1. 影像学检查

（1）乳房钼靶X线　可作为普查方法，是早期发现乳腺癌最有效的方法。可检出较小肿块和微小钙化灶，特别对年龄大妇女（腺体萎缩、脂肪多）诊断正确率可高达90%。

（2）B型超声检查　可清晰显示乳房各层次软组织结构及其肿块的形态和质地，故可鉴别乳腺癌和良性肿块，诊断乳腺癌正确率可高达80%，是目前临床诊断乳腺癌的首选检查方法。但对于直径小于0.5cm的乳癌，诊断率低于X线检查。

（3）磁共振　软组织分辨率高，敏感性高于X线检查。能三维立体观察病变部位，在国内外一些大城市已经广泛应用。

### 2. 活组织病理检查

（1）乳头溢液涂片检查　经脱落细胞学检查有助于确定溢液的原因，但阴性者不能完全排除乳癌。乳头溢液未触及肿块者，可行乳腺导管内镜检查或乳管造影。

（2）针吸细胞学检查　用细针在肿块不同方向穿刺吸出组织液内含有的细胞做检查，多数病例可明确肿块性质。

## 【治疗要点】

以手术治疗为主，辅助化疗、放疗、激素、免疫、生物等综合治疗措施。

**1. 手术治疗**　对于病灶局限在局部及区域淋巴结的患者，手术治疗是首选措施。手术适应证是TNM分期的0～Ⅱ及部分Ⅲ期的患者。手术禁忌证是已经有远处转移、全身情况差、重要脏器有严重疾病、年老体弱不能耐受手术者。

（1）乳腺癌标准根治术　切除范围包括整个乳房、胸大肌、胸小肌、腋下及锁骨下淋巴结。

（2）乳腺癌改良根治术　该术式包括保留胸大肌、胸小肌和保留胸大肌、切除胸小肌两种，术后外观效果较好，同时对恢复患肢劳动力有很大的优点，是目前常用的手术方式。

（3）乳腺癌扩大根治术　是在乳腺癌根治术的基础上，同时切除胸廓内动、静脉及胸骨旁淋巴结。

（4）乳房单纯切除术　切除整个乳腺，包括腋尾部及胸大肌筋膜。适用于原位癌、微小癌或年老体弱不宜做根治术者。

（5）保留乳房的乳腺癌切除术　完整切除肿块及其周围1cm的组织，并行腋窝淋巴结清扫。适用于Ⅰ期、Ⅱ期患者，且乳房有适当体积，术后能保持外观效果者。术后必须辅以放疗、化疗等。

**2. 化学药物治疗**　乳腺癌是实体瘤中应用化疗效果最有效的肿瘤之一。一般认为在手术后应早期应用辅助化疗，联合化疗的效果优于单药化疗，治疗期以 6 个月为宜。常用药物有环磷酰胺（C）、氨甲蝶呤（M）、氟尿嘧啶（F）、阿霉素（A）、表柔比星（E）和紫杉醇（T）。

**3. 内分泌治疗**　肿瘤细胞中雌激素受体（ER）含量高者，称为激素依赖性肿瘤，对内分泌治疗有效。而 ER 含量低者，称激素非依赖性肿瘤，对内分泌治疗效果差。他莫昔芬（tamoxifen，TAM）是近年来内分泌治疗的一个重要进展，该药可降低乳腺癌术后复发和转移，对 ER 和孕酮受体（PgR）阳性的绝经后妇女效果尤为显著。常用剂量为每天 20mg，至少服用 3 年，一般服用 5 年。

**4. 放射治疗**　在保留乳房的乳腺癌术后，放疗是一重要组成部分，应在术后给予较高剂量放射治疗。对其他乳癌术后病例，临床应根据具体情况酌情采用。常用 $^{60}$Co 和深部 X 线。

## 【常见护理诊断 / 问题】

**1. 焦虑、恐惧**　与手术造成的身体外形改变和担忧预后有关。

**2. 知识缺乏**　缺乏麻醉、手术及术前常规准备的知识，术后上肢功能锻炼、乳腺癌自我检查和预防复发的相关知识。

**3. 有感染的危险**　与手术、引流管安置或术后并发症有关。

**4. 自我形象紊乱**　与乳房切除、患侧上肢肿胀及化疗导致的脱发有关。

**5. 肢体活动障碍**　与手术创伤影响患侧手臂和肩关节活动有关。

## 【护理措施】

**1. 手术前护理**

（1）**心理护理**　乳腺癌患者术前心理变化非常复杂，因为除了癌症本身带来的恐惧以外，切除乳房将意味着失去部分女性特征，担忧由此给自己造成很多方面的不便。所以术前应多了解和关心患者，加强心理疏导，向患者和家属耐心解释手术的必要性和重要性，可通过成功者的现身说法帮助患者渡过心理调适期，使其相信切除一侧乳房不能影响正常的家庭生活、工作和社交等，告诉患者今后还有乳房重建的可能，鼓励其树立战胜疾病的信心，以良好的心态面对疾病和治疗。

（2）**终止妊娠或哺乳**　对妊娠期或哺乳期患者，应立即终止妊娠或哺乳，以避免因激素作用活跃而加速乳腺癌的发展。

（3）**加强营养**　鼓励患者进食高蛋白、高能量、高维生素和膳食纤维丰富的食物，改善营养状态，为术后创面愈合创造有利条件。

（4）**术前准备**　做好术前常规检查和准备。对切除范围大，考虑植皮的患者，应同时做好供皮区皮肤准备。

**2. 术后护理**

（1）**病情观察**　严密监测生命体征，如有呼吸困难、胸闷时，应及时检查判断有无肺部并发症发生。

（2）体位　术后患者血压平稳后取半卧位，以利于呼吸和引流。

（3）饮食　术后 6 小时，患者无恶心、呕吐等麻醉反应可给予正常饮食，保证营养供给，有利于术后康复。

（4）伤口护理　手术部位用弹力绷带或胸带加压包扎，减少创腔积液，可使皮瓣或植皮片紧贴创面以利于愈合。包扎时要松紧度适宜，注意观察患侧肢体远端的血液供应情况，如皮肤呈青紫色，伴有皮肤温度降低，脉搏扪不清，提示腋部血管受压，应及时调整胸带或弹力绷带的松紧度。如胸带或绷带松脱滑动应及时重新包扎。

（5）引流管护理　术后皮瓣下常规放置引流管，并接负压引流，以便及时吸出手术创腔积液，使皮瓣或植皮片紧贴创面，避免坏死和感染，促进愈合。护理时应注意以下几点：①妥善固定，避免滑脱和扭曲。②保持持续负压吸引状态。③观察引流液色、质、量并及时记录，一般术后 1 ~ 2 天，每日引流血性液体 50 ~ 200mL，以后逐渐减少。④发现有局部积液，皮瓣或植皮片不能紧贴胸壁且有波动感，要及时报告医师处理。⑤术后 4 ~ 5 天，创腔无积液，创面皮肤紧贴，手指按压伤口周围皮肤无空虚感，即可考虑拔管。

（6）患侧上肢肿胀的护理　患侧上肢水肿是乳腺癌根治术后较常见的并发症。主要原因是切除腋窝淋巴结后，来自臂部的淋巴回流不畅或头静脉被结扎、腋静脉栓塞、感染、局部积液等因素导致静脉回流障碍所致。护理时注意以下几点：①术后预防性抬高患侧上肢，如平卧时可在患肢下垫小枕，下床活动时用吊带托扶。②禁忌在患侧上肢测血压及静脉穿刺等。③按摩、热敷患侧上肢并适当进行功能锻炼，如握拳、屈伸肘关节等，但应避免过劳。④指导患者自我保护患侧上肢，如下床活动需要他人搀扶时只能扶健侧，防止腋窝皮瓣滑动影响愈合。⑤上肢肿胀严重者，可戴弹力袖套以促进淋巴、血液回流。

（7）患侧上肢功能锻炼　功能锻炼可增强肌肉力量，松解和预防粘连，最大限度地恢复肩关节的活动范围。术后应鼓励和协助患者早期开始患侧上肢的功能锻炼。①术后 24 小时内：活动手指和腕部，如伸指、握拳、屈腕等锻炼。②术后 1 ~ 3 天：可指导患者用健侧手握住患肢活动肘关节，如屈肘、伸臂等，逐步过渡到肩关节的小范围前屈、后伸运动。③术后 4 ~ 7 天：鼓励患者用患侧上肢进行洗脸、梳头、进食等日常自理活动。可做以患侧手触摸对侧肩部和同侧耳朵的锻炼。④术后 1 ~ 2 周：术后 1 周皮瓣基本愈合，开始逐渐增加肩部活动范围，但要注意在手术后 10 日内不能外展肩关节，7 日内患者不做上举动作。拆线后，指导患者做患侧上肢康复训练，如手指爬墙运动、摇绳运动、滑轮运动及举杠运动等，直至患侧手指能高举过头触摸到对侧耳郭。

【健康指导】

1. 出院后短期内应避免用患侧上肢搬动和提拉重物。

2. 坚持患侧上肢的康复锻炼。

3. 术后 5 年内要避孕，以免因妊娠促使乳腺癌复发。

4.按医嘱进行放疗和化疗，不可擅自中断。定期到医院复查。

5.保持乐观的生活态度。

6.内分泌治疗的患者，应嘱其坚持服药，不可擅自停药或减量。

7.定期检查乳房：乳房自我检查有助于及早发现乳房病变。20岁以上的女性，特别是伴有高危因素的40岁以上的女性，应每月自我检查乳房1次。检查时间在月经结束后3~5天。方法如下：

（1）视诊　站在镜子前面，两臂放松，自然垂放在身体两侧，对比观察两侧乳房的大小是否对称，皮肤及乳头有无变化，乳头有无溢液。改变体位后从各个角度重复观察以上内容。

（2）触诊　仰卧床上，一侧手臂高举过头，尽量放松胸部肌肉，使乳房完全平铺于胸壁，将食指、中指和无名指并拢，用指腹在乳房上做环行触摸检查，切忌用手指抓捏，按次序检查乳房外上、外下、内下、内上象限，乳头及乳晕区，最后检查腋窝有无肿块及乳头溢液。同法检查对侧。疑有异常，及时到医院检查。

# 第三节　乳腺良性肿块

## 一、乳房纤维腺瘤

乳房纤维腺瘤是女性常见的乳房良性肿瘤，高发年龄为20~25岁。

### 【病因】

本病发生的原因是小叶内纤维细胞对雌激素的敏感性异常增高，可能和纤维细胞所含雌激素受体的量或质出现异常有关。

### 【临床表现】

本病临床表现主要是乳房无痛性肿块，好发于乳房外上象限，约75%为单发，呈圆形或卵圆形，质韧，表面光滑，与周围组织无粘连，易于推动。肿块的大小和月经周期无关。患者无明显自觉症状，常为偶然扪及。

### 【治疗要点】

手术切除是治疗本病唯一有效的方法，对切除的肿块做常规病理检查。

## 二、乳腺囊性增生病

乳腺囊性增生病是女性常见病，多见于中年妇女，或称纤维囊性乳腺病，既非肿瘤，也非炎症，而是乳腺实质的良性增生。其病理形态复杂：乳腺导管囊性扩张，形成大小不等的囊肿，导管上皮不同程度的乳头状增生，同时小叶内和小叶周围的纤维组织出现不同程度增生。

【病因】

本病与内分泌失调有关，一是体内雌、孕激素比例失调，使乳腺实质过度增生和复旧不全；二是部分乳腺实质成分中女性激素受体的质和量异常，使乳房各部分的增生程度参差不齐。

【临床表现】

本病病程较长，发展缓慢，主要有以下表现：

**1. 乳房胀痛**  部分患者乳房胀痛与月经周期有关，多在月经前期疼痛加重，月经来潮后减轻或消失。

**2. 乳房肿块**  一侧或双侧乳腺内有弥漫性增厚区，可局限在乳腺的某一部位，多位于乳房的外上象限，可有轻度触痛。肿块形态多样，可呈现颗粒状、结节状或片状，大小不一，质韧，增厚区与正常乳腺组织界限不清，与周围皮肤无粘连。同侧腋窝淋巴结不肿大。

**3. 乳头溢液**  少数患者有乳头溢液，多呈乳黄色或黄绿色或血性。

【辅助检查】

B 超和乳房钼靶 X 线检查或活组织病理检查可协助诊断。

【治疗要点】

**1. 非手术治疗**  本病主要是药物治疗和观察，可采用疏肝理气、调和冲任二脉及调整卵巢功能方法，如逍遥丸 3～9g，每日 3 次。同时嘱患者保持心情舒畅，减轻思想负担并定期复查。

**2. 手术治疗**  局部病灶可疑恶变者，应手术切除并行病理检查。

## 三、乳管内乳头状瘤

本病多见于经产妇，高发年龄为 40～50 岁，75％发生在大乳管近乳头的壶腹部。

【临床表现】

一般无自觉症状，患者常因乳头血性溢液污染内衣而发现，因瘤体很小常不能触及。偶有直径数毫米的圆形小肿块，质软，可推动，压之可见乳头血性溢液。

【辅助检查】

乳腺导管造影可明确乳管内肿瘤的部位和大小，也可行乳管内镜检查。

【治疗要点】

乳头状瘤有 6％～8％癌变的可能，因此诊断明确者以手术治疗为主，常规病理检查。

# 练习题

## 【A1 型题】

1.急性乳腺炎的主要病因是（　　　）
    A.机体抵抗力下降
    B.乳汁淤积和细菌入侵
    C.乳头发育不良
    D.卵巢内分泌功能失调
    E.乳腺分泌障碍

2.关于早期急性乳腺炎的治疗，错误的是（　　　）
    A.患侧乳房停止哺乳
    B.早期、足量应用抗生素
    C.早期冷敷，24 小时后热敷
    D.切开引流，保持引流通畅
    E.水肿严重者可用 25%硫酸镁溶液湿热敷

3.乳癌好发的部位是（　　　）
    A.乳头及乳晕区　　　　　　B.乳房外上象限　　　　　　C.乳房外下象限
    D.乳房内上象限　　　　　　E.乳房内下象限

4.乳腺癌患者乳房皮肤出现“酒窝征”的原因是（　　　）
    A.癌肿和皮肤粘连　　　　　B.癌肿侵犯乳管　　　　　　C.并发急性感染
    D.癌肿侵及 Cooper 韧带　　E.癌细胞堵塞淋巴管

5.乳腺癌最早出现的症状是（　　　）
    A.无痛单发小肿块　　　　　B.乳头血性溢液　　　　　　C.乳头偏歪或内陷
    D.橘皮样改变　　　　　　　E.乳房胀痛

## 【A2 型题】

6.王某，女，26 岁，20 天前顺产一女婴。现乳房肿痛，体温 39.3℃，患侧腋窝淋巴结肿大，有压痛，首先应考虑的疾病是（　　　）
    A.乳癌　　　　　　　　　　B.急性乳腺炎　　　　　　　C.乳房肿块
    D.乳房纤维腺瘤　　　　　　E.乳管内乳头状瘤

7.女性，62 岁，洗澡时偶然发现左侧乳房外上象限有 1cm 左右小肿块，质硬，表面不光滑，首先考虑的疾病是（　　　）
    A.乳房纤维腺瘤　　　　　　B.乳管内乳头状瘤　　　　　C.乳房囊肿
    D.乳腺癌　　　　　　　　　E.乳腺囊性增生病

8.女性，28 岁，产后 25 天出现右侧乳房胀痛，寒战、高热、脉快。体检：右侧乳

房皮肤红肿明显，可扪及一压痛性肿块，同侧腋窝淋巴结肿大。处理措施不正确的是
（　　）

  A. 患侧乳房停止哺乳　　B. 及时应用抗生素　　C. 局部硫酸镁湿敷

  D. 局部理疗　　E. 局部行切开引流

## 【A3 型题】

（9～11 题共用题干）

女性，28 岁，已婚，右侧乳房出现无痛性肿块，3～5cm 大小，局部皮肤出现"酒窝征"，腋窝可触及 3 个可活动的散在的淋巴结，诊断为乳癌。

9. 乳癌根治术后，为预防皮下积液及皮瓣坏死的主要措施是（　　）

  A. 抬高患肢　　B. 加压包扎伤口　　C. 沙袋压迫

  D. 持续负压引流　　E. 半卧位

10. 术后功能锻炼的最佳标准是（　　）

  A. 肘关节活动自如，可触及对侧耳郭

  B. 肩关节可以自如旋转

  C. 患肢高举摸到同侧耳朵

  D. 患肢高举摸到头顶

  E. 患肢高举经头顶触及对侧耳郭

11. 术后出院时护士进行健康教育，预防复发最重要的项目是（　　）

  A. 患侧上肢功能锻炼　　B. 经常自查　　C. 定期到医院复查

  D. 加强营养　　E. 术后五年内避免妊娠

# 第十四章 胸部损伤患者的护理

胸部损伤根据损伤是否造成胸膜腔与外界沟通分为闭合性和开放性胸部损伤两大类。闭合性损伤多是由于暴力挤压、冲撞或钝器撞击胸部引起，轻者只引起胸壁软组织挫伤或 / 和单纯肋骨骨折，重者往往伴有胸膜腔内器官或血管的损伤，导致气胸、血胸，甚至还可造成心脏挫伤、裂伤。开放性损伤，平时多因利器刺伤，战时则多由于火器弹片等穿破胸壁所造成，可导致开放性气胸或血胸，伤情往往较严重，部分患者需进行开胸手术治疗。

## 第一节 肋骨骨折

肋骨骨折是最为常见的胸部损伤，可为单根或多根肋骨骨折，同一肋骨也可在一处或多处折断。其中第 4～7 肋因较长且固定，最易折断。儿童肋骨富有弹性，不易折断；而在成人，尤其是老年人，肋骨弹性减弱，容易骨折。

### 知识链接

肋骨共 12 对，平分在胸部两侧，前与胸骨、后与胸椎相连，构成一个完整的胸廓。胸膜腔为壁层胸膜与脏层胸膜之间的潜在腔隙，腔内含有少量浆液起润滑作用。脏胸膜紧贴于肺的表面，壁胸膜衬于胸腔内面、膈上面和纵隔侧面。衬于胸壁内面的为肋胸膜，肋膈隐窝位于肋胸膜转折为膈胸膜处，是直立时胸膜腔的最低处，胸膜腔内若有过多的液体时，首先积聚于此。胸膜腔内压力为负压，且吸气时负压增大，呼气时负压减小。胸膜腔内负压具有重要的生理意义：①保持肺的膨胀及通气功能。②促进静脉血液回流。

### 【病因与发病机制】

闭合性肋骨骨折常因暴力直接施压于肋骨，使承受打击处肋骨向内弯曲而折断，或因胸廓前后受挤压而使肋骨向外过度弯曲而折断。开放性肋骨骨折多由锐器刺伤或火器伤引起。此外，当肋骨在病理性改变如骨质疏松、骨质软化或原发性和转移性肋骨肿瘤的基础上发生骨折，称为病理性肋骨骨折。

肋骨骨折时尖锐的骨折断端可刺破壁层胸膜和肺组织，造成气胸、血胸、皮下气肿或引起血痰、咯血等。同时往往因患者不敢做深呼吸和有效咳嗽造成呼吸道分泌物潴留而并发肺炎或肺不张。多根多处肋骨骨折时胸壁可因失去完整的肋骨支撑而软化，出现反常呼吸运动，即软化区胸壁在吸气时向内凹陷，呼气时向外突出，与其他部位的胸壁活动正相反，称连枷胸（图 14-1）。连枷胸常伴有肺挫伤，可导致肺泡和间质出血、水肿、肺泡破裂和肺不张，引起呼吸功能障碍，还可影响静脉血液回流，严重时可发生呼吸和循环衰竭。

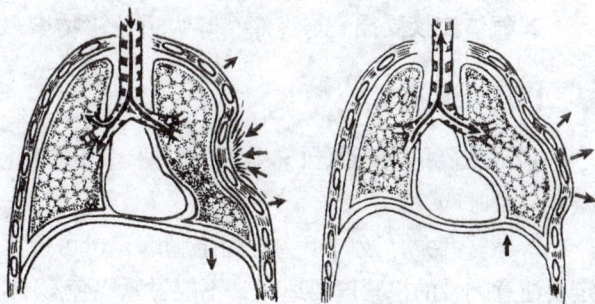

图 14-1　反常呼吸运动

【临床表现】

局部胸痛为肋骨骨折的主要症状，深呼吸及转动体位时加剧。患者常因此表现为呼吸变浅、咳嗽无力，部分患者可有呼吸困难。体检局部胸壁可见肿胀或畸形，压痛明显。用手挤压前后胸廓，局部疼痛加重甚至可闻及骨摩擦音，即可判断为肋骨骨折。多根多处肋骨骨折可有反常呼吸运动，如合并气胸、血胸者可出现相应体征。第1或第2肋骨骨折常合并锁骨或肩胛骨骨折，并可能合并胸内脏器及大血管损伤，支气管或气管断裂或心脏挫伤，还常合并颅脑伤；下胸部肋骨骨折可能合并腹内脏器损伤，特别是肝、脾和肾破裂，还应注意合并脊柱和骨盆骨折。

【辅助检查】

胸部 X 线检查可显示骨折断裂线及断端错位，并有助于判断是否存在气胸、血胸等并发症。

【治疗要点】

镇痛、清理呼吸道分泌物、固定胸廓及防治并发症。

**1. 闭合性单处肋骨骨折**　治疗的重点在于固定胸廓。固定胸廓可有效地减少骨折断端活动及减轻疼痛。常采用大号膏药贴敷于局部胸壁或用宽胶布条、多头胸带或弹性胸带固定胸廓。

**2. 闭合性多根多处肋骨骨折**　胸壁软化范围较小、反常呼吸运动不严重的患者，可用宽胶布条或胸带固定胸廓。大块胸壁软化、反常呼吸运动明显的连枷胸患者，可在伤侧胸壁放置牵引支架行肋骨牵引。对咳嗽无力、不能有效排痰或发生呼吸衰竭者，应行气管插管或气管切开。

**3. 开放性肋骨骨折**　彻底清创、修齐骨折断端后分层缝合、固定包扎。如胸膜已有穿破，需行胸膜腔闭式引流术。多根多处肋骨骨折，往往需行内固定术。术后常规应用抗生素和破伤风抗毒素以防感染。

【常见护理诊断/问题】

**1. 疼痛** 与组织损伤有关。

**2. 气体交换受损** 与疼痛、呼吸道分泌物增多、胸廓运动受限、反常呼吸等有关。

【护理措施】

**1. 连枷胸的现场急救** 用厚敷料覆盖胸壁软化区后行绷带加压包扎固定，以消除或减轻反常呼吸。

**2. 减轻疼痛** 及时用胸带固定胸廓，也可遵医嘱应用镇痛药物止痛。固定胸廓时一定要注意胸带的松紧度要适宜，不能过紧以免影响呼吸，也不能过松而起不到固定作用。

**3. 维持呼吸功能**

（1）保持呼吸道通畅，及时清除口腔、气道内的血液、痰液及呕吐物。

（2）鼓励和协助患者有效咳嗽、排痰以减少肺部并发症的发生。痰液黏稠不易咳出时，应用祛痰药、超声雾化或氧气雾化吸入，以稀释痰液并促使其排出。疼痛剧烈、不敢或不愿咳嗽者，遵医嘱给予镇痛药物。

**4. 密切观察病情** 观察生命体征，如神志、胸腹活动及气促、发绀、呼吸困难等情况。

【健康指导】

**1. 指导患者练习腹式深呼吸及有效咳嗽排痰**

（1）**腹式呼吸** 患者仰卧，吸气时保持胸部不动，腹部上升隆起，呼气时尽量将腹壁下降。动作缓慢、均匀，每分钟 8～12 次或更少。

（2）**有效咳嗽** ①暴发性咳嗽：患者取坐位或半卧位，屈膝，上身前倾，双手抱膝。先深吸气后屏气3秒钟（有伤口者，护理人员将双手压在切口两侧），随之胸腹肌骤然收缩或两手抓紧支持物，用力做爆破性咳嗽，将痰咳出。②分段咳嗽：让患者一连串的小声咳嗽，逐渐驱使支气管分泌物脱落咳出。③发声性咳嗽：当患者咳嗽有剧痛时，可示患者深吸气，张口并保持声门开放，而后再咳嗽。

**2. 出院指导**

（1）注意生产及交通安全，防止意外事故的发生。

（2）肋骨骨折患者 3 个月后复查 X 线片，以了解骨折愈合情况。

（3）注意休息和合理饮食。

# 第二节 气 胸

胸膜腔内积气称为气胸，多因肺部疾病或外力使肺组织和脏层胸膜破裂，或靠近肺表面的肺气肿泡破裂，肺和支气管内空气逸入胸膜腔。多见于男性青壮年或患有慢性支气管炎、肺气肿、肺结核者。在胸部损伤中，气胸的发病率仅次于肋骨骨折。

## 【分类】

气胸分为闭合性、开放性、张力性气胸三类。

**1. 闭合性气胸**　空气经胸部伤口或肺、支气管裂口一次性进入胸膜腔后，伤口闭合，称为闭合性气胸。

**2. 开放性气胸**　胸壁有开放性伤口，呼吸时空气经伤口自由出入于胸膜腔，称为开放性气胸。

**3. 张力性气胸**　为气管、支气管或肺损伤处与胸膜腔相通的裂口处呈单向活瓣作用，气体只能随每次吸气进入胸膜腔而不能排出体外，造成胸膜腔内压力不断增高，故又称为高压性气胸。

## 【病因与发病机制】

**1. 闭合性气胸**　多为肋骨骨折的并发症，由于肋骨骨折断端刺破肺表面，气体漏入胸膜腔所致。伤侧肺出现不同程度的肺萎陷，使肺呼吸面积减少，影响肺的通气及换气功能。

**2. 开放性气胸**　常见于刀刃利器或弹片火器所致的胸壁伤口，且伤口的大小与空气的出入量有着直接的关系。开放性气胸时伤侧胸膜腔负压消失，肺被压缩而萎陷，纵隔向健侧移位，进而使健侧肺扩张受限；同时由于含氧量低的气体在两肺内重复交换可造成机体的严重缺氧。

开放性气胸时还可出现纵隔随呼吸来回移动的现象，称为纵隔扑动。其机理为吸气时健侧胸膜腔负压升高，与伤侧胸膜腔压力差增大，纵隔向健侧进一步移位；呼气时，两侧胸膜腔压力差减少，纵隔又移回伤侧。纵隔扑动可影响静脉血液回流，引起严重的循环功能障碍（图14-2）。

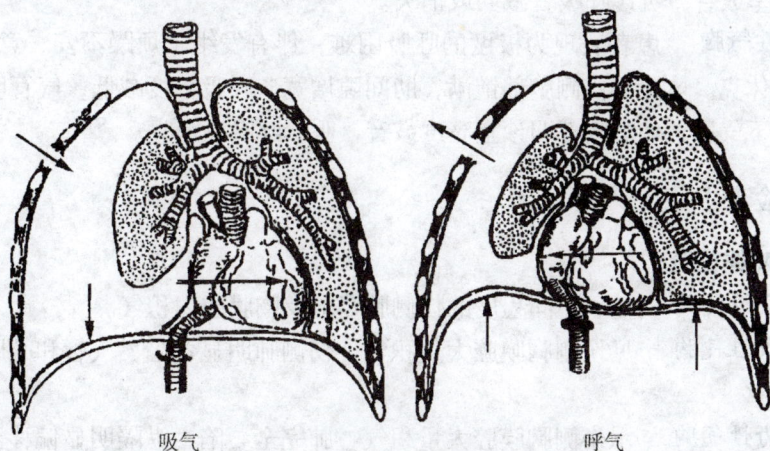

吸气　　　　　　　　　呼气

图 14-2　开放性气胸的纵隔扑动

**3. 张力性气胸**　常见于较大肺气泡的破裂或较大较深的肺裂伤或支气管破裂。因伤侧胸膜腔压力进行性升高，压迫伤侧肺使之完全萎陷，并将纵隔推向健侧，挤压健侧肺，腔静脉回流受阻，产生严重的呼吸和循环功能障碍。胸膜腔内的高压气体有时可经支气管、气管周围疏松的结缔组织进入纵隔或胸壁软组织，形成颈、面、胸部等处的皮下气肿和纵隔气肿（图14-3）。

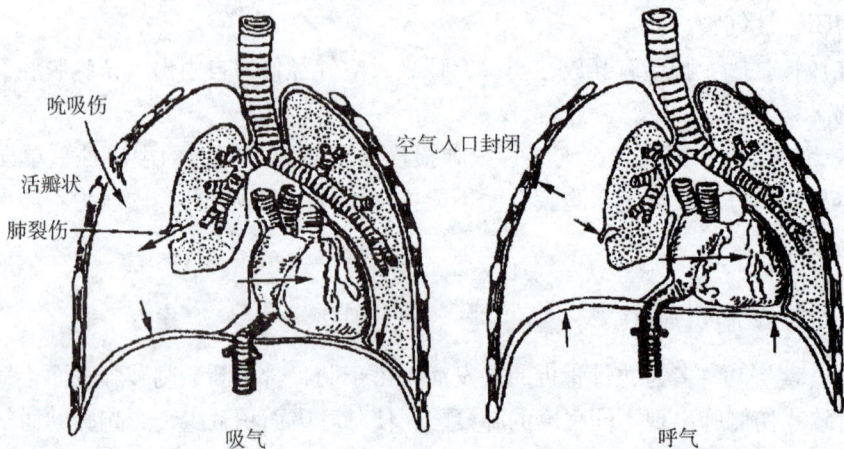

吮吸伤
活瓣状
肺裂伤
空气入口封闭
吸气　　　　呼气

图 14-3　张力性气胸和纵隔气肿

## 【临床表现】

**1. 闭合性气胸**　少量气胸（肺萎陷在30%以下者）多无明显症状。肺萎陷超过30%者可出现胸闷、胸痛、气促等症状。体检可发现伤侧胸廓饱满，呼吸活动度降低，气管向健侧移位，伤侧肺叩诊呈鼓音，呼吸音减弱或消失。

**2. 开放性气胸**　患者出现明显的呼吸困难、气促和发绀，严重时可出现休克。伤侧胸壁可见伴有气体进出胸腔而发出吮吸样声音的伤口。体检可见气管明显偏向健侧，伤侧胸部叩诊呈鼓音，听诊呼吸音减弱或消失。

**3. 张力性气胸**　患者表现为极度的呼吸困难，伴有发绀、烦躁不安、意识障碍等，严重时出现休克。体检见伤侧胸部饱满，肋间隙增宽，呼吸幅度减低，气管明显偏向健侧，多有皮下气肿，伤侧胸部叩诊呈高度鼓音，听诊呼吸音消失。

## 【辅助检查】

### 1. 胸部 X 线检查

（1）闭合性气胸　显示不同程度的伤侧肺萎陷及胸膜腔内积气。

（2）开放性气胸　见伤侧胸膜腔大量积气，伤侧肺明显萎陷，气管和心脏等纵隔器官向健侧偏移。

（3）张力性气胸　示伤侧胸膜腔大量积气，肺完全萎陷，纵隔明显偏移至健侧。胸膜腔穿刺时有高压气体向外冲出。抽气后症状好转但不久又见加重也有助于诊断。

**2. CT 检查** 对于小量气胸、局限性气胸以及肺大泡与气胸的鉴别比 X 线胸片敏感和准确。气胸的基本 CT 表现为胸膜腔内出现极低密度的气体影，伴有肺组织不同程度的压缩萎陷改变。CT 扫描能精确估计气胸的容量，并且是气胸与某些疑难病例（例如肺压缩不明显而出现窒息的外科性肺气肿、复杂性囊性肺疾病有可疑性肺大泡等）相鉴别的唯一有效手段。

**3. 胸腔镜检查** 可明确胸膜破裂口的部位以及基础病变，同时可以进行治疗。

### 【治疗要点】

**1. 闭合性气胸** 少量气胸无须特殊治疗，可于 1～2 周内自行吸收。大量气胸需进行胸膜腔穿刺或行胸膜腔闭式引流术以促使肺尽早膨胀。

**2. 开放性气胸** 开放性气胸病情紧急，其急救处理要点为立即封闭伤口，变开放性气胸为闭合性气胸，并迅速送往医院。可用无菌敷料如凡士林纱布加棉垫于患者呼气末封盖伤口，再用胶布或绷带包扎固定。送达医院后的进一步处理包括给氧、输血补液、纠正休克、清创缝闭胸壁伤口、行闭式胸膜腔引流术。术后常规给予抗生素，鼓励患者咳嗽排痰和早期活动。如怀疑有胸腔内脏器损伤或活动性出血，可行剖胸探查术。

**3. 张力性气胸** 张力性气胸属危急重症，应立即排气以降低胸膜腔内的压力。紧急状况下可用一粗针头在伤侧第 2 肋间锁骨中线处刺入胸膜腔并外接单向活瓣装置。进一步处理应在积气最高的部位放置胸膜腔闭式引流管，常规应用抗生素预防感染。持续漏气或行胸膜腔插管后漏气仍很严重，患者呼吸困难未见好转者，应及早行剖胸探查术。

### 【常见护理诊断／问题】

**1. 气体交换受损** 与疼痛、呼吸道分泌物增多、胸廓运动受限、肺萎陷等有关。

**2. 疼痛** 与组织损伤、空气进入胸膜腔后对胸膜刺激有关。

**3. 焦虑、恐惧** 与突然面对强烈的意外创伤、对疾病认识不足有关。

### 【护理措施】

**1. 现场急救**

（1）**开放性气胸** 立即用厚敷料（最好为凡士林纱布，现场也可用毛巾等）于患者呼气末封闭胸壁伤口并包扎牢固，阻止气体继续进出胸膜腔，变开放性气胸为闭合性气胸。

（2）**张力性气胸** 用粗针头在伤侧锁骨中线第二肋间隙行胸膜腔穿刺，尽快排出积气以解除对肺的压迫。转运途中为保证安全，可在针尾缚一橡胶指套（或气球、避孕套等），末端剪开 1cm 的小口，使气体只能排出而不能进入胸膜腔。如胸壁有活瓣样伤口者应封闭伤口（图 14-4）。

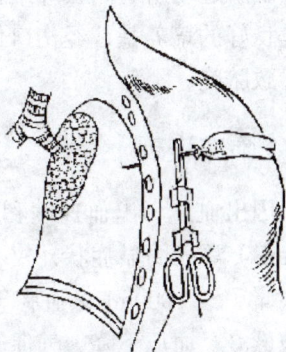

图 14-4 张力性气胸途中转运的方法

**2. 病情观察**　严密观察生命体征，患者出现气促、发绀、呼吸困难等症状，应及时给予吸氧；胸壁有开放性伤口者，要密切观察体温的变化；同时注意观察患者的神志、瞳孔、胸部、腹部和肢体活动等情况，疑有复合伤时应立即报告医师。

**3. 维持呼吸功能**

（1）保持呼吸道通畅，及时清除口腔、气道内的血液、痰液及呕吐物。

（2）鼓励和协助患者有效咳嗽、排痰以减少肺部并发症的发生。痰液黏稠不易咳出时，应用祛痰药、超声雾化或氧气雾化吸入，以稀释痰液并促使其排出。疼痛剧烈、不敢或不愿咳嗽者，遵医嘱给予镇痛药物。严重呼吸道分泌物潴留或呼吸衰竭者，可采用鼻导管深部吸痰或支气管镜吸痰，必要时行气管切开，应用呼吸机辅助呼吸。

**4. 加强心理护理**　护士应加强与患者及家属之间的沟通，解释各种症状和不适的原因、持续的时间及预后，帮助患者树立信心，配合完成各项治疗及护理措施。

**5. 其他**　加强胸膜腔闭式引流的护理。

【健康指导】

1. 解释吸氧、胸膜腔穿刺、胸膜腔闭式引流的意义和注意事项。
2. 指导患者练习腹式深呼吸及有效咳嗽排痰。

# 第三节　血　胸

胸膜腔内积血称为血胸，最常见的原因是创伤或外科手术。血胸常与气胸合并存在，称血气胸。

【病因与发病机制】

常因利器损伤胸部或骨折断端刺破肺、心脏、大血管或胸壁血管引起。血胸不但因血容量丢失而影响患者的循环功能，还因积血压迫伤侧肺使其萎陷，同时纵隔向健侧移位压迫健侧肺，影响患者的呼吸功能。

持续大量出血所致的胸膜腔积血称进行性血胸。当胸腔内积聚大量血液超过肺、心包、膈肌运动所起的去纤维蛋白作用时，胸腔内积血即发生凝固而形成凝固性血胸。血液是良好的培养基，经伤口侵入的细菌可在积血中迅速生长繁殖，引起感染性血胸，最终导致脓胸。

【临床表现】

因出血量、出血速度和患者体质不同而有不同表现。小量血胸（成人出血量小于500mL）常无明显症状，仅在胸部 X 线检查时可见肋膈角消失。中量（500~1000mL）和大量（>1000mL）血胸患者可出现低血容量性休克表现，如面色苍白、脉搏细弱、四肢厥冷、血压下降、气促等。体检见伤侧肋间隙饱满、叩诊呈浊音、呼吸音减弱或消失、气管向健侧移位等胸膜腔积液表现。

## 【辅助检查】

胸部 X 线检查示胸膜腔内大片积液阴影，纵隔移向健侧。如合并气胸可见气液平面。超声检查可见液平段。胸膜腔穿刺抽得血液即可明确诊断。

## 【治疗要点】

小量胸腔积血可自行吸收，无须特殊处理。中、大量血胸者，早期即应行胸膜腔穿刺，抽出积血，以促进肺膨胀。必要时可行胸膜腔闭式引流，以利于动态观察是否为进行性血胸。如为进行性血胸应立即剖胸止血。凝固性血胸在出血停止后数日、病情平稳时剖胸清除积血和血块，以防感染和机化。已感染的血胸按脓胸进行处理。

## 【常见护理诊断 / 问题】

**1. 气体交换受损**　与肺组织受压有关。

**2. 组织灌注量不足**　与出血所致的血容量不足有关。

**3. 潜在并发症**　肺部或胸腔感染。

## 【护理措施】

**1. 病情观察**

（1）**严密观察生命体征**　及早识别休克，密切观察体温的变化。如出现烦躁、面色苍白、四肢湿冷、脉搏细弱、血压下降等休克症状时，应加强监护并及时通知医生。

（2）**警惕胸膜腔活动性出血**　出现以下征象时提示有胸膜腔内活动性出血：①脉搏逐渐加快，血压持续下降。②经补充血容量后血压虽有短暂回升，但又迅速下降。③血红蛋白、红细胞计数、红细胞压积持续降低。④胸膜腔闭式引流出血量每小时大于 200mL，并持续 2 小时以上。⑤胸膜腔穿刺抽出的血液很快凝固或因血液凝固抽不出，且胸部 X 线示胸膜腔阴影继续增大者。

**2. 维持呼吸功能**　及时吸氧，促进排痰。

**3. 维持有效心排出量**　建立静脉通路，积极补充血容量抗休克。

**4. 其他**　遵医嘱合理使用抗生素预防感染。

## 【健康指导】

同气胸。

# 第四节　心脏损伤

心脏损伤多数由车祸所致，司机被挤压于车身和方向盘之间。锐性伤多由刀刺、枪弹引起。心脏损伤可分为心脏挫伤及心脏破裂。

## 【病因与发病机制】

**1. 心脏挫伤**　多因前胸受重物撞击或从高处坠落震荡心脏所致。其中右心室因紧贴胸骨,最易受伤。心脏挫伤的程度范围可从小片心外膜或心内膜出血直至大片心肌出血坏死。

**2. 心脏破裂**　多因枪弹伤或刀、剪等锐器刺伤所致,少数由于钝性暴力撞击前胸引起。心脏穿透伤还可发生在做各种心导管检查时。心脏各部位均可受伤,右心室最为多见。心包裂口保持开放通畅者,血液可自伤口外溢或流入胸膜腔,临床上出现低血容量性休克征象;心包无裂口或裂口较小、出血不易排出者,血液积聚于心包腔内形成心脏压塞,致使回心血量及心排出量减少,结果造成静脉压升高、动脉压降低,产生急性循环衰竭。

## 【临床表现】

**1. 心脏挫伤**　因损伤程度而异,轻者常无明显症状,较重者可有心前区疼痛、心悸、呼吸困难等表现。

**2. 心脏破裂**　开放性胸部损伤心脏破裂患者,可见胸部伤口有鲜血不断涌出,并伴有低血容量性休克表现。闭合性胸部损伤心脏破裂患者可出现血胸,若心包无裂口或裂口较小、血液积聚于心包腔内形成心脏压塞而出现 Beck 三联征:①静脉压升高。②心搏微弱、心音遥远。③动脉压降低。

## 【辅助检查】

**1. 心脏挫伤**

(1) 心电图检查　诊断价值较大,表现为 ST 段抬高,T 波低平或倒置。大部分患者可伴有心动过速、期前收缩等心律失常。

(2) 血清酶学检查　血清磷酸肌酸激酶同工酶 CPK-MB、乳酸脱氢酶同工酶 $LDH_1$ 和 $LDH_2$ 明显升高。

(3) 超声心动图检查　可显示心脏结构及功能改变。

**2. 心脏破裂**　两维超声心动图可明确心包积血的诊断。

**3. 心包穿刺**　为有创检查方法,既可明确诊断,又有治疗作用。

## 【治疗要点】

**1. 心脏挫伤**　治疗重点在于对症处理,如密切观察病情、卧床休息、心电监护、吸氧等。如有心律失常,给予抗心律失常药物。心力衰竭者给予洋地黄类药物。

**2. 心脏破裂**　心脏破裂应立即实施手术抢救。心包压塞或疑有心包压塞者应先行心包穿刺以改善症状,争取抢救时间。刺入心脏并仍留在胸壁上的致伤物(如尖刀)在开胸手术前不宜拔除。切开心包后迅速找到出血的心脏裂口,先行手指按压止血后再行间断缝合修补。冠状动脉小分支损伤可予以结扎,大主干损伤须做主动脉 – 冠状动脉旁路移植术。术后加强心电图和血流动力学监护，以及复苏后续治疗。

## 【常见护理诊断/问题】

**1. 组织灌注量减少**　与心脏破裂所致的大出血、心律失常、心力衰竭有关。

**2. 疼痛**　与组织损伤有关。

**3. 潜在并发症**　肺部或胸腔感染。

## 【护理措施】

**1. 心包压塞的急救**　立即行心包穿刺，排出心包腔积血。

**2. 补充血容量，维持正常心输出量**

（1）迅速建立静脉输液通路。

（2）在中心静脉压（CVP）及肺动脉楔压（PAWP）监测的前提下补充液体量，注意维持水、电解质及酸碱平衡。

（3）剖胸止血术的指征：通过补充血容量或抗休克处理，病情无明显好转，血压持续下降且出现胸膜腔内活动性出血者，提示肺、气管和血管有严重损伤，需迅速做好剖胸止血的准备工作。

**3. 密切观察病情**　严密观察生命体征、神志、瞳孔的变化。

## 【健康指导】

1. 加强安全意识教育。

2. 刺入心脏并仍留在胸壁上的致伤物（如尖刀）在开胸手术前不宜拔除。

# 第五节　胸膜腔闭式引流的护理

### 知识链接

胸腔闭式引流的原理：胸膜腔闭式引流是根据胸膜腔的生理特点来设计的，它依靠水封瓶中的液体使胸膜腔与外界隔离。当胸膜腔内因积气或积液形成高压时，胸膜腔内的气体或液体可排至引流瓶内；当胸膜腔恢复负压时，水封瓶内的液体被吸引至引流管的下端形成负压水柱，阻止空气进入胸膜腔。由于引流管有足够的长度及地心引力的作用，水封瓶内的液体只能在引流管的下端形成一定高度的水柱而不可能被吸引至胸膜腔内，从而达到胸膜腔引流和减压的目的。

**1. 胸膜腔闭式引流目的与适应证**

（1）胸膜腔闭式引流的目的　①引流胸膜腔内渗液、血液及气体。②重建胸膜腔内负压，促进肺的膨胀。③平衡压力，维持纵隔的正常位置。

（2）**适应证** 常用于气胸、血胸、脓胸的治疗及心胸手术后的引流。

**2. 胸膜腔引流管的安置部位及方法** 胸膜腔引流管的置入常在手术室进行，但在某些紧急情况下，也可在急诊室或病室床旁安置。胸膜腔引流管的置入位置：①引流积液：积液处于低位，一般在腋中线或腋后线第6~8肋间插管引流。②引流积气：积气多向上聚集，常选锁骨中线第2肋间。③引流脓液：常选在脓液积聚的最低位。用于排液或排脓的胸膜腔引流管宜选用质地较硬、管径为1.5~2cm的橡皮管，不易折叠堵塞而利于通畅引流；用于排气的胸膜腔引流管则选用质地较软、管径为1cm的塑胶管，既能达到引流的目的，又可减少局部刺激，减轻疼痛。

**3. 装置** 传统的胸膜腔闭式引流装置有3种：单瓶（图14-5）、双瓶、三瓶。目前已有各种一次性使用的塑料胸膜腔引流装置被临床广泛应用。

**4. 护理**

（1）**保持管道密封** 使用前应严格检查胸膜腔引流管

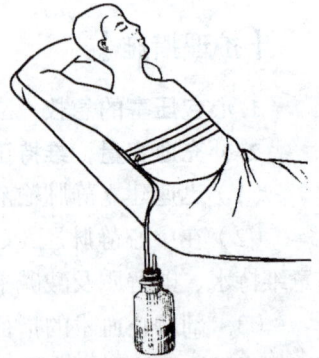

**图14-5 胸膜腔闭式引流装置**

及水封瓶装置有无裂缝、各衔接处是否紧密；引流过程中应注意引流管有无脱落、皮肤切口处有无漏气；水封瓶长玻璃管应始终没入水中3~4cm，并保持直立；搬动患者或更换引流瓶时，务必双重夹闭引流管，以防空气进入。

（2）**严格无菌操作** 引流装置在使用前应经严格灭菌，在使用过程中始终保持无菌；胸壁引流口处敷料应保持清洁干燥，通常每日更换1次，但如有渗湿，应及时更换；引流瓶位置应低于胸壁引流口平面60~100cm，以防瓶内液体逆流入胸膜腔引起感染；按规定时间更换引流瓶（一般每日更换），更换时严格遵守无菌操作规程。

（3）**妥善固定** 应留有足够长的引流管固定于床旁，以免因翻身、牵拉等造成引流管的脱出。如引流管连接处脱落或引流瓶损坏，应立即用双钳夹闭胸膜腔引流管，并更换引流装置；紧急时也可反折引流管，以避免空气进入胸膜腔；若胸膜腔引流管自胸腔滑脱，应立即用手指捏闭引流口处皮肤，消毒处理后用凡士林纱布封闭引流口，并协助医师做进一步处理。

（4）**保持引流通畅** 患者血压平稳后即应取半坐卧位，以有利于呼吸及引流；定时挤压胸膜腔引流管，防止引流管阻塞、扭曲、受压，挤压时应注意从上至下；鼓励患者做咳嗽、深呼吸运动及经常变换体位，以加快胸膜腔内液体、气体的排出，促进肺扩张。

（5）**观察和记录** 密切观察长玻璃管中的水柱波动情况，因为水柱波动的幅度反映无效腔的大小与胸膜腔内负压的恢复情况。正常情况下水柱上下波动的幅度为4~6cm。若水柱波动过高，提示存在肺不张；若无波动，提示引流管不畅或肺已完全扩张。此时可嘱患者咳嗽，如有水注波动，说明肺已完全扩张；如仍无波动，可能引流管不通。定时观察引流液的量、色、性质，并准确记录。若术后持续引出大量血性液体（每日超过

200mL）或有愈来愈多气体逸出，应报告医生给予及时处理。

（6）拔管　一般安置引流管 48～72 小时后，临床观察无气体溢出，或引流量明显减少且颜色变浅，24 小时引流液少于 50mL，脓液少于 10mL，X 线胸片示肺膨胀良好无漏气，患者无呼吸困难即可拔管。先拆除固定缝线，嘱患者深吸气后屏气，在吸气末迅速拔管，并立即用凡士林纱布和厚敷料封闭胸壁伤口，外加包扎固定。拔管后嘱患者卧床休息，注意观察有无胸闷、呼吸困难、渗液、出血、皮下血肿等情况。如有异常，及时通知医生进行处理。

## 练习题

【A1 型题】

1. 可出现胸壁反常呼吸运动的胸部损伤是（　　　）
   A. 单根肋骨骨折　　　　B. 多根多处肋骨骨折　　　C. 开放性气胸
   D. 张力性气胸　　　　　E. 闭合性气胸

2. 开放性气胸正确的急救措施是（　　　）
   A. 清创缝合　　　　　　B. 胸腔闭式引流　　　　　C. 厚敷料封闭伤口
   D. 吸氧、补液　　　　　E. 胸腔穿刺排气

3. 闭合性胸外伤后患者出现严重皮下气肿和极度呼吸困难首先应考虑为（　　　）
   A. 肋骨骨折　　　　　　B. 肺挫伤　　　　　　　　C. 闭合性气胸
   D. 张力性气胸　　　　　E. 血胸

4. 张力性气胸正确的急救措施是（　　　）
   A. 气管插管辅助呼吸　　B. 输血输液　　　　　　　C. 胸膜腔穿刺排气
   D. 剖胸探查　　　　　　E. 气管切开

5. 张力性气胸穿刺排气时正确的穿刺部位是（　　　）
   A. 腋中线第 6～8 肋间隙
   B. 腋后线第 6～8 肋间隙
   C. 锁骨中线第 2 肋间隙
   D. 锁骨中线第 4 肋间隙
   E. 锁骨中线第 6～8 肋间隙

6. 行胸膜腔闭式引流的患者正确的体位是（　　　）
   A. 头低足高位　　　　　B. 平卧位　　　　　　　　C. 俯卧位
   D. 侧卧位　　　　　　　E. 半坐卧位

【A2 型题】

7. 女，40 岁，胸部外伤致右胸血气胸，施行胸腔闭式引流，下列哪项是拔管的指标（　　　）

A.水封瓶内无气泡冒出或 24 小时引流量少于 5mL，X 线检查右肺完全膨胀

B.胸腔闭式引流管长管内水柱波动小于 1cm

C.胸腔闭式引流管内水柱停止波动

D.胸腔闭式引流量连续 2 天少于 50 mL，夹管 24 小时无异常

E.胸透右肺完全复张

8.患者男，28 岁，2 小时前被汽车撞伤胸部，现胸部疼痛，局部肿胀，压痛明显。最可能的诊断是（　　　）

A.气胸

B.多根多处肋骨骨折

C.血胸

D.血气胸

E.单根或多肋单处肋骨骨折

9.男，30 岁，1 小时前车祸致右胸损伤，现疼痛明显，呼吸困难。检查发现，口唇发绀，右胸第 4～6 处肿胀，压痛明显，此处出现反常呼吸运动。最可能的诊断是（　　　）

A.气胸　　　　　　　　B.连枷胸　　　　　　　　C.血胸

D.血气胸　　　　　　　E.单根或多肋单处肋骨骨折

10.男，38 岁，被汽车撞伤右胸部，导致呼吸困难，发绀。查体：血压 70/50mmHg，脉搏 130 次 / 分钟，右胸饱满有骨擦音及胸壁捻发音，叩诊鼓音，呼吸音消失。应为下列哪组诊断（　　　）

A.肋骨骨折、血气胸、休克

B.肋骨骨折、闭合性气胸、休克

C.肋骨骨折、张力性气胸、休克

D.肋骨骨折、血胸、休克

E.肋骨骨折、开放性气胸、休克

## 【A3 型题】

（11～13 题共用题干）

患者，男性，32 岁，车祸后半小时紧急入院。体检：脉搏 128 次 / 分钟，血压 80/60mmHg，烦躁不安，皮肤湿冷，呼吸极度困难。右颈、胸部皮下气肿，气管左移，右侧胸部饱满，听诊右肺呼吸音消失。胸部 X 线片显示右肺完全萎陷。

11.最可能的诊断是（　　　）

A.多根多处肋骨骨折　　　B.闭合性气胸　　　　　　C.开放性气胸

D.张力性气胸　　　　　　E.进行性血胸

12.正确的急救措施是（　　　）

A.输血补液

B.气管插管

C. 吸氧

D. 右侧胸膜腔穿刺排气

E. 呼吸机辅助呼吸

13. 患者经急救处理后病情虽一度好转，但又迅速恶化。此时应采取的正确措施是（　　）

A. 气管切开　　　　　　　B. 加快补液速度　　　　　C. 高流量吸氧

D. 清除呼吸道分泌物　　　E. 行右胸膜腔闭式引流术

（14～16 题共用题干）

患者，男性，25 岁。左胸被利器刺伤 20 分钟急诊入院。体检：脉搏 148 次 / 分钟，脉细弱，血压 70/50mmHg，呼吸困难，颈静脉怒张，尖刀刺中左胸部第 5 肋间并仍留在胸壁上。

14. 此患者最可能的诊断是（　　）

A. 左侧开放性气胸　　　　B. 左侧张力性气胸　　　　C. 左侧进行性血胸

D. 心脏损伤　　　　　　　E. 失血性休克

15. 既可帮助诊断又有治疗意义的急救措施是（　　）

A. 心包腔穿刺　　　　　　B. 胸膜腔穿刺　　　　　　C. 心电图检查

D. 胸腔镜检查　　　　　　E. 胸膜腔闭式引流

16. 以下护理措施错误的是（　　）

A. 立即拔出致伤物　　　　B. 迅速建立静脉通路　　　C. 密切观察病情变化

D. 保持呼吸道通畅　　　　E. 吸氧

# 第十五章　肺癌患者的护理

肺癌一般起源于支气管黏膜上皮，是临床常见的恶性肿瘤，在我国大城市中，肺癌的发病率居男性肿瘤的首位。近年来，全世界肺癌的发病率明显增高，发病年龄多在40岁以上，男性与女性之比为（3～5）∶1。

### 知识链接

　　肺左右各一，左肺为上下两叶，右肺为上、中、下三叶。气管向下走行进一步分为左右支气管，再进一步分为肺叶支气管、肺段支气管。肺的主要生理功能是通气和换气两个方面。

## 【病因】

肺癌病因至今未完全明确，下列因素与原发性肺癌的发生有密切关系：

**1. 吸烟**　吸烟量大、吸入肺内深、吸烟史长，患肺癌的危险性大。吸烟与鳞癌、小细胞癌的关系密切。

**2. 工业粉尘及大气污染**　长期接触石棉、铬、镍、铜、锡、砷、放射性物质者，肺癌的发病率较高。

**3. 其他**　肺癌的发生与肺部慢性疾病及机体免疫机能下降有关。

## 【病理分类】

肺癌起源于主支气管、肺叶支气管，位置靠近肺门者为中心型肺癌；起源于肺段支气管以下，位置在肺的周围者为周围型肺癌。临床上按照肺癌的病理类型将肺癌分为四种类型：

**1. 鳞状细胞癌（鳞癌）**　在肺癌中约占50%。常为中心型，生长速度慢，病程较长，对放疗、化疗较敏感。先经淋巴转移，血行转移较晚。

**2. 小细胞癌（未分化小细胞癌）**　发病率低于鳞癌，发病年龄较轻，多为中心型；恶性程度高，生长快，较早出现淋巴、血行转移，对放疗、化疗虽较敏感但预后最差。

**3. 腺癌**　多数为周围型，一般生长较慢，但少数早期发生血行转移，淋巴转移较晚。

**4. 大细胞癌** 少见，多为中心型；癌细胞分化程度低，预后较差。

少数肺癌病例同时存在不同类型的癌组织，此类癌统称为混合性肺癌。

## 【转移途径】

**1. 直接扩散** 癌肿沿支气管壁向支气管腔内生长，可直接扩散侵入邻近肺组织。还可侵犯胸内其他组织器官。

**2. 淋巴转移** 是常见的转移途径，癌细胞经支气管和肺血管周围的淋巴管，侵入邻近的肺段或肺叶支气管周围的淋巴结，然后到肺门或气管隆凸下淋巴结，或侵入纵隔和气管旁淋巴结，最后累及锁骨上淋巴结和颈部淋巴结。

**3. 血行转移** 多发生在晚期，癌细胞直接侵入肺静脉，然后经左心进入体循环而转移到其他器官和组织，常见有肝、骨骼、脑、肾上腺等。

## 【临床表现】

肺癌的临床表现与癌肿所处的位置、大小、是否压迫和侵犯邻近器官及有无转移有关（图 15-1）。

1. 癌肿引起支气管完全闭塞，并引起该部位肺不张。

2. 周围型肺癌早期常无症状。

3. 癌肿侵及胸膜及胸壁，引起胸腔积液及剧烈胸痛。

4. 癌肿侵犯支气管壁，糜烂破溃引起咯血。

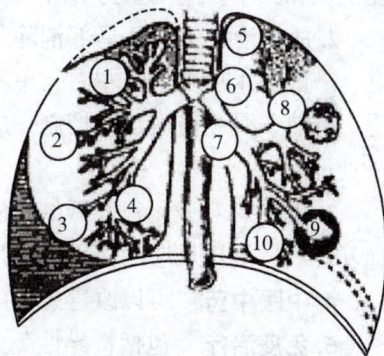

图 15-1 癌肿的位置

5. 癌肿位于肺尖（Pancoast 肿瘤），压迫位于胸廓上口的器官或组织，如第一肋骨、锁骨下动静脉、臂丛神经、颈交感神经等引起剧烈胸肩痛、上肢静脉怒张、上肢水肿、臂痛和运动障碍，以及同侧上眼睑下垂、瞳孔缩小、眼球内陷、面部无汗等交感神经综合征（Horner 综合征）。

6. 压迫或侵犯喉返神经引起声带麻痹，声音嘶哑。

7. 压迫或侵犯食管或侵及上腔静脉引起吞咽困难，面、颈、上肢和上胸部静脉怒张及水肿。上肢静脉压升高。

8. 支气管部分阻塞引起慢性肺气肿或反复发生肺炎。

9. 癌肿中心坏死溶解形成癌性空洞。

10. 压迫或侵犯膈神经引起同侧膈肌麻痹。

少数肺癌组织可自主性产生内分泌物质，患者出现非转移性的全身症状，如骨关节综合征（杵状指、骨关节痛、骨膜增生等）、重症肌无力、男性乳腺增大、多发性肌肉神经痛。

## 【辅助检查】

**1. 胸部 X 线检查** 早期中心型肺癌 X 线无异常征象。当阻塞支气管后可出现肺不张、肺炎征象。直径大于 0.5cm 的周围型肺癌 X 线可辨认出来。

**2. CT 与 MRI 检查** 分辨率比 X 线高，有助于观察 X 线不易发现的隐蔽区的病变。

**3. 痰细胞学检查** 中心型肺癌，伴有血痰者，痰中易发现癌细胞。

**4. 纤维支气管镜检查** 对中心型肺癌诊断非常有价值。直观，还可夹取病变组织、刷取肿瘤表面细胞或吸取支气管内分泌物进行检查。

**5. 其他** 纵隔镜、放射性核素扫描、经胸壁穿刺活组织、转移病灶活组织检查、胸水检查。

## 【治疗要点】

本病以手术治疗为主，结合放疗、化疗、中医中药及免疫治疗的综合治疗。

**1. 手术治疗** 彻底切除肺部原发癌肿病灶和局部及纵隔淋巴结。切除范围取决于病变部位和大小。周围型行肺叶切除术，中心型多行肺叶或一侧全肺切除术。

**2. 放射治疗** 是从局部消除肺癌病灶的一种手段。小细胞癌对放疗最敏感，鳞癌次之。一般在术后 1 个月左右，患者健康情况改善后开始放疗。放疗可引起疲乏、食欲减退、低热、骨髓造血功能抑制、放射性肺炎、肺纤维化和癌肿坏死液化空洞形成，应给予处理。

**3. 化疗** 对分化程度低的肺癌，特别是小细胞癌，疗效好。化疗药物有抑制骨髓造血功能和胃肠道反应的作用，治疗过程中注意血象的变化。

**4. 中医中药** 可以改善患者的症状及延长生存期。

**5. 免疫治疗** 包括特异性免疫和非特异性免疫。特异性免疫是用经过处理的自体肿瘤细胞或加用佐剂后，做皮下接种治疗；非特异性免疫是用卡介苗、短小棒状杆菌、转移因子、干扰素、胸腺素等生物制品，或左旋咪唑等药物激发和增强人体免疫功能。

## 【常见护理诊断 / 问题】

**1. 焦虑、恐惧** 与诊断为肺癌受到死亡威胁有关。

**2. 低效性呼吸形态** 与肿瘤阻塞支气管、肺膨胀不良、肺换气功能降低、术后肺膨胀不良有关。

**3. 气体交换受损** 与肺组织病变有关。

**4. 清理呼吸道无效** 与术后咳嗽无力、呼吸道分泌物潴留有关。

**5. 疼痛** 与病变侵犯周围组织、手术伤口有关。

## 【护理措施】

### 1. 术前护理

（1）减轻患者的焦虑、紧张情绪 ①认真听取患者与家属对治疗的关注。②在患者进行所有诊疗的过程中，都要陪伴患者并解释有关的问题。③鼓励患者放松及分散注意力。

（2）改善肺的呼吸功能 ①戒烟：吸烟会刺激肺、气管、支气管，使分泌物增加，容易导致肺部感染。指导并劝告患者停止吸烟。②保持呼吸道通畅：呼吸道内若有大量分泌物，应先行体位引流；若痰液黏稠不易咳出，可行超声雾化，必要时经支气管镜吸分泌物；同时注意观察痰液的量、颜色、黏稠度及气味。③遵医嘱给予抗生素、支气管扩张剂、祛痰剂等药物，以改善呼吸状况，预防术后并发肺部感染。

（3）**加强营养**　营养状态调整到最好再行手术，有利于术后恢复。

**2. 术后护理**

（1）**观察生命体征**　术后24～36小时血压常有波动，需密切观察，血压持续下降常提示有心功能不全或出血。

（2）**维持呼吸功能**　①鼓励并协助患者深呼吸及咳嗽，每1～2小时做1次。②定时给患者叩背、翻身。叩背的方法：患者取坐位或侧卧位，操作者将手固定成背隆掌空状态，有节奏地自下而上、由外向内叩打患者的胸背部。注意用力要适度，节奏要快，借助振动使分泌物松脱而排出。③吸氧，术后24～36小时内，常规给予鼻导管吸氧。④术后带气管插管的患者，注意导管的位置，防止滑出或移向一侧支气管，随时吸净呼吸道分泌物，每次吸痰前后充分吸氧。观察呼吸、动脉血氧饱和度是否正常。⑤术后动脉血氧饱和度过低者，早期可短时间使用呼吸机。及时清除呼吸道分泌物。每次吸痰不超过15秒，吸痰前氧浓度至70%以上。分泌物黏稠时，滴入糜蛋白酶稀释痰液。

（3）**安排合适体位**　①麻醉未清醒取平卧位，头偏向一侧。清醒、血压平稳后改为半卧位。②肺叶切除者，可采用平卧或左右侧卧位，躺向健侧有利于肺组织扩张。③一侧全肺切除者，避免完全侧卧，防止纵隔移位压迫健侧肺脏，可采取平卧或1/4侧卧位。④若有血痰或支气管胸膜瘘，取患侧卧位并尽快通知医生。

（4）**减轻疼痛，增加舒适**　①适当给予止痛剂。②安排舒适的体位。

（5）**维持液体平衡和补充营养**　①控制输液的量和速度，防止前负荷过重而导致肺水肿。一侧肺全切除术后患者24小时补液量应控制在2000mL内，速度以20～30滴/分为宜。②记录出入液量，维持体液平衡。③当患者意识恢复且无恶心现象，拔除气管插管后开始饮水。④肠蠕动恢复后，可开始进食清淡流质、半流质饮食；饮食宜为高蛋白、高热量、丰富维生素、易消化的食物为主。

（6）**活动与休息**　①鼓励患者早期下床活动，是为了预防肺不张，改善呼吸循环功能，增进食欲，振奋精神。活动时注意妥善保护引流管，并严密观察患者的病情变化，活动要适度，逐渐增加活动量。②促进手臂和肩膀的运动，预防术侧肩关节强直及失用性萎缩。开始为被动活动，逐渐变为主动运动。

（7）**伤口护理**　保持敷料的干燥，观察有无渗血，发现异常及时报告医生。

（8）**维持胸腔引流通畅**　①按胸腔闭式引流常规护理进行。②术后24～72小时患者病情稳定，符合胸腔闭式引流的拔管要求可拔管。③拔管后注意患者可能出现的异常情况，发现异常及时通知医生（图15-2）。

（9）**一侧全肺切除术后的护理**　①吸氧时间为5～7天，有的可达10天。②禁用鼻导管吸痰；防止鼻导管挫伤肺部伤口。③卧位：不能侧卧位，可取半卧位或1/4侧卧位。④引流：呈钳闭状态，不能全放，根据气管的位置开放。定时开放，是为了保证术后患侧胸腔内有一定量的渗液以减轻或纠正明显的纵隔移位。每次放液量不宜超过100mL，速度宜慢，避免快速多量放液引起纵隔突然移位，导致心脏骤停。

（10）术后常见并发症及其护理 ①出血：严密监测生命体征，定期检查切口敷料及引流管旁有无出血或渗血，严密观察胸腔引流液的颜色、性质、量并记录。术后3小时内血性引流液＞100mL/h，呈鲜红色，有血凝块，同时伴有血压下降、脉搏增快、尿量减少等低血容量表现，应疑为活动性出血。需在中心静脉压监测下加快静脉输血补液速度，遵医嘱使用止血剂，同时保持胸腔引流通畅，定时挤压引流管，使胸腔内积血得以完全排出，必要时做好剖胸探查的准备。②肺不张与肺部感染：多发生在手术后48小时内，预防的措施：早期协助患者深呼吸、咳痰及床上活动。患者一旦发生痰液黏稠不易咳出，应用雾化吸入协助排痰，或用支气管镜吸痰，同时给予抗生素。③急性肺水肿：术后伴有心、肾功能不全的患者，避免补液过快、过多，减少肺水肿。一旦出现肺水肿，立即减慢输液速度，迅速采取利尿、强心等治疗措施。④心律失常：术后密切观察心律、血压、血氧的变化，及时去除诱因。频发的室性期前收缩需尽早处理。⑤支气管胸膜瘘：是肺切除术后的严重并发症之一，多发生在术后1周。术后3~14天仍持续从胸腔引流管排出大量气体，患者有发热、刺激性咳嗽、痰中带血或咳血痰、呼吸音减低、呼吸困难者，应怀疑为支气管胸膜瘘。一旦发现上述症状，立即报告医生，并将患者置于患侧卧位，以防瘘出液流向健侧。已拔除引流管者，立即重新行胸腔引流术，必要时需开胸补瘘孔。

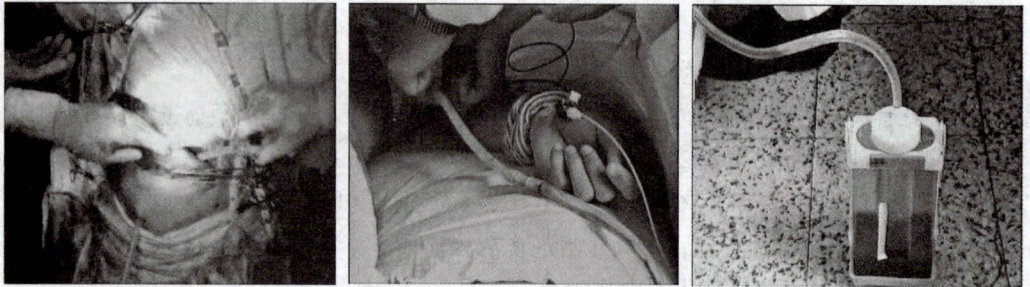

图 15-2 肺癌患者胸腔引流装置

【健康指导】

1. 40岁以上者应定期进行胸部X线普查，尤其是反复呼吸道感染久咳不愈、咳血痰者。

2. 使患者了解吸烟的危害，鼓励患者戒烟。

3. 指导患者注意口腔卫生，若有牙周炎或口腔疾患应及时治疗。

4. 指导术后患者康复锻炼。

（1）指导患者腹式深呼吸及有效咳嗽。

（2）使用深呼吸训练器，吹气球等。

（3）进行抬肩、抬臂、举手过头等活动，可预防术侧肩关节强直，防止血栓形成。

5.说明安置各种导管的目的、注意事项及引起的不适。

6.出院前指导：

（1）告诉患者出院后数星期内，仍应进行深呼吸运动及有效的咳嗽。

（2）注意保持良好的口腔卫生，避免出入公共场所或与上呼吸道感染者接近，避免生活在布满灰尘、烟雾及化学刺激物品的环境，注意戒烟。

（3）保持良好的营养状态，每天有充分的休息与活动。

（4）若有伤口疼痛、剧烈咳嗽及咯血、进行性倦怠等，应返院检查。

（5）术后应尽可能配合完成化疗、放疗等，同时注意化疗、放疗的副作用。

# 练习题

## 【A1 型题】

1.肺癌手术后鼓励患者深呼吸有效咳嗽咳痰的主要目的是（　　　）

  A.预防肺不张　　　　　B.促进伤口愈合　　　　　C.保持呼吸道通畅

  D.有利于引流　　　　　E.减少术后出血

## 【A2 型题】

2.患者男性，58岁，肺癌术后气管分泌物增多，应首先采取的护理措施为（　　　）

  A.超声雾化吸入

  B.早期下床活动

  C.吸氧

  D.气管切开

  E.鼓励并帮助患者咳嗽、排痰

3.患者因肺癌实施肺叶切除，术后观察胸膜腔闭式引流时发现长管内水柱无波动，嘱患者深呼吸时仍无波动应考虑（　　　）

  A.胸膜腔内负压未恢复

  B.胸膜腔内负压已恢复

  C.胸膜腔内负压过小

  D.胸膜腔内负压过大

  E.引流管阻塞

## 【A3 型题】

（4~6题共用题干）

患者，男，60岁，因肺癌实施肺叶切除。

4.术后在搬运患者时，胸膜腔闭式引流管不慎脱出，应立即采取的正确措施是（　　　）

A. 立即报告医生

B. 吸氧

C. 把脱出的引流管重新插入

D. 立即用手指捏闭伤口处皮肤

E. 急送手术室处理

5. 术后观察胸膜腔闭式引流时发现长管内水柱无波动，嘱患者深呼吸时又正常波动应考虑（　　）

A. 胸膜腔内负压未恢复

B. 胸膜腔内负压已恢复

C. 胸膜腔内负压过小

D. 胸膜腔内负压过大

E. 引流管阻塞

6. 对患者健康指导正确的是（　　）

A. 出院后仍应进行深呼吸运动及有效的咳嗽

B. 进行抬肩、抬臂、举手过头等活动

C. 若出现伤口疼痛、剧烈咳嗽及咯血等，应及时到医院检查

D. 加强营养，戒烟

E. 以上都是

# 第十六章　食管癌患者的护理

食管癌（esophageal carcinoma）是常见的一种消化道肿瘤。其发病率和死亡率各国差异很大，我国是食管癌高发地区之一，每年平均病死约 15 万人。男性发病者多于女性，发病年龄多在 40 岁以上。我国发病率以河南省林州市最高。

## 知识链接

成人食管长 25～28cm，门齿距食管起点约 15cm。食管分为：①颈段：食管入口至胸廓入口处。②胸段：又分为上、中、下三段。胸上段自胸廓上口至气管分叉平面；胸中段为自气管分叉平面至贲门口全长度的上一半；胸下段为自气管分叉平面至贲门口全长度的下一半。也可分为颈段、胸段、腹段（图 16-1）。食管全长有 3 处狭窄，即食管的起始处、被左支气管跨越处和穿过膈肌裂孔处。从门齿到第 1 狭窄约 15cm，至第 2 狭窄约 25cm，至第 3 狭窄约 40cm。此距离在使用食管镜、胃镜、胃引流管时有参考意义。吞食的异物容易在狭窄处滞留，狭窄也是癌的易发部位。

食管由黏膜、黏膜下层、肌层和外膜构成。由于食管无浆膜层，是术后易发生吻合口瘘的因素之一。

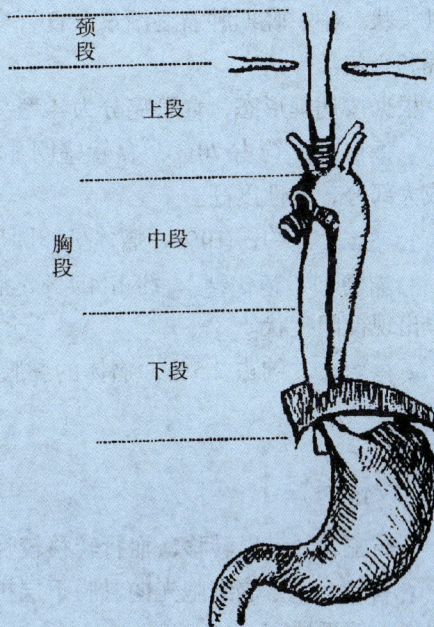

图 16-1　食管分段

## 【病因】

流行病学调查和病因学研究表明，食管癌可能是多种因素所致的疾病。食管癌的发生可能与下列因素有关：

（1）化学因素　亚硝胺类化合物及其前体分布很广，可在体内、外形成，致癌性强。食管癌高发区的膳食、饮水、酸菜、患者的唾液中亚硝胺盐含量均高于低发区。

（2）生物性因素　某些高发区的粮食、食管癌患者的上消化道或切除的食管癌标本中，均能分离出多种真菌，有些真菌有致癌作用，有些真菌能促进亚硝胺及其前体的形成。

（3）缺乏某些微量元素　钼、铁、锌、氟、硒等在高发区的粮食、蔬菜、饮水中含量偏低。

（4）缺乏维生素　缺乏维生素 A、$B_2$、C 及动物蛋白、新鲜蔬菜、水果摄入不足是食管癌高发区的一个共同特点。

（5）其他因素　长期饮烈性酒、吸烟、食物过硬或过热、进食过快、炎症、创伤、口腔不洁、龋齿等对局部黏膜的慢性刺激易引起癌变。

## 【病理分型】

食管癌以胸中段较多见，下段次之，上段较少。多系鳞癌，贲门下部的癌为腺癌。早期食管癌病变多局限于黏膜表面，未见明显肿块。肉眼所见表现为充血、糜烂、斑块或乳头状。中、晚期肿瘤逐渐累及食管全周，肿块突入腔内，可穿透食管壁全层，侵入纵隔和心包。

根据按病理形态，食管癌分为 4 型：

1. 髓质型　约占 70%，食管壁明显增厚并向腔内外扩展，多数累及食管周径的全部或大部分，恶性度高。

2. 蕈伞型　约占 10%，瘤体呈卵圆形扁平肿块状，向腔内呈蘑菇样突出。

3. 缩窄型（硬化型）　约占 4.4%，瘤体部位形成明显的环状狭窄，累及食管全周，较早出现梗阻症状。

4. 溃疡型　约占 2.5%，瘤体的黏膜面呈深陷而边缘清楚的溃疡。深入肌层，阻塞程度轻。

## 【转移途径】

本病主要经淋巴转移，血行转移较晚。

1. 直接扩散　癌细胞先向黏膜下层扩散，继而向上、下及全层浸润，可穿过疏松的外膜侵入邻近器官。

2. 淋巴转移　癌细胞经黏膜下淋巴管，通过肌层到达与肿瘤部位相应的区域淋巴结。

3. 血行转移　通过血液循环向远处转移。

## 【临床表现】

早期无明显症状，仅在吞咽粗硬食物时有不同程度的哽咽感、异物感，胸骨后烧灼样、针刺样或牵拉摩擦样疼痛。中晚期出现食管癌典型的临床表现，即进行性吞咽困难。先是难咽干硬食物，继而只能进半流质、流质，最后滴水难进。患者明显消瘦、贫血、无力，出现缺水和营养不良的症状。癌肿侵犯喉返神经，可发生声音嘶哑；侵犯主动脉，可引起大量呕血；侵犯气管，可形成食管气管瘘；高度阻塞可致食物反流入呼吸道，引起进食时呛咳及肺部感染；持续胸痛或背痛提示癌肿已侵及食管外组织。

中晚期患者可有锁骨上淋巴结肿大，发生远处转移者，可出现转移器官的相应症状和体征。

【辅助检查】

**1. 食管吞钡 X 线双重对比造影** 食管黏膜皱襞紊乱和中断、局限性管壁僵硬、蠕动中断、充盈缺损、龛影、管腔狭窄和梗阻。

**2. 纤维食管镜检查** 可直接观察病变的部位、范围、形态，并可钳取活组织做病理组织学检查。

**3. 脱落细胞学检查** 用带网气囊食管细胞采集器做食管拉网检查脱落细胞，早期病变阳性率可达 90%～95%，是一种简便易行的普查筛选诊断方法。

**4. 其他** CT、超声内镜检查（EUS）等可用于判断食管癌的浸润层次、向外扩展程度及有无纵隔、淋巴结或腹腔内脏器转移等。

【治疗要点】

本病以手术治疗为主，辅以放疗、化疗等综合治疗。手术治疗适用于全身情况和心肺功能良好、无明显远处转移的患者。对较大的鳞癌估计切除的可能性不大而患者全身情况良好，可先术前放疗，待瘤体缩小后再手术。

对肿瘤的根治性切除原则上应切除食管大部分，切除长度在距肿瘤上、下 5～8cm以上。切除的广度应包括肿瘤周围的纤维组织及所有淋巴结的清除（图16-2，图16-3）。联合切口为胸、腹联合切口或颈、胸、腹三切口。具体方法应根据病变部位及患者的具体情况而定。对晚期食管癌不能根治或放射治疗进食困难者，可做姑息性手术，如食管腔内置管术、胃造瘘术等，达到改善营养、延长生命的目的。

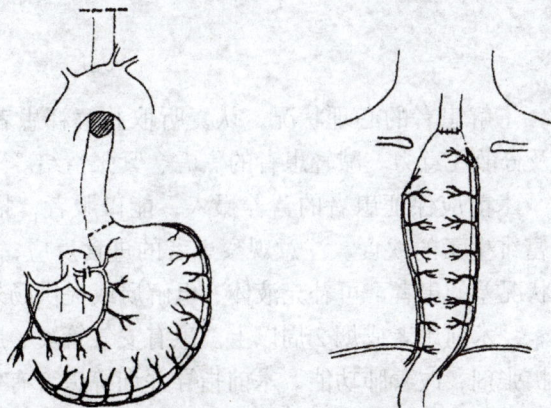

（1）中、上段食管癌食管切除的范围　（2）胃代食管吻合术

**图 16-2　食管切除术后胃代食管术**

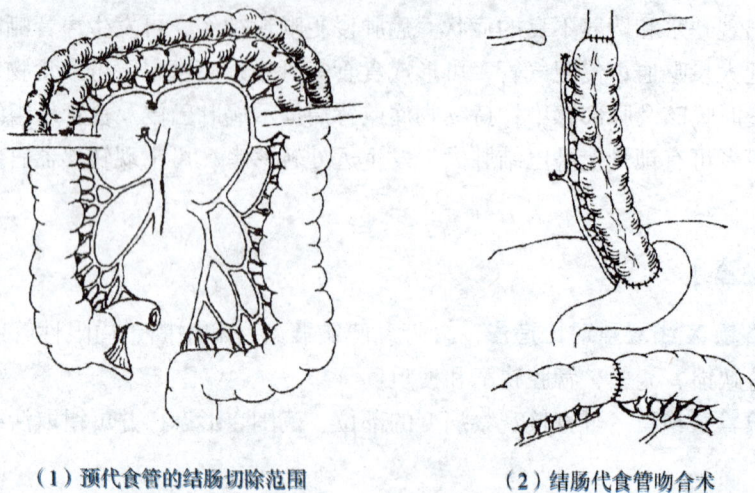

（1）预代食管的结肠切除范围    （2）结肠代食管吻合术

图 16-3　结肠代食管术

单纯放疗适用于颈段、胸上段食管癌手术难度较大，手术疗效不满意者；也适用于有手术禁忌证，尚可耐受放疗者。放射联合手术治疗，术前放疗或术后放疗，可增加手术的切除率和远期生存率。

化疗主要用于术前辅助治疗及缓解晚期病情进展。

【常见护理诊断 / 问题】

**1. 营养失调：低于机体需要量**　与进食减少或不能进食、癌肿消耗增加有关。

**2. 体液不足**　与吞咽困难、水分摄入不足有关。

**3. 焦虑、恐惧**　与诊断为食管癌受到死亡威胁有关。

**4. 清理呼吸道无效**　与术后咳嗽无力、呼吸道分泌物潴留有关。

**5. 疼痛**　与手术伤口有关。

**6. 潜在并发症**　出血、肺不张、肺炎、吻合口瘘、乳糜胸等。

【护理措施】

**1. 术前护理**

（1）心理护理　了解患者的心理状况，认真听取并解释患者与家属感到疑惑的问题，鼓励患者放松及分散注意力。减轻患者的焦虑、紧张情绪。

（2）营养支持　术前应保证患者的营养摄入，能口服者，指导患者合理进食高热量、高蛋白、含丰富维生素的饮食。注意观察患者的进食反应，随时调节患者的饮食。对不能进食而营养状况差的患者，可补充液体、电解质或提供肠外营养。

（3）呼吸道准备　术前患者戒烟2周以上。患有支气管炎、肺气肿的患者，术前应用抗生素、支气管扩张剂，改善肺功能。术前指导并训练患者有效咳痰和腹式呼吸，预防术后肺炎和肺不张。

（4）保持口腔卫生　口腔内的细菌可随食物或唾液进入食管，在梗阻或狭窄部位停留、繁殖，易造成局部感染，影响术后吻合口愈合。餐后或呕吐后要漱口或口腔清洁；积极治疗口腔疾病；不能进食的每日用淡盐水或含漱液漱口数次。

（5）胃肠道准备 ①术前 1 周遵医嘱给予患者口服抗生素溶液，以消除食管癌引起的梗阻和炎症。②术前 3 天改流质饮食，术前 1 天禁食。③梗阻明显者，术前 1 天晚遵医嘱以生理盐水 100mL 加抗生素经鼻胃管冲洗食管及胃，以减轻局部充血水肿，减少术中污染，防止吻合口瘘。④结肠代食管手术患者，术前 3 ~ 5 天口服抗生素，如甲硝唑、庆大霉素或新霉素等。术前 2 天进食无渣饮食，术前晚清洁灌肠或全肠道灌洗后禁饮禁食。⑤手术日晨放置胃管，如通过梗阻部位有困难不能强行进入，以免戳破食管。可暂置于梗阻上端，待手术中在直视下置于胃中。

**2. 术后护理**

（1）生命体征的监测 每 30 分钟监测呼吸、血压、脉搏 1 次，平稳后可 1 ~ 2 小时 1 次。注意体温的变化。

（2）呼吸道的护理 术后密切观察患者的呼吸状态、频率、节律和血氧饱和度。气管插管拔除前，随时吸痰，保持气道通畅。鼓励患者深呼吸及有效的咳嗽、咳痰。对于痰多、咳痰无力的患者出现呼吸浅快、发绀、呼吸音减弱或血氧饱和度逐渐下降，立即行鼻导管深部吸痰，必要时行纤维支气管镜或气管切开吸痰。

（3）胃肠减压的护理 ①保持胃管通畅，妥善固定胃管，防止脱落。胃管脱出后，不应再盲目插入，以免戳穿吻合口。②经常挤压胃管，防止管腔堵塞。若胃管不通，可用少量生理盐水冲洗并及时回抽，避免胃扩张增加吻合口张力而并发吻合口瘘。③注意观察引流量、性状、气味并准确记录。④术后 6 ~ 12 小时内从胃管内抽吸出少量血性或咖啡色液，以后引流液将逐渐变浅。若引流出大量鲜血或血性液，患者出现烦躁、血压下降、脉搏增快、尿量减少等，应考虑吻合口出血，立即通知医生并配合处理。⑤术后 3 ~ 4 天待肛门排气、胃肠减压引流量减少后，可拔除胃管。

（4）胸腔闭式引流的护理 ①保持引流管的通畅，观察引流液量、性状并记录。②食管癌术后第 1 个 24 小时引流量在 500mL 左右属正常现象。若术后引流量每小时超过 100mL，连续超过 3 小时以上，呈鲜红色有血凝块，患者出现血压下降、心率增快、烦躁不安、尿少等血容量不足的表现，考虑有活动性出血，报告给医生，可能需再次开胸止血。③若手术 3 天后仍有较多引流液且浑浊，提示有乳糜胸，及时报告给医生，做相应的处理。④术后 2 ~ 3 天，引流液由暗红色逐渐转淡，量少，24 小时小于 50mL，可拔除引流管。拔管后注意伤口有无渗血，有无胸闷、气促，若有异常及时报告医生，进行处理。

（5）饮食护理 ①由于食管血供差及胸腔负压的影响，术后一般要禁食 4 ~ 6 天或以上。②禁食期间持续胃肠减压，注意经静脉补充水分和营养。③停止胃肠减压 24 小时后，若无呼吸困难、胸内剧痛、患侧呼吸音减弱及高热等吻合口瘘的症状，可开始进食。先试饮少量的水，再给橘子汁、牛奶等流质饮食。一般每 2 小时 1 次，每次 60 ~ 100mL。每次待流食进入胃内后，再饮第 2 口，避免增加吻合口张力。如无不适，进食量逐日增加。一般术后第 8 ~ 10 日起可进半流质饮食，2 ~ 3 周后患者如无不适可进普食。但要遵守少食多餐的原则，细嚼慢咽，防止进食过多、速度过快，避免进食生、冷、硬食物，以免导致晚期吻合口瘘。④进食量过多、过快或因吻合口水肿导致进食时呕吐，严重者应禁食，给予肠外营养，待3～4天水肿消退后再继续进食。⑤术后3～4周再次出现吞咽困难，应考虑吻合口狭窄，行食管扩张术。⑥食管胃吻合术后的患者，可能会出现进食后胸闷、气短，应告知患者是由于胃拉入胸腔，进食后肺受压所致，建议患者少食多餐，经1～2个月后，此症状可缓解。⑦贲门附近癌肿切除术后，可出现胃液反流至食管，患者可有返酸、呕吐等症状，平卧时加重，嘱患者饭后不要立即平卧，睡眠时将枕头垫高。

（6）结肠代食管术后的护理　保持置于结肠袢内减压管的通畅。若从减压管内吸出大量血性液或呕吐大量咖啡样液并伴全身中毒症状，考虑代食管的结肠袢坏死，立即通知医生配合抢救。因结肠逆蠕动，患者可嗅到粪便气味，指导患者注意口腔卫生，半年后此情况能缓解。

（7）并发症的护理　①肺不张、肺内感染：胃上提胸腔使肺受压，易发生肺不张、肺内感染。术前要戒烟、控制肺内感染。术后加强呼吸道护理，协助患者叩背、有效咳嗽及咳痰。及时应用抗生素可预防肺不张、肺内感染的发生。②吻合口瘘：是食管癌术后最严重的并发症。吻合口瘘发生后患者表现为呼吸困难、胸腔积气积液、恶寒、高热，严重时发生休克。一般发生在术后的5～10天，一旦出现立即报告医生并配合处理。术后注意以下方面的治疗与护理：矫正低蛋白血症；保证胃管通畅，避免胃排空不畅增加吻合口张力；加强患者饮食护理与监控。吻合口瘘一旦发生，患者立即禁食水，行胸腔闭式引流，抗感染治疗及采用营养支持疗法。③吻合口狭窄：患者术后又出现吞咽困难的症状，行食管扩张。④乳糜胸：多因伤及胸导管所致。多发生在术后2～10天，少数可在2～3周后出现。术后禁食期间出现，由于乳糜液含脂肪少，胸腔闭式引流为淡血性或淡黄色液，量较多；进食后出现，乳糜液瘘出量多，大量积聚在胸腔内，可压迫肺及纵隔使之向健侧移位。患者表现为胸闷、气急、心悸，甚至血压下降，在短时间内造成全身消耗、衰竭。若诊断成立，应迅速处理，置胸腔闭式引流，及时引流胸腔内乳糜液，使肺膨胀。手术时主张行胸导管结扎，同时给予肠外营养支持。

【健康指导】

1. 指导患者术后饮食成分的调配，摄取高营养的饮食。少量多餐，逐渐增加食量。避免刺激性食物和碳酸饮料。术后进干、硬食物可能出现轻微哽咽感，与吻合口扩张程度差有关。如进半流食仍有咽下困难，应来院复诊。

2. 嘱患者加强口腔卫生护理。

3. 随诊后续治疗：放疗时注意保护照射部位皮肤的清洁，防止放射线对皮肤的损害。化疗时注意化疗药物的毒副作用。定期检查血象。若发现白细胞和血小板过低，停用一次化疗药。

# 练习题

## 【A1 型题】

1. 适用于食管癌普查的检查方法为（　　　）
   A. CT
   B. 食管镜
   C. 脱落细胞学检查
   D. X 线钡餐检查
   E. MRI

2. 食管癌典型的临床表现为（　　　）
   A. 胸骨后针刺样疼痛
   B. 进食哽咽感
   C. 胸痛，声音嘶哑
   D. 进行性吞咽困难
   E. 进行性营养不良

3. 食管癌术后护理，错误的是（　　　）
   A. 去枕平卧，头偏向一侧
   B. 保持呼吸道通畅
   C. 麻醉清醒后取半卧位
   D. 拔除胃管后即可进食
   E. 吸氧

## 【A2 型题】

4. 男，58 岁，食管癌术后气管分泌物增多，应首先采取的护理措施为（　　　）
   A. 超声雾化吸入
   B. 早期下床活动
   C. 吸氧
   D. 气管切开
   E. 鼓励并帮助患者咳嗽、排痰

5. 患者女，因进行性吞咽困难、消瘦 1 年，来医院就诊，当患者得知患食管癌须手术治疗时，极度焦虑、恐惧，不思饮食，开始失眠。此时患者主要的护理问题是（　　　）
   A. 潜在并发症
   B. 焦虑、恐惧
   C. 清理呼吸道无效
   D. 营养失调：低于机体的需要量
   E. 体液不足

6. 李先生，55 岁，食管癌手术后第 3 天拔除胃管后口服流质，第 5 天体温升高至 39℃，呼吸困难、胸痛、脉速，胸透发现手术侧胸腔积液，应首先考虑并发了（　　　）
   A. 肺炎
   B. 胸膜炎
   C. 切口感染
   D. 食管吻合口瘘
   E. 癌肿播散

## 【A3 型题】

（7～9 题共用题干）

患者，男，进行性吞咽困难 4 个月余入院，入院后发现患者进食量少且呕吐，明显消瘦，乏力。血液检查：血红蛋白 85g/L。

7.要了解食管癌是否侵犯到气管和脊柱首先选择哪项检查（　　　）

    A.食管拉网检查　　　　　　B.B 超检查　　　　　　　　C.X 线钡餐透视

    D.胸部 CT　　　　　　　　E.纤维食管镜检查

8.此时，患者主要的护理诊断是（　　　）

    A.有体液不足的危险

    B.清理呼吸道无效

    C.营养失调：低于机体的需要量

    D.焦虑、恐惧

    E.潜在的并发症

9.经过检查肿瘤已经波及气管壁和脊柱，钡餐透视造影剂很少通过，此患者最佳的治疗是（　　　）

    A.化疗　　　　　　　　　　B.放疗　　　　　　　　　　C.根治术

    D.单纯胃造口　　　　　　　E.姑息手术，辅助化疗和放疗

# 第十七章　心脏疾病患者的护理

## 第一节　先天性心脏病

先天性心脏病是一组胎儿期心脏发育异常而出生后未能自愈的疾病，其中以动脉导管未闭、房间隔缺损、室间隔缺损和法洛四联症为常见。

### 知识链接

心脏分隔为两房两室，动脉起自心室，静脉终于心房。心肌纤维构成心脏本身的传导结构，使心房与心室有节律地收缩和舒张，推动血液在血管中不断地循环。神经系统则能调节其舒缩的快慢和强度。

心脏有 4 个瓣膜，即右心房与右心室之间的三尖瓣、左心房与左心室之间的二尖瓣、主动脉与左心室之间的主动脉瓣、肺动脉与右心室之间的肺动脉瓣。

供应心脏血液的动脉有两个：一是起自升主动脉根部左侧的左冠状动脉，起始部称左冠状动脉主干，向左下方分出前降支到心尖部，回旋支到左心后面。左冠状动脉血供至室间隔前部、左室大部、右室的前部及左房。二是起自升主动脉右侧的右冠状动脉，供血至室间隔后部、右房及右室。

### 一、动脉导管未闭

动脉导管未闭是常见的先天性心脏病，约占先天性心脏病总数的 15%，男女之比为 1.2∶3。

### 【病理生理】

动脉导管是胎儿时期主动脉和肺动脉间的通道，出生后自行闭锁。若不闭锁，导致主动脉与肺动脉之间的血液分流。血液经动脉导管分流入肺动脉内，增加了肺循环血量，使左心室排血量增加，负荷加重，导致左心室肥大，甚至左心衰竭。肺循环血量的增加使肺小动脉发生反应性痉挛，管壁增厚、纤维化，使肺动脉压力持续上升，阻力进行性增大，可导致右心负荷加重，引起右心室肥大、右心衰竭。分流量的多少取决于主动脉与肺动脉的压力阶差和导管的粗细。当肺动脉压力等于或超过主动脉压力时，主动脉向肺动脉分流消失，甚至逆转为肺动脉向主动脉分流，患者出现发绀，导致Eisenmenger综合征，终因肺动脉高压、右心衰竭而死亡。

【临床表现】

**1. 症状** 导管细、分流量小者，可无自觉症状。导管粗、分流量大者，由于肺部充血，易患呼吸道感染，甚至出现左心衰竭的表现。早产婴儿动脉导管未闭，易引起呼吸窘迫症。当肺血管发生器质性变化致逆向分流时，患者轻度活动即可出现左心衰竭而死亡。

**2. 体征** 在胸骨左缘第2肋间听到响亮粗糙的连续性机器样杂音，向左锁骨下窝、颈部和背部传导，局部可扪及震颤。肺动脉高压明显者仅可听到收缩期杂音，肺动脉瓣区第二心音亢进。分流导致脉压增大，颈动脉搏动增强，可扪及水冲脉，听到枪击声。但随肺动脉压升高、分流量下降而减弱，甚至消失。

【辅助检查】

**1. X线检查** 左心缘向下向外延长，主动脉结突出。肺动脉圆锥平直或突出，肺门影增大，肺纹理增粗。

**2. 超声心动图** 左心房、左心室增大，可见动脉导管；超声多普勒可显示分流量的大小。

**3. 心导管检查** 如疑有肺动脉高压，术前应行心导管检查，以测定肺动脉压。

【治疗要点】

**1. 手术适应证** 早产儿有较高的动脉导管未闭发生率，可先用吲哚美辛治疗，抑制前列腺素E的合成，促使导管闭合；如不能奏效，且有心力衰竭者，如无呼吸窘迫综合征，应早期手术治疗，最恰当的手术年龄是6~14岁。合并肺动脉高压者，只要仍是左向右分流，要尽早手术，以免形成逆向分流，失去手术机会。成年后动脉逐渐硬化变脆，手术危险性增大。

**2. 手术禁忌证** 合并其他心血管畸形，动脉导管起代偿作用者，如法洛四联症、主动脉缺如等。严重肺动脉高压，动脉导管已成为缓冲肺动脉高压的引流管道。

**3. 手术方法**

（1）结扎法：适用于婴幼儿动脉导管细长者。

（2）切断法：适用于导管粗短的患者。

（3）经肺动脉缝闭法：适用于成年肺动脉高压明显且疑有动脉钙化者。

（4）介入法：穿刺股动脉或股静脉，经心导管封堵动脉导管。

（5）胸腔镜钳闭导管术。

## 【常见护理诊断 / 问题】

### 1. 手术前

（1）活动无耐力　与长期肺循环血容量增加、肺动脉高压有关。

（2）心输出量减少　与心功能不全有关。

（3）有感染的危险　与机体抵抗力低下有关。

### 2. 手术后

（1）低效性呼吸形态　与手术、麻醉、呼吸机的使用、术后伤口疼痛不敢咳嗽等有关。

（2）潜在并发症　高血压、喉返神经损伤。

## 【护理措施】

### 1. 术前护理

（1）预防和控制感染：为了预防感染性心内膜炎的发生，术前应预防和控制口腔黏膜、皮肤以及呼吸道的感染。如有感染应积极治疗。

（2）营养支持：鼓励患者进食，保证足够的优质蛋白质和丰富的维生素摄入，以增强机体对手术的耐受力。心功能欠佳者，限制钠盐摄入。进食较少者，可经静脉补充营养素和液体。

（3）其他：为一般外科手术前常规护理。

### 2. 术后护理

（1）密切监测生命体征的变化。

（2）吸氧。

（3）加强呼吸道护理：①指导患者进行深呼吸、有效咳嗽咳痰，定时给患者翻身、叩背。②指导患者吹气球或应用深呼吸训练器，促进肺膨胀。③做好胸腔闭式引流的护理。

（4）遵医嘱应用抗生素预防感染。

（5）术后并发症的护理：①手术结扎动脉导管后可导致体循环血量突然增加，可出现高血压，所以术后要密切监测血压的变化。若血压达到 142/101mmHg 或比术前增高 38mmHg 以上，需遵医嘱给予降压药物硝普钠或酚妥拉明。给药后，需密切观察药物的疗效及不良反应，监测血压的变化，准确记录用药量，根据血压的变化遵医嘱调整药物剂量。②左侧喉返神经紧绕动脉导管下缘，手术中易误伤。术后需密切观察患者的发音情况，若术中牵拉、挤压喉返神经或局部水肿会出现单纯性声音嘶哑，患者应噤声和休息，经 1 ~ 2 个月可逐渐恢复。

## 二、房间隔缺损

房间隔缺损是指左、右心房之间的间隔发育不良，遗留缺损，造成两心房间存在通道的先天性心脏病，占先天性心脏病总数的 10% ~ 15%。在成年先天性心脏病例中，房间隔缺损最常见，占 1/3 以上。

## 【病理生理】

左心房血液通过房间隔缺损部向右心房分流，分流量的多少取决于左右心房间压力阶差和缺损大小。右心负荷加重，使右心房、右心室扩大，肺动脉压力上升，肺小动脉痉挛，管壁增厚，管腔狭窄，阻力增加，最后导致梗阻性肺动脉高压。肺动脉压力升高，使肺动脉逐渐扩张，引起相对性肺动脉瓣狭窄。随着右心房、右心室压力增高，左右心房间压力阶差逐渐减小，分流量也逐渐减少，甚至发生右房向左房分流。

原发孔缺损伴有二尖瓣前瓣裂缺，导致二尖瓣反流，使两心房压力阶差增大，左心房向右心房分流量增多，肺动脉高压出现较早。

## 【临床表现】

**1. 症状**　继发孔缺损多至青年期才开始出现症状，主要为劳累后气促、心悸。肺循环血流量增多时，易发生呼吸道感染。晚期出现消化不良、水肿等右心衰竭的表现。原发孔缺损者较早出现肺动脉高压和右心衰竭的表现。

**2. 体征**　心前区膨隆，肺动脉瓣区可听到 2/6 ~ 3/6 级收缩期吹风样杂音，伴第二音亢进、分裂。当肺动脉高压时，肺动脉瓣区收缩期杂音减轻，而第二音更加亢进，分裂亦更加明显。原发孔缺损伴有二尖瓣裂缺者，在心尖区听到 2/6 ~ 3/6 级收缩期吹风样杂音。当右房压力超过左房压力形成右向左分流时，可有发绀，严重者出现杵状指（趾）。

## 【辅助检查】

**1. 心电图检查**　原发孔缺损左室高电压或左室肥大。继发孔缺损右心房、右心室肥大。

**2. X 线检查**　示右心房、右心室增大；肺门影增大及肺纹理增多、增粗。原发孔缺损呈现左心室扩大，肺门影增大。

**3. 超声心动图检查**　示右心房、右心室增大，室间隔与左心室后壁同向运动。多普勒扫描左、右心房间有分流。

**4. 心导管检查**　导管可通过缺损的房间隔进入左心房。

## 【治疗要点】

凡单纯继发孔缺损伴有右心室负担过重者均应手术，一般应在学龄前手术。50 岁以上高龄患者如有症状，甚至出现心房颤动、心力衰竭者，经内科控制后亦应手术。合并肺动脉高压但仍为左向右分流者应争取手术。原发孔缺损应争取早手术。当肺动脉高压出现逆向分流、明显发绀者应为手术禁忌证。术式为体外循环下实施心脏直视手术。

## 【常见护理诊断 / 问题】

**1. 手术前** 同 "动脉导管未闭"。

**2. 手术后**

（1）低效性呼吸形态 与手术、麻醉、呼吸机的使用、体外循环、术后伤口疼痛不敢咳嗽等有关。

（2）潜在并发症 急性左心衰竭、呼吸功能不全。

## 【护理措施】

**1. 术前护理** 吸氧以提高肺内氧分压，利于肺血管扩张，增加肺的弥散能力，纠正缺氧。其他同动脉导管未闭术前护理。

**2. 手术后**

（1）卧床休息，充分吸氧。

（2）密切监测心律和心率的变化，若出现心率过缓或过速、室性期前收缩、房室传导阻滞等应立即通知医生紧急处理。

（3）预防和处理并发症：①急性左心衰竭：患者出现呼吸困难、发绀和咳泡沫痰，应警惕急性左心衰竭致急性肺水肿，需立即报告医生紧急处理。遵医嘱立即应用吗啡、利尿剂、强心剂、血管扩张剂，吸出气管内分泌物；呼吸机辅助呼吸者，需采用呼吸末正压呼吸（PEEP）。②肺功能不全：若患者血气分析显示肺通气或弥散功能异常，不能脱离呼吸机，为呼吸功能不全，应继续应用呼吸机，遵医嘱和血气分析结果，调整各项参数或采用 PEEP。同时加强呼吸道的护理，吸痰及预防肺内感染。

### 知识链接

体外循环是将回心的静脉血从上、下腔静脉或右心房引出体外，在人工心肺机内进行氧合作用。气体交换后，再由血泵输回体内动脉系统进行循环。在这种心肺转流状态下，可阻断心脏血流，进行心脏直视手术操作。人工心肺机主要由下列部件组成（图 17-1）：

**1. 血泵（人工心）** 取代心脏，具有泵血功能，驱动氧合器内的氧合血输回体内动脉进行循环。

**2. 氧合器（人工肺）** 用以代替肺的功能，碳氧血红蛋白在此与氧结合并排出二氧化碳。

**3. 变温器** 用于降低和升高血液温度。

**4. 过滤器** 用以过滤血液中的血小板、纤维素等碎屑。

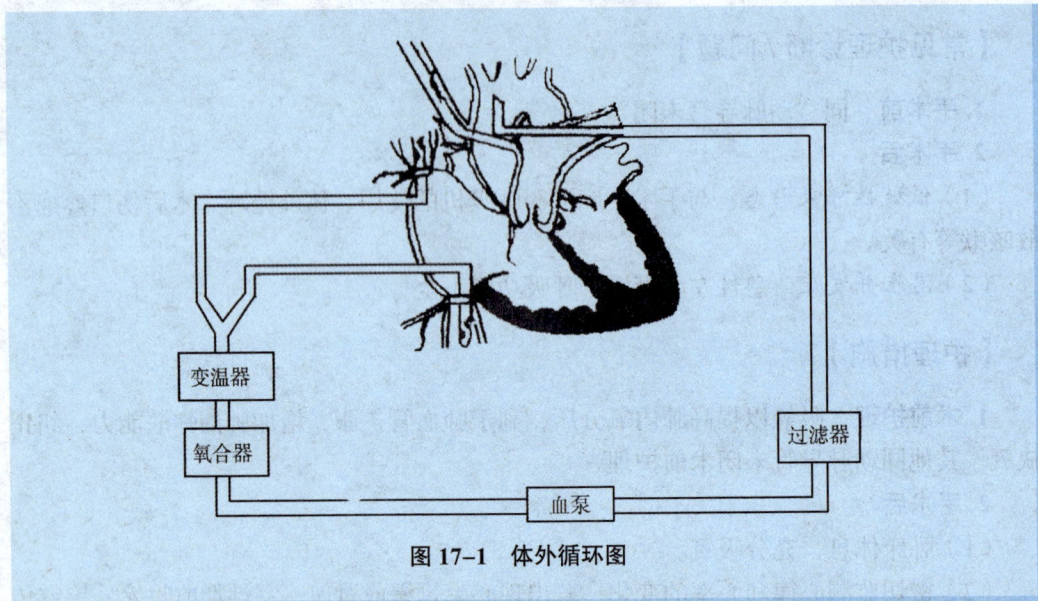

图 17-1 体外循环图

### 三、室间隔缺损

室间隔缺损是指室间隔在胎儿期发育不全，左、右心室间形成异常交通的先天性心脏病，约占先天性心脏病总数的 20%。在先天性心脏病中，室间隔缺损可单独发生，也可以是其他复杂畸形的一部分，如法洛四联症、大动脉转位等。

【病理生理】

室间隔分为膜部间隔和肌部间隔，根据缺损的部位，通常将其分为 3 型，即膜部型、肌部型和动脉下型。在正常情况下，左、右心室间的压力阶差为 60 ~ 90mmHg。室间隔缺损，血液自左心室向右心室分流，分流量的多少取决于左、右心室压力阶差及缺损的大小。随右心负荷增加，肺动脉压力将逐渐上升，肺小动脉发生痉挛，管壁内膜和中层增厚，阻力增大，形成阻塞性肺动脉高压。随着肺动脉压的逐渐升高，分流量逐渐减少，后期可出现右向左逆向分流，导致 Eisenmenger 综合征。

【临床表现】

**1. 症状** 缺损小者多无临床症状。缺损大者在出生 2 ~ 3 个月后开始出现症状，婴儿期易反复发生呼吸道感染，甚至左心衰竭。但随生长发育，缺损可逐渐缩小而临床症状逐渐减轻，2 岁以后症状好转，但体格发育不良，劳累后常有气促、心悸。进行性阻塞性肺动脉高压病例，幼年期即可出现发绀和右心衰竭的表现。

**2. 体征** 心前区轻度隆起，胸骨左缘第 3、4 肋间可扪及收缩期震颤，并听到全收缩期杂音。肺动脉瓣区第二音亢进。分流量大者，心尖部可听到柔和的舒张中期杂音。阻塞性肺动脉高压导致左、右心室压力阶差减小，分流量减少，收缩期杂音逐渐减轻，甚至消失，而肺动脉瓣区第二音则明显亢进、分裂，并可伴有肺动脉瓣相对性关闭不全的舒张期杂音。

## 【辅助检查】

**1. 心电图检查** 缺损小者，心电图正常或电轴左偏；缺损较大者，左室高电压或左室肥大或左右心室肥大；严重肺动脉高压者，则右心室肥大。

**2. X 线检查** 心影扩大，肺门充血。肺动脉高压时，显示右肺动脉粗大。

**3. 超声心动图检查** 可示缺损的部位和大小。超声多普勒扫描证实，左心室向右心室分流。

**4. 心导管检查** 如疑有肺动脉高压，可行右心导管检查；如疑有高位室间隔缺损，可行左心导管检查，以观察主动脉瓣有无反流。

## 【治疗要点】

室间隔缺损有自然闭合或缩小的趋势，6 岁以后自然闭合的机会极小，故小、中型室间隔缺损 6 岁后应做手术修补。巨大室间隔缺损患者 20%～50% 在 1 岁内因肺炎、心衰而死亡，因此心衰反复发作的婴儿应行室间隔缺损修补术。缺损分流量超过 50% 的患者，应早期手术以免肺动脉高压持续加重。如发展成右向左分流为主，则应视为手术禁忌，术式为体外循环下实施心脏直视手术。

## 【常见护理诊断 / 问题】

同 "房间隔缺损"。

## 【护理措施】

同 "房间隔缺损"。

## 四、法洛四联症

法洛四联症是一种常见的、复杂的、发绀型先天性心脏病，约占先天性心脏病总数的 1/3，占发绀型先天性心脏病总数的 50%。

## 【病理生理】

法洛四联症心脏的发育异常包括肺动脉狭窄、室间隔缺损、主动脉骑跨和右心室肥大四联畸形。肺动脉狭窄多位于漏斗部，也可位于肺动脉瓣口、肺动脉环或肺动脉主干等处，常有多处狭窄合并存在，称为混合型狭窄；室间隔缺损较大，呈椭圆形，位于室上嵴略下方膜部，亦有位于肺动脉瓣下者；主动脉向右移位，骑跨于缺损的室间隔之上；右心室壁增厚，心腔扩大。主动脉骑跨于缺损的室间隔之上，导致动 – 静脉混血，血氧饱和度下降；肺动脉口狭窄，肺循环血流量减少，同时右心室排血受阻，右心室压力上升超过左心室，迫使部分血流经室间隔缺损由右向左分流，动脉血氧饱和度下降更为明显。严重组织缺氧，红细胞和血红蛋白代偿性增多。

### 【临床表现】

**1.症状**　新生儿即有发绀，以哭闹时更显著，并逐年加重。开始步行后即出现气促，喜蹲踞。病情严重者可出现发作性昏厥、抽搐。

**2.体征**　患儿发育不良，杵状指（趾），口唇、甲床青紫。胸前区膨隆，心尖搏动增强，胸骨左缘第 2 ~ 4 肋间可听到粗糙的收缩期杂音，有时可扪及震颤。肺动脉瓣区第二心音减弱或消失，但移位的主动脉瓣第二心音将其取代，听诊似有亢进。

### 【辅助检查】

**1.实验室检查**　红细胞计数升高可达（5.0 ~ 8.0）×$10^{12}$/L，血红蛋白增至150 ~ 200g/L 以上。动脉血氧饱和度下降至 0.90 ~ 0.40。

**2.心电图检查**　电轴右偏，右心室肥大。

**3.X 线检查**　心影正常或稍大。

**4.超声心动图检查**　升主动脉骑跨在室间隔上方；室间隔的连续性中断；右心室增大，右室流出道和（或）肺动脉狭窄。多普勒可见右向左分流。

**5.介入检查**　导管可通过缺损进入左心室或升主动脉。

### 【治疗要点】

**1.手术适应证**　临床症状轻者，可等到 5 岁后施行根治术。如婴儿期缺氧严重，屡发呼吸道感染和昏厥，可先行姑息分流术，长大后再行根治术，有条件者也可直接根治。

**2.手术方法**

（1）分流术　手术目的是增加肺循环血流量，改善缺氧，是一种姑息手术。常用两种：①锁骨下动脉–肺动脉吻合术。②主动脉–肺动脉吻合术，吻合口径不宜超过4mm，以免引起肺水肿。

（2）根治术　应尽可能采用根治术，建立体外循环后，施行手术。

### 【常见护理诊断／问题】

**1.手术前**

（1）活动无耐力　与肺血流量减少、动脉血氧饱和度降低有关。

（2）潜在并发症　缺氧性昏厥和抽搐。

**2.手术后**

（1）低效性呼吸形态　与手术、麻醉、呼吸机的使用、体外循环、术后伤口疼痛不敢咳嗽等有关。

（2）潜在并发症　低心排出量综合征。

**【护理措施】**

**1. 术前护理**

（1）**注意休息和保暖**　严格限制患者的活动量，减少急性缺氧性昏厥的发生；注意保暖，预防呼吸道感染。

（2）**纠正缺氧**　给予患者吸氧，氧流量 4～6L/min，每日 2～3 次，每次 20～30 分钟；必要时遵医嘱输入改善微循环的药物，如低分子右旋糖酐等。

**2. 术后护理**

（1）密切监测生命体征和周围循环的情况。

（2）维持呼吸功能：①给予呼吸机辅助呼吸，充分供氧。②保持呼吸道通畅，及时吸氧。③拔除气管插管后，延长吸氧时间 3～5 天。

（3）术后并发症的预防及护理：术后易出现低心排血量综合征，表现为低血压、心率快、少尿、多汗、末梢循环差、四肢湿冷等。术后应密切观察生命体征、外周循环情况及尿量。一旦出现低心排血量综合征需遵医嘱给予强心、利尿药物，并注意保暖。

# 第二节　后天性心脏病

后天性心脏病是指后天获得性心脏病，病因复杂，病种繁多，其中风湿性心脏瓣膜病较多，约占我国心脏外科患者的 30%。风湿炎症最常累及二尖瓣，主动脉瓣次之。若风湿性病变同时累及多个瓣膜区，造成联合瓣膜病，常见的是二尖瓣和主动脉瓣同时受累。

## 一、二尖瓣狭窄

二尖瓣狭窄的发病率女性高于男性。在儿童或青年期发生风湿热后，往往在 20～30 岁以后才出现临床症状。

**【病理生理】**

风湿炎症累及二尖瓣，使前后两个瓣叶在交界处互相粘连融合，造成瓣口狭窄。若病变较轻，活动限制较少，称隔膜型狭窄；若瓣叶增厚、挛缩、变硬和钙化，限制瓣叶活动，可加重瓣口狭窄；若瓣膜下方的腱索和乳头肌纤维硬化、缩短，可将瓣叶向下牵拉，使瓣口狭窄呈鱼口状，即伴有关闭不全，称漏斗型狭窄。

瓣口面积缩小即可产生血流障碍，左心房扩大，心房壁肥厚，心房颤动。肺静脉瘀血，肺毛细血管扩张，影响肺泡换气功能。当左房压超过 30mmHg 即高于血浆渗透压时，将有大量液性成分进入肺间质内。如超出肺淋巴循环容量，将发生肺水肿。因此，二尖瓣狭窄突出的症状均与左房压升高所致肺瘀血有关。由于肺小动脉阻力增大，肺动脉压力也显著增高，使右心室排血负担加重，右心室肥大，最终可发生右心功能衰竭。

【临床表现】

**1. 症状**　最突出的症状是活动后心慌、气短。15%～30%患者有咯血，一般为痰中带血，极少数病例出现大咯血。发生急性肺水肿时，咳粉红色泡沫痰。并发心房颤动后，心功能明显降级。

**2. 体征**　二尖瓣面容，并发心房颤动者则心律不齐。心尖区可扪及舒张期震颤，闻及响亮的舒张中期隆隆样杂音，第一心音亢进。在胸骨左缘第3、4肋间，常可听到二尖瓣开瓣音。肺动脉瓣区第二心音增强，轻度分裂。重度肺动脉高压伴有肺动脉瓣相对性关闭不全者，在胸骨左缘第2或第3肋间可听到舒张早期高音调吹风样杂音，即Graham-Steell杂音。右心衰竭可出现肝大、腹水、颈静脉怒张、下肢水肿等体征。

【辅助检查】

**1. 心电图检查**　左房扩大，可有右室肥大和右束支传导阻滞。

**2. X线检查**　呈二尖瓣型心影特征：心房扩大，肺门影增大。肺间质水肿者，可见Kerley B线。长期肺瘀血者呈现致密的粟粒形或网形阴影。

**3. 超声心动图检查**　二尖瓣瓣叶活动受限，左房增大。

【治疗要点】

**1. 手术适应证**　无症状或心功能Ⅰ级者不主张手术治疗。心功能Ⅱ级以上者均应手术治疗。合并三尖瓣关闭不全者，施行闭式二尖瓣交界分离术后仍可获得良好效果。合并二尖瓣或（和）主动脉瓣关闭不全的患者，则不宜行二尖瓣交界分离术。伴有心力衰竭或心房颤动者，术前应给予强心、利尿、纠正电解质失衡，待全身情况和心脏功能改善后手术。

**2. 手术方法**

（1）经皮穿刺球囊导管二尖瓣交界扩张分离术。

（2）心内直视手术。

【常见护理诊断／问题】

**1. 手术前**

（1）活动无耐力　与肺瘀血有关。

（2）心输出量减少　与心功能不全有关。

（3）恐惧　与担心手术过程有关。

**2. 手术后**

（1）低效性呼吸形态　与手术、麻醉、呼吸机的使用、体外循环、术后伤口疼痛不敢咳嗽等有关。

（2）潜在并发症　出血、感染、脑功能障碍等。

## 【护理措施】

### 1. 术前护理

（1）加强心理护理。

（2）预防和控制感染：为了预防感染性心内膜炎的发生，术前应预防和控制口腔黏膜、皮肤以及呼吸道的感染。如指导患者戒烟；注意口腔、皮肤卫生；避免黏膜和皮肤破损。如有感染应积极治疗。

（3）营养支持：鼓励患者进食，保证足够的优质蛋白质和丰富的维生素的摄入，以增强机体对手术的耐受力。心功能欠佳者，限制钠盐摄入。进食较少者，可经静脉补充营养素和液体。心源性恶病质者，术前可给予白蛋白、新鲜血浆、全血等，以纠正低蛋白血症和贫血。

（4）预防并发症：①术前3～5天停服抗凝剂、洋地黄、奎尼丁、利尿剂等药物，以防止术中出血或发生洋地黄毒性反应以及心律失常。②对伴有高血压、高血脂、糖尿病者，应采取措施，控制血压、血脂和血糖。③避免术前头颅外伤，因其易引起体外循环时颅内出血。

### 2. 术后护理

（1）注意休息，吸氧以改善缺氧状况。

（2）维持呼吸功能：①加强呼吸道的护理，定时协助患者翻身、拍背，指导患者有效咳嗽咳痰；留有气管插管的患者，及时吸痰及湿化气道。②观察患者自主呼吸情况，定时检查血气，患者适应自主呼吸后再拔除气管插管，拔管后加强雾化吸入。

（3）维持循环功能：密切监测血压、心率、尿量、外周循环和中心静脉压，一旦出现血容量不足及时补充。出现心律失常，需遵医嘱提供控制心律失常的药物。

（4）预防处理并发症：①遵医嘱应用抗生素预防感染。②术后3～4小时内从心包、纵隔引流管的引流量成人＞100mL/h，引流液呈鲜红色，有较多血凝块，伴有血压下降、脉搏增快、躁动、出冷汗等低血容量的表现者，应考虑有活动性出血的可能，应立即通知医生进行处理。注意有无心脏压塞征象，一旦确定有心脏压塞、心包或胸腔内有活动性出血，均应立即做好开胸止血的准备。③密切观察患者的意识、瞳孔、肢体运动和感觉有无异常，一旦出现异常，提示脑功能障碍，及时通知医生处理。

## 【健康指导】

对进行机械瓣膜替换手术的患者，要做好终身服用抗凝药物的宣教。

## 二、二尖瓣关闭不全

二尖瓣关闭不全为常见的后天性心脏病，其主要病因为风湿热。另外心肌病、细菌性心内膜炎、严重的缺血性心脏病也是二尖瓣关闭不全的常见病因。

## 【病理生理】

二尖瓣瓣叶和腱索增厚、挛缩,瓣膜面积缩小,瓣叶活动受限和二尖瓣瓣环扩大,使两个瓣叶闭合不全;腱索断裂、乳头肌功能失调等原因所致的二尖瓣脱垂,均可导致左心室收缩时一部分血液反流入左心房,使左心输出量减少;左心房因血容量增多,压力随之升高,逐渐发生代偿性扩大。在舒张期,左心房过多的血液流入左心室,使之负荷加重,亦逐渐扩大和肥厚。随着左心房、左心室扩大,二尖瓣瓣环也相应扩大,加重二尖瓣关闭不全。左心室长期负荷加重,可发生左心衰竭。左房功能衰竭导致肺瘀血,肺循环压力升高,右室射血阻力增大,右室肥大,最终导致右心衰竭。

## 【临床表现】

**1. 症状** 二尖瓣反流量少,心脏功能代偿良好者,可无明显症状。二尖瓣反流量多或病程较长者可出现乏力、心悸、劳累后气促等症状。急性肺水肿和咯血的发生率远较二尖瓣狭窄患者少。患者临床症状出现后,病情常在较短时间内迅速恶化。

**2. 体征** 心尖搏动向左下移位,可呈抬举样;心尖区可听到全收缩期粗糙的吹风样杂音,向左腋下传导;心尖区第一心音减弱或消失;肺动脉瓣区第二心音亢进;右心衰竭时,患者可出现肝大、腹水、下肢水肿等体征。

## 【辅助检查】

**1. 心电图检查** 常见二尖瓣型 P 波、电轴左偏、左心室肥大及劳损。

**2. X 线检查** 左心房及左心室明显扩大,晚期右心房、右心室也肥大,肺纹理增强。

**3. 超声心动图检查** 二尖瓣前瓣曲线呈双峰或单峰型,左心房前后径增大,左心室明显增大。二维切面示心脏收缩时二尖瓣口不能完全闭合。二尖瓣脱垂则表现为收缩期二尖瓣瓣叶脱向心房侧。多普勒扫描示收缩期血液自左室向左房反流。

**4. 心导管检查** 可见心脏收缩时造影剂反流入左心房。严重关闭不全者反流量多。

## 【治疗要点】

**1. 手术适应证** 若症状明显,心脏扩大但心功能尚可者,应尽早在体外循环下行心脏直视手术。

**2. 手术方法**

(1)二尖瓣修复成形术。

(2)二尖瓣置换术。

## 【常见护理诊断/问题】

同"二尖瓣狭窄"。

## 【护理措施】

**1. 心导管检查的护理** 严密观察心导管检查过程中患者伤口出血情况以及神志、血压、心率、心律等各种反应，发现异常及时报告医生并配合处理。导管拔除后穿刺部位需按压止血 15～30 分钟，沙袋压迫 24 小时，并观察肢体颜色，预防血栓形成。

**2. 其他护理措施** 参考"二尖瓣狭窄"。

## 三、主动脉瓣狭窄

风湿累及主动脉瓣，使瓣叶增厚、粘连导致主动脉瓣狭窄。常合并主动脉瓣关闭不全或二尖瓣病变。

## 【病理生理】

瓣口面积减小使左心室排血受阻，心腔压力升高，排血时间延长，主动脉瓣闭合时间延迟。左心室与主动脉收缩压力阶差的大小可反映瓣膜狭窄的程度。随着收缩负荷的增重，左心室壁逐渐肥厚，心腔逐渐扩大，最后导致左心衰竭。左心室肥厚，心肌氧耗量增加，主动脉平均压又低于正常，冠状动脉灌注量减少，常致心肌供血不足。

## 【临床表现】

**1. 症状** 中度以上狭窄者可出现乏力、眩晕或昏厥、心绞痛、劳累后气促等表现，急性左心衰竭时，可有心源性哮喘的表现，严重者可发生猝死。

**2. 体征** 心尖搏动呈抬举样，主动脉瓣区可扪及收缩期震颤，闻及粗糙的收缩期吹风样杂音并向颈部传导，第二心音减弱，呈逆分裂。重度狭窄者脉搏细弱、血压偏低和脉压缩小。

## 【辅助检查】

**1. 心电图检查** 左心室肥大及劳损；左束支传导阻滞、房室传导阻滞、心房颤动等。

**2. X 线检查** 左室增大；升主动脉显示狭窄后扩大。

**3. 超声心动图检查** 显示主动脉瓣增厚、变形或钙化，活动度减弱和瓣口缩小等征象。

**4. 心导管检查** 左心导管检查可明确狭窄的程度。左心室造影可显示狭窄的瓣口、心腔大小以及是否伴有其他瓣膜损害。

## 【治疗要点】

对单纯性主动脉瓣狭窄，瓣膜无钙化者可选用经皮穿刺球囊导管扩张分离术。狭窄较严重，常出现心绞痛、昏厥和心力衰竭等症状者需尽早做心内直视人工主动脉瓣置换术。

## 【常见护理诊断 / 问题】

### 1. 手术前

（1）心输出量减少　与心功能不全有关。

（2）活动无耐力　与氧供应不足有关。

### 2. 手术后

（1）低效性呼吸形态　与手术、麻醉、呼吸机的使用、体外循环、术后伤口疼痛不敢咳嗽等有关。

（2）潜在并发症　出血、脑功能障碍。

## 【护理措施】

参考"二尖瓣关闭不全"。

## 四、主动脉瓣关闭不全

主动脉瓣关闭不全可由风湿热、梅毒、感染性心内膜炎、马方综合征（Marfan syndrome）、先天性主动脉瓣畸形、主动脉夹层动脉瘤等引起。病变可单独累及主动脉瓣，也可多个瓣膜同时受累，形成联合瓣膜病。主动脉瓣关闭不全常伴有不同程度的主动脉瓣狭窄。

## 【病理生理】

本病主要的血流动力学改变是舒张期血液自主动脉反流入左心室。由于主动脉与左心室之间舒张期压力阶差较大，瓣口关闭不全，面积即使仅有 0.5cm×0.5cm，每分钟反流量也可达 2~5L。左心室在舒张期同时接受来自左心房和主动脉反流的血液，使之过度充盈，肌纤维伸长收缩力相应增强，逐渐扩大，室壁增厚。在心脏功能代偿期，左心室射血量可高于正常，收缩压升高；舒张期血液反流，舒张压减低，导致脉压增大。失代偿时，心排血量减少，左心房和肺动脉压力升高。舒张期血液反流入左心室，冲击二尖瓣，使其开启受阻引起相对性二尖瓣狭窄。由于舒张压低，冠状动脉灌注量减少，并且左心室高度肥厚，氧耗量加大，可造成心肌供血不足。

## 【临床表现】

### 1. 症状
早期为心悸、心前区不适、头部强烈搏动感。重度关闭不全者常有心绞痛发作。感染、精神紧张、体力活动等可诱发阵发性呼吸困难、心源性哮喘等急性左心衰的表现。

### 2. 体征
心尖搏动呈抬举样；心界向左下方扩大；主动脉瓣听诊区和主动脉瓣第二听诊区可闻舒张早、中期或全舒张期叹息样杂音，沿胸骨左缘向心尖部传导；心尖区可闻及相对性二尖瓣狭窄引起的舒张期柔和的隆隆样杂音，即 Austin-Flint 杂音；脉压明显增大者出现水冲脉、动脉枪击音、Duroziez 双重杂音、毛细血管搏动征等周围血管征象。

## 【辅助检查】

**1. 心电图检查**  电轴左偏、左心室肥大和劳损。

**2. X 线检查**  左心房增大，透视可见左心室和主动脉搏动幅度增大。

**3. 超声心动图检查**  显示左心室内径增大，流出道增宽，主动脉瓣叶在舒张期不能对拢闭合；多普勒检测可估计反流程度。

**4. 心导管检查**  逆行升主动脉造影，可见造影剂在舒张期从主动脉反流入左心室。

## 【治疗要点】

患者若有心绞痛、左心衰竭或心脏逐渐扩大等征象，可在数年内死亡，故应尽早施行人工瓣膜置换术。

## 【常见护理诊断/问题】

参考"主动脉瓣狭窄"。

## 【护理措施】

参考"主动脉瓣狭窄"。

## 五、冠状动脉粥样硬化性心脏病

冠状动脉粥样硬化性心脏病简称冠心病，主要病变是由于冠状动脉内膜脂质沉着，形成粥样硬化斑块，造成管腔狭窄或阻塞，导致心肌供血不足。粥样硬化主要侵犯冠状动脉主干及其近段分支，左冠状动脉的前降支与回旋支的发病率较右冠状动脉为高。冠心病多在中年以上发病，发病率和死亡率男性明显高于女性。

## 【病理生理】

冠状动脉血流量的调节是由神经、体液和局部代谢控制机制共同来完成的。当体力活动增加或情绪激动时，交感神经兴奋，心脏搏动次数增多，收缩力增强及心室壁张力增高，致心肌需氧量增大；同时，由于局部代谢产生的腺苷量增多，冠状动脉扩张，血流量相应增多，以满足心肌增加的氧需求量。在心肌需氧量增大时，若冠状动脉管腔狭窄，供血量不能相应增多时，即可致心肌缺血。冠状动脉发生急性阻塞或长时间痉挛，使部分心肌发生严重持久的缺血，可造成局部心肌坏死，即急性心肌梗死。

## 【临床表现】

**1. 心绞痛**  心肌缺血轻者可无症状，当冠状动脉血流量减至仅能满足静息时的心肌需氧量时，每遇体力劳动、情绪激动、饱餐等情况下，因冠状动脉血流量不能满足心肌需氧量增加而引起或加重心肌供血不足即出现心绞痛症状，表现为发作性心前区或胸骨后压榨性疼痛，可向左肩和左臂内侧放射，持续时间 3～5 分钟，休息或含服硝酸甘油或硝酸异山梨醇酯后于 1～2 分钟内缓解。

**2. 心肌梗死** 急性心肌梗死是由冠状动脉严重而持久的缺血引起的，表现为突然发生的剧烈胸痛，伴恶心、呕吐、大汗淋漓、发热、心律失常、发绀、血压降低、休克、心力衰竭或心室壁破裂等，死亡率较高。陈旧性心肌梗死的患者，由于坏死的心肌被瘢痕替代，使心室壁组织薄弱，弹性差，在心室内压力作用下，可形成室壁瘤。病变波及乳头肌或腱索可导致其坏死断裂，继发二尖瓣脱垂、关闭不全。病变波及室间隔，可造成穿孔，即急性室间隔缺损。

**3. 缺血性心肌病** 慢性冠状动脉供血不足，心肌长期缺血缺氧，引起心肌广泛变性和纤维化，导致心脏扩张，弹性减低，收缩力减弱，临床表现为以慢性心力衰竭为主的综合征，称为缺血性心肌病，预后较差。

## 【辅助检查】

**1. 心电图检查** 心绞痛出现 S-T 段压低；变异型心绞痛出现 S-T 段抬高。可伴有各种类型心律失常。急性心肌梗死为异常的 Q 波、S-T 段抬高和 T 波呈缺血性改变。

**2. 超声心动图检查** 可检出局部室壁运动异常的部位、范围、程度，预测受累冠状动脉分支。检测心肌存活性及冠状动脉血流储备，预测介入治疗或搭桥术的效果。

**3. 心导管检查** 冠状动脉造影可明确冠状动脉病变的程度和范围，作为经皮冠状动脉腔内成形术、冠状动脉旁路移植术等进一步治疗的选择，可协助急性心肌梗死冠脉内溶栓治疗方案的执行和观察疗效。

**4. 放射性核素** 从心肌缺血性质可估计冠状动脉病变程度；从心肌缺血部位和范围可判断受累的冠状动脉和支数。

## 【治疗要点】

冠状动脉粥样硬化性心脏病的治疗分为内科药物治疗、介入治疗、外科手术治疗 3 类。应根据患者的情况选择，多种方法配合应用，可提高疗效。外科手术治疗是通过手术重建血运通道，达到改善心肌供血供氧，改善心脏功能。

**1. 手术适应证**

（1）心绞痛患者，冠状动脉造影发现冠状动脉主干或主要分支明显狭窄，但狭窄远端血流通畅者。

（2）左冠状动脉主干和前降支狭窄者应及早手术，因这些病例容易发生猝死。右冠状动脉有两支以上明显狭窄者，也应及早手术。

**2. 手术方式** 外科手术治疗冠心病的方法是在体循环与冠状动脉之间建立一条旁路，绕过狭窄的冠状动脉为心肌供血，即冠状动脉旁路移植手术，简称搭桥术。常用的术式有：

（1）将取自自体的大隐静脉的两端分别与狭窄段冠状动脉的远端和升主动脉做端侧吻合（图 17-2）。

（2）胸廓内动脉与狭窄段冠状动脉分支远端做端侧吻合术（图 17-3）。

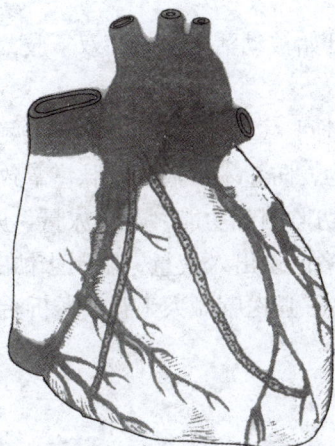

图 17-2　升主动脉 - 冠状动脉的大隐静脉
旁路移植术

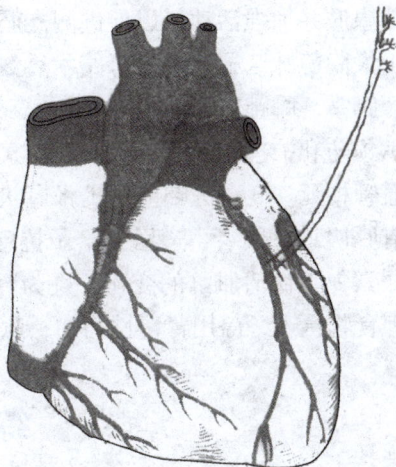

图 17-3　胸廓内动脉远端与左冠状
动脉吻合术

（3）单根大隐静脉或胸廓内动脉与邻近的数处狭窄冠状血管做序贯或蛇形端侧和侧侧吻合术，适用于有多根或多处冠状动脉狭窄者（图 17-4）。

## 【常见护理诊断 / 问题】

### 1. 手术前

（1）知识缺乏　缺乏冠心病相关的知识。

（2）潜在并发症　心绞痛、心肌梗死、心功能不全。

### 2. 手术后

（1）低效性呼吸形态　与手术、麻醉、呼吸机的使用、术后伤口疼痛不敢咳嗽等有关。

（2）潜在并发症　出血、血栓形成、心肌梗死、肺部感染、肾功能衰竭等。

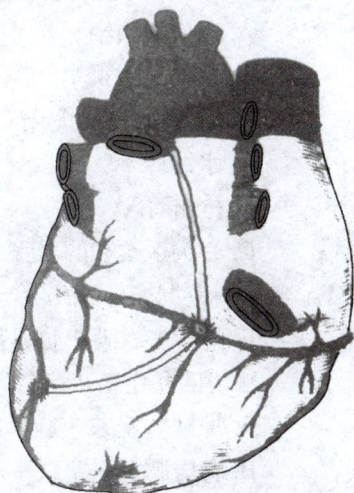

图 17-4　序贯吻合术

## 【护理措施】

### 1. 术前护理

（1）提供冠心病方面的知识，冠心病患者应进食低脂、低胆固醇饮食。心功能欠佳者，限制钠盐摄入。

（2）术前 1 周停服阿司匹林等抗凝剂。

（3）密切观察胸痛的症状，遵医嘱使用硝酸甘油等药物，密切观察心电图的变化。

### 2. 术后护理

（1）加强呼吸道的护理：鼓励患者咳嗽、咳痰。

（2）密切观察静脉肢体的足背动脉搏动情况和足趾温度、肤色及有无水肿。用弹力绷带包扎患肢并加强活动，以促进侧支循环的建立。

（3）大隐静脉 – 冠状动脉旁路术后 2 小时即可开始被动活动，抬高双下肢，进行患侧下肢、脚掌、脚趾功能锻炼。

（4）预防和护理并发症：①密切观察凝血酶原时间。②术后应用肝素等抗凝，以防搭桥的血管梗死。③遵医嘱应用扩张冠状动脉的药物，防止术后冠状动脉痉挛致心肌梗死。④有呼吸道感染者，遵医嘱给予抗感染。⑤密切监测肾功能，观察尿量、尿比重、血钾、尿素氮、血清肌酐的变化；疑为肾衰竭，严格记录出入液量，限制水钠的摄入，控制高钾食物摄入，停用肾毒性药物；急性肾衰竭者，遵医嘱做人工肾或透析治疗。

# 练习题

## 【A1 型题】

1. 风湿性心瓣膜病患者，听诊闻及心尖部舒张期隆隆样杂音，首先考虑（    ）
    A. 三尖瓣狭窄          B. 三尖瓣关闭不全          C. 肺动脉狭窄
    D. 主动脉瓣狭窄        E. 二尖瓣狭窄

2. 下列哪项不是动脉导管未闭的体征（    ）
    A. 水冲脉
    B. 枪击音
    C. 心尖区柔和的舒张期杂音
    D. 肺动脉瓣区第二音亢进
    E. 胸骨右缘第 2 肋间连续机器样杂音，向右锁骨上窝传导

3. 法洛四联症患儿存在的心脏畸形包括（    ）
    A. 房缺 + 室缺 + 肺动脉瓣狭窄 + 主动脉骑跨
    B. 右房肥大 + 室缺 + 肺动脉口狭窄 + 主动脉骑跨
    C. 室缺 + 肺动脉口狭窄 + 主动脉骑跨 + 右房肥大
    D. 室缺 + 肺动脉口狭窄 + 动脉导管未闭 + 右房肥大
    E. 房缺 + 肺动脉口狭窄 + 右心室肥大 + 主动脉骑跨

4. 金属瓣膜置换术后抗凝药物治疗需（    ）
    A. 术后应用 1 个月        B. 术后应用半年          C. 术后应用 1 年
    D. 术后间断使用          E. 术后终身使用

5. 主动脉瓣关闭不全的最重要体征是（    ）
    A. 心界向左下方增大
    B. 心尖部可见抬举性搏动
    C. 水冲脉，动脉枪击音，毛细血管搏动
    D. 胸骨左缘第 3、4 肋间叹息样舒张期杂音
    E. 颈静脉怒张

6. 冠心病患者、心功能欠佳者，术前应给予的饮食是（　　）

A. 高蛋白，高维生素，低脂肪，限制钠盐摄入

B. 低蛋白，低维生素，低脂肪，限制钠盐摄入

C. 高蛋白，低维生素，高脂肪，限制钠盐摄入

D. 低蛋白，高维生素，高脂肪

E. 低蛋白，低维生素　低脂肪

## 【A2 型题】

7. 女性，45 岁，劳累后心悸，气促 5 年，逐渐加重，3 个月前曾有突发咯血，血性泡沫痰及端坐呼吸史，既往有四肢关节酸痛史。体检：心尖部舒张期隆隆样杂音，肺动脉瓣区第 2 音增强，最可能的诊断是（　　）

A. 二尖瓣关不全

B. 二尖瓣狭窄

C. 二尖瓣狭窄伴关闭不全

D. 主动脉瓣狭窄

E. 主动脉瓣关闭不全

8. 男性，8 岁，出生后发现心脏杂音，平时活动能力较差，口唇发绀，喜蹲踞。超声心动图提示为先天性心脏病，法洛四联症，体检中最可能出现的是（　　）

A. 胸骨左缘闻及收缩期杂音，肺动脉第 2 音亢进

B. 红细胞计数高于正常，血红蛋白升高

C. 心电图显示电轴左偏，左室偏大

D. X 线平片提示肺血增多，肺动脉段突出

E. 以上都可出现

## 【A3 型题】

（9～13 题共用题干）

男性，9 个月，发热，咳嗽和呼吸困难 2 天。体检：口唇发绀，T 38.6℃，P 185 次 / 分钟，R 46 次 / 分钟，心前区轻度隆起，胸骨左缘第 3、4 肋间能扪及震颤，并可闻及Ⅳ级全收缩期杂音，双肺底闻及湿性啰音，颈静脉怒张。

9. 本案考虑为（　　）

A. 房间隔缺损

B. 室间隔缺损

C. 房间隔所损，肺炎，左心衰竭

D. 室间隔缺损，肺炎，右心衰竭

E. 动脉导管未闭，肺炎，左心衰竭

10. 下列哪项护理措施是错误的（　　）

A. 静脉给予抗菌药　　　　B. 吸氧　　　　　　　　C. 准确记录出入量

D. 快速补液　　　　　　E. 密切观察洋地黄类药物的副作用

11. 若患儿治疗后，出现萎靡不振、四肢无力、腹胀、肠鸣音减弱，血清钾浓度 3mmol/L，血清钠浓度 140mmol/L，血 pH 值 7.4。考虑为（　　　）

A. 酸中毒　　　　　　　B. 低钾血症　　　　　　C. 碱中毒

D. 低钠血症　　　　　　E. 等渗性脱水

12. 有关补钾的原则，下列哪项是错误的（　　　）

A. 可经静脉快速补钾

B. 见尿补钾

C. 口服补钾最安全

D. 静脉补钾的浓度一般不超过 0.3%

E. 不能直接从静脉推注

13. 纠正低血钾时，每小时尿量在多少以上才能经静脉补钾（　　　）

A. 10 mL　　　　　　　B. 15 mL　　　　　　　C. 20 mL

D. 25 mL　　　　　　　E. 30mL

# 第十八章 腹外疝患者的护理

## 第一节 概 述

体内任何脏器或组织离开正常的解剖部位，通过先天或后天形成的薄弱点、缺损或裂隙进入另一部位，称为疝。若腹腔内的脏器或组织进入腹内原有的孔隙，或因手术、病变而形成的裂隙内，称腹内疝。腹外疝是指腹腔内的某一器官或组织，经腹壁薄弱或缺损处向体表突出而形成，是外科常见疾病之一。

### 【病因】

**1. 腹壁强度下降**

（1）先天性因素 胚胎发育时某些器官或组织穿过腹壁导致局部缺损，如精索或子宫圆韧带穿过腹股沟管处、腹白线发育不良，造成腹壁强度下降。

（2）后天性因素 腹壁外伤或手术切口愈合不良、局部感染、年老体弱腹壁肌肉萎缩，使腹壁抵抗力降低。

**2. 腹内压力升高** 不仅使腹壁解剖结构发生病理变化，同时促进腹腔内器官经腹壁缺损处突出而形成疝。慢性咳嗽、便秘、排尿困难、腹水、妊娠、举重、婴儿经常啼哭等可诱发。

### 【病理解剖】

典型的腹外疝由疝环、疝囊、疝内容物和疝外被盖组成。

**1. 疝环** 又称疝门，是疝突出体表的门户，亦是腹壁薄弱或缺损处，是疝命名的依据。如腹股沟疝、股疝、脐疝等。

**2. 疝囊** 腹膜壁层经疝环向外突出形成的囊袋。分为颈、体、底 3 部分，囊颈是疝囊比较狭窄的部分。

**3. 疝内容物** 指进入疝囊的腹内脏器或组织，以小肠最多见，大网膜次之。

**4. 疝外被盖** 指疝囊以外的腹壁各层组织，由筋膜、肌层、皮下组织和皮肤组成。

### 【分类】

根据疝的可复程度和血供情况，将腹外疝分为 4 种类型：

**1. 易复性疝** 亦称单纯性疝，最多见。当腹内压增高，如站立、行走时疝块突出，休息、平卧或用手向腹腔推送时，疝内容物容易回纳入腹腔，称易复性疝。

**2. 难复性疝** 疝内容物不能或不能完全回纳入腹腔，且不引起严重症状的，称难复性疝。主要因疝内容物反复突出，囊颈受摩擦损伤发生粘连所致，其内容物多为大网膜。此外，腹膜后位的内脏器官，如盲肠（包括阑尾）、乙状结肠、膀胱，在疝的形成中随后腹膜被牵拉进入疝囊，成为疝囊壁的一部分，此种疝称为滑动性疝，属于难复性疝。

**3. 嵌顿性疝** 疝环较小而腹内压骤升时，疝内容物强行扩张囊颈进入疝囊，随后疝囊颈弹性回缩卡住内容物，使其不能回纳，称嵌顿性疝。嵌顿发生后，疝内容物静脉回流受阻，使肠壁瘀血水肿，颜色由正常的淡红逐渐转为暗红色，囊内可有淡黄色渗液积聚。此时若能解除嵌顿，病变肠管可恢复正常。肠系膜动脉搏动尚能扪到。

**4. 绞窄性疝** 若疝内容物嵌顿时间较长，出现严重血液循环障碍，称绞窄性疝。绞窄性疝是嵌顿性疝病理过程的延伸，此时肠系膜动脉搏动消失，肠壁失去光泽、弹性及蠕动能力，变黑坏死。囊内渗液变为淡红色或暗红色血水。晚期肠壁溃烂穿孔，囊内感染，继之引起被盖各层组织急性蜂窝织炎或脓肿，导致急性弥漫性腹膜炎；也可穿透体表，形成粪瘘。

# 第二节 常见腹外疝

## 一、腹股沟斜疝

腹股沟斜疝是指疝囊经腹壁下动脉外侧的腹股沟管内环突出，向内、向下、向前斜行穿过腹股沟管，从腹股沟管外环脱出，疝内容物可进入阴囊。发病率占腹股沟疝的85%～95%。

> **知识链接**
>
> 腹股沟管位于腹股沟韧带内上方，由外上向内下，由深而浅斜行。有内、外两口和上下前后四壁。内口即内环，又称深环，是腹横筋膜的一个卵圆形裂隙，体表位于腹股沟韧带中点上方1.5cm。外口即外环，又称浅环，是腹外斜肌腱膜下方的三角形裂隙，大小可容一食指尖。腹股沟管内男性有精索，女性有子宫圆韧带通过（图18-1）。

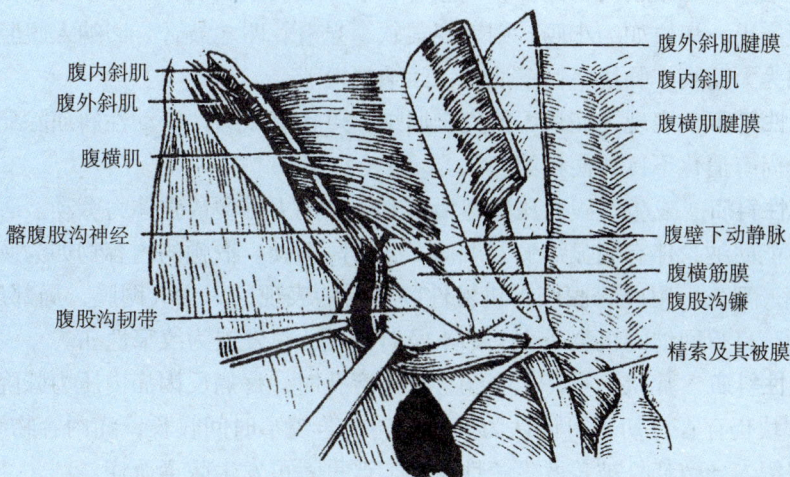

图 18-1 腹股沟区解剖

【病因】

本病有先天性和后天性两种因素。

**1. 先天性因素** 睾丸在胚胎早期位于腹膜后第 2~3 腰椎旁，以后逐渐下降，带动内环处腹膜下移，形成腹膜鞘状突。婴儿出生后，如鞘状突闭锁不全或不闭锁，与腹腔相通，当婴儿啼哭、排便等腹腔内压力增高时，肠管、大网膜进入鞘状突形成先天性斜疝（图18-2）。右侧睾丸下降比左侧略晚，鞘状突闭锁较迟，故右侧腹股沟斜疝较多见。

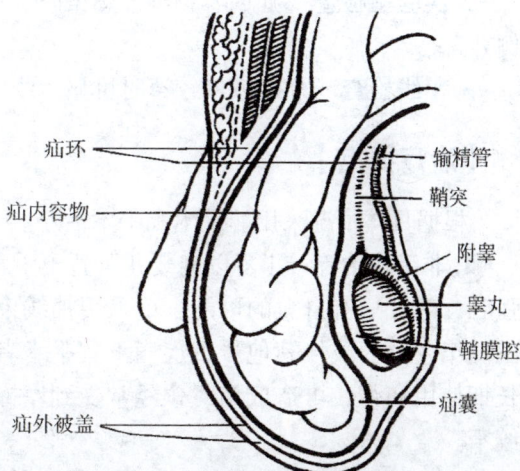

图 18-2 腹股沟斜疝结构特点

**2. 后天性因素** 较多见，与腹股沟区解剖缺损、腹壁肌肉筋膜发育不良，导致腹壁强度降低有关。当腹腔内压增高时，内环处的腹膜从腹壁薄弱处向外突出形成疝囊，腹腔脏器或组织随之进入疝囊。

【临床表现】

主要是腹股沟区肿块伴有轻度坠胀感。

**1. 易复性斜疝** 多见于儿童或青壮年男性，表现为腹股沟区出现可回纳性疝块，偶伴有胀痛，无其他症状。在站立、行走、咳嗽时疝块突出，可突入阴囊或大阴唇。疝块多呈带蒂的梨形，平卧休息或用手向腹腔推送时，疝内容物可回纳，疝块消失。检查时以手指通过阴囊皮肤伸入腹股沟管浅环，可感浅环松弛宽大，此时嘱患者咳嗽，指尖有冲击感。用手指紧压腹股沟管深环，嘱患者咳嗽，疝块不出现，一旦移去手指，疝块由外上向内下突出。疝块如为小肠，则表现柔软、光滑、叩之鼓音，回纳入腹腔时可发出咕噜声；如为大网膜，肿块坚韧呈浊音，回纳缓慢。

**2. 难复性斜疝**　表现为疝块不能完全回纳，可伴有胀痛。滑动性斜疝除疝块不能完全回纳外，尚有消化不良和便秘等症状。

**3. 嵌顿性斜疝**　发生于腹内压骤然增高时，如用力排便或强体力劳动。表现为疝块突然增大不能回纳，伴有明显疼痛及触痛，张力高而硬。嵌顿的内容物如为肠袢，可伴有腹部绞痛、恶心、呕吐、腹胀等机械性肠梗阻的表现；如为大网膜，局部疼痛轻微。疝一旦嵌顿，自行回纳的机会较少，如不及时处理，将发展为绞窄性疝。

**4. 绞窄性斜疝**　症状严重，但当肠袢坏死穿孔时，疼痛反因疝内压力骤降而暂时有所减轻，肿块仍存在，切不可误认为病情好转。若绞窄时间较长，疝内容物继发感染，侵及周围组织，导致疝外被盖发生急性炎症，严重者可发生脓毒血症。

## 【辅助检查】

**1. 透光试验**　腹股沟斜疝透光试验阴性，此方法可与睾丸鞘膜积液相鉴别。

**2. 实验室检查**　疝内容物继发感染时，血常规检查显示白细胞计数和中性粒细胞比例升高。

**3. X 线检查**　疝嵌顿或绞窄时可显示肠梗阻征象。

## 【治疗要点】

根据具体情况采用非手术和手术治疗。

**1. 非手术治疗**　1 岁以内婴儿可暂不手术，因为随着婴儿的成长发育，其腹肌逐渐强壮，部分疝有自愈的可能。可采用棉线束带或绷带压住腹股沟管深环，防止疝块突出。年老体弱或伴其他严重疾病不宜手术者，白天可使用医用疝带阻止疝块突出。但长期使用疝带，可造成疝囊颈经常受到摩擦而增厚，与疝内容物粘连，导致疝嵌顿或绞窄。

**2. 手术治疗**　手术是治疗腹外疝最有效的方法。基本原则是疝囊高位结扎、加强或修补腹股沟管管壁。常用的方式有：

（1）**传统疝修补术**　①疝囊高位结扎术：单纯切除疝囊，在疝囊颈部高位结扎，切去疝囊。适用于婴幼儿或小儿，以及绞窄性斜疝因肠坏死而局部严重感染、暂不宜行疝修补术者。②疝修补术：是最常用的治疗方法，成年腹股沟疝者都有不同程度的腹股沟前壁或后壁的薄弱或缺损，只有在疝囊高位结扎后，加强或修补腹股沟管管壁，才能彻底治愈腹股沟疝。

（2）**无张力疝修补术**　传统的疝修补术存在一些缺点，如手术部位组织缝合张力大，组织愈合差等。近年来强调无张力疝修补术，利用高分子材料合成补片，具有组织相容性好、无毒、作用持久、强度高等优点，将其填充在腹壁薄弱或缺损处，替代传统的张力缝合。

**知识链接**

　　无张力疝修补术是美国医师 Lichtenstein 于 1986 年提出的，指在无张力情况下，利用人工高分子生物材料进行缝合修补，以加强腹股沟管管壁。此法操作简单，术后疼痛轻，恢复快，复发率低。补片有两大类：一为可吸收材料，如聚羟基乙酸或聚乳酸羟基乙酸网片；二为不可吸收材料，如聚丙烯、膨体聚四氟乙烯或聚酯纤维网片。

　　（3）经腹腔镜疝修补术　借助腹腔镜，从腹腔内部用合成纤维网片加强腹壁缺损处，或用缝线使内环缩小。

　　**3. 嵌顿性疝和绞窄性疝的治疗**　嵌顿性疝在下列情况下可试行手法复位：①嵌顿时间在 3~4 小时内，局部压痛不明显，无腹部压痛或腹肌紧张等腹膜刺激征；②年老体弱或伴有其他较严重疾病估计肠祥尚未绞窄坏死者。复位方法：患者取头低足高位，注射吗啡或哌替啶，止痛、镇静并松弛腹肌，用手持续缓慢地将疝块推向腹腔。复位手法必须轻柔，切忌粗暴。复位后 24 小时内，严密观察腹部体征，一旦出现腹膜炎或肠梗阻的征兆，尽早手术探查。除上述情况外，嵌顿性疝应紧急手术治疗，解除肠梗阻，以防疝内容物坏死。如内容物已坏死发生绞窄性疝，更需迅速手术，同时积极纠正缺水及电解质紊乱。

## 二、腹股沟直疝

　　腹内脏器或组织经腹壁下动脉内侧的直疝三角区由后向前突出，称为腹股沟直疝。发病率约占腹股沟疝的 5%，多见于老年男性，双侧多见（图 18-3）。

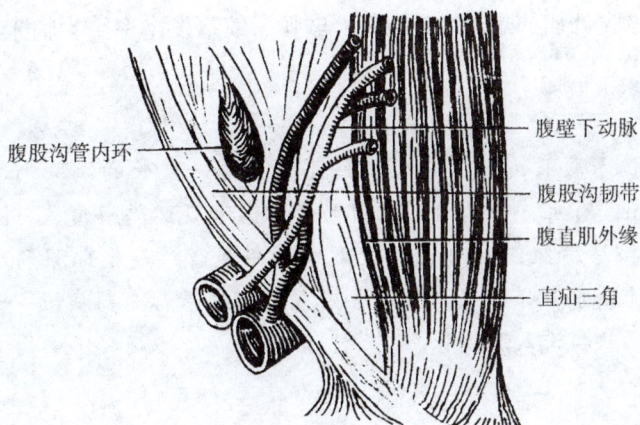

图 18-3　直疝三角

## 【临床表现】

本病常无明显症状，当患者站立或腹腔内压增高时，在腹股沟内侧端，耻骨结节外上方可见一半球形肿块，不进入阴囊，无疼痛及其他不适感。平卧后多可自行消失，因疝囊颈宽大，极少嵌顿。腹股沟直疝的临床表现应与腹股沟斜疝相鉴别（表18-1）。

表 18-1　腹股沟斜疝与直疝的鉴别

| 鉴别点 | 斜疝 | 直疝 |
| --- | --- | --- |
| 发病年龄 | 儿童及青壮年 | 老年 |
| 疝块外形 | 椭圆或梨形，上部如蒂柄状 | 半球形，基底较宽 |
| 突出途径 | 经腹股沟管突出，可进入阴囊 | 经直疝三角突出，不进入阴囊 |
| 回纳疝块后压迫内环 | 疝块不再突出 | 疝块仍可突出 |
| 疝囊颈与腹壁下动脉关系 | 疝囊颈在腹壁下动脉外侧 | 疝囊颈在腹壁下动脉内侧 |
| 精索与疝囊的关系 | 精索在疝囊后方 | 精索在疝囊前外方 |
| 嵌顿机会 | 较多 | 较少 |

## 【治疗要点】

本病治疗与腹股沟斜疝相同，主要是手术修补。

## 三、股疝

腹腔内脏器或组织经股环、股管自卵圆窝向外突出，称为股疝。多见于中年以上的妇女，发病率约占腹外疝的5%。以隐蔽、嵌顿、绞窄发生率高为临床特点。

> ┊ 知识链接
>
> 股管位于腹股沟韧带内侧端的下方，是一狭长的漏斗形间隙，长1.0~1.5cm，有上、下两口。上口为股环，有股环隔膜覆盖。股管内含脂肪、疏松结缔组织和淋巴结。下口为卵圆窝，是股部深筋膜（阔筋膜）的一个薄弱环节，呈椭圆形，有层薄膜覆盖称为筛状板。大隐静脉也在此穿筛状板进入股静脉。

## 【病因病理】

女性骨盆较宽广，联合肌腱和腔隙韧带较薄弱，致股环宽大松弛，妊娠时腹腔内压增高易发生股疝。在腹内压增高的情况下，下坠的腹腔内脏被推向下方，经股环进入股管，从卵圆窝突出而形成股疝。疝内容物常为小肠和大网膜，由于股管几乎是垂直的，股环狭小，周围为坚韧的韧带，疝块进入股管后，在卵圆窝处向前转折形成一锐角，因此容易嵌顿，是腹外疝中发生嵌顿最多者，高达60%。一旦嵌顿，病情迅速发展导致绞窄性疝。

### 【临床表现】

本病常无明显症状，尤其肥胖者更易疏忽。表现为腹股沟韧带下方卵圆窝处有一半球形的隆起，大小似枚核桃或鸡蛋，质地柔软，可回纳。由于疝囊外有丰富的脂肪组织，因此还纳疝内容物后，疝块并不完全消失。久站或咳嗽时可感患处胀痛、下坠不适。股疝若发生嵌顿，可出现局部明显疼痛，并伴有较明显的机械性肠梗阻的症状。

### 【治疗要点】

股疝易嵌顿并发展为绞窄性疝，确诊后应及时手术治疗。

## 四、切口疝

切口疝是指腹腔内器官或组织通过腹壁手术切口突出的疝。以经腹直肌切口高发，尤其见于下腹部纵向切口。腹部手术后，若切口一期愈合，切口疝的发病率通常在1%以下，但若切口发生感染，其发病率可达10%，若切口裂开再次缝合者可高达30%。

### 【病因病理】

**1. 腹壁纵向切口**　除腹直肌纤维为纵行走向外，腹壁各层肌肉、筋膜及鞘膜等组织的纤维大多为横向走行，腹壁纵向切口势必切断上述各层组织。此外，缝合时，缝线易在纤维间滑脱，已缝合的组织因常受到横向牵引的张力，而容易发生切口裂开。

**2. 切口感染**　腹壁切口严重感染后，形成瘢痕愈合，部分瘢痕组织较薄弱，难以承受腹腔内压力。

**3. 手术因素**　手术操作不当是引起切口疝的重要原因，如切口过长、缝合不严密或张力过大、切口留置引流物过久、血肿形成等引起切口愈合不良，导致切口疝发生。

**4. 腹内压升高**　手术后剧烈咳嗽、胃肠道胀气、腹壁伤口张力过大导致组织愈合不良。

**5. 其他**　高龄、肥胖、营养不良、合并糖尿病等也可导致切口愈合不良而诱发切口疝。

### 【临床表现】

本病主要症状是患者站立或用力时腹壁切口处肿物突出明显，平卧时缩小或消失。一般无特殊不适，若疝块较大，可有腹部隐痛、牵拉下坠感，可伴有食欲减退、恶心、便秘等。因切口疝多无完整的疝囊，故疝内容物易与腹膜外腹壁组织粘连而成为难复性疝。检查时在腹壁切口瘢痕处可见肿物，有时疝内容物可达皮下，若为肠管可见到肠型或蠕动波。嘱患者平卧，将肿物回纳，可扪及腹壁缺损部位及疝环边缘。切口疝的疝环一般比较宽大，故很少发生嵌顿。

### 【治疗原则】

本病以手术治疗为主。较小的切口疝，切除原手术切口瘢痕，回纳疝内容物，在无张力的条件下拉近疝环边缘组织，逐层缝合健康的腹壁各层组织。对于较大的切口疝，可利用合成纤维网片或自体筋膜组织加以修补。

## 五、脐疝

腹腔内器官通过脐环突出所形成的疝称脐疝。临床上分婴儿型脐疝和成人型脐疝两种，以婴儿型脐疝多见，成人型脐疝少见，为后天性发生，多为中年肥胖经产妇女。

### 【病因病理】

1. 婴儿型脐疝　主要因脐部组织发育不够坚固，疝环闭锁不全，当腹内压增高时，如经常啼哭、便秘等情况下，腹腔内脏可从脐部突出而形成疝。

2. 成人型脐疝　脐环是腹壁薄弱点，当妊娠、慢性咳嗽、腹水等腹腔内压力长期增高时可引起腹壁结构发生病理性变化，形成脐疝。疝内容物早期多为大网膜，病情发展还可有小肠、结肠等，并与疝囊壁发生广泛粘连，形成难复性疝。

### 【临床表现】

1. 婴儿型脐疝　多无不适，常在洗澡、换衣时无意中发现，当婴儿啼哭，站立时，脐部膨胀突出疝块，一般直径 1 ~ 2cm，安静平卧时消失。属易复性疝，少见嵌顿。

2. 成人型脐疝　脐部可见半球形突出的疝块，可回纳腹腔，患者常伴有腹部不适、隐痛和消化不良等。成人疝环一般较小，周围疤痕组织较坚韧，较易发生嵌顿和绞窄。

### 【治疗要点】

1. 非手术治疗　大多数婴儿型脐疝可通过脐环的逐步闭锁而自愈，因此小儿 2 岁之前多采用非手术疗法。具体方法是先回纳疝块，用一个大于脐环、外包纱布的硬币或小木片抵住疝环，然后用胶布或绷带加以固定。6 个月以内的婴儿用此法效果较好。

2. 手术治疗　小儿 2 岁后，若疝环直径超过 1.5cm 宜手术治疗。成人型脐疝由于发生嵌顿或绞窄者较多，宜早实施手术治疗。若合并妊娠、肝硬化等情况，如无嵌顿，手术宜慎重。手术原则是切除疝囊，缝合疝环。

# 第三节　护　理

## 【常见护理诊断/问题】

**1. 焦虑**　与疝块突出导致身体不适有关。

**2. 疼痛**　与疝块嵌顿或绞窄及手术后切口张力大有关。

**3. 知识缺乏**　缺乏对腹外疝形成病因的认识，缺乏预防腹内压升高及术后康复的知识。

**4. 潜在并发症**　术后阴囊水肿、切口感染。

## 【护理措施】

### 1. 术前护理

（1）休息与活动　疝块较大患者应减少活动，尽量卧床休息；离床活动时使用疝带压住疝环，避免腹腔内容物脱出导致疝块嵌顿。

（2）病情观察　若疝块突然增大，不可回纳腹腔，出现明显的腹痛，且有触痛，高度警惕嵌顿疝的发生，需立即报告医生，配合紧急处理。

（3）减轻腹腔内压力增高的因素　择期手术患者，若有咳嗽、便秘、排尿困难等引起腹内压增高的因素，术前均应及时处理，症状控制后再行手术，否则易致疝修补手术失败、术后复发。指导患者戒烟，注意保暖，预防呼吸道感染；多饮水，多吃蔬菜等粗纤维食物，保持排便通畅。

（4）术前训练　对于年老、腹壁肌肉薄弱者及复发性疝的患者术前应加强腹壁肌肉锻炼，并练习床上排便、使用便器等。

（5）急诊手术前护理　嵌顿性及绞窄性疝的患者需行紧急手术。除一般护理外，应禁食，胃肠减压，补液，纠正水、电解质及酸碱平衡失调，应用抗生素控制感染，必要时备血。

### 2. 术后护理

（1）传统手术后护理

体位：平卧位，膝下垫一软枕，使髋关节微屈，以降低腹股沟区切口的张力，减轻腹腔内压力，有利于切口愈合，缓解伤口疼痛。次日可改为半卧位。

活动：术后1~2天卧床期间鼓励床上翻身及双上肢活动，3~5天可考虑离床活动。年老体弱、复发性疝、绞窄性疝、巨大疝者可适当延迟下床活动。

饮食：术后6~12小时，若无恶心、呕吐，可依据患者情况进流质饮食，逐渐改为半流食、软食或普食。若行肠切除吻合术后应禁食，待肠道功能恢复后，方可进流食，再逐渐过渡为半流质、普食。

病情观察：注意患者的体温和脉搏变化，观察切口有无红、肿、疼痛，阴囊部有无出血和血肿。

预防腹内压增高：术后注意保暖，防止受凉引起咳嗽，指导患者咳嗽时用手掌按压、保护切口，避免因腹内压增高影响伤口愈合。保持大小便通畅，便秘者给予通便药物，避免用力排便。

伤口护理：术后切口一般不需加沙袋压迫，但如有切口血肿，应予以适当加压。保持切口敷料清洁、干燥，避免大小便污染，若发现敷料污染或脱落，应及时更换。预防切口感染。

预防并发症：①切口感染：是疝复发的主要原因之一。注意观察切口有无红、肿、疼痛，一旦发现切口感染，应尽早处理；绞窄性疝行肠切除、肠吻合术后，易发生切口感染，术后需用抗生素。②阴囊血肿：因阴囊松弛且位置较低，为避免阴囊内积血、积液和促进淋巴回流，术后可用丁字带将阴囊托起，预防阴囊血肿。③尿潴留：因麻醉或手术刺激引起，应先诱导患者排尿，按摩、热敷下腹部以促进其自行排尿；无效时，可肌注氨甲酰胆碱或针灸，促进膀胱平滑肌的收缩，必要时导尿。

（2）无张力疝修补术后护理　术后患者疼痛轻微，1小时左右即可进食，可以早期离床活动。通常术后 2～3 天即可出院。

## 【健康指导】

1. 调整饮食结构，多食粗纤维食物如蔬菜、水果，多饮水，保持排便通畅。
2. 注意保暖，避免一切导致腹内压增高的因素，如感冒、剧烈咳嗽、用力排便等。
3. 患者出院后逐渐增加活动量，3 个月内避免重体力劳动或抬举重物。
4. 若疝复发，应及早诊治。

# 练习题

## 【A1 型题】

1. 可复性斜疝的临床特点不包括（　　　）
   A. 疝块平卧时消失，站立出现
   B. 压迫内环肿块不再出现
   C. 疝块表面光滑、较软
   D. 疝块不能完全还纳
   E. 疝块外形呈梨形
2. 下列关于腹股沟疝的叙述，正确的是（　　　）
   A. 未进入阴囊的腹股沟疝是腹股沟直疝
   B. 进入阴囊的腹股沟疝是腹股沟斜疝
   C. 嵌顿性腹股沟疝其咳嗽冲击感明显
   D. 腹股沟直疝比腹股沟斜疝易嵌顿
   E. 腹股沟斜疝好发于老年人

3. 腹股沟斜疝的疝环是（　　　）

    A. 股管　　　　　　　　　B. 腹股沟管内口　　　　　C. 腹股沟外口

    D. 海氏三角　　　　　　　E. 腹壁切口

4. 最容易发生嵌顿的腹外疝是（　　　）

    A. 腹股沟斜疝　　　　　　B. 腹股沟直疝　　　　　　C. 脐疝

    D. 切口疝　　　　　　　　E. 股疝

5. 男性右侧腹股沟斜疝较左侧多见的主要原因是（　　　）

    A. 右侧肠腔压力高

    B. 阑尾炎症反复刺激

    C. 左侧精索静脉曲张发生率较高

    D. 右侧鞘状突闭锁较迟

    E. 以上都不是

6. 嵌顿性疝与绞窄性疝手术的关键点在于（　　　）

    A. 术前明确诊断

    B. 做好充分术前准备

    C. 疝囊高位结扎

    D. 选择适当的修补方法

    E. 正确判断疝内容物的生命力

7. 鉴别腹股沟直疝与斜疝最有意义的体征是（　　　）

    A. 疝块外形　　　　　　　B. 疝内容物是否为肠管

    C. 回纳疝块后压住内环，增加腹压疝块是否突出

    D. 是否易嵌顿　　　　　　E. 单侧或双侧

## 【A2 型题】

8. 患者，男，30 岁，右腹股沟处肿物 1 年就诊。主诉站立时肿物突出并下降至阴囊，平卧时肿物消失。首先应考虑的疾病是（　　　）

    A. 腹腔肿瘤

    B. 腹股沟斜疝

    C. 腹股沟直疝

    D. 股疝

    E. 腹部皮下脂肪瘤

9. 患者，男，40 岁，右腹股沟斜疝修补术后 7 天，恢复顺利，明日出院，健康指导最重要的是（　　　）

    A. 增加营养

    B. 定期复查

    C. 适当运动

    D. 避免吸烟

E.3 个月内避免重体力劳动

## 【A3 型题】

（10～12 题共用题干）

患者，男，55 岁，右腹股沟肿块多年，一次搬重物时突感右侧疝块部痛，伴恶心，未呕吐，压之肿块不消失，3 小时后来院急诊。判断右腹股沟嵌顿疝。

10. 此时应首先给予的治疗方法是（　　　）

    A. 注射止痛药

    B. 用手法回纳疝内容

    C. 平卧休息观察病情发展

    D. 局部穿刺减压

    E. 输液

11. 经治疗患者症状消失后，此时正确的处理措施是（　　　）

    A. 急诊留观　　　　　　B. 立即手术　　　　　　C. 患者可回家

    D. 住院择期手术　　　　E. 次日门诊再复查

12. 若 4 小时患者右下腹疼痛伴腹泻，便中带血，提示（　　　）

    A. 肠扭转　　　　　　　B. 肠痉挛　　　　　　　C. 肠坏死

    D. 肠炎　　　　　　　　E. 阑尾炎

# 第十九章　急性腹膜炎及腹部损伤患者的护理

## 第一节　急性腹膜炎

急性腹膜炎是常见的外科急腹症之一，是指由细菌感染、腹部损伤或化学性刺激等引起腹膜的急性炎性病变。突出表现有腹膜刺激征和全身中毒症状，依发病机制不同分为原发性与继发性两类，临床上以继发性腹膜炎最为常见，简称急性腹膜炎。

**知识链接**

> 腹膜是由间皮细胞构成的一层很薄的浆膜，分为壁层和脏层，位于腹腔的内面和内脏的表面。腹膜腔是壁腹膜和脏腹膜相互延续形成的潜在腔隙，是人体最大的体腔，分为大、小两部分，即腹腔和网膜囊，由网膜孔相通。正常情况下，腹膜腔含少量液体，病变时，可容纳数升气体或液体（图 19-1）。
>
> 腹膜的生理作用有润滑、吸收、渗出、防御和修复。

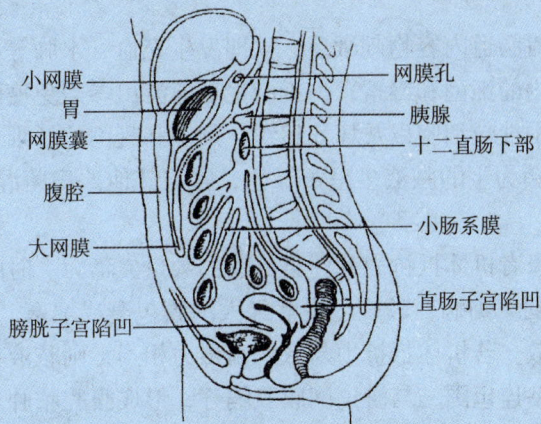

小网膜　胃　网膜囊　腹腔　大网膜　膀胱子宫陷凹　网膜孔　胰腺　十二直肠下部　小肠系膜　直肠子宫陷凹

图 19-1　腹膜解剖模式图

## 【病因和分类】

**1. 原发性腹膜炎**　少见，腹腔内无原发病灶。病原菌经血行、泌尿系统和女性生殖道等途径播散至腹膜腔引起腹膜炎。病原菌多为溶血性链球菌、肺炎双球菌。多见于儿童，患者常伴有营养不良或抵抗力低下。

**2. 继发性腹膜炎**　多见，常继发于腹腔内脏器穿孔、炎症、腹部损伤、破裂或手术污染等。主要致病菌是胃肠道内的常驻菌群，以大肠杆菌最多见，其次为厌氧类杆菌、链球菌等，多属混合性感染。一般需外科手术处理（图 19-2）。

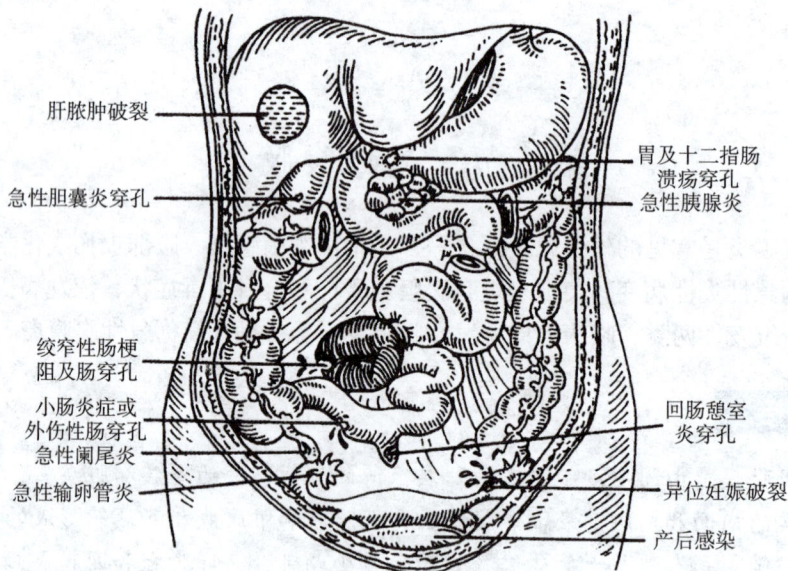

图 19-2　继发性腹膜炎常见原因

## 【病理生理】

腹膜受到细菌或胃肠道内容物刺激后，立即发生充血、水肿等反应，产生大量浆液性渗出液，稀释腹腔内的细菌和毒素，白细胞也迅速游出参与免疫防卫反应，而渗出液中的大量吞噬细胞、中性粒细胞以及坏死组织、细菌和凝固的纤维蛋白使渗出液变混浊成为脓液。以大肠杆菌为主的脓液多呈黄绿色，常与其他致病菌混合感染而变得稠厚，有特殊的粪臭味。

腹膜炎的转归与患者机体抵抗力和污染细菌的数量、毒力、时间等有关。若机体抵抗力强，致病菌毒力弱，则病变较轻，炎症经大网膜包裹或填塞，形成局限性腹膜炎，渗出物可逐渐吸收消散。若机体抵抗力与致病菌毒力相当，则脓液在腹腔内积聚，可被肠袢网膜或肠系膜等粘连包围，与游离网膜腔隔开，形成腹腔脓肿。若机体抵抗力弱于致病菌毒力，则感染迅速扩散，腹膜严重充血水肿，渗出大量液体，引起水、电解质紊乱。腹腔内脏器官浸泡在脓液中，导致麻痹性肠梗阻，肠管扩张，使膈肌上移而影响心肺功能；同时腹膜吸收大量细菌和毒素进入血循环，终致感染性休克甚至死亡。

## 【临床表现】

### 1. 症状

（1）腹痛　为最主要的症状，常于原发病灶开始，随炎症扩散波及腹腔其余部位，直至蔓延至全腹，但仍以原发病灶处疼痛最甚。多呈持续性剧烈疼痛，难以忍受，深呼吸、咳嗽、变换体位时疼痛加剧。

（2）恶心、呕吐　早期由于腹膜受刺激引起反射性恶心、呕吐，呕吐物多为胃内容物；后期当发生麻痹性肠梗阻时，呕吐频繁，呕吐物含胆汁，甚至粪样肠内容物。

（3）腹胀　主要与肠麻痹有关，腹胀程度越来越重常提示病情恶化。

（4）全身症状　全身感染中毒表现多较严重，可有高热、寒战、脉速、呼吸浅快、口干等，病情进一步发展，出现面色苍白、口唇发绀、四肢发冷、呼吸急促、脉细弱、体温骤升或下降、血压下降、神志恍惚或不清，表示已出现全身衰竭、代谢性酸中毒和感染性休克。

### 2. 体征

（1）生命体征　发病早期体温可正常，随着病情加重，体温逐渐升高，继发腹膜炎后更趋增高，脉搏、呼吸增快。但年老体弱者体温可不升高，若脉搏增快体温反而下降，常提示病情恶化，预后不佳。

（2）腹部体征　①望诊：腹部平坦，腹式呼吸运动减弱或消失，若腹腔内炎性渗出液增多或发生肠麻痹时，可见腹部膨隆。②触诊：明显的压痛、反跳痛及腹肌紧张，即腹膜刺激征。以原发病灶处最明显，是腹膜炎的标志性体征，始终存在，常遍及全腹。若出现"板状腹"，常提示有胃肠道或胆囊穿孔。③叩诊：呈鼓音，若肝浊音界缩小或消失，提示有胃肠道穿孔；若移动性浊音呈阳性，提示腹腔内积液较多。④听诊：肠鸣音减弱或消失，提示肠麻痹存在。⑤直肠指诊：直肠前窝饱满伴有触痛，提示盆腔感染或脓肿形成。

## 【辅助检查】

### 1. 实验室检查
白细胞计数和中性粒细胞比例升高，若病情危重或机体反应能力低下，白细胞计数可不升高，仅有中性粒细胞比例增高，或出现中毒颗粒。此外，还应检查血培养、药敏试验、血清淀粉酶等。

### 2. 影像学检查

（1）腹部 X 线平片　肠梗阻、肠麻痹者可见小肠普遍胀气，并有多个小液平面；胃肠穿孔时，膈下可见游离气体。

（2）B 超检查　可显示腹腔内积液，对膈下、盆腔脓肿诊断价值较大。

（3）CT 和 MRI 检查　对腹腔内脏器病变有诊断价值，也可帮助诊断脓肿的大小和位置。

### 3. 诊断性腹腔穿刺或腹腔灌洗
根据抽出液的颜色、性状、涂片、细菌培养以及淀粉酶测定等帮助诊断。

## 【治疗要点】

积极处理原发病灶，消除导致腹膜炎的病因；清理或引流腹腔，促使脓性渗液局限和吸收；应用抗生素控制感染。治疗方法有手术和非手术疗法。

**1. 非手术疗法** 对于病情较轻，或病程较长腹部体征已减轻，或炎症已有局限化趋势，以及原发性腹膜炎，可行非手术治疗。非手术治疗也可作为手术前的准备。具体措施包括半卧位，禁食，持续胃肠减压，维持水、电解质平衡与营养，应用抗生素，镇静，适当止痛，吸氧等。

**2. 手术疗法** 适用于病情严重或经过短时间非手术治疗无效者，大部分继发性腹膜炎患者需手术治疗。包括探查腹膜腔，明确病因，处理原发病灶，彻底清理腹腔，充分引流等。术后继续禁食，胃肠减压，维持水、电解质平衡，应用抗生素和支持治疗，保证引流管通畅，防治并发症等。

## 【常见护理诊断 / 问题】

**1. 腹痛、腹胀** 与腹膜感染和刺激、毒素吸收有关。

**2. 体温增高** 与腹膜炎毒素吸收有关。

**3. 体液不足** 与腹膜炎大量渗出、呕吐、丢失体液过多有关。

**4. 焦虑、恐惧** 与腹部疼痛、腹膜炎病情变化有关。

**5. 潜在并发症** 腹腔脓肿、切口感染、感染性休克。

## 【护理措施】

**1. 术前护理**

（1）一般护理 ①体位：一般取半卧位，有利于腹腔内渗液积聚于盆腔，减轻中毒症状，休克患者取平卧位或休克体位。尽量减少搬动。②禁食、持续胃肠减压：留置胃管，持续胃肠减压，抽出胃肠道液体和气体，减轻腹胀和疼痛，改善胃壁血液循环，促进胃肠功能的恢复。

（2）密切观察病情变化 监测患者体温、脉搏、呼吸和血压，记录 24 小时液体出入量，观察患者的腹部症状和体征。

（3）合理应用抗生素 继发性腹膜炎多为混合性感染，应根据细菌培养及药敏试验结果，选用广谱抗生素，足量应用。

（4）维持水电解质平衡 迅速建立静脉补液通道，遵医嘱补充水、电解质，必要时输血、血浆，维持有效的循环血量。若合并休克，积极抗休克治疗。

（5）对症处理 高热者，给予物理降温。对诊断明确的患者，可适当应用镇静、止痛类药物，以减轻患者的痛苦及恐惧心理。诊断不明确者，禁用止痛药物，以免掩盖病情。

（6）营养支持 患者由于炎症、应激、禁食等原因，使分解代谢增强，导致机体的抵抗力和愈合能力下降，补充热量和营养素，以增强患者的抵抗力和修复能力。长期禁食时，应考虑胃肠外营养。

（7）心理支持　耐心做好患者、家属的解释工作，稳定情绪，介绍疾病的相关知识，使其认识并配合治疗和护理，增加战胜疾病的信心和勇气。

### 2. 术后护理

（1）一般护理　①体位：全麻患者清醒后或硬膜外麻醉平卧6小时后，如血压、脉搏稳定，可改为半卧位，以利于腹腔引流。②饮食：术后患者应继续禁食、持续胃肠减压。待肠蠕动恢复后，拔除胃管，可进流质饮食，若无腹胀、腹痛、呕吐等不适，逐步增加进食的量和内容，恢复正常饮食。③活动：鼓励患者早翻身、早下床活动，预防肠粘连。

（2）病情观察　术后密切监测生命体征和腹部体征的变化，观察有无脱水、休克和代谢紊乱等情况。

（3）补液及营养支持　根据医嘱，合理补充水、电解质和维生素，必要时输新鲜血、血浆，维持水、电解质和酸碱平衡，提高患者的机体抵抗力和切口愈合能力。

（4）控制感染　术后继续应用有效抗生素，进一步控制腹腔内感染。

（5）切口和引流管护理　注意切口敷料保持干燥，若有渗血渗液及时更换；妥善固定引流管，保持引流通畅，防止脱出或受压，注意观察腹腔引流情况，监测引流液的量、颜色和性状；保护引流管周围的皮肤，可用凡士林纱布或氧化锌软膏涂擦，严格遵守无菌操作规则。当引流液量减少、色清，患者体温正常，血细胞计数正常，考虑拔管。

### 3. 常见并发症的观察及护理

腹腔脓肿是急性化脓性腹膜炎的常见并发症，是由腹腔炎性渗液局限包裹而成，可位于膈下、肠间或盆腔（图19-3），以发热、腹痛、肿块为突出表现。常见的脓肿有以下几种：

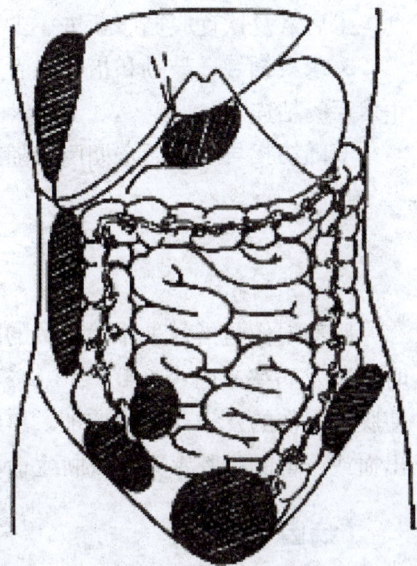

图19-3　腹腔脓肿部位

（1）膈下脓肿　是膈以下、横结肠及其系膜以上的脓肿。一般发生于原发病或腹腔手术反应好转后，患者又出现全身感染症状，如寒战、发热、乏力、食欲不振、出汗、脉速、消瘦等，肋下或剑突下持续性钝痛，可向肩部放射，甚至出现咳嗽、胸痛、呃逆、深呼吸痛，应怀疑膈下脓肿。X线检查可见患侧膈肌升高，运动减弱或消失；B超和CT检查可显示脓肿的部位和大小。脓肿一经确诊，须在B超定位下穿刺置管引流，若脓肿较大，应手术切开引流。引流后观察患者病情变化及引流液的变化，及时换药，并加强支持治疗。

（2）盆腔脓肿　最常见，因盆腔位于腹腔最低部，腹腔内炎性渗液易淤积于此形成盆腔脓肿，而盆腔部位腹膜面积小，吸收能力低，所以全身中毒症状较轻。典型的表现为直肠或膀胱刺激症状，如里急后重、黏液便，或出现尿频、尿急、尿痛等。直肠指检于直肠前壁可触及炎性肿块，有触痛，有时可有波动感。已婚妇女可做阴道检查，可做后穹隆穿刺抽出脓液确诊，也可做 B 超和 CT 检查显示脓肿位置和大小。若早期脓肿较小，应用抗生素、局部坐浴，或应用清热解毒、活血化瘀的中药保留灌肠等非手术疗法，促进炎症吸收消散。一般情况下脓肿可完全治愈。若脓肿较大者须及时手术切开引流。

（3）肠间脓肿　少见，是指包围在肠管、肠系膜与网膜之间的脓肿。可以单发，也可多发为多个大小不等的脓肿。若与周围组织广泛粘连，可以引发不同程度的粘连性肠梗阻。患者可出现腹痛、腹胀、寒战、发热，检查可见腹部压痛，可扪及包块。

## 【健康指导】

**1. 治疗、护理知识指导**　向患者详述禁食、胃肠减压、半卧位的重要性，以及如何观察腹部症状和体征的变化。

**2. 饮食指导**　平时应多食高蛋白、高热量、高维生素、易消化饮食，不宜暴饮暴食。术后恢复饮食应循序渐进、少量多餐，保持大便通畅，防止便秘。

**3. 康复指导**　鼓励和指导患者术后早期活动，以促进肠蠕动和消化功能的恢复，防止术后肠粘连。

**4. 随访指导**　术后定期门诊随访。突然发生腹痛加剧者，应及时到医院就诊。

# 第二节　腹部损伤

腹部损伤是指各种原因导致的腹壁和（或）腹腔器官的损伤。可以发生在平时或战时，其发病率平时占 0.4% ~ 1.8%，但随着近年来交通运输业的发展，各种事故增多，使腹部损伤的发病亦随之增加。单纯腹壁损伤常病情较轻，若合并内脏损伤，可出现大出血或严重的腹腔感染而威胁生命，死亡率高达 10% ~ 20%。

## 【病因】

开放性损伤致伤因素多是锐性暴力，如刀刺、枪弹、弹片或火器伤等引起。闭合性损伤致伤因素常是钝性暴力，如撞击、高处坠落、压砸、拳击、跌打等。无论开放性或闭合性损伤，都可能合并内脏损伤，其严重程度不仅与暴力的强度、速度、着力部位和作用方向等外在因素有关，还与受损器官的解剖特点和功能状态等内在因素相关，病情严重时可合并多处脏器损伤，常见的内脏损伤为脾、肾、肝、胃、结肠等。

## 【分类】

**1. 根据腹部损伤处皮肤是否完整分类**

（1）开放性损伤　腹壁有伤口，又根据腹壁伤口是否穿透腹膜分为：①非穿透伤：

伤口仅限于腹壁各层，腹膜完整，偶可有内脏损伤；②穿透伤：伤口不仅穿透腹壁各层组织，同时穿透腹膜，多伴有内脏损伤，易合并感染。如果致伤物既有入口又有出口为贯通伤，仅有入口为盲管伤。

（2）闭合性损伤　腹壁无伤口，损伤可以仅局限于腹壁，也可能合并腹腔内脏器损伤。

**2. 根据腹腔内损伤脏器的性质分类**

（1）实质性脏器损伤　肝、脾、肾、胰等组织结构脆弱，解剖部位比较固定，血运丰富，当受到暴力打击后，容易发生损伤，损伤概率依次为脾、肾、肝和胰。

（2）空腔脏器损伤　胃肠道、膀胱、胆道等中空器官损伤后，消化液、尿液或胆汁流入腹腔可导致腹膜炎的发生。受暴力时充盈的空腔脏器比已排空时更易发生破裂。损伤概率依次为小肠、胃、结肠、膀胱、胆囊、直肠。

**【病理生理】**

腹部损伤的病理生理变化决定于损伤的类型和程度、暴力作用部位以及器官的性质。

**1. 实质性脏器损伤**

（1）脾破裂　脾脏血运丰富，组织结构脆弱，是腹部最易受损器官，占腹部损伤的40%～50%，若脾脏合并慢性病如血吸虫、淋巴瘤、疟疾等更易破裂。根据破裂部位及程度不同分为中央破裂、被膜下破裂和真性破裂三型。前两型脾包膜完整，出血局限于脾实质内或包膜下，量较小易被漏诊。部分病例还可在2周内继发包膜破裂，转为真性破裂，出现腹腔大出血而造成严重后果，称延迟性脾破裂，应予警惕。临床上85%脾损伤为真性破裂，伤口穿过包膜达实质内，出血量大，若合并脾蒂撕裂，短时间内即可发生失血性休克甚至死亡。

（2）肝破裂　肝脏为腹腔内最大的实质性脏器，占腹部损伤的15%～20%。病理类型和临床表现与脾破裂极为相似。肝损伤后不仅肝内血管破裂出血，同时肝内胆管也可破裂导致胆汁性腹膜炎的发生，因此腹痛和腹膜刺激征更明显。中央型肝破裂容易发展为继发性肝脓肿。

（3）胰腺损伤　较少发生，占腹部损伤的1%～2%，但死亡率高，达20%～30%。因位置深，早期不易发现，因此上腹部外伤，应进行腹腔液和血清淀粉酶测定，防止漏诊。

**2. 空腔脏器损伤**

（1）胃、十二指肠损伤　胃破裂在腹部闭合性损伤时很少发生，可见于上腹或下胸部的穿透伤；十二指肠大部位于腹膜后，位置较深，损伤的发生率较低，但因与胃、肝、胆、胰等脏器关系密切，故诊断和处理存在一定困难，死亡率及并发症发生率高。当腹腔内十二指肠破裂后，胰液和胆汁流入腹腔，导致严重腹膜炎发生。

（2）小肠破裂　成人小肠长4～6m，位于中下腹部，发生损伤机会多，可在早期出现明显的腹膜炎症状和体征，一般不难诊断。腹部闭合性损伤时，还可导致小肠系膜血肿，或多发性小肠破裂的发生。

（3）结肠及直肠损伤　结、直肠损伤的发生率较低，但由于其内细菌数量大，受伤后可出现严重的细菌性腹膜炎，处理不及时可危及生命。

## 【临床表现】

据致伤因素、受伤器官、损伤部位和程度以及是否存在合并伤等而表现不同。实质性器官损伤主要表现为内出血和失血性休克；空腔脏器损伤主要表现为弥漫性腹膜炎和感染性休克。

**1. 单纯性腹壁损伤**　闭合性损伤表现为腹壁局部肿胀、疼痛和皮下瘀血；开放性损伤有伤口、伤道和出血。病情一般较轻，但若伤口较大，也可发生大出血出现休克，危及生命。

**2. 实质性脏器损伤**　由于实质性脏器血循环丰富，故损伤时以腹腔内出血和休克症状为主。腹痛一般较轻，呈持续性，若为肝脏、胰腺损伤，具有强烈刺激的胆汁或胰液进入腹腔，可引起腹部剧烈疼痛，查体可有明显的腹膜刺激征，移动性浊音阳性。肾脏损伤时可出现血尿。

**3. 空腔脏器损伤**　空腔脏器破裂时，其内容物流入腹腔，导致弥漫性腹膜炎的发生。出现持续性剧烈腹痛、恶心、呕吐、腹胀，伴有体温升高、脉快、呼吸浅促等全身性感染的表现；重者可继发感染中毒性休克。查体腹膜刺激征明显，肝浊音界缩小或消失，直肠损伤可出现鲜红色血便。

若实质性脏器和空腔脏器同时损伤，则内出血和腹膜炎的表现同时存在。

## 【辅助检查】

**1. 实验室检查**　实质性脏器破裂时，血常规见红细胞、血红蛋白、红细胞压积明显下降，白细胞计数可略有升高；空腔脏器破裂时，白细胞计数和中性粒细胞比例上升；胰腺损伤时，血、尿淀粉酶升高；泌尿系统损伤时可有血尿。

**2. 影像学检查**

（1）B超检查　主要用于诊断实质性脏器损伤，确诊率达90%左右，显示脏器损伤的部位和程度。若发现腹腔内积液或积气，有助于空腔脏器破裂或穿孔的诊断。

（2）X线检查　最常用的是胸片和腹平片，可分辨有无气胸、膈下积气、腹腔内积液以及某些脏器的大小、形态和位置的改变等。胃肠道穿孔者，立位腹平片可见膈下新月形阴影。腹膜后积气提示腹膜后十二指肠或结直肠穿孔。膈破裂时可见到胃泡或肠管疝入胸腔。

（3）CT检查　能清晰地显示实质性脏器的包膜是否完整，损伤部位及范围、程度。

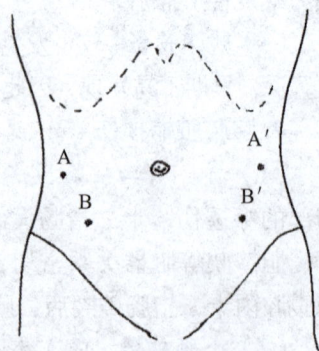

A、A′. 脐水平线与腋前线交点
B、B′. 脐与髂前上棘连线中、外1/3交点

**图19-4　诊断性腹腔穿刺术进针点**

**3.诊断性腹腔穿刺和灌洗术**　诊断阳性率可达90%以上。

（1）诊断性腹腔穿刺　穿刺点常选在脐和髂前上棘连线的中、外1/3交界处或经脐水平线与腋前线交界处（图19-4）。若抽出不凝固的血液，提示有实质性脏器破裂出血；若抽出的血液迅速凝固，常为穿刺针误刺入血管所致；若抽出浑浊液体或胃肠内容物，提示空腔脏器破裂；若疑有胰腺损伤，抽出液应测淀粉酶含量；若肉眼观察不能肯定液体性质时，应做涂片检查。对怀疑有内脏损伤而穿刺阴性者，应密切观察病情变化，必要时重复进行腹腔穿刺（图19-5）或改行腹腔灌洗。

（2）腹腔灌洗术　穿刺方法同上，用带针芯的套管针刺入腹腔置入细塑料管，尾端连接无菌输液瓶，将500～1000mL的生理盐水缓缓灌入腹腔，借助虹吸作用使灌洗液流回输液瓶（图19-6）。取瓶中液体进行肉眼或显微镜下检查，必要时涂片，进行淀粉酶测定、细菌培养等。

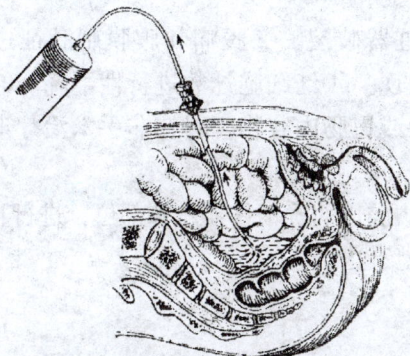

图19-5　诊断性腹腔穿刺抽吸方法　　图19-6　腹腔灌洗方法

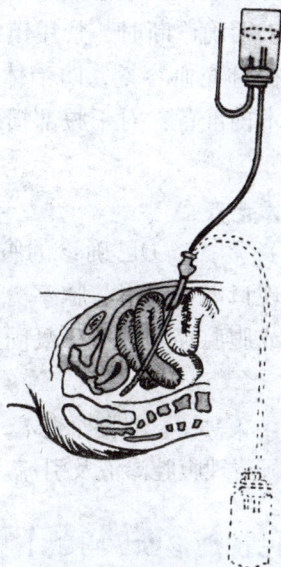

**4.腹腔镜检查**　经上述检查仍不能确诊但怀疑有腹腔脏器损伤时，可行腹腔镜检查，能够直接观察内脏损伤的部位、性质及程度，必要时进行手术治疗。

**知识链接**

腹腔镜是利用带有微型摄像头的器械插入腹腔，借助数字摄像技术使图像通过光导纤维传至信号处理系统，实时显示在监视器上。医生通过监视器观察分析脏器病变，必要时运用特殊的腹腔镜器械进行手术。

## 【治疗要点】

**1. 现场急救**　首先处理威胁生命的因素，如窒息、心搏骤停、开放性气胸及大出血等。解除气道梗阻和心肺复苏是首要任务，其次是控制外出血和处理开放性气胸。若为腹部开放性损伤并内脏脱出者，应用洁净器皿覆盖保护，适当包扎转送医院抢救。切忌强行还纳入腹腔，以免加重腹腔污染。

**2. 非手术治疗**

（1）适应证　①暂不能确定有无内脏损伤者。②血流动力学指标平稳，收缩压在90mmHg 以上，心率低于 100 次 / 分钟。③轻度的单纯性实质性脏器损伤，生命体征稳定者。④无腹膜炎体征。

（2）治疗要点　①禁食和胃肠减压：未明确诊断，或疑有空腔脏器损伤者，应予以禁食和胃肠减压。②输液：维持水、电解质及酸碱平衡，补充能量及营养素。③镇痛：病情未明确诊断时，禁用镇痛剂；明确诊断的患者，若腹痛剧烈可酌情应用镇痛剂。④积极补充血容量，防治休克。⑤抗感染：应用广谱抗生素，防治腹腔内感染。⑥做好手术前准备：对于腹部损伤较严重的患者，在非手术治疗同时积极做好手术前准备。

**3. 手术治疗**

（1）适应证　①已确诊的腹腔内空腔脏器破裂。②腹痛和腹膜刺激征进行性加重。③出现口渴、烦躁、脉率增快或休克表现。④红细胞计数进行性下降。⑤膈下见游离气体或腹腔穿刺抽出不凝固血液、胆汁或胃肠内容物。⑥在非手术治疗期间病情加重者。

（2）手术方法　剖腹探查术，全面探查腹腔以明确损伤器官和部位，进行止血、修补或切除，清理腹腔渗液及引流。

## 【常见护理诊断 / 问题】

**1. 疼痛**　与腹部组织破损、脏器破裂及消化液刺激腹膜有关。

**2. 体液不足**　与脏器破损致腹腔内出血及腹膜炎症、呕吐、禁食有关。

**3. 焦虑、恐惧**　与意外损伤的刺激，担心术后康复及预后有关。

**4. 有感染的危险**　与脾切除后免疫力降低、腹膜炎等有关。

**5. 潜在并发症**　损伤器官再出血、腹腔脓肿、休克。

## 【护理措施】

**1. 现场急救护理**　若合并多发性损伤，首先处理威胁生命的心跳骤停、窒息、胸腔损伤等病症，积极控制大出血。若发生休克迅速建立静脉通路，及时输液，必要时输血；若有开放性腹部损伤，应立即用无菌敷料或干净布料包扎伤口；如有脏器脱出，切勿还纳，用消毒盆或碗保护脏器，再用三角巾或床单等包扎；如有腹内异物，切勿取出。

**2. 术前护理及非手术治疗护理**

（1）体位　生命体征稳定者，可取半卧位，绝对卧床休息，勿随意搬动患者，以免加重伤情。

（2）禁食　疑有空腔脏器损伤者尽早行胃肠减压，减少腹腔内容物的漏出，减轻腹痛。

（3）严密观察病情　每 15～30 分钟监测脉搏、呼吸、血压 1 次；每 30 分钟检查腹部体征 1 次，尤其注意观察腹膜刺激征的程度和范围、肝浊音界大小、移动性浊音的变化等；每 30～60 分钟测定 1 次红细胞、白细胞计数，血红蛋白和血细胞压积，判断腹腔内有无活动性出血。观察期间禁用吗啡类止痛剂，以免掩盖伤情。怀疑肠管破裂者禁忌灌肠。

出现下列情况之一，考虑腹内脏器损伤应转手术治疗：①腹痛剧烈，腹膜刺激征进行性加重或范围增大。②明显腹胀，肠鸣音逐渐减弱、消失。③受伤后短时间内出现失血性休克表现，或积极抗休克治疗情况不见好转反而恶化者。④红细胞计数进行性下降。⑤膈下见游离气体，或腹腔穿刺抽出气体、不凝固血液、胆汁或胃肠内容物者。⑥有呕血、便血或尿血者。⑦直肠指检盆腔触痛明显，波动感阳性，或指套染血者。

（4）补液　维持机体水、电解质及酸碱平衡，记录 24 小时出入量。

（5）用药护理　遵医嘱应用广谱抗生素，防治腹腔感染，注射破伤风抗毒素。

（6）心理护理　关心患者，加强沟通交流，解除患者焦虑和恐惧，稳定情绪，以积极配合各项治疗和护理。

（7）术前准备　完善手术前常规准备，一旦需要转手术治疗，及时进行备血及留置胃管、尿管等。

**3. 术后护理**　同急性腹膜炎的术后护理。

## 【健康指导】

**1. 安全教育**　积极宣传劳动保护、安全生产、交通规则的知识，避免意外损伤的发生。

**2. 急救知识教育**　普及各种急救知识，当出现意外事件时，争取能进行简单的急救或自救，减轻或控制病情。

**3. 出院指导**　适当活动，防止术后肠粘连。加强营养，促进康复。若有腹胀、腹痛、肛门停止排气排便等不适，及时到医院诊治。

## 练习题

### 【A1 型题】

1. 下列各项，不属继发性腹膜炎病因的是（　　　）

　　A. 腹腔内急性炎症　　　　B. 肝硬化腹水　　　　C. 腹腔内脏器穿孔

D. 手术的污染 　　　　E. 腹腔开放性损伤

2. 腹膜炎最主要的症状是（　　　）

A. 持续性剧烈腹痛 　　　B. 恶心、呕吐 　　　　C. 发热

D. 白细胞数增多 　　　　E. 腹胀

3. 继发性腹膜炎最常见的病原菌是（　　　）

A. 溶血性链球菌 　　　　B. 金黄色葡萄球菌 　　C. 绿脓杆菌

D. 大肠杆菌 　　　　　　E. 产气杆菌

4. 判断急性化脓性腹膜炎病情恶化的主要标志是（　　　）

A. 腹式呼吸运动减弱 　　B. 腹胀加重 　　　　　C. 压痛和反跳痛

D. 腹肌紧张 　　　　　　E. 肠鸣音消失

5. 膈下脓肿的发病特点是（　　　）

A. 直肠、膀胱刺激症状

B. 发热、呃逆、肩颈部痛

C. 腹痛、腹胀、腹部压痛并可扪及包块

D. 消化道出血

E. 膈下出现游离气体

6. 盆腔脓肿的发病特点是（　　　）

A. 直肠、膀胱刺激症状

B. 发热、呃逆、肩颈部痛

C. 腹痛、腹胀、腹部压痛并可扪及包块

D. 消化道出血

E. 膈下出现游离气体

7. 腹部闭合性损伤中，较多见的实质性脏器损伤是（　　　）

A. 肝 　　　　　　　　　B. 肾 　　　　　　　　C. 脾

D. 肾上腺 　　　　　　　E. 胰

8. 腹部最易损伤的空腔脏器是（　　　）

A. 结肠 　　　　　　　　B. 胃 　　　　　　　　C. 小肠

D. 直肠 　　　　　　　　E. 十二指肠

9. 诊断腹腔内脏损伤最有价值的方法是（　　　）

A. 超声波检查

B. 腹腔穿刺、腹腔灌洗术

C. 腹部压痛

D. X 线检查

E. 同位素扫描

10. 腹部损伤行腹腔穿刺抽得不凝血液，应考虑诊断是（　　　）

A. 空腔脏器破裂 　　　　B. 实质脏器破裂 　　　C. 后腹膜血肿

D. 误穿入腹腔血管 　　　E. 前腹壁血肿

11. 腹部外伤合并失血性休克，主要处理原则是（　　）

　　A. 快速补充液体

　　B. 给予大量止血药物

　　C. 主要为输血，以补足血容量

　　D. 应用大量抗生素控制感染

　　E. 在积极治疗休克的同时手术探查止血

12. 腹部闭合性损伤患者，最有诊断价值的体征是（　　）

　　A. 腹部压痛　　　　　　　B. 腹膜刺激征　　　　　　C. 肠鸣音亢进

　　D. 肠鸣音减弱　　　　　　E. 恶心、呕吐

13. 在判断闭合性腹部外伤合并内出血时，最重要的项目是（　　）

　　A. 左季肋部挫伤合并肋骨骨折

　　B. 血红蛋白 80g/L，红细胞 $2.5 \times 10^{12}$/L

　　C. 左上腹明显压痛及肌紧张

　　D. 腹腔穿刺抽出不凝固血液

　　E. 血压 80/60mmHg，脉搏 110 次 / 分钟

## 【A2 型题】

14. 患者，男，24 岁，急性剧烈腹痛 8 小时，诊断为十二指肠溃疡穿孔，行胃大部切除术，术后第 5 天起体温升高，呈弛张热，持续 4 天，下腹坠胀，里急后重，有黏液样稀便，应首先考虑的情况是（　　）

　　A. 倾倒综合征　　　　　　B. 消化不良　　　　　　　C. 胃大部切除术后腹泻

　　D. 盆腔脓肿　　　　　　　E. 肠粘连，肠功能紊乱

15. 患者，男，50 岁，车祸后出现腹部剧烈疼痛 2 小时，检查腹部有压痛、反跳痛，局限性肌紧张，考虑急腹症。护士处理患者时应严格 "四禁"，下列哪项除外（　　）

　　A. 禁用吗啡类止痛剂　　　B. 禁饮食　　　　　　　　C. 禁服泻剂

　　D. 禁灌肠　　　　　　　　E. 禁腹部透视

16. 患者，男，腹部闭合性损伤，出现腹痛，烦躁，口渴，血压下降，诊断尚未确定。应给予的护理措施是（　　）

　　A. 吗啡止痛　　　　　　　B. 给水止渴　　　　　　　C. 鲁米那镇静

　　D. 扶持患者去放射线科透视　　　　　　　　　　　　E. 禁食

17. 患者，男，30 岁，车祸后第 9、10 肋骨闭合性骨折，肝破裂，脉搏 106 次 / 分钟，血压 90/60mmHg，血红蛋白 90g/L。正确的治疗措施是（　　）

　　A. 吸氧，输血，观察

　　B. 抗休克，病情好转后手术

　　C. 抗休克同时开腹手术

　　D. 先抗休克 2 ~ 3 小时，不好转再一边抗休克一边手术

　　E. 肋骨骨折处封闭及橡皮膏固定后手术

## 【A3 型题】

（18～20 题共用题干）

患者，女，32 岁，因车祸撞伤腹部急诊入院。主诉腹痛剧烈，深呼吸加重，伴恶心、呕吐 2 次，为胃内容物。查体：体温 38.2℃，脉搏 101 次/分钟。腹部压痛、反跳痛和腹肌紧张，腹式呼吸消失，肠鸣音消失，移动性浊音阳性。疑有外伤性肠穿孔。

18. 对诊断疾病最有价值的体征是（　　　）

    A. 腹式呼吸消失　　　　B. 腹膜刺激征　　　　C. 肠鸣音消失

    D. 移动性浊音阳性　　　E. 高热、脉快、口渴

19. 急诊护士采取的护理措施中，不妥的是（　　　）

    A. 禁食、胃肠减压　　　B. 建立静脉通路，补液　　C. 纠正酸碱平衡紊乱

    D. 肌内注射吗啡　　　　E. 做好手术前准备

20. 术后第 5 天，患者出现低热、里急后重，最可能的情况是（　　　）

    A. 膈下脓肿　　　　　　B. 消化不良　　　　　C. 肠炎

    D. 盆腔脓肿　　　　　　E. 肠粘连

# 第二十章　胃、十二指肠疾病患者的护理

## 第一节　胃、十二指肠溃疡的外科治疗

### 一、概述

胃、十二指肠溃疡是消化系统常见疾病，是指发生于胃、十二指肠的局限性圆形或椭圆形黏膜缺损。因溃疡的形成与胃酸－蛋白酶的消化功能有关，所以又称为消化性溃疡。

### 【病因】

消化性溃疡的病因尚未完全明了，可能与下列因素有关。

**1. 幽门螺杆菌（HP）感染**　幽门螺杆菌感染与消化性溃疡发生密切相关，绝大多数消化性溃疡患者检测幽门螺杆菌呈阳性。幽门螺杆菌感染后，产生多种酶和毒素，引起胃黏液降解，胃黏膜细胞通透性增加，引起局部组织损伤，破坏黏膜层的保护作用。同时刺激胃泌素释放，加重胃黏膜损害。

**2. 胃酸、胃蛋白酶分泌增多**　溃疡易发生在经常与胃酸接触的黏膜处。胃酸分泌增多，激活胃蛋白酶，导致胃、十二指肠黏膜发生"自家消化"。

**3. 胃黏膜屏障受损**　因胆汁反流、粗糙食物、药物、肾上腺皮质激素、酒精或仪器检查等造成胃壁损伤，同时胃壁缺血、营养不良等均可引起胃黏膜抵抗力下降，诱发溃疡发生。

**4. 其他因素**　不良饮食习惯、酗酒、喜食刺激性食品、精神过度紧张焦虑和遗传因素等。

近年来，由于纤维胃镜不断完善，抑酸剂和抗幽门螺杆菌药物临床应用效果不断提高，使大多数消化性溃疡患者经内科治疗后痊愈，外科治疗主要针对穿孔、大出血、幽门梗阻、恶变以及内科治疗无效的顽固性溃疡。

**知识链接**

　　胃位于腹腔左上方，上端通过贲门与食管相连，下端通过幽门与十二指肠相连（图20-1）。胃壁从内向外分为黏膜层、黏膜下层、肌层和浆膜层。胃的血液供应十分丰富，动脉由腹腔动脉发出分支。胃小弯由胃左动脉和胃右动脉形成的胃小弯动脉弓供应；胃大弯由胃网膜右动脉、胃网膜左动脉形成的胃大弯动脉弓及数支胃短动脉供应。胃黏膜下淋巴管网非常丰富，胃周共有16组淋巴结，沿胃的主要动脉及其分支分布。胃具有运动和分泌两大功能。

　　十二指肠位于幽门和空肠之间，呈"C"形，长约25cm，是小肠最粗和最固定的部分。十二指肠可分为4部分：①球部：是十二指肠溃疡好发部位。②降部：胆总管和胰管开口在此段。③横部：完全固定于腹后壁，属于腹膜外位器官。④升部：为横部的延续，远端与空肠相接，由十二指肠悬韧带固定于后腹壁，十二指肠悬韧带是十二指肠与空肠分界的解剖标志。十二指肠的血供来自胰十二指肠上和胰十二指肠下动脉。十二指肠具有消化和分泌激素两大功能。

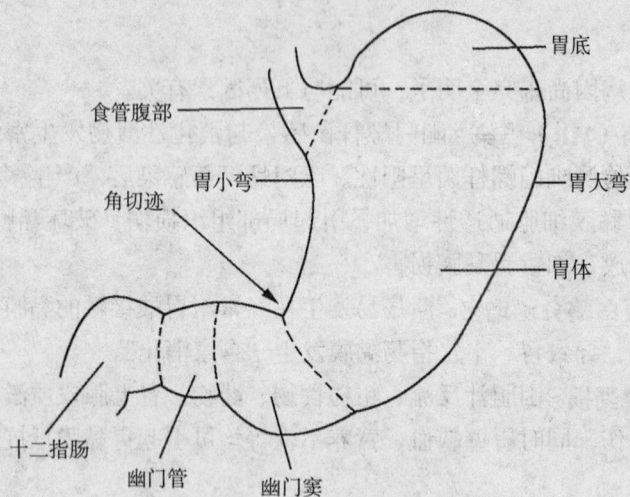

图20-1　胃的解剖

**【病理】**

　　胃溃疡多发生在胃小弯，以胃角最多见，胃大弯和胃底部少见。十二指肠溃疡多发生在球部。溃疡多单发，典型的溃疡呈圆形或椭圆形，黏膜缺损深达黏膜肌层，若溃疡向深层侵蚀，易引起出血或急性穿孔。幽门处较大溃疡愈合后可导致幽门梗阻。

## 【临床表现】

**1. 胃溃疡** 发病年龄平均较十二指肠溃疡晚 15～20 年，发病高峰期在 40～60 岁。腹痛多在进餐后 0.5～1 小时发生，持续 1～2 小时后消失。服用抗酸药物疗效不明显，对内科治疗反应差，且约有 5% 的胃溃疡可以癌变，故外科治疗尤为重要。

**2. 十二指肠溃疡** 腹痛具有周期性发作的特点，秋冬季或冬春季好发。主要表现为餐后延迟痛、饥饿痛或夜间痛，进食或服用抗酸药物后腹痛可暂时缓解。

## 【辅助检查】

**1. X 线钡餐检查** 可见胃溃疡部位显示一周围光滑、整齐的龛影或十二指肠球部变形。

**2. 胃镜检查** 是确诊胃、十二指肠溃疡的首选检查方法，可明确溃疡部位，并可经活检做病理学检查和幽门螺杆菌检测。

**3. 胃酸测定** 可评估迷走神经切断是否完整有效，成功的迷走神经切断术后胃酸最大排出量下降 70%。胃酸测定前必须停服抗酸药物。

## 【治疗要点】

无严重并发症的消化性溃疡多采取内科治疗，外科手术治疗主要针对胃、十二指肠溃疡的严重并发症。

**1. 外科治疗的适应证** ①包括抗 HP 措施在内的严格内科治疗无效、反复发作的顽固性溃疡。②胃、十二指肠溃疡急性穿孔。③胃、十二指肠溃疡大出血。④胃、十二指肠溃疡瘢痕狭窄性幽门梗阻。⑤溃疡巨大（直径＞2.5cm）或高位溃疡。⑥胃、十二指肠复合溃疡。⑦溃疡怀疑有恶变可能者。

**2. 手术方式**

（1）**胃大部分切除术** 是治疗胃、十二指肠溃疡首选的手术方式，包括毕Ⅰ式和毕Ⅱ式两种术式。此法切除胃远端 2/3～3/4，包括胃体的大部分、胃窦部、幽门和部分十二指肠球部（图 20-2），重建胃肠道。胃大部切除术治疗胃、十二指肠溃疡的理论依据是，胃大部分切除后，泌酸腺体减少。胃窦部切除后，消除 G 细胞分泌的胃泌素，从而胃酸分泌量减少。切除溃疡本身和溃疡好发部位。

①毕Ⅰ式胃大部切除术：胃大部

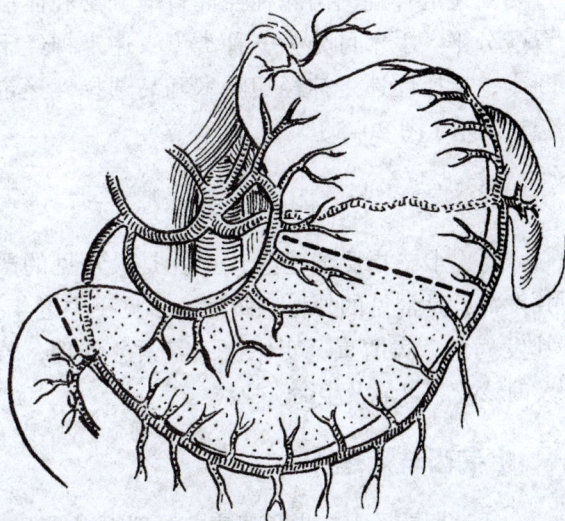

**图 20-2 胃大部切除术范围**

切除后，残端胃与十二指肠吻合，多适用于胃溃疡。其优点在于术后胃肠道接近正常解剖生理状态，从而减少因胃肠道功能紊乱引起术后并发症。缺点是溃疡切除范围不够，增加术后溃疡复发概率（图20-3）。

②毕Ⅱ式胃大部切除术：胃大部切除后，十二指肠残端关闭，残胃与上端空肠端侧吻合。适用于各种胃、十二指肠溃疡，特别是十二指肠溃疡。其优点是胃切除较多，胃空肠吻合口张力适中，术后复发率低。缺点在于术后改变正常解剖生理关系，术后并发症较毕Ⅰ式多（图20-4）。

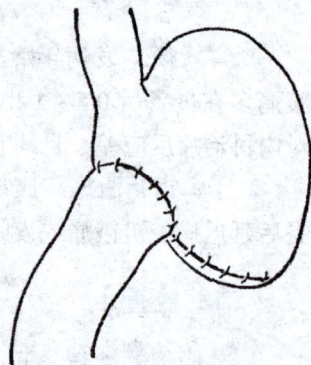

图 20-3　毕Ⅰ式胃大部切除术

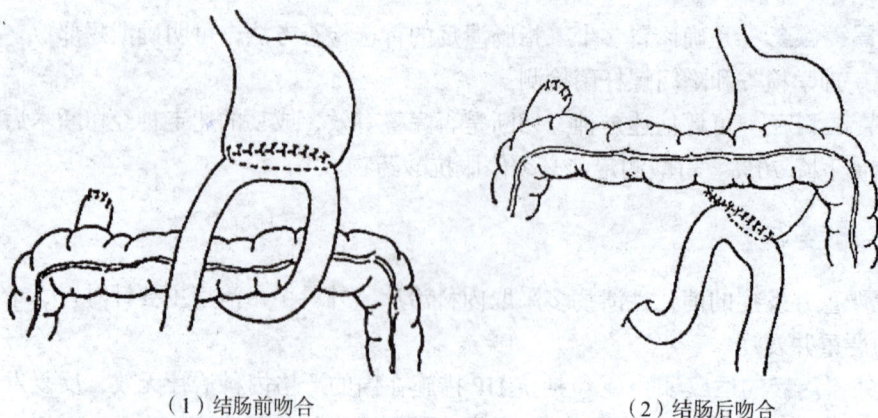

（1）结肠前吻合　　　　　　　　（2）结肠后吻合

图 20-4　常见的毕氏Ⅱ式胃大部切除术

（2）胃迷走神经切断术　迷走神经切断术主要用于十二指肠溃疡治疗。其原理是通过切断迷走神经，消除神经性胃酸分泌和体液性胃酸分泌。手术可分为三种类型：迷走神经干切断术，选择性迷走神经切断术和高选择性迷走神经切断术（图20-5）。

## 二、胃、十二指肠溃疡急性穿孔

胃、十二指肠溃疡急性穿孔是最常见的严重并发症，是常见的外科急腹症，多见于中老年人。其发病急、病情重、变化快，需紧急处理，若不及时诊疗，可危及生命。

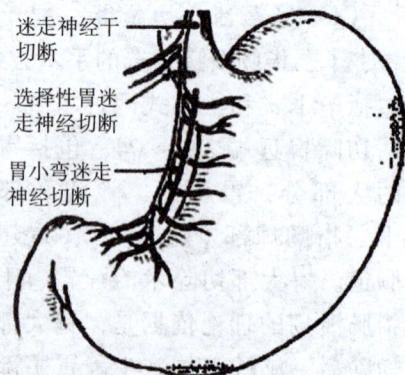

迷走神经干切断
选择性胃迷走神经切断
胃小弯迷走神经切断

图 20-5　胃迷走神经切断术

## 【病因与病理】

活动期胃、十二指肠溃疡向深部组织侵犯，穿破浆膜层引起溃疡穿孔。90%的十二指肠溃疡穿孔发生在十二指肠球部前壁偏小弯侧；多数胃溃疡穿孔发生在近幽门的胃前壁，多偏胃小弯，其次是胃窦和其他各部分。穿孔后，胃酸、胆汁、胰液等化学性消化液和食物残渣进入腹腔，引起化学性腹膜炎，6～8小时后细菌大量生长繁殖，逐渐演变为化脓性腹膜炎。致病菌主要是大肠杆菌、链球菌等。由于大量液体丢失、细菌毒素的吸收，可导致患者出现休克。若胃、十二指肠后壁溃疡穿孔，周围组织包裹后，可形成慢性穿透性溃疡。

## 【临床表现】

### 1. 症状

（1）病史与诱因　多数患者有溃疡病史，在穿孔前数日自觉症状加重，多在夜间空腹或饱食后发生。本病多在情绪激动、过度劳累、刺激性饮食或酗酒等情况下发生。

（2）临床特点　①腹痛：突然发作，上腹部呈刀割样剧烈疼痛，难以忍受，迅速波及全腹，随食物沿右结肠旁沟向下流，可引起右下腹疼痛，并向右侧肩背部放射。腹腔内大量渗出液稀释漏出消化液后，腹痛略有减轻，但继发细菌感染后，腹痛再次加重。②胃肠道症状：恶心、呕吐，呕吐物为胃内容物，呕吐后腹痛有所缓解。③全身表现：面色苍白、大汗淋漓、脉搏细速、血压下降等休克表现；后期发生化脓性腹膜炎后，可有体温增高。

### 2. 体征　急性痛苦病容，蜷曲体位，舟状腹，腹式呼吸减弱或消失；全腹有明显压痛、反跳痛、"板状"腹肌紧张，以上腹部最明显；肝浊音界缩小或消失；移动性浊音阳性；肠鸣音减弱或消失。

## 【辅助检查】

### 1. 实验室检查　白细胞计数和中性粒细胞比例增高，血清淀粉酶轻度增高。

### 2. X线检查　80%的患者腹部立位X线摄片显示膈下半月形游离气体影像。

### 3. 诊断性腹腔穿刺　临床表现不典型者，必要时可行诊断性腹腔穿刺帮助诊断，可抽出含胆汁或食物残渣的黄色液体。

## 【治疗要点】

### 1. 非手术治疗

（1）适应证　①一般情况好，症状体征轻的空腹穿孔。②穿孔已超过24小时，腹膜炎局限者。③胃、十二指肠造影证实穿孔已经封闭者。④无出血、幽门梗阻及恶变等并发症者。

（2）具体措施　①禁食、胃肠减压：减少胃肠内容物外漏，减轻刺激。②补液、营养支持：维持水、电解质和酸碱平衡，保证热量和氮的供应。③抗生素应用：全身应用，控制感染。④抑酸：应用$H_2$受体拮抗剂或质子泵抑制剂，减少胃酸分泌。

### 2. 手术治疗　非手术治疗6～8小时病情不缓解反而加重者，应立即手术治疗。手术方式包括单纯性穿孔缝合术和彻底性溃疡切除术。

### 三、胃、十二指肠溃疡大出血

胃、十二指肠溃疡出血是上消化道大出血最常见的原因，约占上消化道出血的50%以上。

【病因与病理】

本病多由于溃疡基底部动脉血管受到侵蚀、血管壁破裂所致，其出血量大，不易自行停止。十二指肠溃疡出血多位于球部后壁，胃溃疡出血多位于胃小弯处。大出血后，因丢失大量血液、血容量迅速减少、血压下降、血流缓慢、血凝块堵塞破口等因素可暂时止血。但由于胃酸的腐蚀，胃肠蠕动，胃、十二指肠内容物与溃疡面的接触，部分患者可发生再次出血。

【临床表现】

**1. 症状** 胃、十二指肠溃疡大出血的临床表现取决于出血速度和出血量。患者主要临床表现为呕血和柏油样大便，呕血前常有恶心，多数患者只有黑便无呕血，快而猛的出血可有呕血和紫黑色大便。便血前后可有心悸、乏力、全身疲软甚至晕厥。若短期内失血量超过400mL，出现面色苍白、口渴、脉搏快而有力、血压正常或略偏高等循环代偿表现。若失血量超过800mL，出现烦躁不安、出冷汗、脉搏细速、血压下降、四肢湿冷等失血性休克表现。

**2. 体征** 腹部体征不明显，上腹部可有轻压痛和肠鸣音亢进。

【辅助检查】

**1. 胃镜检查** 可明确出血部位和病因，出血24小时内阳性率可达75%左右，超过48小时阳性率下降。

**2. 实验室检查** 血常规检查早期变化不明显，后期红细胞计数和血红蛋白进行性下降。

**3. 血管造影** 选择性腹腔动脉或肠系膜上动脉造影可明确出血部位和病因，同时可采取栓塞治疗或动脉注射垂体加压素等介入性止血治疗。

【治疗要点】

**1. 非手术治疗** 大多数出血患者适用于非手术治疗。

（1）扩容 静脉输液、输血。失血量达血容量20%时，输入右旋糖酐或其他血浆代用品。大出血时输入红细胞悬液，必要时输全血，应保持红细胞比容不低于30%。

（2）禁食、留置胃管 用生理盐水冲洗胃管，去除血凝块，直到胃液变清。可经胃管注入200mL含8mg去甲肾上腺素的冰生理盐水收缩血管止血，每4～6小时1次。

（3）应用抑酸、止血药物 静脉给予 $H_2$ 受体拮抗剂、质子泵抑制剂或生长抑素、奥曲肽抑制胃酸分泌，或静脉或肌注止血药物。

（4）纤维胃镜止血 胃镜检查明确出血的部位，可施行电凝、烧灼、钳夹、注射或喷洒药物等止血措施。

**2.手术治疗**　适应证：①严重大出血，短时间内出现休克者，或较短时间（6~8小时）需大量输血（超过800mL）才能维持血压和血细胞比容者。②60岁以上患者，伴有动脉硬化症难以自行止血者。③近期发生类似大出血或合并溃疡穿孔、幽门梗阻者。④正在进行药物治疗的胃、十二指肠溃疡患者。⑤纤维胃镜发现动脉搏动性出血或溃疡底部血管显露者。手术方式包括胃大部切除术、溃疡底部贯穿缝合术等。

### 四、胃、十二指肠溃疡瘢痕性幽门梗阻

胃、十二指肠溃疡患者因幽门管、幽门溃疡或十二指肠球部溃疡反复发作形成瘢痕狭窄，常合并幽门痉挛、水肿而造成幽门梗阻。

#### 【病因与病理】

瘢痕性幽门梗阻由幽门括约肌痉挛、溃疡炎性水肿和溃疡愈合形成瘢痕收缩引起。痉挛、水肿引起的幽门梗阻是暂时性的，当炎症消退，痉挛缓解后幽门可恢复再通；瘢痕性幽门梗阻是永久性的，需手术解除梗阻。梗阻时间较长者，胃逐渐增大，胃壁增厚，食物滞留。严重呕吐者，可引起脱水、营养不良和低氯、低钾性代谢性碱中毒。

#### 【临床表现】

**1.症状**　患者表现为进食后上腹部饱胀不适，伴有嗳气、恶心和呕吐等。呕吐反复发作是最突出的临床表现，其特点是常发生在下午和夜间，呕吐量大，一次呕吐量可达1000~2000mL，呕吐物为带有酸臭味的隔夜宿食，不含胆汁，呕吐后自觉胃部饱胀感缓解。长期呕吐可引起营养不良，脱水和电解质、酸碱平衡失调。

**2.体征**　上腹膨隆，可见胃型和蠕动波，用手轻拍上腹部可闻及振水音。

#### 【辅助检查】

**1.纤维胃镜检查**　可见胃内潴留大量胃液和食物残渣。

**2.X线钡餐检查**　可见胃扩张，24小时后仍有钡剂存留者可确诊。

#### 【治疗要点】

瘢痕性幽门梗阻以手术治疗为主，最常用的手术方式是胃大部切除术，但年龄较大、身体状况极差或合并其他严重内科疾病者，可行胃空肠吻合术加迷走神经切断术。

### 五、胃、十二指肠溃疡的护理

#### 【常见护理诊断/问题】

**1.焦虑、恐惧**　与心理负担较大，担忧手术安全和疾病预后有关。

**2.体液不足**　与急性穿孔、大出血、幽门梗阻、消化液丢失有关。

**3. 疼痛** 与手术切口疼痛和腹腔内残留炎症有关。

**4. 潜在并发症** 出血、吻合口梗阻、十二指肠残端破裂或瘘、输入段或输出段梗阻、倾倒综合征等。

【护理措施】

**1. 术前护理**

（1）心理护理 医护人员态度和蔼，热情关心患者，与患者建立良好的沟通关系。告知患者手术后可能出现的不适反应及处理方法，取得患者和家属的信任，能积极主动配合医疗护理工作。

（2）手术前常规准备 拟行迷走神经切断术的患者，术前必须测定基础胃酸分泌量和最大胃酸分泌量，以鉴定手术效果。术日晨留置胃管。

（3）急性穿孔患者的术前准备 半卧位、禁食、持续性胃肠减压、输液、应用抗生素，严密观察病情变化，尤其注意腹部症状和体征的变化，一旦发现病情加重或无缓解，应尽早手术治疗。

（4）急性大出血患者的术前准备 平卧位、禁食、输液、止血、输血。严密观察病情变化，每半小时监测血压、脉搏和呕血量、便血量，注意患者神志和尿量变化。

> ### 知识链接
>
> 胃溃疡有活动性出血的判断标准：①在6~8小时内输入中等量（600~900mL）血液后，血压、脉搏及全身情况仍未好转者。②输血后虽有好转，但停止输血或减慢输血后，症状迅速恶化。③24小时内输血量超过1000mL才能维持血压和血细胞比容者。
>
> 明确有活动性出血者，应立即手术治疗。

（5）瘢痕性幽门梗阻患者的术前准备 术前纠正体液平衡，根据病情给予流质或暂禁食，由静脉通道补给营养以改善营养状况。术前3日，每晚温生理盐水300~500mL洗胃，以减轻胃壁水肿和炎症，有利于术后吻合口愈合。

**2. 术后护理**

（1）体位 回病房后，给予平卧位，生命体征平稳后，给予半卧位。

（2）饮食护理 胃肠减压期间禁食，胃肠功能恢复后可进食。拔出胃管后，当日可少量饮水，每次4~5汤匙，1~2小时1次；拔管后第2天可进食半量流质饮食，每次50~100mL；第3日进全量流食；进食后如无不适，第4日改为半流质饮食。食物宜软、温、易于消化，少量多餐。术后1个月内，避免生、冷、硬、辛辣、油腻等刺激不易消化饮食，避免饮酒和浓茶。禁食期间酌情给予肠内、肠外营养支持。

（3）加强病情观察 观察生命体征、神志、尿量、切口及引流液情况等。

（4）加强引流管护理 包括胃肠减压管、尿管和腹腔引流管等。

（5）早期活动　鼓励并协助患者术后早期活动，促进肠蠕动恢复并预防肠粘连等并发症。

（6）术后并发症护理

①术后胃出血：胃手术后可有少许咖啡色或暗红色胃液自胃管流出，一般24小时内不超过300mL，且逐日减少，颜色变淡至自行停止。发生于手术后24小时内的出血，多属术中止血不彻底；术后4~6日发生的出血，多为吻合口黏膜坏死脱落所致。若短时间从胃管内流出大量鲜红血液，持续不止，应考虑术后胃出血。多数患者经禁食、药物止血、输血等措施，多可停止；但如无效，需再次手术治疗。

②十二指肠残端破裂或瘘：为毕Ⅱ式手术后严重的近期并发症，常发生于术后24~48小时。表现为右上腹突发剧烈疼痛、发热和腹膜刺激征，腹腔穿刺可抽出胆汁样液体。应立即手术治疗，术后持续十二指肠残端破裂处腹腔引流，十二指肠内放置十二指肠管持续吸引，积极纠正水、电解质紊乱，并考虑全胃肠外营养疗法（TPN），全身应用抗生素。

③吻合口破裂或吻合口瘘：是胃大部切除术后早期严重并发症之一，多发生在术后1周左右。临床表现为高热、急性腹膜炎症状及腹腔引流管流出含肠内容物的浑浊液体。治疗方法主要是手术。术后应禁食水、胃肠减压、应用抗生素、保持腹腔引流通畅及肠外营养支持等。

④吻合口梗阻：主要由吻合口过小或吻合口处胃肠内翻、炎症和水肿，或者胃蠕动功能紊乱等综合因素引起。主要表现为进食后呕吐，呕吐物不含胆汁。经过禁食、持续性胃肠减压、补液等措施，症状可缓解或消失。

⑤空肠输入段梗阻：由于空肠输入段过长或过短引起。如发生不完全性梗阻，进食数分钟到1小时内发生上腹胀痛和呕吐，呕吐物主要是胆汁，多数患者经非手术治疗后症状可缓解或消失，少数患者需再次手术治疗。如发生完全性梗阻，主要表现为突然发生剧烈腹痛，频繁呕吐，呕吐物量少，不含胆汁，上腹部偏右有压痛及包块，可出现脉搏增快、血压下降等休克症状，应尽早手术治疗。

⑥空肠输出段梗阻：由于手术后粘连、大网膜炎症、水肿压迫引起。主要表现为上腹部饱胀、呕吐食物和胆汁。经非手术治疗可好转，若无效，应尽早手术治疗。

⑦早期倾倒综合征：由于毕Ⅱ式手术后胃肠吻合口过大，食物排空过快，高渗性食物快速进入空肠，吸出大量细胞外液和刺激腹腔神经丛所引起。主要表现为进食高渗性食物10~30分钟后，出现上腹部饱胀、心悸、乏力、出汗、头晕、恶心、呕吐、肠鸣和腹泻等不适，可持续15~60分钟，待患者平卧15~30分钟后，症状可逐渐减轻或消失。多数患者经1年左右的饮食调整，症状可自行减轻或消失，极少数症状长期无缓解者，应再次手术治疗。

⑧晚期倾倒综合征：又称低血糖综合征，是因含糖食物快速进入小肠，刺激胰岛素大量分泌释放，继而引起反应性低血糖反应。表现为餐后2~4小时，患者感心慌、眩晕、无力、出汗、嗜睡甚至晕厥，可有饥饿感，但消化道症状不明显。发作时按低血糖处理有效。调节饮食，如食物中添加果胶延缓碳水化合物吸收，食物中减少碳水化合

物，增加蛋白质含量，少量多餐可防止其发生。

【健康指导】

1. 术后 1 个月内，应少食多餐，避免生冷硬、辛辣、油煎炸等刺激不易消化饮食，少食腌制品及烟熏食品，避免饮酒和浓茶。倾倒综合征患者应少食多餐，饭后平卧位 20 ~ 30 分钟，饮食以高蛋白、高脂和低碳水化合物为主，避免过甜、过热、过咸、过浓的流质饮食。

2. 保持心情舒畅，自我调节情绪，注意劳逸结合，避免过劳。

3. 避免服用对胃黏膜有损害性的药物，如阿司匹林等。

4. 定期门诊随访，若有不适及时就诊。

# 第二节 胃 癌

胃癌是消化系统常见的恶性肿瘤之一，多见于 50 岁以上的中老年人，以男性为主，男女比例约为 2:1。

【病因】

胃癌的病因尚不明确，目前认为与以下因素有关。

**1. 环境与饮食生活习惯** 胃癌的发病有地域差异，我国西北方和东部沿海地区发病率明显高于南方地区。长期服用腌制、熏烤食品的人胃癌发病率高，可能与食品中富含亚硝胺、真菌霉素、多环芳烃化合物等致癌物或前致癌物有关。缺乏新鲜蔬菜、水果饮食者，胃癌发病率较高。并且与吸烟有一定的关系。

**2. 幽门螺杆菌感染** 是引发胃癌的重要因素之一，幽门螺杆菌能促使硝酸盐转化成亚硝酸盐及亚硝酸胺致癌，同时可引起慢性胃炎加速胃黏膜上皮细胞的过度增生导致畸变致癌。幽门螺旋杆菌的毒性产物 CagA、VacA 也具有促癌作用。

**3. 癌前疾病和癌前病变** 胃癌的癌前疾病是指一些能使胃癌发病危险性增高的良性疾病，如慢性萎缩性胃炎、胃息肉、胃溃疡等。胃癌的癌前病变是指容易发生癌变的病理组织学改变，但其本身不具备恶性改变，如重度胃黏膜上皮细胞的不典型增生。

**4. 遗传因素** 胃癌具有明显的家族倾向，与胃癌患者有血缘关系的亲属发病率比正常人高 4 倍。

【病理生理与分型】

50% 以上的胃癌好发于胃窦部，其次是贲门部，很少发生于胃体部。

**1. 大体分型** 根据胃癌发展阶段可分为早期和进展期胃癌 2 种类型。

（1）**早期胃癌** 胃癌仅局限于黏膜和黏膜下层，不论病灶的大小及有无淋巴结的转移。病灶直径不超过 5mm 者称为微小胃癌，直径在 10mm 以下者称为小胃癌；病灶仅在胃镜黏膜活检时诊断为胃癌，切除后的胃标本全黏膜取材未见癌组织者称为"一点癌"。

早期胃癌根据形态可分为以下 3 种类型：①Ⅰ型（隆起型）：病灶突向胃腔。②Ⅱ型（表浅型）：病灶较平坦，无明显隆起或凹陷。Ⅱ型分 3 个中亚型，Ⅱ$_a$表浅隆起型，Ⅱ$_b$表浅平坦型和Ⅱ$_c$表浅凹陷型。③Ⅲ型（凹陷型）：较深的溃疡。

（2）**进展期胃癌** 包括中晚期胃癌，癌组织超过黏膜下层侵入肌层为中期胃癌，深达浆膜下层或超过浆膜向外侵犯邻近脏器或有远处转移者为晚期胃癌。

根据 Borrmann 分类法可分为 4 种类型：①Ⅰ型（肿块型）：为边界清楚突入胃腔的癌肿。②Ⅱ型（溃疡局限型）：为边界清楚、略隆起的溃疡状癌肿。③Ⅲ型（浸润溃疡型）：为边界模糊不清的溃疡状癌肿。④Ⅳ型（弥漫浸润型）：癌肿沿胃壁各层向四周弥漫性浸润生长，边界不清。若全胃受累及使胃腔缩窄，胃壁僵硬称为皮革胃，病理组织多为低分化腺癌或印戒细胞癌，恶性程度极高。

**2. 组织学分型** 世界卫生组织于 1990 年提出的国际分类法将胃癌分类为上皮型肿瘤和类癌 2 种。

上皮型肿瘤包括：①腺癌（黏液腺癌、乳头状腺癌、低分化腺癌、管状腺癌、印戒细胞癌）。②腺鳞癌。③鳞状细胞癌。④未分化癌。⑤未能分类的癌。

### 【转移途径】

**1. 直接扩散** 是胃癌主要的扩散途径之一，胃窦部胃癌可向十二指肠扩散，贲门部胃癌向食管下段浸润。胃癌也可向深部浸润发展，穿透浆膜层，扩散至大网膜、横结肠、肝脏、脾脏和胰腺等邻近脏器。

**2. 淋巴转移** 是胃癌的主要转移途径，早期胃癌可有淋巴转移，但进展期胃癌的淋巴转移更多见。胃癌的淋巴转移率与组织浸润深度成正相关。胃癌的淋巴转移大多数按淋巴流向转移，也有少部分出现跳跃式淋巴转移。终末期胃癌可经胸导管转移至左锁骨上淋巴结，或经肝圆韧带淋巴管转移至脐周。

**3. 血行转移** 多见于晚期胃癌，癌细胞经门静脉或体循环转移至肝脏、肺脏、肾脏、骨髓、脑等，以肝转移最多见。

**4. 腹腔种植转移** 胃癌穿透浆膜层，癌细胞种植转移在腹膜、大网膜或其他腹腔脏器表面形成转移性结节。

### 【临床表现】

**1. 症状** 早期胃癌症状无特异性，与胃炎或胃溃疡症状相似，出现上腹部隐痛、嗳气、反酸、食欲减退等症状。随着病情进展，症状逐渐加重，出现上腹部疼痛、食欲缺乏、呕吐、乏力、消瘦等症状。不同部位的癌肿可引起特殊表现，如贲门部胃癌可引起胸骨后疼痛和进行性吞咽梗阻感；幽门部胃癌可引起呕吐隔夜宿食；癌肿侵犯血管破溃后可引起呕血和黑便。

**2. 体征** 早期胃癌无明显体征，可仅有上腹部深压痛；晚期胃癌可扪及上腹部包块。发生远处转移后，可出现肝大、腹水、锁骨上淋巴结肿大等。

## 【辅助检查】

**1. 纤维胃镜检查** 是诊断胃癌的最有效方法，可直视胃内肿块部位和范围，取病区病变组织做病理学检查。

**2. X 线钡餐检查** X 线气钡双重对比造影可发现较小而表浅的病变。肿块型胃癌表现为突向腔内的充盈缺损；溃疡型胃癌表现为胃壁内龛影，黏膜集中、中断、紊乱和局部蠕动不能通过；浸润型胃癌表现为胃壁僵硬，蠕动波消失。

**3. 腹部 B 超** 主要用于观察邻近脏器和淋巴结转移情况。

**4. 螺旋 CT** 有助于胃癌的诊断和手术前临床分期。

**5. 实验室检查** 大便隐血试验持续阳性。胃液游离酸测定显示缺乏或消失。

## 【治疗要点】

早期发现、早期诊断、早期治疗是提高胃癌疗效的关键。手术是治疗胃癌的主要措施，但中晚期胃癌术后应积极辅以化疗、放疗或免疫治疗等综合性治疗，以提高疗效。

**1. 手术治疗** 早期胃癌因病灶局限，可行内镜下胃黏膜切除术、腹腔镜或开腹胃大部切除术。

（1）根治性手术治疗 原则为整块切除癌肿以及可能受浸润的胃壁在内的大部胃或全胃、大小网膜和局部淋巴结，并重建消化道。切除范围：胃壁切线应距离癌肿边缘 5cm 以上，食管或十二指肠侧切缘应距贲门或幽门 3～4cm。

早期胃癌因病灶局限，可行内镜下胃黏膜切除术、腹腔镜或开腹胃大部切除术。扩大胃癌根治术适用于胃癌侵犯邻近脏器或组织者，指在根治性胃大部切除术或全胃切除术的基础上，进一步切除胰体部、尾部和脾脏，也可行联合脏器切除术。

（2）姑息性手术治疗 适用于癌肿已广泛浸润并转移、不能完全切除者。其主要目的是缓解症状、延长生命，包括姑息性胃切除术、胃空肠吻合术、空肠造口术等。

**2. 化学治疗** 是最重要的辅助治疗方法，具有杀灭残留的亚临床病灶或术中脱落癌细胞的作用。常用给药途径有口服和静脉、腹腔内、主动脉插管注药等。常用的化疗方案有：①FAM 方案（氟尿嘧啶、阿霉素和丝裂霉素）。②MF 方案（丝裂霉素和氟尿嘧啶）。③ELP 方案（叶酸钙、氟尿嘧啶和依托泊苷）。近年来紫杉醇类、卡培他滨、草酸铂等新型化疗药物用于胃癌，含新药的化疗方案临床应用率不断提高。新型化疗药单药有效率大于 20%，联合应用有效率可达 50% 左右。

**3. 其他治疗** 包括放疗、免疫治疗、中医中药治疗等，还有尚在探索的基因治疗。

## 【常见护理诊断／问题】

**1. 焦虑、恐惧** 与对治疗、手术的恐惧和对预后的担忧有关。

**2. 营养失调：低于机体需要量** 与肿瘤高消耗和长期食欲缺乏、消化吸收不良有关。

**3. 潜在并发症** 出血、十二指肠残端破裂或瘘、吻合口瘘、消化道梗阻、倾倒综合征等。

## 【护理措施】

### 1. 术前护理

（1）心理护理　关心、安慰患者，鼓励患者表达自身感受，取得患者的信任，消除患者消极悲观的负面心理，增强患者对治疗的信心，积极主动配合治疗和护理。

（2）营养支持　能进食者给予高蛋白、高热量、高维生素、易消化吸收的饮食；不能进食或禁食者，静脉补充营养，必要时输全血或血浆，改善患者的营养状况，提高手术耐受力。

（3）胃肠道准备　有幽门梗阻的患者，在禁食的基础上，术前3天起每晚用温生理盐水洗胃，减轻胃黏膜水肿。术前3天开始口服肠道不吸收抗生素，必要时清洁灌肠。

### 2. 术后护理　详见本章第一节。

## 【健康指导】

### 1. 积极预防胃癌　积极治疗胃癌的癌前病变和HP感染。高危人群定期体检，如内镜检查、便潜血试验等。

### 2. 定期复诊　术后3年内每3~6个月复查1次，3~5年每6个月复查1次，5年后每年复查1次。若有腹部不适、肝区疼痛、锁骨上淋巴结肿大等表现时，应随时复诊。

### 3. 饮食与休息　少食腌制品、烟熏食品，戒烟酒。适度活动或锻炼，劳逸结合，避免过度劳累。

### 典型案例分析

患者，女，55岁，2个月前开始出现上腹部隐痛不适，食欲减退，有反酸、嗳气，服用抑酸药物后无明显好转。2个月来体重下降3kg。经胃镜检查确诊为胃癌，在全身麻醉下行胃癌根治术，术后留置胃管和腹腔引流管，现麻醉未清醒。

请问：1. 该患者目前应注意观察哪些项目？

2. 术后可能发生的并发症有哪些？

3. 术后如何进行胃肠减压护理？

## 练习题

### 【A1型题】

1. 瘢痕性幽门梗阻最突出的表现是（　　　）

A. 上腹部胀痛　　　　　B. 大量呕吐宿食　　　　　C. 上腹部膨胀

D. 营养不良　　　　　E. 便秘

2. 下列关于瘢痕性幽门梗阻患者的术前准备，最重要的措施是（　　　）

　　A. 心理护理　　　　　　　　B. 皮肤准备　　　　　　　　C. 补碱性药

　　D. 连续 3 个晚上用温盐水洗胃　　　　　　　　　　　　　　E. 备皮、皮试

3. 以下各项中，诊断胃、十二指肠溃疡急性穿孔最有意义的依据是（　　　）

　　A. 上腹部明显压痛　　　　　B. 板状腹　　　　　　　　　C. 腹式呼吸减弱

　　D. 移动性浊音阳性　　　　　E. X 线检查时膈下有游离气体

4. 胃、十二指肠溃疡急性大出血患者的体位是（　　　）

　　A. 高斜坡卧位　　　　　　　B. 低斜坡卧位　　　　　　　C. 中凹位

　　D. 头低脚高位　　　　　　　E. 头高脚低位

5. 胃肠道手术后，拔出胃管的指征是（　　　）

　　A. 肛门排气　　　　　　　　B. 肠鸣音恢复　　　　　　　C. 引流胃液转清

　　D. 术后 48 ~ 72 小时　　　　E. 无腹胀、呕吐

6. 胃、十二指肠溃疡大出血的主要表现是（　　　）

　　A. 恶心、呕吐　　　　　　　B. 呕血和排柏油样便　　　　C. 上腹部胀痛

　　D. 有便意感　　　　　　　　E. 头晕、心悸、出冷汗

7. 溃疡合并瘢痕性幽门梗阻，频繁呕吐，最容易出现的情况是（　　　）

　　A. 代谢性酸中毒　　　　　　B. 代谢性碱中毒　　　　　　C. 低镁血症

　　D. 低钙血症　　　　　　　　E. 高渗性脱水

8. 胃癌最常见的转移途径是（　　　）

　　A. 直接蔓延　　　　　　　　B. 血行转移　　　　　　　　C. 种植转移

　　D. 淋巴转移　　　　　　　　E. 沿肠管转移

9. 术后易发生倾倒综合征的术式是（　　　）

　　A. 迷走神经干切除术

　　B. 毕Ⅰ式胃大部切除术

　　C. 毕Ⅱ式胃大部切除术

　　D. 幽门成形术

　　E. 高选择性胃迷走神经切断术

【A2 型题】

10. 患者，女，47 岁，十二指肠溃疡急性穿孔，行毕Ⅱ式胃大部切除术后第 1 天，护士查房时见胃管内吸出咖啡色样胃液约 280mL。正确的处理措施是（　　　）

　　A. 继续观察，不需要特殊处理

　　B. 加快静脉输液速度

　　C. 应用止血药

　　D. 胃管内注入冷盐水

　　E. 马上做好手术止血的准备

11. 患者，男，55 岁，消瘦、乏力 3 个月。经常出现进食后上腹部饱胀不适和呕吐宿食，X 线钡餐见胃小弯部充盈缺损。应首先考虑的疾病是（　　　）

　　A. 胃溃疡　　　　　　　　B. 十二指肠溃疡　　　　　　C. 胃癌

　　D. 胃溃疡并幽门梗阻　　　E. 胃癌幽门梗阻

12. 患者，男，45 岁，胃溃疡伴瘢痕性幽门梗阻。行毕Ⅱ式胃大部切除术后第 8 天，突感上腹部剧痛，呕吐频繁，每次量少，不含胆汁，呕吐后症状不缓解。查体见上腹部偏右侧压痛。首先考虑的并发症是（　　　）

　　A. 吻合口梗阻　　　　　　B. 倾倒综合征　　　　　　　C. 十二指肠残端破裂

　　D. 急性输入袢梗阻　　　　E. 输出袢梗阻

## 【A3 型题】

（13 ~ 15 题共用题干）

患者，女，40 岁，突发左上腹刀割样剧痛 5 小时，伴恶心、呕吐急诊入院。体征：体温 36.5℃，血压 85/55mmHg，脉搏 115 次 / 分钟，急性病容，痛苦表情，蜷曲位，不愿移动。腹式呼吸减弱，全腹明显压痛和反跳痛，以上腹部最明显，腹肌紧张呈"木板样"，肝浊音界消失。既往有溃疡病史。

13. 首先应考虑的疾病是（　　　）

　　A. 急性胆囊炎穿孔　　　B. 胃溃疡急性穿孔　　　　　C. 坏疽性阑尾炎

　　D. 急性胰腺炎　　　　　E. 绞窄性肠梗阻

14. 为明确诊断，首选的辅助检查方法是（　　　）

　　A. X 线检查　　　　　　B. 胃镜检查　　　　　　　　C. B 超检查

　　D. CT 检查　　　　　　E. 胃酸测定

15. 该患者的护理措施中，不正确的是（　　　）

　　A. 半卧位　　　　　　　B. 禁饮食　　　　　　　　　C. 持续性胃肠减压

　　D. 静脉输血　　　　　　E. 应用抗菌药

# 第二十一章　肠梗阻患者的护理

## 一、概述

各种原因导致肠内容物不能正常运行、顺利通过肠道，称为肠梗阻，是外科常见急腹症之一。肠梗阻不仅可以引起肠管解剖形态与功能的改变，更重要的是可引起全身性生理紊乱，临床表现复杂多变。其中，重症肠梗阻病情变化快，发展迅速，死亡率较高。

### 知识链接

　　小肠分十二指肠、空肠和回肠3部分。成人小肠全长3~5.5m。空肠与回肠之间没有明显的解剖标志，小肠上段2/5为空肠，下段3/5为回肠。小肠肠壁由内至外为黏膜、黏膜下层、肌层、浆膜4层。空肠和回肠的血液供应来自肠系膜上动脉，静脉回流最后汇合形成肠系膜上静脉，与脾静脉汇合成为门静脉干。小肠的神经包括交感和副交感神经2种，交感神经兴奋使小肠蠕动减弱，血管收缩；副交感神经兴奋使肠蠕动增强，肠腺分泌增加。

　　小肠是食物消化和吸收的主要部位，正常成人每天经小肠重吸收的液体量达8000mL左右，因此在小肠疾病，如肠梗阻或肠瘘时，可引起严重的水、电解质平衡失调和营养障碍。

## 【病因和分类】

### 1. 按肠梗阻发生的基本原因分类

（1）机械性肠梗阻　临床最常见，是各种原因引起的肠腔变窄、肠内容物通过障碍。常见的原因有：①肠腔堵塞：如寄生虫、粪块、大胆石、异物等。②肠管受压：如粘连带压迫、肠扭转、嵌顿疝或受肿瘤压迫等。③肠壁病变：如先天性肠道闭锁、炎症性狭窄、肿瘤等。

（2）动力性肠梗阻　是由于神经反射或毒素刺激引起肠壁肌功能紊乱，使肠蠕动丢失或肠管痉挛，以致肠内容物不能正常运行、顺利通过肠道。分为麻痹性肠梗阻与痉挛性肠梗阻两类，前者常见于急性弥漫性腹膜炎、腹部大手术、腹膜后血肿或感染等，由肠管丢失蠕动功能所致；后者甚少见，可见于肠道功能紊乱和慢性铅中毒引起的肠痉挛。

（3）血运性肠梗阻 由于肠系膜栓塞或血栓形成，使肠管血运障碍，继而发生肠麻痹，肠内容物不能通过。随着人口老龄化，动脉硬化等疾病增加，此类型肠梗阻逐渐增多。

**2. 按肠壁血运有无障碍分类**

（1）单纯性肠梗阻 仅有肠内容物通过受阻，无肠管血运障碍。

（2）绞窄性肠梗阻 是指肠内容物通过受阻的同时伴有肠壁血运障碍。

**3. 其他分类** 按肠梗阻发生的部位分为高位（如空肠上段）和低位（如回肠末段和结肠）肠梗阻；按肠梗阻的程度分为完全性和不完全性肠梗阻；按肠梗阻发生的缓急分为急性和慢性肠梗阻。若一段肠袢两端完全阻塞，如肠扭转，则称为闭袢性肠梗阻。

上述某些类型肠梗阻在一定条件下可以互相转化。

## 【病理生理】

**1. 局部病理生理变化** 各类型肠梗阻的病理变化不全一致，主要有以下几个方面：

（1）肠蠕动增强 梗阻部位以上肠管蠕动增强，以克服肠内容物通过障碍。

（2）肠管膨胀 由肠腔内积气、积液而造成。梗阻部位愈低、时间愈长，肠腔膨胀愈明显；梗阻部位以下肠管则瘪陷、空虚或仅存少量粪便，这对术中寻找梗阻部位至关重要。

（3）肠壁血运障碍 肠管膨胀，肠腔内压力持续增高，肠壁变薄，到一定程度可使静脉血回流受阻，肠壁毛细血管和小静脉瘀血，肠壁充血水肿，呈暗红色。由于组织缺氧，毛细血管通透性增加，肠壁上有出血点，并有渗出液渗入肠腔和腹腔。随着血运障碍的进一步发展，出现动脉血运受阻，血栓形成，肠壁失去活力，肠管变成紫黑色。最后肠管可因缺血出现坏死、破溃而穿孔。

**2. 全身性病理生理变化** 主要由体液丢失、肠管膨胀、毒素吸收和感染所致。

（1）电解质紊乱与酸碱平衡失调 大量体液丢失引起的水、电解质紊乱与酸碱失衡，是肠梗阻重要的病理生理改变。消化道每日分泌消化液约8000mL，正常情况下大部分被重吸收。高位肠梗阻时，不能进食加之频繁呕吐，胃肠道液大量丢失，导致水及电解质的大量丢失；低位肠梗阻时，这些液体不能被吸收而潴留在肠腔内，等于丢失体外；另外，肠管膨胀，肠壁静脉回流受影响，使肠壁水肿，血浆向肠壁、肠腔和腹腔渗出，若为绞窄性肠梗阻，更有大量血液丢失。这些变化均可导致缺水、血容量减少以及酸碱失衡。

（2）感染和中毒 梗阻部位以上肠腔内细菌大量繁殖，并产生多种毒素，同时因肠壁通透性的增加，肠内细菌和毒素进入腹腔，经腹膜再吸收后可引起严重腹膜炎和感染、中毒。

（3）休克及多器官功能障碍 严重的缺水、血液浓缩、血容量减少、电解质紊乱、酸碱平衡失调，同时细菌及其毒素的作用，可以引起严重休克。当肠穿孔发生腹膜炎时，全身中毒尤为严重。肠腔膨胀使腹内压增高、膈肌上升、腹式呼吸减弱，影响肺内气体交换，同时下腔静脉血液回流受阻，导致循环、呼吸功能障碍，最后可发生多器官功能障碍甚至衰竭而死亡。

## 【临床表现】

尽管肠梗阻因其部位、原因、病变程度及起病急缓不同，可有不同的临床表现，但肠内容物不能通过肠腔则是一致的，其共同表现是腹痛、呕吐、腹胀和肛门排气排便停止。

### 1. 症状

（1）腹痛 机械性肠梗阻发生时，由于梗阻部位以上的肠管强烈蠕动，表现为阵发性绞痛。疼痛多位于中腹部，也可偏于梗阻部位。腹痛发作时，患者可有明显的串气感，并可见肠蠕动和肠型，听诊肠鸣音亢进。如出现持续性剧烈的腹痛，应考虑绞窄性肠梗阻的可能。麻痹性肠梗阻时，多为广泛性腹部胀痛。

（2）呕吐 根据梗阻部位不同而有所不同，部位愈高，呕吐愈早、愈频繁。梗阻早期呕吐为反射性。呕吐物主要为胃液、十二指肠液和胆汁；低位肠梗阻呕吐出现较晚且少，呕吐物呈粪样。结肠梗阻时，呕吐到晚期才出现。若呕吐物为血性或棕褐色液体，常提示肠管有血运障碍。若吐出蛔虫，多为蛔虫团引起的梗阻。麻痹性肠梗阻时呕吐呈溢出性。

（3）腹胀 一般出现时间较晚，其程度与梗阻部位有关。高位肠梗阻由于呕吐频繁，腹胀不明显；低位或麻痹性肠梗阻则腹胀明显，可为全腹胀；闭袢性肠梗阻腹胀多不对称，如肠扭转等。

（4）肛门排气排便停止 完全性肠梗阻发生后，患者多不再排气、排便；但梗阻早期和高位肠梗阻，可排出残存在梗阻以下肠道内的粪便和气体；绞窄性肠梗阻时，可排出血性黏液样便。

### 2. 体征

（1）腹部体征 ①视诊：单纯性机械性肠梗阻常可见腹胀、肠型和异常蠕动波；肠扭转时腹胀多不对称；麻痹性肠梗阻呈均匀性腹胀。②触诊：单纯性肠梗阻可有轻度压痛，但无腹膜刺激征；绞窄性肠梗阻时可有固定压痛和腹膜刺激征。③叩诊：绞窄性肠梗阻时腹腔有渗液，可有移动性浊音。④听诊：肠鸣音亢进呈气过水声或金属音，为机械性肠梗阻的表现；肠鸣音减弱或消失为麻痹性肠梗阻的表现。

（2）全身变化 单纯性肠梗阻早期，患者全身情况多无明显改变，晚期可出现眼窝凹陷、唇干舌燥、皮肤弹性差、尿少等缺水体征，或脉搏细速、血压下降、面色苍白、四肢发凉等中毒和休克征象。

## 【辅助检查】

### 1. 实验室检查 单纯性肠梗阻早期，变化不明显。随病情发展出现血红蛋白值及红细胞压积升高，尿比重增高，提示缺水和血液浓缩。白细胞计数及中性粒细胞比例增

加，多见于绞窄性肠梗阻。呕吐物及粪便检查见大量红细胞或隐血试验阳性，考虑肠管有血运障碍。查血气分析和血清 $Na^+$、$K^+$、$Cl^-$，以及尿素氮、肌酐的变化，可了解酸碱平衡、电解质和肾功能的变化。

**2. X 线检查**　一般在肠梗阻发生 4～6 小时后，X 线立位或侧卧位腹部平片，可见肠管扩张、积气及多个液平面。由于梗阻部位不同，X 线表现也各有特点，空肠梗阻时，空肠黏膜环状皱襞可显示"鱼肋骨刺"状改变。无上述征象也不能排除肠梗阻的可能。

**3. 钡剂灌肠或内镜检查**　当怀疑肠套叠、乙状结肠扭转或结肠肿瘤时，可酌情行钡剂灌肠或肠镜检查，以明确梗阻的部位和性质。

## 【治疗要点】

本病的治疗要点是解除梗阻和纠正因梗阻引起的全身性生理功能紊乱，具体治疗措施要根据肠梗阻的原因、类型、部位和患者的全身情况而定。

**1. 基础治疗**　是非手术治疗的措施，也是手术治疗的术前准备。

（1）**禁食和胃肠减压**　胃肠减压是治疗肠梗阻的重要措施之一，通过吸出胃肠道内的积气和积液，减轻腹胀，降低肠腔内压力，减少肠腔内细菌数量和毒素，改善肠壁血运。

（2）**纠正水、电解质紊乱及酸碱平衡失调**　根据临床表现，结合血清电解质值及血气分析结果决定输液的量和种类。必要时补充钾或血浆、全血或血浆代用品。

（3）**防治感染**　根据病情，酌情使用针对肠道细菌的抗生素，防治感染。

**2. 解除梗阻**

（1）**非手术治疗**　适用于单纯性粘连性肠梗阻、麻痹性或痉挛性肠梗阻、蛔虫或粪块堵塞引起的肠梗阻、肠结核等炎症引起的不完全性肠梗阻和肠套叠早期。具体措施除了基础治疗外，还包括中医中药治疗、针刺疗法、腹部按摩以及口服或胃肠道灌注生植物油等。

（2）**手术治疗**　适用于绞窄性肠梗阻以及由肿瘤、先天性肠道畸形引起的肠梗阻及经非手术治疗无效的肠梗阻。手术原则是在最短时间内，以最简单的方法解除梗阻或恢复肠腔的通畅。手术方式有粘连松解术、肠切开取出异物术、肠切除吻合术、肠扭转复位术、短路手术和肠造口术等。

## 【常见护理诊断 / 问题】

**1. 疼痛**　与肠蠕动增强或肠壁缺血有关。

**2. 体液不足**　与呕吐、禁食、肠腔积液、胃肠减压有关。

**3. 潜在并发症**　术后肠粘连、腹腔内感染、肠瘘。

## 【护理措施】

**1. 非手术治疗及术前护理**

（1）**饮食与营养支持**　禁食，给予胃肠外营养。若梗阻解除，患者出现排气、排便、腹痛、腹胀消失等情况，12 小时后可进流质饮食，忌食产气的甜食和牛奶等，如无不适，24 小时后改为半流食，3 日后进软食。

（2）**胃肠减压** 保持胃管通畅和有效负压，严密观察和准确记录引流液的颜色、性状和量，若发现血性液体，应考虑绞窄性肠梗阻的可能。对非绞窄性肠梗阻，可从胃管灌注植物油或中药汤剂，每次 100mL 左右，防止量过多而引起患者呕吐。

（3）**安置体位** 生命体征平稳取半卧位，减轻腹胀对呼吸、循环系统的影响。

（4）**呕吐护理** 轻者坐起，重症者头侧向一侧，以免误吸引起吸入性肺炎或窒息；及时清除口腔内呕吐物，给予漱口，保持口腔清洁，注意颜面部清洁。观察记录呕吐出现的时间、次数以及呕吐物的颜色、性状和量。

（5）**缓解腹痛** 若无肠绞窄或肠麻痹，可应用阿托品、654-2 等抗胆碱药物解除胃肠道平滑肌痉挛，缓解腹痛。但不可随意应用吗啡类止痛剂，以免掩盖病情。此外，还可热敷腹部、针灸双侧足三里穴。

（6）**补液及防治感染** 遵医嘱及时、准确补液及应用抗生素，维持体液平衡和防治感染。注意用药后的副作用和疗效观察。

（7）**严密观察病情变化** 定时测量生命体征，严密观察腹痛、腹胀、呕吐及腹部体征情况，准确记录液体出入量。若患者症状与体征不见好转或反而加重，应考虑有肠绞窄的可能。绞窄性肠梗阻的临床特征：①腹痛发作急骤，起始即为持续性剧烈疼痛，或在阵发性加重期间仍有持续性疼痛。肠鸣音可不亢进。呕吐出现早、剧烈而频繁。②病情发展迅速，早期出现休克，抗休克治疗后症状改善不显著。③有明显腹膜刺激征，体温升高，脉率增快，白细胞计数和中性粒细胞比例增高。④腹胀不对称，腹部有局部隆起或可触及有压痛的肿块。⑤呕吐物、胃肠减压抽出液、肛门排出物为血性，或腹腔穿刺抽出血性液体。⑥经积极非手术治疗后症状体征无明显改善。⑦腹部 X 线检查可见孤立、突出胀大的肠祥。此类患者病情危重，应在抗感染、抗休克同时紧急手术治疗。

**2. 术后护理**

（1）**体位** 患者清醒，血压平稳后给予半卧位。

（2）**饮食护理** 术后禁食、持续胃肠减压。禁食期间给予补液、肠外或肠内营养支持。肠蠕动恢复，肛门排气后，拔除胃管，试进少量流质饮食。进食后若无不适，逐步过渡至半流质饮食。肠切除肠吻合术后的患者，应适当推迟进食时间。

（3）**观察病情** 监测患者生命体征、腹部症状和体征的变化，观察有无腹痛、腹胀、呕吐及肛门排气、排便等情况。

（4）**引流管护理** 妥善固定各种引流管，如胃管、腹腔引流管等。保持引流通畅，避免受压、扭曲。观察和记录引流液的颜色、性状及量。

（5）**活动** 病情允许情况下，鼓励患者早期下床活动，促进肠蠕动恢复，防止肠粘连。

（6）**并发症的观察与护理** ①粘连性肠梗阻：术后出现腹部阵发性疼痛、腹胀、呕吐等症状，考虑粘连性肠梗阻的可能。其原因可能是广泛性肠粘连未能彻底分离、术后胃肠道暂时处于麻痹状态、腹腔炎症等导致。预防及护理：鼓励患者术后 24 小时开始床上活动，3 日后下床活动。②腹腔内感染及肠瘘：若术后患者出现腹部胀痛、持续发热、白细胞计数增高、腹壁切口处红肿，或腹腔引流管周围流出较多带有粪臭味的液体时，应警惕腹腔内或切口感染及肠瘘的可能。预防及护理：保持腹腔引流管通畅；更换引流管时注意无菌操作；有效的营养支持和抗感染治疗。

【健康指导】

1. 注意饮食卫生，少食辛辣刺激性食物，宜进高蛋白、高维生素、易消化食物。避免暴饮暴食和饭后剧烈活动。

2. 避免腹部受凉，调整饮食结构，多饮水，保持排便通畅。便秘者可应用腹部按摩及缓泻剂。

3. 如有腹痛、腹胀、停止排便排气等不适，及时就诊。

## 二、常见肠梗阻

### （一）粘连性肠梗阻

粘连性肠梗阻系指肠管粘连或腹腔内粘连带压迫肠管引起的肠梗阻，占各类肠梗阻的 20%～40%。

【病因】

肠粘连分先天性和后天性两种，先天性因发育异常或胎粪性腹膜炎所致，较少见；后天性肠粘连多因腹部手术、炎症、损伤、出血、异物等所致，腹部手术后发生的肠粘连在临床上最多见。粘连的存在并不等于必然会产生肠梗阻，容易发生肠梗阻的情况有：①肠袢间紧密粘连成团或固定于腹壁，致肠管变窄或肠管蠕动和扩张受影响。②肠管因粘连牵扯扭折成锐角。③粘连带压迫肠管（图24-1），或肠袢以粘连处为支点发生扭转等。

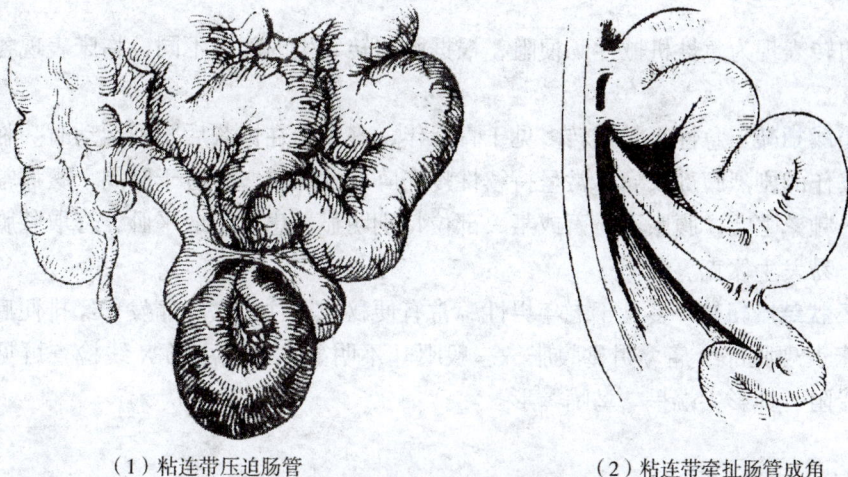

（1）粘连带压迫肠管　　　　　　　　　　（2）粘连带牵扯肠管成角

图 21-1　粘连性肠梗阻

【临床表现】

本病主要是小肠机械性梗阻的表现，大多数患者有腹部手术、炎症、创伤或结核病史。以往有慢性肠梗阻症状和多次腹痛发作史者，多为广泛粘连引起的梗阻。患者若突然出现急性梗阻症状，腹痛加重，并有腹部压痛、腹肌紧张，应考虑为粘连带引起的绞窄性肠梗阻。

【治疗要点】

多数粘连性肠梗阻选用非手术治疗，包括胃肠减压，纠正水、电解质、酸碱平衡失调和防治感染。当粘连性肠梗阻频繁发作或经非手术治疗未见好转反而加重，或怀疑为绞窄性肠梗阻时，须手术治疗。

【预防】

及时、正确治疗腹腔炎症和术后早期活动对预防肠粘连的发生有重要意义。

## （二）肠扭转

一段肠袢沿其系膜长轴旋转造成闭袢型肠梗阻称肠扭转。因肠系膜血管受压，故属于绞窄性肠梗阻。常发生于小肠，其次为乙状结肠。

【病因】

常存在肠袢和肠系膜过长、系膜根部附着处过窄、粘连收缩等解剖因素，易出现在肠内容物骤增、肠管蠕动异常及突然改变体位等因素时。肠扭转属闭袢性肠梗阻，以顺时针方向旋转为多见，轻度扭转者在360°以下，重者可达2～3转。

【临床表现】

肠扭转表现为急性机械性肠梗阻，根据肠扭转发生的部位不同，临床表现各有特点（图21-2）。

1. 小肠扭转　急性小肠扭转多见于青壮年，多发生在饱餐后剧烈运动时。临床表现为突然发作的剧烈腹部绞痛，常呈持续性疼痛阵发性加重，多位于脐周，腹痛常放射至腰背部。频繁呕吐，腹胀不显著或某一部位特别明显，患者不敢平卧，喜取膝胸位或蜷曲卧位，易发生休克。

2. 乙状结肠扭转　多见于老年男性，常有便秘或以往多次腹痛发作经排便后缓解病史。临床表现腹部绞痛、明显腹胀，一般呕吐不明显。钡剂灌肠X线检查可见扭转部位钡剂受阻，钡影尖端呈"鸟嘴"形。

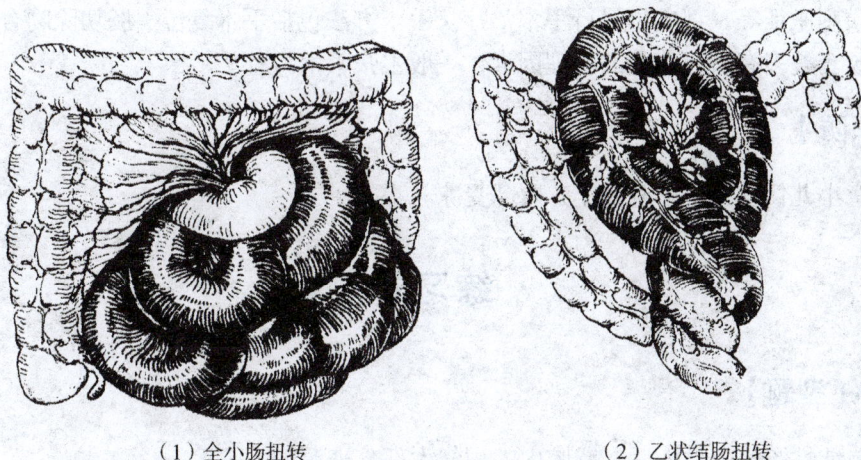

（1）全小肠扭转　　　　　　　　　　（2）乙状结肠扭转

图 21-2　肠扭转

【治疗要点】

肠扭转是严重的机械性肠梗阻，常在短期内发生肠绞窄、坏死，死亡率高达 15%～40%，应及早手术治疗。手术方法包括肠扭转复位术、肠切除吻合术。

【预防】

避免饱餐后立即进行重体力劳动或剧烈运动，尤其是避免身体前俯和旋转的活动，对预防肠扭转有一定意义。老年人应注意预防便秘。

（三）肠套叠

一段肠管套入其相连的肠管腔内称为肠套叠，是小儿肠梗阻的常见病因，80%发生于 2 岁以下的儿童。好发部位是回肠末端套入盲肠。

【病因】

其发生常与肠管解剖特点、病理因素及肠蠕动异常有关。

【临床表现】

肠套叠的三大典型临床表现是腹痛、血便和腹部肿块。患儿突然出现阵发性哭闹不安（阵发性腹部绞痛所致）伴有面色苍白、呕吐、腹胀和果酱样血便。腹部检查多在脐右上方见腊肠形、稍可活动、具有一定压痛的肿块。钡剂灌肠 X 线检查可见"杯口"状阴影。

【治疗要点】

早期空气灌肠复位，疗效高达 90% 以上。如套叠时间超过 48 小时或怀疑有肠坏死、腹膜刺激征等，都应尽早行手术治疗。手术方法包括手术复位、肠切除吻合术。对于成人肠套叠多有引起套叠的病理因素，一般主张手术为宜。

【预防】

注意小儿饮食卫生，避免小儿腹部受凉。

# 练习题

## 【A1 型题】

1. 单纯性肠梗阻发生后，肠腔内的积气大部分来源于（　　）
　A. 咽下的空气　　　　B. 血液内气体弥散　　　C. 肠内细菌分解
　D. 肠内容物发酵　　　E. 肠内感染

2. 肠梗阻患者共同临床表现是（　　）
　A. 腹痛、腹胀、呕吐、停止排气排便
　B. 腹痛、腹胀、呕吐、便秘
　C. 腹痛、腹胀、恶心、呕吐
　D. 腹痛、腹胀、肠鸣音亢进
　E. 恶心、呕吐、腹膜刺激征

3. 肠梗阻非手术治疗时，最重要的观察项目是（　　）
　A. 生命体征　　　　　B. 排气排便情况　　　　C. 恶心、呕吐
　D. 腹痛、腹胀　　　　E. 肠绞窄征象

4. 关于肠梗阻患者术前护理措施，正确的是（　　）
　A. 禁食、胃肠减压　　B. 进少量流质饮食　　　C. 腹部热敷
　D. 应用止痛剂　　　　E. 口服缓泻剂

## 【A2 型题】

5. 患者，男，18 岁，饱餐后打篮球，突然出现剧烈腹部绞痛，阵发性加剧。伴严重呕吐，肛门无排气、排便，腹部可触及有压痛的肠袢。此患者最可能的医疗诊断是（　　）
　A. 嵌顿疝　　　　　　B. 肠套叠　　　　　　　C. 肠粘连
　D. 肠肿瘤　　　　　　E. 肠扭转

6. 患者，男，30 岁，饱餐后出现上腹部阵发性绞痛，伴恶心、呕吐，呕吐物为胃内容物，停止排气、排便。查体：右下腹可触及肿块，压痛，可见肠形，听诊肠鸣音亢进。既往史：半年前行阑尾切除术。此患者最可能的情况是（　　）
　A. 麻痹性肠梗阻　　　B. 肠套叠　　　　　　　C. 粘连性肠梗阻
　D. 小肠扭转　　　　　E. 腹膜炎

7.患者，女，69岁，自诉阵发性腹部绞痛、腹胀，恶心、呕吐，呕吐物为粪汁样物，有臭味，3日未排气排便。查体：左下腹可扪及包块，边界不清，腹部压痛，轻度肌紧张，肠鸣音亢进。该患者首选的治疗方法是（　　）

    A.肥皂水灌肠　　　　　B.腹部热敷　　　　　　C.手术治疗

    D.口服缓泻剂　　　　　E.给予止痛剂

【A3 型题】

（8～10题共用题干）

患者，男，70岁，有长期便秘史，突然腹痛、腹胀2天，未吐，排少量黏液便1次，未排气。2年前曾有类似发作，急诊入院。查体：全腹高度膨胀，左下腹可见巨大肠型，有轻度压痛、反跳痛，肠鸣音亢进。

8.该患者最可能的医疗诊断是（　　）

    A.肠套叠　　　　　　　B.乙状结肠癌　　　　　C.麻痹性肠梗阻

    D.乙状结肠扭转　　　　E.小肠扭转

9.下列辅助检查方法，首选的是（　　）

    A.B超　　　　　　　　B.腹部X线透视　　　　C.电子结肠镜

    D.直肠指诊　　　　　　E.钡剂灌肠

10.下列针对本患者的处理措施，不正确的是（　　）

    A.禁食　　　　　　　　B.胃肠减压　　　　　　C.应用抗生素

    D.补液　　　　　　　　E.高压灌肠

# 第二十二章　急性阑尾炎患者的护理

## 第一节　急性阑尾炎

急性阑尾炎是最常见的外科急腹症，可发生于各个年龄阶段，多见于 20～30 岁的青年人，男性发病率高于女性。一旦明确诊断，需要紧急处理。

**知识链接**

阑尾为远端呈盲端的管状器官，位于右髂窝部，起于盲肠根部，附于盲肠后内侧壁，三条结肠带交汇点。其体表投影约在脐与右髂前上棘连线中外 1/3 交界处，称为麦氏（Mc Burney）点，是阑尾手术切口的标记点。阑尾基底部与盲肠的关系恒定，阑尾的位置随盲肠的位置改变而改变，其尖端指向有 6 种类型（图 22-1）：①回肠前位。②回肠后位。③盲肠外侧位。④盲肠后位。⑤盲肠下位。⑥盆位。

阑尾的组织结构与结肠相似，黏膜和黏膜下层含有较丰富的淋巴组织。阑尾系膜是两层腹膜包绕阑尾形成的一个三角形皱襞，内含阑尾动静脉、淋巴管和神经。

近年来证明阑尾是一个淋巴器官，参与 B 淋巴细胞的产生和成熟。

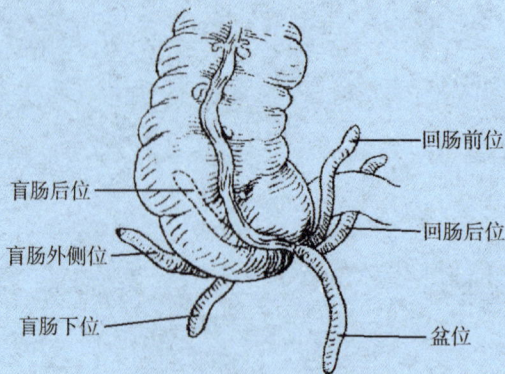

图 22-1　阑尾的位置

## 【病因】

**1. 阑尾管腔阻塞** 是引起急性阑尾炎最常见的病因，阑尾管腔阻塞最常见的原因是淋巴滤泡的明显增生，约占60%，多见于年轻人。另外，粪石也是阻塞的原因之一，约占35%。主要是由于阑尾近端开口于盲肠，远端为盲端，管腔狭小，阑尾系膜短，阑尾弯曲包绕之中，蠕动慢等解剖特点所致。寄生虫堵塞、炎性狭窄或肿瘤压迫等因素阻塞管腔是较少见的原因。

**2. 细菌入侵** 阑尾管腔阻塞后，管腔内压力增高，细菌大量繁殖，毒素堆积，使黏膜受损形成众多小溃疡，管腔细菌通过溃疡侵入管壁造成局部感染。阑尾壁炎性水肿，使管壁血管闭塞，远端发生缺血坏死。常见致病菌为肠道内各种革兰阴性杆菌和厌氧菌。

## 【病理分型】

急性阑尾炎随病情的变化，可分为单纯性、化脓性、坏疽穿孔性和阑尾周围脓肿4种病理类型。

**1. 急性单纯性阑尾炎** 轻型阑尾炎或病变早期，病变只局限于黏膜层和黏膜下层。阑尾外观轻度肿胀，浆膜充血失去光泽，表面少量纤维素性渗出物。镜下观察见阑尾各层水肿和中性粒细胞浸润，黏膜层有小溃疡和出血点。此期患者临床症状和体征轻。

**2. 急性化脓性阑尾炎** 又称急性蜂窝织炎性阑尾炎，多由急性单纯性阑尾炎发展而来。阑尾外观明显肿胀，浆膜高度充血，表面覆盖脓性渗出物。镜下阑尾黏膜层溃疡面加大加深达肌层和浆膜层，管壁有小脓肿形成，管腔有积脓。阑尾周围腹腔内有稀薄脓液，可形成局限性腹膜炎。此期患者临床症状和体征较重。

**3. 坏疽性和穿孔性阑尾炎** 属于重型阑尾炎，常由化脓性阑尾炎病情加重而来。阑尾外观管壁坏死或部分坏死，呈暗紫色或黑色；管腔梗阻或积脓，管腔内压力增高，管壁受压血运发生障碍，严重者发生穿孔，穿孔部位多在阑尾根部或近端系膜缘的对侧。阑尾炎穿孔后，炎症扩散可引起急性弥漫性腹膜炎。

**4. 阑尾周围脓肿** 急性阑尾炎化脓、坏疽或穿孔，如果此病变过程较慢，大网膜向下移至下腹部，包裹阑尾而形成炎性肿块或阑尾周围脓肿。

急性阑尾炎的转归有3种：①炎症消退：少部分急性单纯性阑尾炎经药物及时治疗后炎症消退，大部分转为慢性阑尾炎，易复发。②炎症局限化：化脓、坏疽或穿孔性阑尾炎被大网膜包裹粘连，炎症局限，形成阑尾周围脓肿。③炎症扩散：阑尾炎症重，未能及时手术治疗，又未能被大网膜包裹粘连，炎症扩散发展成弥漫性腹膜炎、感染性休克等。

## 【临床表现】

急性阑尾炎以转移性右下腹疼痛、右下腹固定压痛为主要临床特征。

**1. 症状**

（1）**转移性右下腹疼痛** 为急性阑尾炎最主要的症状，绝大多数患者疼痛最先开始于上腹部，逐渐转移至脐部，数小时（6~8小时）后转移至右下腹，并局限于右下腹。少数患者一开始疼痛就局限于右下腹。

（2）胃肠道症状　早期可有轻度厌食、恶心或呕吐，有的患者可有腹泻。若盆位阑尾炎症刺激直肠和膀胱，可引起排便次数增多，里急后重或尿路刺激征。弥漫性腹膜炎可引起麻痹性肠梗阻症状表现为腹胀、肛门停止排气和排便。

（3）全身症状　早期可有乏力、低热等症状。炎症严重时可出现全身感染中毒症状，表现为心率加快，体温升高可达38℃左右。阑尾穿孔引起腹膜炎者，出现寒战、体温进一步升高达39℃或40℃，若引发化脓性门静脉炎后可引起寒战、高热和轻度黄疸。

### 2. 体征

（1）右下腹固定压痛　为急性阑尾炎最重要的体征，压痛点通常位于麦氏点，可随阑尾位置的变异而发生改变，但压痛点始终固定于一个位置（图22-2）。其他常见的压痛部位有Lanz点（左右髂前上棘连线的右中1/3交点上）、Morris点（右髂前上棘与脐连线和腹直肌外缘交汇点），炎症扩散至全腹后，压痛点仍以阑尾所在位置最明显。

（2）腹膜刺激征　压痛、反跳痛、腹肌紧张，是壁腹膜受到炎症刺激后的防御性反应。但老人、小儿、孕妇、肥胖及虚弱者、盲肠后位阑尾时，腹膜刺激征可不明显。

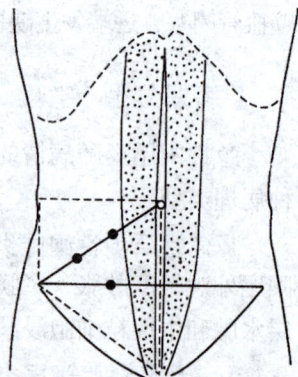

图22-2　阑尾炎压痛点

（3）右下腹包块　体检时扣及右下腹有压痛性包块，边界不清、固定，应考虑阑尾周围脓肿。

（4）其他体征　①结肠充气试验：患者取平卧位，检查者用右手压迫左下腹部，左手挤压上段结肠，使结肠内气体逆向流动冲击盲肠和阑尾，引起右下腹疼痛者为阳性。②腰大肌试验：患者取左侧卧位，左下肢弯曲，检查者握住患者右下肢，并尽量后伸，引起右下腹疼痛者为阳性，提示阑尾位于腰大肌前方，盲肠后位或腹膜后位。③闭孔内肌试验：患者取平卧位，左下肢伸直，检查者握住患者右下肢，使患者右髋和右下肢弯曲，然后被动向内旋转，引起右下腹疼痛者为阳性，提示阑尾靠近闭孔内肌，为盆位阑尾。

### 【辅助检查】

**1. 实验室检查**　多数患者血常规白细胞计数和中性粒细胞比例增高。白细胞计数可高达（10~20）×10⁹/L，发生核左移。部分单纯性阑尾炎或老年患者白细胞可无明显升高。

**2. 影像学检查**　①腹部平片检查：可见盲肠和回肠末端扩张和气液平面，偶尔可见钙化粪石或异物影。②腹部B超检查：有时可见阑尾肿大或阑尾周围脓肿。③腹部CT检查：与B超相似，但对诊断阑尾周围脓肿更有帮助。

### 【治疗要点】

**1. 非手术治疗**　仅适用于单纯性阑尾炎和急性阑尾炎的早期，患者不接受手术治疗或客观条件不允许，或伴有其他严重器质性疾病有手术禁忌证者。具体措施包括禁食、补液、营养支持、应用有效的抗生素等。中药以清热、解毒、化瘀为主。在非手术治疗期间，应严密观察腹部体征的改变，病情未见好转或反而加重，应及时施行手术。

**2. 手术治疗**　绝大多数急性阑尾炎一旦确诊，应早期实施阑尾切除术。根据急性阑尾炎的临床类型，选择不同手术方法。

（1）**急性单纯性阑尾炎**　行阑尾切除术，切口一期缝合。有条件时也可采用腹腔镜阑尾切除术。

（2）**急性化脓性或坏疽性阑尾炎**　行阑尾切除术，腹腔若有脓液，清除脓液后关腹。污染严重的患者，切口置乳胶片引流。注意保护切口，一期缝合。

（3）**穿孔性阑尾炎**　切除阑尾，清除腹腔脓液或冲洗腹腔后，根据情况放置引流管。术中注意保护切口，一期缝合。

（4）**阑尾周围脓肿**　对病情稳定者，先采用抗生素治疗或同时联合中药外敷等非手术治疗，促进脓肿吸收，也可在超声引导下穿刺引流。待肿块缩小局限、体温正常，3个月后再行手术切除阑尾。若体温升高，脓肿增大，疼痛加重，则行脓肿切开引流术，如术中阑尾显露良好，也应切除阑尾。术后加强支持治疗，合理应用抗生素。

### 【常见护理诊断/问题】

**1. 疼痛**　与阑尾炎症和手术创伤有关。
**2. 体温过高**　与细菌感染有关。
**3. 潜在并发症**　急性腹膜炎、化脓性门静脉炎、细菌性肝脓肿、术后出血、粘连性肠梗阻等。

### 【护理措施】

**1. 非手术治疗及术前护理**
（1）**体位**　半卧位，放松腹肌，减轻腹部张力，缓解疼痛。
（2）**避免肠内压力升高**　非手术治疗期间，给予禁食，必要时胃肠减压，同时给予肠外营养支持。禁止服用泻药及灌肠，以免加快肠蠕动，使肠腔内压力增高，诱发阑尾穿孔或炎症扩散。
（3）**补液**　维持水、电解质和酸碱平衡，做好静脉输液护理。
（4）**应用抗生素**　遵医嘱及时应用有效抗生素，常用青霉素、头孢类抗生素和甲硝唑等静脉滴注。脓肿形成者，配合医师行脓肿穿刺，根据脓液细菌培养及药物敏感试验调整抗生素。
（5）**严密观察病情变化**　注意患者神志、生命体征、腹部症状和体征以及白细胞计数的变化。若非手术治疗期间出现右下腹疼痛加剧、高热、白细胞计数和中性粒细胞比例增高，应做好急诊手术的准备。

> **知识链接**
>
> 1.病情恶化提示：①体温明显升高，呼吸、脉搏加快。②血白细胞计数持续性升高。③腹痛加剧，范围扩大且出现腹膜刺激征。
>
> 2.腹痛短暂缓解，且体征和全身感染中毒症状加重，应考虑穿孔性阑尾炎。
>
> 3.出现高热、寒战、黄疸时应考虑门静脉炎。

（6）并发症的观察和护理　①腹腔脓肿：阑尾炎未经有效治疗的结果。以阑尾周围脓肿最常见，其次也可在盆腔、膈下或肠间隙等处形成脓肿。临床表现为有压痛性包块，麻痹性肠梗阻引起的腹胀，甚至直肠、膀胱刺激征和全身感染中毒症状。B超和CT可帮助定位诊断，同时可在B超和CT引导下行脓肿穿刺抽脓、冲洗或置管引流。必要时做好急诊术前准备。②门静脉炎：少见，因细菌栓子脱落后，经阑尾静脉、肠系膜上静脉，至门静脉，引起门静脉炎。主要表现为寒战、高热、轻度黄疸、肝大、剑突下压痛等。若进一步加重可导致全身性感染，也可进展为细菌性肝脓肿。一旦发生，应在大剂量应用抗生素治疗的同时，做好急诊手术准备。

（7）急诊手术前准备　紧急做好备皮、输液、备血等准备。

（8）心理护理　稳定患者和家属的情绪，讲解治疗方法、注意事项，取得患者信任，积极主动配合治疗和护理。

**2. 术后护理**

（1）体位　全麻术后清醒或硬膜外麻醉平卧6小时后，生命体征平稳者，改为半卧位，以降低腹壁张力，减轻腹部切口疼痛，有利于呼吸和引流，预防膈下脓肿的发生。

（2）饮食　术后禁食水，待肛门排气、胃肠功能恢复后进流质饮食。禁食期间，给予肠外营养支持。

（3）静脉补液　禁食期间，加强静脉补液护理，维持体液平衡；遵医嘱给予有效抗生素，控制感染。

（4）早期下床活动　术后鼓励患者早期在床上翻身、活动四肢，待麻醉反应消失后尽早下床活动，有利于防止粘连性肠梗阻发生。下床活动时应有专人陪同，防止意外损伤。

（5）严密观察病情变化　术后监测患者神志、生命体征、腹部症状和体征变化、伤口情况以及术后并发症的发生。一旦发现病情变化，应立即通知医生并准备好抢救用品。

（6）伤口护理　保持敷料清洁、干燥，注意观察有无局部感染征象。

（7）腹腔引流管护理　阑尾切除术后留置引流管目的在于引流脓液，有肠瘘发生，肠内容物也可从引流管流出，一般 1 周左右拔除。引流管应注意妥善固定，保持引流管通畅，防止扭曲、折叠、受压；经常从引流管近端向远端挤压，防止堵塞；观察引流液的颜色、性状和量，并注意记录。

（8）术后并发症护理

①腹腔内出血：由阑尾系膜结扎线松脱引起，常发生于手术后 24 小时内。术后严密观察患者血压、脉搏，如有腹腔内出血表现或引流管有大量新鲜血液流出，应立即将患者平卧，静脉快速输液、输血，立即报告医生，同时做好手术准备。

②切口感染：为术后最常见的并发症，在化脓或穿孔性急性阑尾炎中多见，常发生于术后 2～3 天。表现为体温升高，切口出现胀痛或跳痛，局部红肿，压痛，甚至波动感。处理原则：穿刺抽脓或有波动感处拆除缝线，排除脓液，定期换药。近年来，由于有效抗生素及外科技术的提高，此并发症已较少见。

③粘连性肠梗阻：为术后较常见的并发症，与局部炎症重、手术损伤、术后卧床等多种因素有关。尽早手术及术后早期下床活动可预防此并发症。

④粪瘘：很少见，发生的原因有很多种，如残端结扎线脱落、盲肠原患有结核或癌肿等病变，或手术时因盲肠组织水肿易损伤等。表现为手术后数日切口内排出或引流管引流出粪样分泌物，或出现类似于阑尾周围脓肿的表现。经禁食、补液、换药等非手术治疗，多数粪瘘可自行闭合，少数患者需再次手术治疗。

⑤阑尾残株炎：阑尾残端保留过长，超过 1cm，或粪石残留，术后残株炎症复发。临床表现为阑尾炎症状。症状较重者应再次手术切除阑尾残株。

## 【健康指导】

**1. 术后饮食指导**　胃肠功能恢复、肛门排气后可进食，但 1 周内禁止服用牛奶和豆制品等产气食品。改善不良生活习惯，注意饮食卫生。

**2. 疾病知识指导**　向患者提供急性阑尾炎的治疗与护理相关知识。告知术前准备和术后康复的相关知识与配合要点。

**3. 出院指导**　出院后若出现腹胀、腹痛等不适，及时就诊。阑尾周围脓肿患者出院时嘱咐患者 3 个月后再次入院行阑尾切除术。

## 典型案例分析

患者，男，31 岁，上腹部和脐周疼痛 6 小时入院。查体：体温 39.5℃，脉搏 106 次 / 分钟，血压 114/90mmHg，右下腹压痛、反跳痛及肌紧张。血白细胞计数 $12 \times 10^9/L$，中性粒细胞 0.87。B 超检查见阑尾肿大。临床诊断：急性阑尾炎。

请问：

1. 该患者的处理原则是什么？

2. 应采取哪些针对性护理措施？

## 第二节　特殊类型阑尾炎

成年人急性阑尾炎多数诊断无困难，早期治疗效果非常好。但婴幼儿、老年人及妊娠妇女患急性阑尾炎时，临床表现各有其特点，诊断和治疗均较困难。

### （一）小儿急性阑尾炎

小儿大网膜发育不全，不能起到足够的保护作用；同时，因患儿不能清晰提供病史，早期诊断存在困难。

临床特点：①病情发展快且重，早期即可有高热、呕吐等症状。②右下腹体征不明显、不典型，但有局部压痛和肌紧张，是小儿急性阑尾炎的重要体征。③穿孔率高，穿孔后炎症易扩散，并发症和死亡率较高。

治疗原则：一旦确诊，早期手术治疗，输液，纠正脱水，及时应用广谱抗生素等。

### （二）老年人急性阑尾炎

因老年人身体反应差，对疼痛感觉不敏感，加上腹肌薄弱、防御功能减退等原因，故老年急性阑尾炎的临床特点有：①主诉不强烈，体征不典型；临床表现轻而病理改变重；体温和白细胞计数升高不明显，容易延误诊断和治疗。②老年人多伴有动脉硬化，易发生阑尾缺血坏死或穿孔。③老年人常伴有心血管疾病、糖尿病等，使病情更复杂严重。

治疗原则：一旦确诊，尽早手术治疗，同时注意处理伴发的内科疾病。

### （三）妊娠期急性阑尾炎

妊娠期急性阑尾炎较常见，临床特点为：①妊娠期间阑尾位置随子宫不断增大而上移；腹壁抬高，阑尾炎症不能刺激壁腹膜，故腹膜刺激征不明显。②大网膜不能包绕阑尾，炎症不易局限。③阑尾炎症刺激子宫易引起早产或流产。

治疗原则：一旦确诊，早期手术切除。术前和术后使用适量的黄体酮，防止早产和流产。术后尽量不用腹腔引流，应用青霉素类广谱抗生素。临产期急性阑尾炎或并发阑尾穿孔、全身感染症状严重时，可行经腹剖宫产，同时切除阑尾。

### （四）慢性阑尾炎

慢性阑尾炎多由急性阑尾炎病情慢性迁延而来。主要病理改变为阑尾壁发生不同程度纤维化和慢性炎症细胞浸润。

既往常有急性阑尾炎发作病史，患者经常出现右下腹部疼痛，部分患者仅有隐痛或不适，多于剧烈运动或饮食不当时诱发急性发作，常反复发作。主要体征是阑尾部局限性压痛，位置较固定。部分患者左侧卧位可扪及右下腹条索状包块。X线钡餐透视检查，可见阑尾不充盈或充盈不全，管腔不规则，72小时后管腔仍有钡剂残留。

治疗原则：确诊后手术切除阑尾，并行病理学检查证实此诊断。

# 练习题

## 【A1 型题】

1. 急性阑尾炎最典型的症状是（　　　）
   A. 转移性脐周疼痛　　　　B. 转移性右下腹痛　　　C. 固定性脐周疼痛
   D. 固定性右下腹痛　　　　E. 腹痛位置无规律

2. 老年人急性阑尾炎的特点是（　　　）
   A. 体温明显升高
   B. 腹部体征典型
   C. 临床表现重而病理改变轻
   D. 临床表现轻而病理改变重
   E. 临床表现及病理改变均不典型

3. 急性阑尾炎最重要的体征是（　　　）
   A. 直肠右前方触痛　　　　B. 腰大肌试验阳性　　　C. 结肠充气试验阳性
   D. 闭孔内肌试验阳性　　　E. 右下腹固定压痛

4. 阑尾手术切口的标志点是（　　　）
   A. 麦氏点　　　　　　　　B. 华氏点　　　　　　　C. 墨氏点
   D. 雷氏点　　　　　　　　E. 左氏点

5. 麦氏点的位置是（　　　）
   A. 左髂前上棘与脐连线中外 1/3 交界处
   B. 右髂前上棘与脐连线中外 1/3 交界处
   C. 左髂前上棘与脐连线中内 1/3 交界处
   D. 右髂前上棘与脐连线中内 1/3 交界处
   E. 右髂前上棘与脐连线中外 2/3 交界处

6. 阑尾炎症可引起（　　　）
   A. 小肠脓肿　　　　　　　B. 结肠脓肿　　　　　　C. 胰腺脓肿
   D. 门静脉炎和肝脓肿　　　E. 脾脓肿

7. 小儿阑尾炎的特点是（　　　）
   A. 病情进展缓慢　　　　　B. 不易发生穿孔　　　　C. 并发症发生率低
   D. 右下腹体征不典型　　　E. 不发生高热

8. 妊娠期阑尾炎的特点是（　　　）
   A. 体温无明显增高　　　　B. 呕吐不明显　　　　　C. 压痛点上移
   D. 中毒症状不明显　　　　E. 腹部体征明显

9. 急性阑尾炎术后给予半卧位的主要目的，不包括（　　　）

    A. 有利于呼吸　　　　　　　B. 预防肠粘连　　　　　　　C. 有利于减轻切口张力

    D. 有利于腹腔引流　　　　　E. 腹腔渗液积聚于盆腔

## 【A2 型题】

10. 患者，男，38 岁，因阑尾炎急性发作 1 小时入院。入院后腹痛曾有短暂缓解，以后又呈持续性剧痛，目前该患者最可能的病理类型是（　　　）

    A. 单纯性阑尾炎　　　　　　B. 化脓性阑尾炎　　　　　　C. 坏疽性阑尾炎

    D. 穿孔性阑尾炎　　　　　　E. 阑尾周围脓肿

11. 患者，女，35 岁，诊断为"阑尾周围脓肿"。拟行阑尾切除术，请问应在患者体温正常后的多长时间进行（　　　）

    A.1 个月后　　　　　　　　　B.2 个月后　　　　　　　　　C.3 个月后

    D.4 个月后　　　　　　　　　E.5 个月后

12. 患者，男，25 岁，因转移性右下腹疼痛入院，诊断为急性阑尾炎。急诊开腹阑尾切除术，术后可有效预防肠粘连发生的护理措施是（　　　）

    A. 早期下床活动　　　　　　B. 半卧位　　　　　　　　　　C. 深呼吸

    D. 观察腹部情况　　　　　　E. 加强营养

## 【A3 型题】

（13～15 题共用题干）

患者，女，22 岁，自诉疼痛始于上腹及脐周，位置不定，以后疼痛逐渐转移至右下腹，并出现全腹持续性疼痛。体征：体温 39.5℃，脉搏 124 次 / 分钟，血压 106/75mmHg，右下腹压痛、反跳痛、肌紧张，肠鸣音消失。闭孔内肌试验阳性。血白细胞计数 $13.4 \times 10^9$/L，中性粒细胞比例 0.83；腹部 X 线检查见盲肠扩张及气液平面。急诊手术治疗。术后第 3 天，患者体温 38.5℃，切口红肿、压痛。

13. 入院时，患者的医疗诊断是（　　　）

    A. 急性单纯性阑尾炎　　　　B. 急性化脓性阑尾炎　　　　C. 坏疽性阑尾炎

    D. 穿孔性阑尾炎　　　　　　E. 急性胰腺炎

14. 患者术后的并发症是（　　　）

    A. 腹腔内出血　　　　　　　B. 切口感染　　　　　　　　　C. 腹腔脓肿

    D. 盆腔脓肿　　　　　　　　E. 腹腔感染

15. 根据目前该患者情况，最重要的护理措施是（　　　）

    A. 做好生活护理　　　　　　B. 做好引流管护理　　　　　C. 继续静脉输液

    D. 康复知识教育　　　　　　E. 及时更换被渗液污染的敷料

# 第二十三章　大肠肛管疾病患者的护理

## 第一节　直肠肛管良性疾病

直肠肛管良性疾病主要包括痔、直肠肛管周围脓肿、肛瘘、肛裂、直肠脱垂、肛门失禁、直肠肛管狭窄等，具有发病率高、症状反复、对人体影响较小、容易忽视等特点。

**知识链接**

直肠位于盆腔的后部，平骶岬处上接乙状结肠，至尾骨平面与肛管相连。上部直肠与结肠粗细相同，下部扩大成直肠壶腹，直肠长度为12～15cm。

肛管上自齿状线，下至肛门缘，长1.5～2 cm。肛管内上部为移行上皮，下部为角化的复层扁平上皮。肛管被肛管内、外括约肌所环绕，平时呈环状收缩封闭肛门。

直肠与肛管的交界线，称为齿状线。齿状线上下的组织结构、血液供应、神经支配和淋巴回流都不同：①齿状线以上的组织结构为柱状上皮构成的黏膜；齿状线以下为鳞状上皮构成的皮肤。②齿状线以上受自主神经支配，痛觉不敏感；齿状线以下受脊髓神经支配，痛觉敏感。③齿状线以上血供来自直肠上、下动脉，其静脉回流到门静脉；齿状线以下的血供来自于肛管动脉，静脉回流入下腔静脉。直肠肛管有两个静脉丛：直肠上静脉丛，位于齿状线以上，经直肠上静脉、肠系膜下静脉，回流到门静脉；直肠下静脉丛，位于齿状线以下，汇集成直肠下静脉和肛管静脉，分别通过髂内静脉和阴部内静脉回流入下腔静脉。④齿状线以上的淋巴回流主要入腹主动脉旁或髂内淋巴结；齿状线以下注入腹股沟淋巴结和髂外淋巴结。恶性肿瘤淋巴转移时有重要的参考意义（图 23-1）。

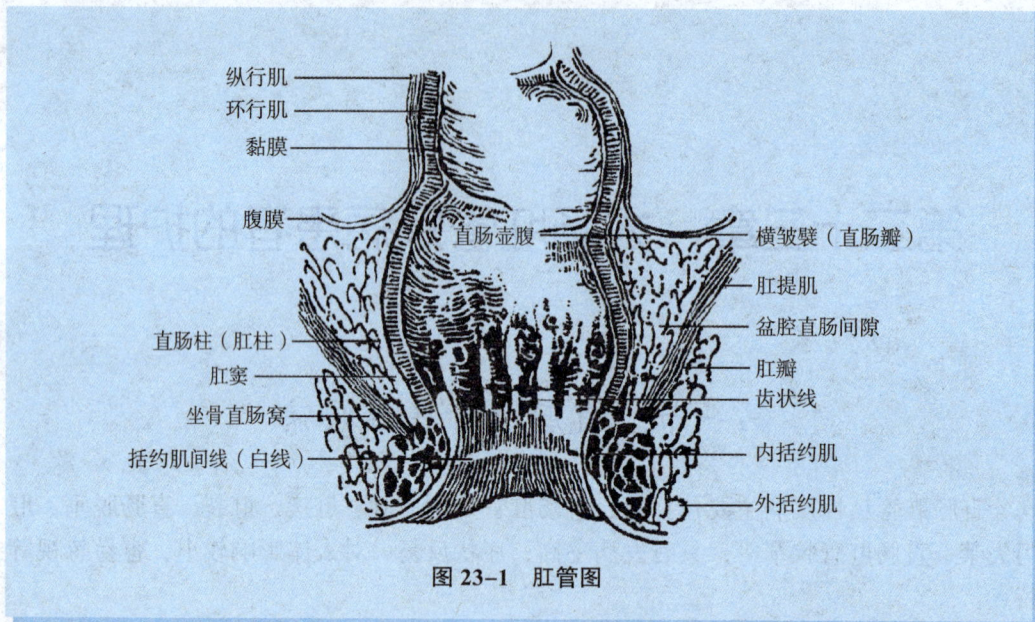

图 23-1 肛管图

## 一、痔

痔是直肠上、下静脉丛在齿状线附近瘀血扩张、迂曲而形成的静脉血管团。按其发生部位,可分为内痔、外痔和混合痔。发生在齿线以上的叫内痔,发生在齿线以下的叫外痔,横跨齿线上下的叫混合痔(图 23-2)。外痔根据性质不同又分为结缔组织外痔、静脉曲张性外痔、炎性外痔和血栓外痔。

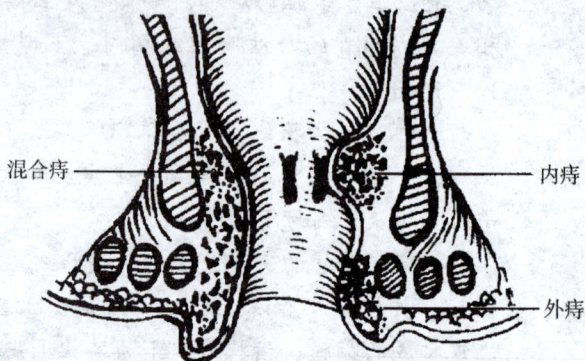

图 23-2 痔疮分类

【病因与发病机制】

痔形成的原因很复杂,一般认为是多种原因长期作用的结果。

**1. 静脉曲张学说** 痔的形成主要因静脉扩张、瘀血所致。直肠上静脉属门静脉系统,因无静脉瓣而使血液不易回流;再因直肠上下静脉丛管壁薄、位置浅、末端直肠黏膜组织松弛,使静脉缺乏支撑而易瘀血和扩张。而直肠肛管位于腹腔最下部,很多因素均可导致静脉回流受阻而形成痔,如长期坐位、便秘、排尿困难、腹腔或盆腔肿块压迫、门静脉高压等。长期饮酒、进食刺激性食物可致局部充血、炎性病变,导致静脉壁组织纤维化,失去弹性,更易瘀血、扩张形成痔。

**2. 肛垫下移学说** 肛垫是位于直肠末端黏膜下的一层特殊组织,在胎儿时形成,是由平滑肌、结缔组织及静脉丛构成的复合体。位于肛管的左侧、右前、右后三个区域,突向肛管内，起协调排便、完善肛门闭合的作用。反复便秘、腹压增高可使肛垫向下移位，肛垫内纤维间隔逐渐松弛甚至断裂，而导致肛垫回缩作用减弱甚至不能回缩；若同时有静脉回流受阻因素存在，如腹腔静脉受压、门静脉压力升高，则引起肛垫内静脉丛瘀血、扩张、融合而形成痔。

【临床表现】

**1. 内痔**　是直肠上静脉丛曲张形成的静脉团块，表面为直肠黏膜覆盖。常位于截石位的 3、7、11 点处，其主要临床表现有：

（1）便血　无痛性、间歇性、便后有鲜红色血是其特点，也是内痔或混合痔早期常见的症状。便血多因粪便擦破黏膜或排便用力过猛，引起扩张血管破裂出血。轻者多为大便或便纸上带血，继而滴血，重者为喷射状出血，便血数日后常可自行停止，这对诊断有重要意义。便秘、粪便干硬、饮酒及食刺激性食物等都是出血的诱因。若长期反复出血，可出现贫血，临床并不少见。

（2）痔块脱垂　常是晚期症状，多先有便血后有脱垂。因晚期痔体增大，逐渐与肌层分离，排便时被推出肛门外。轻者只在大便时脱垂，便后可自行回复；重者需用手推回；更严重者是稍加腹压即脱出肛外，以至咳嗽、行走等腹压稍增时，痔块就能脱出，回复困难，无法参加劳动。有少数患者诉述脱垂是首发症状。

（3）疼痛　单纯性内痔无疼痛，少数有坠胀感。当内痔或混合痔脱出嵌顿，出现水肿、感染、坏死时，则有不同程度的疼痛。

（4）瘙痒　晚期内痔、痔块脱垂及肛管括约肌松弛，常有分泌物流出，由于分泌物刺激，肛门周围往往有瘙痒不适，甚至出现皮肤湿疹，患者极为不适。

临床分度或分期：

Ⅰ度（一期）：排便时出血，痔块不脱出肛门。

Ⅱ度（二期）：排便时痔块脱出肛门，排便后自行回纳。

Ⅲ度（三期）：痔脱出于肛门，需用手辅助才可回纳。

Ⅳ度（四期）：痔块长期脱出于肛门外，不能回纳或回纳后又立即脱出。

**2. 外痔**　位于齿状线以下，是直肠下静脉丛曲张形成的静脉团块，表面为肛门皮肤覆盖。外痔根据病理可分为以下几种：

（1）血栓性外痔　是外痔最常见的一种，常因便秘、排便、咳嗽、用力过猛或持续剧烈运动后，肛缝静脉破裂，血液在肛缘皮下形成圆形或卵圆形血块，但也可以是无原因的自发性破裂。主要表现：患者突觉肛缘出现一肿块，由于血块将肛门皮肤与皮下组织分开，引起剧痛，行走不便，坐立不安，疼痛在发病后 48 小时最剧烈，数日后疼痛减轻，肿块变软，逐渐消散。检查：早期在肛缘皮肤表面可见一暗紫色圆形硬结，界线清楚、较硬、压痛明显。血块可破溃自行排出，伤口自愈或形成脓肿和肛瘘。

（2）结缔组织外痔　简称皮垂，大小形状不等，可以单个或多发。常是血栓性外痔或肛门手术的后遗症，多无明显症状，偶有瘙痒、下坠及异物感，如有炎症则感疼痛。

（3）静脉曲张性外痔　为肛门皮下静脉曲张形成的软性肿块。表现为肛门部肿胀不适，发展缓慢，如有并发症，可出现疼痛、出血。检查见肛门处有肿块、质软，皮下有曲张的静脉。

（4）炎性外痔　为肛门部皮褶发生炎症、水肿。表现为局部红肿、疼痛。检查时有触痛，局部充血水肿，并有少量分泌物。

**3. 混合痔**　是齿状线上下同一痔区的肛垫肥大，相互吻合，括约肌间沟消失，上下连成一个整体。临床表现具有内痔和外痔两种特征，有的单发于右前、右后或左中，有的呈环状，形成环状混合痔。

## 【治疗要点】

治疗原则是无症状者无须治疗；有症状痔的治疗目标在于减轻及消除症状。

1. 首选非手术治疗，血栓性外痔经局部热敷、外敷消炎止痛后，疼痛缓解则不手术。嵌顿性痔初期，应尽早手法还纳痔核。

2. 注射疗法：在痔基底部的黏膜下注射消痔灵或 5% 石炭酸植物油或 5% 鱼肝油酸钠等硬化剂，使痔及痔块周围产生无菌性炎症反应，痔内静脉闭塞、纤维增生而使痔块萎缩。适用于单纯性内痔。

3. 胶圈套扎疗法：将特制的有弹性胶圈套至痔的根部，阻断痔的血供，使其缺血、坏死、脱落乃至创面愈合的一种方法。适用于一、二、三期内痔。

4. 手术治疗：适用于三期以上的内痔、混合痔、外痔，病程较长、出血严重或非手术治疗效果不佳者。常用的手术方法有痔结扎术、痔切除术和血栓外痔剥离术等。

## 二、肛裂

肛裂是肛管全层破裂，呈梭状溃疡的病症。发病率仅次于痔，占直肠肛管良性疾病的第二位。发病年龄以 20～30 岁的青壮年多见，女性略多于男性。肛裂好发于肛门的前后方，两侧少见。

## 【病因病理】

肛裂的解剖学基础为肛门外括约肌在肛管后部和前部不如两侧坚固，容易损伤，肛管后正中线血供缺乏、弹性较小，因而容易造成肛裂。

便秘是主要病因，长期便秘致大便坚硬、排便用力过大时，易导致肛管皮肤撕裂，再继发感染而逐渐形成溃疡。部分患者因肛窦炎向下蔓延形成肛管皮下脓肿破溃而发展为肛裂。肛管慢性炎症，纤维组织增生，形成硬结，妨碍括约肌松弛，使肛管容易受损伤破裂。直肠异物、扩肛方法不当、肛门手术、分娩、先天性肛门狭窄、直肠结肠炎、结核等也可导致肛裂。肛裂溃疡面因肛管括约肌的痉挛和粪便的摩擦而不易愈合。

## 【临床表现】

**1. 疼痛**　典型的肛裂疼痛是周期性疼痛，排便时痛，便后疼痛逐渐停止或减轻（间歇期），继之因肛门内括约肌的痉挛收缩，患者又感到剧烈疼痛。疼痛的程度和持续时间随肛裂裂口的大小和深浅的不同而有轻有重（图23-3）。

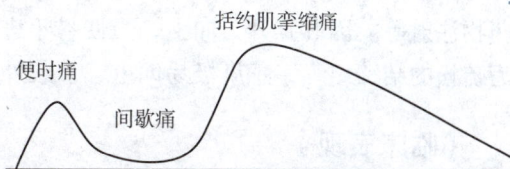

图23-3　肛裂周期性疼痛

**2. 出血**　血色鲜红，大多为手纸染血或粪便带血，少数可呈滴血。

**3. 便秘**　大便干结常为肛裂病因，肛裂形成后，因恐惧排便时疼痛，而有意地推迟排便时间，减少排便次数，使大便更为干硬，更易引起裂伤，形成恶性循环。

**4. 肛门瘙痒**　由于裂口溃疡面或皮下瘘管的分泌物，或肛门腺体流出的分泌物，刺激肛缘皮肤引起肛门湿疹和肛门搔痒。自觉肛门常潮湿不爽，并可使皮肤伴有表浅裂口或皮损。

**5. 肛裂三联征**　急性肛裂可见肛裂边缘整齐，基底红色，无瘢痕形成；慢性肛裂可见肛裂底深而不整齐，较硬，基底苍白，裂口上端的肛乳头因水肿而肥大，裂口下端皮肤因血液、淋巴回流受阻形成一袋状皮下垂称前哨痔。梭形裂口、肛乳头肥大、前哨痔常同时并存，称肛裂三联征（图23-4）。

**6. 全身症状**　剧烈的疼痛可加重患者精神负担，并影响休息，引起神经衰弱。有的患者会因恐惧排便，有意减少进食量，久而久之，可引起轻度贫血和营养不良。妇女可出现月经不调，腰、骶部疼痛。肛裂感染期可有发热、肿痛和流脓血等。

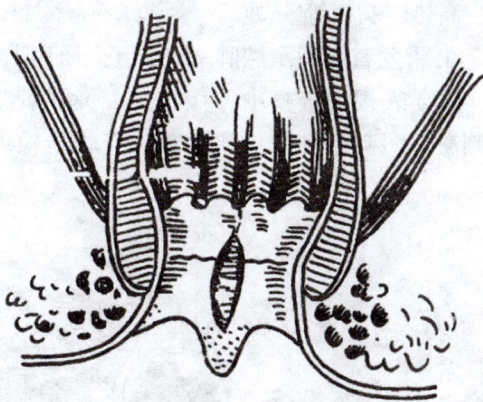

图23-4　肛裂三联征

【治疗要点】

**1. 非手术治疗**　用通便药物、缓泻剂软化大便，保持大便通畅；1∶5000高锰酸钾溶液局部坐浴；解除肛门括约肌痉挛，缓解疼痛，中断恶性循环，促进局部创面愈合。

**2. 手术治疗**
（1）肛裂切除术：切除肛裂边缘、前哨痔及肥大的乳头。
（2）肛管内括约肌切断术。

## 三、直肠肛管周围脓肿

【病因病理】

本病最常见原因为肛腺炎，也可继发于肛周软组织间隙感染、损伤、内痔、肛裂、药物注射等。因肛腺开口向上，粪便易于进入或损伤肛窦而致感染，同时直肠肛管间隙为疏松的结缔组织，感染极易向上、下或外侧蔓延，形成不同部位的脓肿。

【临床表现】

本病临床表现与一般化脓感染相同，但因脓肿深浅不同，表现有所差异。脓肿位置越深，全身症状越重。

**1. 肛门周围脓肿**　以肛旁皮下脓肿最常见，局部表现突出，全身表现不明显。发病时，肛周持续性疼痛或跳痛，局部表现为红肿、触痛，脓肿形成后有波动感。

**2. 坐骨肛管间隙脓肿**　位于肛提肌以下，肛管与坐骨结节之间。发病时，肛管内胀痛，并常伴有反射性膀胱痉挛而致排尿困难。晚期患侧肛周皮肤发红、触痛明显。直肠指检可发现肛管内有局部隆起，压痛明显或有波动感。患者全身感染症状较重，可有畏寒、高热、头痛等表现。

**3. 骨盆直肠间隙脓肿**　位于肛提肌以上、盆腔腹膜以下。因位置深，局部症状不明显，主要表现为全身中毒症状。因炎症刺激，患者常有排便时坠胀感、频繁便意等直肠刺激征，甚至排尿排便困难。直肠指检可发现患侧肠壁隆起，有压痛或波动感（图23-5）。

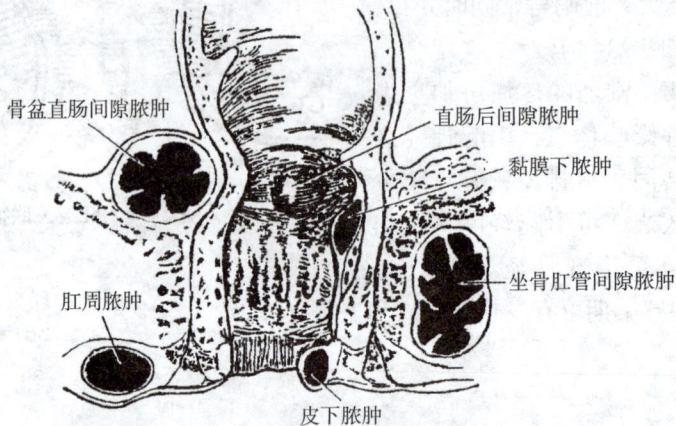

图 23-5　直肠肛管周围脓肿

【治疗要点】

脓肿尚未形成时，可应用抗生素、温水坐浴、局部理疗等非手术治疗。一旦脓肿形成，即应手术切开引流。

## 四、肛瘘

肛管或直肠因病理原因形成的与肛门周围皮肤相通的一种异常管道，称为肛管直肠瘘，简称肛瘘（anal fistula）。其特征为瘘管内口多位于肛窦内，管道穿过肛门直肠周围组织，外口位于肛周皮肤，经常有脓性分泌物由外口流出，常因外口闭合而致局部肿痛；继而在原外口处或附近重新溃破出脓，如此反复发作，经久不愈。肛瘘是常见的肛门直肠疾病，发病高峰年龄在 20～40 岁。男性多于女性，男女之比为 5:1～6:1。

### 【病因病理】

本病多为直肠肛管周围脓肿的后遗症引起，肛瘘与肛周脓肿分别属于肛周间隙化脓性感染的两个病理阶段，急性期为肛周脓肿，慢性期为肛瘘。少数因结核，也可因肛管创伤感染引起。

典型的肛瘘由内口、外口和瘘管三部分组成。肛瘘形成后，由于原发感染灶的继续存在和脓液引流不畅，导致肛瘘不能自行愈合或形成多发性瘘管。

### 【分类】

肛瘘的分类方法较多，常用的有以下两种（图 23-6）：

**1. 按瘘口和瘘管的多少分类**　①单纯瘘：只有一个瘘管。②复杂瘘：有多个瘘口或瘘管。

**2. 按瘘的部位分类**　①低位瘘：瘘管位于外括约肌深部以下。②高位瘘：瘘管位于外括约肌深部以上。

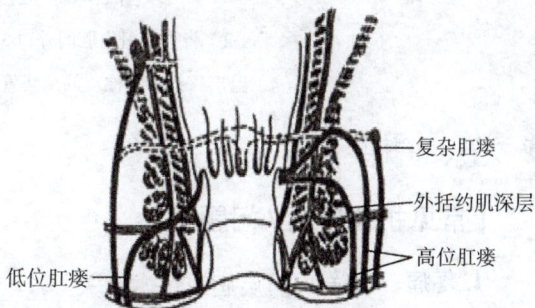

复杂肛瘘
外括约肌深层
高位肛瘘
低位肛瘘

**图 23-6　肛瘘分类**

### 【临床表现】

1. 肛周皮肤上有一个或多个外口，呈红色乳头状隆起或肉芽组织突起，挤压外口时有脓性或血性分泌物排出。

2. 疼痛：若瘘管引流通畅，一般不感疼痛，仅感觉在外口部位发胀不适，行走时加重。

3. 瘙痒：肛门周围皮肤因分泌物的经常刺激，感觉潮湿瘙痒，甚至引起肛门湿疹。

4. 排便不畅：一般肛瘘不影响排便，高位复杂性肛瘘或马蹄形肛瘘，因慢性炎症刺激，引起肛管直肠环纤维化，或瘘管围绕肛管，形成半环状纤维素环，影响肛门括约肌的舒缩，可出现排便不畅。

### 【辅助检查】

直肠指检可触及较硬的条索状瘘管和硬结样内口。指检不能确定时，可用白湿纱布填入肛管至直肠下端，由外口注入亚甲蓝溶液，然后抽出纱布，观察纱布条染色部位，以判断内口位置。碘油瘘管造影可明确瘘管走向。

### 【治疗要点】

瘘管不能自愈，处理原则是切开或切除瘘管，敞开创面，促进愈合。

**1. 肛瘘切开术**　适用于低位瘘管。

**2. 肛瘘切除术**　适用于低位单纯性瘘管。

**3. 挂线疗法**　适用于高位单纯性瘘管，可避免术后肛门失禁（图 23-7）。

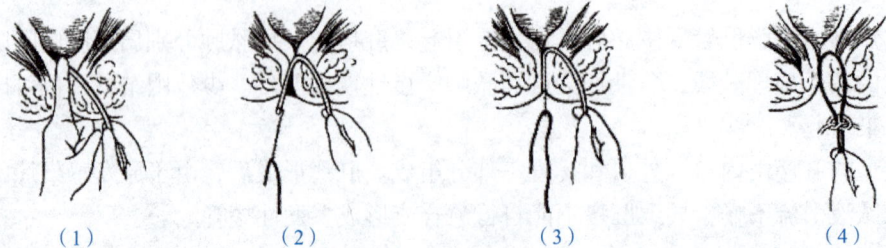

图 23-7　肛瘘挂线疗法

（1）插入探针；（2）将探针引出肛门外；（3）探针前端捆上丝线并接上一橡皮筋；

（4）退出探针，将橡皮筋从瘘管带出，提起拉紧，以线结扎

## 五、护理

【常见护理诊断 / 问题】

**1. 疼痛、瘙痒**　与疾病或手术有关。

**2. 便秘**　与惧怕疼痛、饮水及纤维素摄入不足有关。

**3. 潜在并发症**　尿潴留、出血、感染、肛门失禁、肛门狭窄。

【护理措施】

**1. 一般护理**

（1）饮食　多进食蔬菜、水果以及富含纤维素的食物，每天保证足够的水分摄入，以利排便。避免进食刺激性食物，如饮酒、辛辣食物等。

（2）保持大便通畅　养成定时排便习惯，避免排便时间过长。对于习惯性便秘者，增加粗纤维食物，每天口服适量蜂蜜。若不缓解，可服缓泻剂如液体石蜡、蓖麻油等，必要时也可用肥皂水 500~1000mL 灌肠排便。

（3）坚持保健活动　长期站立或久坐工作者，要适当活动和做缩肛运动，促进肠蠕动和肛门括约肌的舒缩功能。

（4）指导患者肛门坐浴　因肛门坐浴有增加血供、促进炎症吸收、缓解括约肌痉挛、减轻疼痛、清除分泌物、保持肛门清洁等作用，所以是直肠肛管疾病常用的辅助治疗方法。患者可采用温开水溶液或 1:5000 高锰酸钾溶液坐浴，水温 40℃~45℃，将肛门会阴部全部浸泡其中。若采用高度适宜的坐浴盆，可维持较长时间坐浴。每天 1~2次，每次坐浴时间应不少于 20 分钟，每次排便后增加 1 次。对于年老体弱者，坐浴结束后应予以搀扶，以免跌倒。

**2. 术前护理**

（1）术前 3 天进少渣饮食，术前 1 天晚餐进流质。

（2）术前 3 天每晚坐浴，清洁肛门、会阴部。已婚女患者冲洗阴道。

（3）遵医嘱，术前 3 天口服肠道杀菌剂、泻药，术前晚及术日晨行清洁灌肠。因灌肠增加痛苦，故肛裂患者不宜灌肠。

（4）术日晨禁食。

### 3. 术后护理

（1）体位　取侧卧或仰卧位，仰卧患者，臀下垫气圈以免伤口受压。

（2）观察　术后 12 小时内密切观察生命体征、伤口敷料有无渗血、患者排便情况。

（3）饮食　术后第 1 天可进流质饮食，术后 2～3 天进少渣饮食，以后逐渐过渡到普食。

（4）控制排便　术后 2 天内服用阿片酊，限制排大便，以保护伤口，减轻疼痛。3 天后应保持大便通畅。若有便秘，可口服液体石蜡或其他缓泻药，但禁忌灌肠。

（5）伤口护理　肛门部手术后，伤口多不缝合，需每日换药。每次大便后坐浴，然后更换敷料。肛瘘切除术患者换药时，要使伤口深部能充分引流，以防止外口过早缩小或残留无效腔；肛瘘挂线疗法患者，应注意保持橡皮筋的张力，若有松动应及时调整；脓肿引流术后，当日若敷料浸湿，只更换外层敷料，次日起每天更换敷料及引流物，保持有效引流。

（6）止痛　肛管手术后因括约肌痉挛，或肛管内敷料填塞过多、过紧而加剧伤口疼痛。术后 1～2 天内应适当给予止痛剂，并在术后首次排便前再用 1 次。若发现肛管内敷料填塞过紧，应予以松解。如无出血危险，可用温水坐浴、局部热敷，或涂消炎止痛膏，以缓解括约肌痉挛。

### 4. 并发症的观察与护理

（1）尿潴留　患者常因麻醉、伤口疼痛、肛管内填塞敷料过紧或体位不适应引起尿潴留。若有发生，可采用热敷、按摩、诱导排尿、止痛或改变体位等方法处理。若是肛管内敷料填塞过紧引起，应及时取出填塞的敷料。上述方法无效时，应采取导尿。

（2）出血　少量渗血不易发现，当出血量大且积聚在直肠内时，患者可出现面色苍白、出冷汗、头昏、心慌、脉速等内出血表现，并有肛门下坠胀痛和急迫排便感，甚至排出大量鲜血和血块，严重者可发生失血性休克。此时应立即静脉快速补液，同时通知医生及时处理。

（3）肛门狭窄　术后应观察有无排便困难、大便变细现象。为防止肛门狭窄，术后 5～10 天内进行扩肛。用食指套上指套，涂以液体石蜡后，插入直肠停留数分钟以扩张肛管，每日 1 次。已发生狭窄者，术后应定期扩肛，每天或隔日 1 次，坚持 3～6 个月。

（4）大便失禁　若术后肛门松弛，甚至大便失禁者，应尽早指导患者做缩肛运动。让患者自行收缩和舒张肛门各 5 秒，如此反复共做 5 分钟，每日 2～3 次。

## 【健康指导】

1. 保持大便通畅，多吃蔬菜、水果，忌食辛辣食物和饮酒。大便干结者多饮水，服用缓泻药帮助通便。

2. 出院后若创面未完全愈合，每次排便后仍需坐浴。

3. 若出现排便困难，应及时去医院就诊，有肛门狭窄者定期扩肛 3～6 个月。

4. 坚持保健活动，长期站立或久坐工作者，工作期间应适当活动和做缩肛运动。

# 第二节　大肠癌

大肠癌是常见的恶性肿瘤，包括结肠癌和直肠癌。大肠癌的发病率从高到低依次为直肠、乙状结肠、盲肠、升结肠、降结肠及横结肠。近年有向近端（右半结肠）发展的趋势。发病年龄趋老年化，男女之比为 1.65：1。

### 知识链接

大肠是人体消化系统的重要组成部分，为消化道的下段，成人大肠全长约 1.5m，起自回肠，包括盲肠、升结肠、横结肠、降结肠、乙状结肠和直肠六部分。全程形似方框，围绕在空肠、回肠的周围。

## 【病因】

**1. 遗传因素**　主要的遗传性疾病为遗传性非息肉病性大肠癌（HNPCC）和家族性腺瘤性息肉病（FAP），二者均为常染色体显性遗传性疾病。

**2. 饮食因素**　高动物蛋白、高脂肪和低纤维饮食是结直肠癌高发的因素，缺乏微量元素也是危险因素之一。钙离子可与脂质结合抑制脂肪酸和胆酸，对肠道上皮起保护作用，长期低钙饮食容易引发大肠肿瘤。

**3. 环境因素**　工业废水、废气、废渣排放超标等因素，与大肠癌的发病呈正相关。另外，吸烟也是引起大肠癌的危险因素之一。

**4. 疾病因素**　主要与慢性溃疡性结肠炎、息肉病、腺瘤等有关。

**5. 其他因素**　缺乏体力活动、久坐的职业人员与从事高强度体力工作者的结肠癌发病率有显著差异。超重和肥胖也被认为是结肠癌的危险因素。另外，大便习惯、大便量、肠腔细菌也可能与大肠癌的发生有关。

## 【病理】

大肠癌绝大多数为单发，但 4% 可多发。根据 1982 年全国大肠癌病理研究协作组提出的标准，大肠癌的病理分型如下：

**1. 大体分型**

（1）**早期大肠癌**　指癌肿限于大肠黏膜和黏膜下层，以及无淋巴结转移者，又可分为息肉隆起、扁平隆起、扁平隆起伴溃疡 3 型。

（2）中、晚期大肠癌　可分为 4 型：①肿块型：肿瘤向肠腔突出，呈结节状、息肉状或菜花状隆起。切面见肿瘤组织呈灰白或灰黄色，均质，较硬，浸润浅表而局限（图23-8）。②溃疡型：表现为中央凹陷，表面隆起，一般深达肌层，又有局限和浸润之分。恶性程度较高，为大肠癌常见类型（图23-9）。③浸润型：肿瘤向肠壁各层浸润，使局部肠壁增厚，表面无明显溃疡或隆起，常伴明显纤维增生，致使肠壁变硬、肠管周径缩小而形成狭窄（图23-10）。

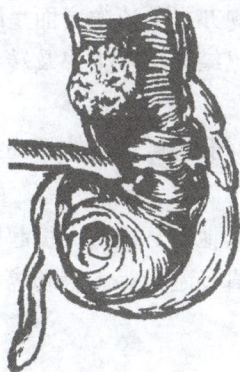

图 23-8　肿块型大肠癌　　　图 23-9　溃疡型大肠癌　　　图 23-10　浸润型大肠癌

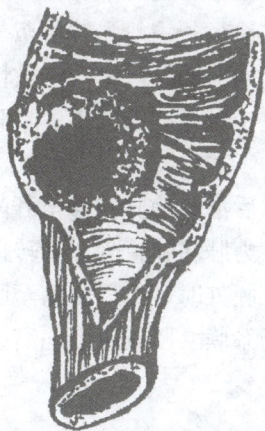

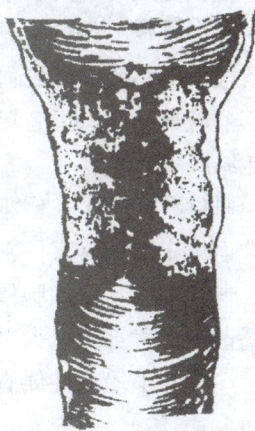

### 2. 组织学分型

（1）管状腺癌　最常见，占 66% ~ 80%。癌组织主要由腺管状结构组成。

（2）黏液腺癌　占 16% 左右，癌组织中出现大量黏液为其特征，黏液可积聚在细胞内或细胞外，前者黏液将细胞核挤到一侧形成"印戒细胞"；后者黏液分布在癌细胞间，形成黏液池。黏液腺癌生长较慢，但局部淋巴结转移多见，预后较差，术后易复发。

（3）乳头状腺癌　少见，约占 5%。癌细胞组成乳头状结构，分化程度不一，分化好的癌细胞多呈高柱状，形态接近正常的大肠上皮细胞；分化差的癌细胞为低柱状、立方或多边形；介于二者之间的为中度分化癌细胞。

（4）未分化癌　很少见，仅占 1.6% 以下。癌组织呈弥漫性浸润，不形成腺管样结构。常侵入淋巴管或小静脉，预后很差。

（5）其他　鳞状细胞癌，占 1% 左右；腺鳞癌，较罕见，占 0.6%。

### 3. 病理分期

有 TNM 分期法和改良的 Dukes 分期法，后者分期的原则与前者相同，但更简化，应用更方便。根据我国对 Dukes 法的补充，将结肠癌分为 4 期：

A 期：癌灶局限于肠壁，根据浸润深度可分为：① $A_0$：病变限于黏膜层（原位癌）。② $A_1$：病变侵及黏膜下层。③ $A_2$：病变侵及肠壁肌层。

B 期：病变侵及浆膜或周围组织和器官，但尚可一起做整块切除，无淋巴转移。

C 期：癌灶浸润肠壁的任何一层，同时有结肠旁或系膜旁淋巴结转移。

D 期：伴远处脏器转移（如肝、肺、骨、脑等处转移）或伴远处淋巴转移（如锁骨上淋巴结转移等），或伴腹腔内广泛播散，无法全部切除者。

## 【转移途径】

**1.直接浸润** 大肠癌的直接蔓延是循肠壁内淋巴管纵轴的垂直方向发展，即沿着肠管周径并向深层浸润，平行肠管长轴方向的扩散较少，很少超越肿瘤上、下缘 2～3cm 以外。直接蔓延可以突破浆膜层而侵入邻近器官。

**2.淋巴转移** 是最常见的转移途径，一般先转移至与肠管平行的淋巴结，再沿供应病变肠段的肠系膜血管到血管蒂起始部的淋巴结。少数情况下，亦可不依次序而呈跳跃式转移。晚期结肠癌患者可出现左锁骨上淋巴转移。直肠癌淋巴结转移发生率及转移程度，比结肠癌严重。

**3.血行转移** 多在侵犯小静脉后沿门静脉转移至肝内，并经肝静脉进入体循环扩散至其他血供丰富的器官。常见部位为肝和肺，骨和脑转移少见。

**4.腹腔种植** 癌细胞侵犯至浆膜外时，可以脱落至腹腔内其他器官表面，引起腹腔种植播散。好发部位有大网膜、肠系膜、膀胱直肠陷窝、子宫直肠陷窝等。直肠癌种植转移较少见，上段癌灶偶有发生。

## 【临床表现】

大肠癌早期无症状，或症状不明显，仅感腹部不适、消化不良、大便潜血等。随着癌肿发展，症状逐渐出现，表现为大便习惯改变、腹痛、便血、腹部包块、肠梗阻等，伴或不伴贫血、发热和消瘦等全身症状。肿瘤因转移、浸润可引起受累器官的改变。大肠癌因其部位不同而表现出不同的临床症状及体征。

**1.右半结肠癌** 主要症状为食欲不振、恶心、呕吐、贫血、疲劳、腹痛。右半结肠癌导致缺铁性贫血。右半结肠因肠腔宽大，肿瘤生长至一定体积才会出现腹部症状，这也是肿瘤确诊时，分期已属较晚的主要原因之一。

**2.左半结肠癌** 左半结肠肠腔较右半结肠肠腔窄，左半结肠癌更容易引起完全或部分性肠梗阻，导致大便习惯改变，出现便秘、便血、腹泻、腹痛、肠痉挛、腹胀等。带有新鲜出血的大便表明肿瘤位于左半结肠末端或直肠。确诊常早于右半结肠癌。

**3.直肠癌** 早期表现为便血，其次为排便习惯的改变及梗阻。癌肿部位较低、粪块较硬者，易受粪块摩擦引起出血，多为鲜红或暗红色，不与成形粪便混合或附于粪便表面，易误诊为"痔"出血。病灶刺激和肿块溃疡的继发性感染，不断引起排便反射，易被误诊为"肠炎"或"菌痢"。癌肿环状生长者，导致肠腔缩窄，早期表现为粪柱变形、变细，晚期表现为不全性肠梗阻。

## 【辅助检查】

本病强调早期诊断，对中年或中年以上的患者（尤其是家族大肠癌或有肠息肉者），凡近期出现原因不明的血便或排便习惯的改变，或原因不明缺铁贫血时，应该首先考虑本病的可能。

**1.粪便检查**　粪便隐血试验对本病的诊断虽无特异性，但方法简便易行，可作为普查筛选手段，或可提供早期诊断的线索。

**2.直肠指诊**　我国下段的直肠癌远比国外多见，约77.5%，因此绝大部分直肠癌可在直肠指诊时触及。

**3.钡灌肠 X 线检查**　病变在乙状结肠上段或更高位置者，须进行 X 线钡剂灌肠检查。普通钡灌肠 X 线检查对较小的大肠癌容易漏诊，最好采用气钡双重造影，可提高诊断的正确率，并显示癌肿的部位与范围。

**4.纤维结肠镜检查**　可清晰地观察全部结肠，并可在直视下钳取可疑病变进行病理学检查，有利于早期及微小结肠癌的发现与癌的确诊，是大肠癌最重要的检查手段。常用的乙状结肠镜管长30cm，可直接发现肛管、直肠和乙状结肠中段以下的肿瘤。

**5.血清癌胚抗原（CEA）测定**　在大肠癌患者血清中，可以检测到癌胚抗原（CEA），这是一种糖蛋白，常出现于恶性肿瘤患者血清中，并非大肠癌的特异相关抗原，故血清 CEA 测定对本病的诊断不具有特异性。但用放射免疫法检测 CEA，做定量动态观察，对判断大肠癌治疗效果与监测术后复发有一定意义。

**6.其他检查**　直肠内超声扫描可清晰显示直肠肿块范围、大小、深度及周围组织情况，并可分辨直肠壁各层的微细结构，检查方法简单，可迅速提供图像，对选择手术方式、术后随访有一定帮助。CT 检查对了解肿瘤肠管外浸润程度以及有无淋巴结或肝脏转移有重要意义，对直肠癌复发的诊断较为准确。

## 【治疗要点】

目前大肠癌的治疗是采用在手术基础上辅助以化疗、放疗、同步放化疗、生物治疗和中医药治疗等在内的一系列综合治疗手段。

**1.手术**　目前手术是大肠癌最根本的治疗方法，若早发现即行手术治疗，能降低死亡率，提高5年生存期。一经确诊若适合手术就应该及早手术，特别是早期，甚至可以做局部切除手术；如果肿瘤侵犯比较深，则需要做术前的放疗或者化疗，然后再行手术治疗（特指直肠癌）；对于大多数结肠癌，都可以做手术切除，除非肿瘤侵犯大血管或者已大范围的转移。

（1）**结肠癌根治性手术**　①右半结肠切除术：切除范围包括升结肠、盲肠、右半横结肠及回肠末段15～20cm，同时清扫腹腔淋巴。②横结肠切除术：切除横结肠及部分升、降结肠，并清扫淋巴。③左半结肠切除术：切除横结肠左半、降结肠、部分乙状结肠，并清扫淋巴。④乙状结肠癌根治术：切除整个乙状结肠加部分或全部的降结肠或部分直肠，同时清扫淋巴。

（2）**直肠癌根治手术**　①局部切除术：适用于瘤体局限于黏膜或黏膜下层、分化程度高的直肠癌。②经腹会阴联合直肠癌根治术（Miles 手术）：适用于腹膜反折以下的直肠癌。切除范围包括乙状结肠远端、直肠、肠系膜下动脉及其区域淋巴结、肛管及肛门周围3～5cm 的皮肤、皮下组织及全部肛门括约肌，于左下腹行永久性乙状结肠单腔造口（图 23-11）。③经腹直肠癌切除术（Dixon 手术）：适用距齿状线 5cm 以上的直肠癌，要求远端切缘距癌肿下缘 2cm 以上。由于吻合口位于齿状线附近，在术后的一段时期内患者出现便次增多，排便控制功能较差（图 23-12）。④经腹直肠癌切除、近端造口、远端封闭术（Hartmann 手术）：适用于因全身一般情况很差，不能耐受 Miles 手术或因急性梗阻不宜行 Dixon 手术的直肠癌患者（图 23-13）。

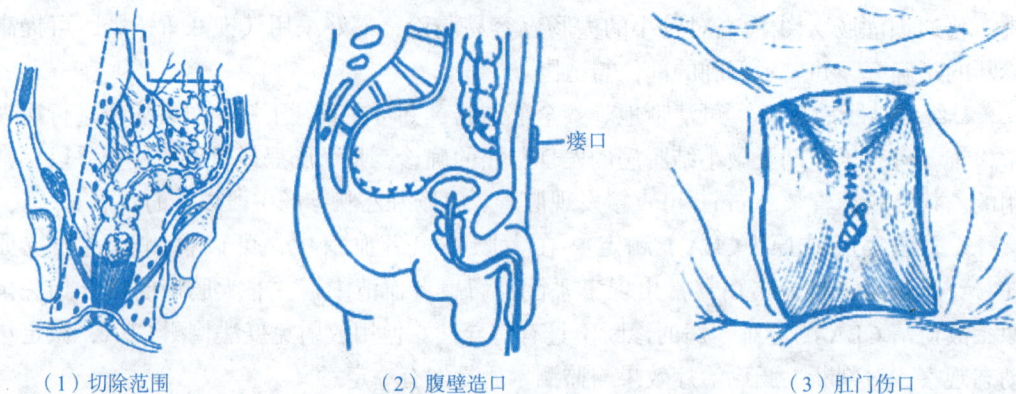

（1）切除范围　　　　　　　（2）腹壁造口　　　　　　　（3）肛门伤口

**图 23-11　Miles 手术**

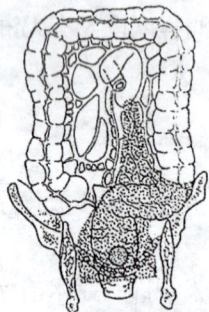

**图 23-12　Dixon 手术**　　　　　　**图 23-13　Hartmann 手术**

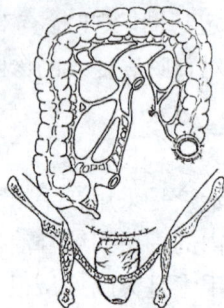

（3）**姑息手术**　适用于有远处转移的晚期患者、局部癌肿能切除者。可做癌肿肠段的局部切除；不能切除者，为解除梗阻可做短路手术或行近端结肠造口术。

**2. 化疗**　也是大肠癌治疗的较好手段，分为术前化疗、术中化疗、术后化疗。

（1）**术前化疗**　术前化疗又被称为新辅助化疗，可以降低癌细胞的生命力，使局部肿瘤缩小，利于手术操作，减低转移率和复发率。

（2）**术中化疗**　又可称之为腹腔化疗，即术中行腹腔区域性给药。术后腹腔转移是肠癌术后转移及复发的重要原因，腹腔化疗可以获得远远高于经静脉或口服途径可得到的药物浓度，而且不良反应较少。

（3）**术后化疗**　目前的治疗方案均以 5- 氟尿嘧啶（5-FU）作为基础，其静脉化疗效果比口服化疗更有优势。

**3. 放疗**　可在手术前或中或后进行，复发者也可放疗。如果发生骨转移，可对转移部位放疗，起到止痛、杀癌细胞作用。

**4. 生物治疗** 随着分子生物学及基因工程技术的不断发展，生物免疫学逐渐发展成为一种新的治疗模式。常见的靶向药物包括西妥昔单抗、贝伐单抗和帕尼单抗。通过基因工程的方法校正或修复缺陷基因，选择性的过度表达某些基因，改变某些细胞的生物学特性等方法使之产生抗肿瘤作用。

**5. 中医药** 在减轻西医治疗后发生的毒副反应等方面效果极佳，很多患者都是在中药的"保驾"之下顺利完成放化疗的。在已完成手术、放化疗后，选择中药能控制复发转移，扶正与驱邪同时应用。

## 【护理诊断/问题】

**1. 焦虑** 与对癌肿的恐惧和结肠造口带来的不便有关。

**2. 疼痛** 与癌肿刺激和并发肠梗阻有关。

**3. 潜在并发症** 感染、出血、吻合口瘘。

## 【护理措施】

**1. 术前护理**

（1）**心理护理** ①通过与患者交流，正确评估患者心理状态，并进行有针对性心理疏导。针对焦虑的原因，做好安慰解释工作，简介治疗过程，介绍术后局部护理技巧，消除手术顾虑。必要时可请已手术患者现身说法。②需做永久性人工肛门时，会给患者带来生活上不便和精神上的负担，应关心患者，讲明手术的必要性，使其能以最佳心理状态接受手术治疗。

（2）**加强营养，纠正贫血，增强机体抵抗力** 尽量给予高蛋白、高热量、高维生素、易于消化的少渣饮食，以增加对手术的耐受力。

（3）**术前准备** 需行肛管直肠全切患者术前3天用1∶5000的高锰酸钾温水坐浴，女患者行阴道冲洗。

（4）**一般护理** 与腹部普通肠道手术前的准备工作相同。术日晨置胃管，涉及肛管直肠手术患者需置尿管。

（5）**肠道准备** 术前清洁肠管，是大肠手术必不可少的重要准备。保持肠道的清洁可减少术中污染，有利于吻合口愈合，防止术后腹胀和切口感染。

1）传统肠道准备法：①饮食：术前3天给予半流质饮食，术前2天流质饮食。②口服泻药：术前3天番泻叶6g代茶饮，或术前2天口服硫酸镁15～20mg或蓖麻油30mL，每天上午1次。③口服肠道不吸收抗生素：如卡那霉素1g，每天2次；甲硝唑0.4g，每天4次；同时补充维生素K。④清洁灌肠：术前2天晚肥皂水灌肠，术前1天晚清洁灌肠，术日晨不再灌肠。

2）全肠道灌洗法：术前12～14小时开始服用37℃等渗平衡电解质液，总计6000mL，3～4小时内完成。年老体弱、心肾功能不良或肠梗阻者不宜使用。

3）口服甘露醇肠道准备法：术前1日午餐后0.5～2小时内口服5%～10%的甘露

醇 1500mL。心肾功能不全或术中使用电刀者禁用。

**2. 术后护理**

（1）一般护理　与腹部手术后常规护理相同。

（2）结肠造口护理

①造口开放前护理：用生理盐水或油纱布敷在外露肠管的表面，表层敷料浸湿后及时更换，防止感染；置有造口引流管者，术后及时将引流管接于床旁引流瓶中，并保持通畅；观察造口肠管的血运情况及有无回缩。如有肠管回缩、苍白或瘀血情况，及时通知医生，应警惕肠管回缩入腹腔、出血、坏死的发生。

②造口开放后护理：体位：造口一般于术后 2～3 天开放，开放后患者取造口方侧卧位。保护伤口：用塑料薄膜将腹壁切口与造口隔开，以防流出的粪液污染伤口，导致感染。

③保护造口周围皮肤：对造口周围皮肤上的污物，要及时清洗，必要时可在皮肤上涂抹氧化锌软膏进行保护。

④正确使用造口袋：造口袋（肛袋）与造口对准贴紧，袋囊朝下，并用弹性腰带固定；当造口袋内容物达 1/3～1/2 时，及时更换造口袋。换下的造口袋可用中性洗涤剂和清水洗净或用 1/1000 的氯己定（洗必泰）溶液浸泡 30 分钟，清洗后将造口袋擦干、晾干备用。

⑤训练定时排便：瘘口开放后，每天可定时向造瘘口内插入肛管注入 500mL 生理盐水，养成定时排便习惯。当大便成形和养成定时排便后，患者可以在排便后，用棉垫将人工肛门盖好，再用腰带或绷带固定，就可参与一般正常生活。

⑥预防造口狭窄：造口拆线后，每日扩张造口 1 次，防止狭窄。

⑦饮食指导：注意饮食卫生，避免腹泻；调节饮食结构，避免便秘；避免进食产气或有刺激性气味的食物。

⑧指导患者及家属参与造口护理：通过介绍造口术的重要性及其他患者的现身说法，促使患者以积极的态度对待造口护理；向患者及家属宣传造口护理中的注意事项；教导患者及家属护理造口的正确步骤。

（3）Miles 手术后护理

1）Miles 手术后患者不宜过早半卧位，以免致脏器下垂。

2）引流管护理：①胃管：胃肠功能恢复后拔出。②尿管：术后 5～7 天拔出。拔管前 1～2 天试夹管，每 4 小时开放 1 次，以训练膀胱的舒缩功能。排尿功能正常，方能拔管。③会阴引流管：术后行负压吸引，保持通畅，术后 5～7 天拔出。

3）会阴切口护理：对腹部会阴联合直肠癌根治术患者，应注意观察会阴伤口情况，若有敷料浸湿及时更换。拔除引流管后，若遗留窦道可行坐浴及换药，并用过氧化氢溶液冲洗窦道。

（4）加强基础护理　对危重患者和老年患者，要加强基础护理，防止肺部感染、压疮和泌尿系感染。

（5）并发症的预防和处理　①切口感染：术后保持伤口的清洁、干燥，如有污染或浸湿及时更换；观察有无伤口感染的表现。如有持续发热和伤口疼痛，提示伤口感染，应仔细观察伤口，并行相应处理。②吻合口瘘：术后 7～10 小时禁止灌肠，以免影响吻合口愈合，诱发吻合口瘘；术后注意观察腹部情况。如有腹痛、腹膜刺激征出现，要警惕肠瘘发生。

## 【健康指导】

1. 向患者及家属宣传大肠癌的病因及预防知识。

2. 维持足够营养饮食，但应忌刺激性食物。结肠造口患者对可致排便次数增加的食物应少食。

3. 向患者宣传综合治疗的重要性，告知复诊具体时间。

4. 嘱造口术患者应注意观察造口排便通畅情况。如有狭窄或排便困难，及时到医院就诊。

5. 避免过度增加腹压，以免引起人工肛门的黏膜脱出。

6. Dixon 术后排便次数增多、排便控制功能较差患者，指导做缩肛运动。

# 练习题

## 【A1 型题】

1. 肛裂常发生在肛管的（　　　）
    A. 前正中位　　　　　　B. 左侧位　　　　　　C. 右侧位
    D. 后正中位　　　　　　E. 左前位

2. 直肠癌的早期症状是（　　　）
    A. 骶尾部剧痛　　　　　B. 便秘或大便变细　　C. 便血
    D. 排尿不畅或疼痛　　　E. 下腹胀痛

3. 下列哪型大肠癌导致肠管环状狭窄与梗阻（　　　）
    A. 肿块型　　　　　　　B. 溃疡型　　　　　　C. 浸润型
    D. 腺癌　　　　　　　　E. 黏液癌

4. 直肠癌根治术后，人工肛门开放初期，患者宜采取的体位是（　　　）
    A. 左侧卧位　　　　　　B. 右侧卧位　　　　　C. 平卧位
    D. 俯卧位　　　　　　　E. 仰卧中凹位

## 【A2 型题】

5. 刘先生，用力排便后出现肛门剧痛，无便血。检查见肛管皮下暗紫色肿块，有触痛。首先考虑的是（　　　）
    A. 嵌顿性内痔　　　　　B. 血栓性外痔　　　　C. 肛旁皮下脓肿
    D. 肛裂　　　　　　　　E. 直肠息肉

6. 胡先生，25 岁，用力排便时，肛门有一肿物脱出，不能回缩，伴有疼痛，且便后肛门滴血，张先生患的是（　　　）

  A. 肛裂       B. 肛瘘       C. 直肠息肉（无蒂）

  D. 直肠肛管周围脓肿   E. 内痔嵌顿

7. 张女士，30 岁，因便秘，排便时用力过猛，在肛门后正中央处，出现便时和便后的剧烈疼痛，粪便表面有鲜血，王女士患的是（　　　）

  A. 肛裂       B. 肛瘘       C. 直肠息肉（无蒂）

  D. 直肠肛管周围脓肿   E. 内痔嵌顿

8. 男，63 岁，结肠癌肠切除手术后 7 天未排便，下列哪项措施错误（　　　）

  A. 鼓励起床活动    B. 甘油栓剂通便    C. 肥皂水灌肠

  D. 增加饮水      E. 暂可不予处理

9. 女，59 岁，大肠癌手术后 3 天，针对人工肛门的护理，错误的是（　　　）

  A. 造瘘口可在术后 2~3 日开放

  B. 起初粪便稀薄，次数较多，故应取右侧卧位

  C. 稀便对皮肤有刺激作用，应及时更换敷料，并用凡士林纱布覆盖造瘘口，周围皮肤用氧化锌软膏加以保护

  D. 以后粪便逐渐变稠，只用清水洗净皮肤，保持局部干净即可

  E. 后期教会患者自己照顾造瘘口和人工肛门袋使用法

【A3 型题】

（10~12 题共用题干）

男，70 岁，长时间大便干燥，近 2 周来，排便时疼痛伴出血。经检查，肛管皮肤全层裂开，形成溃疡，诊断为肛裂。采用坐浴等非手术治疗。

10. 该患者做直肠肛管检查时最合适的体位是（　　　）

  A. 蹲位       B. 左侧卧位     C. 右侧卧位

  D. 膝胸位      E. 截石位

11. 该患者肛门坐浴的水温应为（　　　）

  A. 20℃~26℃    B. 30℃~36℃    C. 40℃~46℃

  D. 50℃~56℃    E. 60℃~66℃

12. 上述患者的有关处理哪项不妥（　　　）

  A. 避免辛辣食物    B. 少吃水果     C. 服缓泻剂

  D. 避免肛门指检    E. 外用消炎软膏

（13~15 题共用题干）

女，63 岁，右下腹及脐周隐痛 3 年，渐渐消瘦，近 2 月常现低热。体格检查发现右下腹可触及一 6cm×4cm 大小包块，较硬，尚可推动，压痛，锁骨上及腹股沟区均触及肿大淋巴结，结合其他诊断，该患者确诊为右侧结肠癌。

13. 该患者可能伴随的其他症状是（　　　）

  A. 恶心、呕吐　　　　　B. 贫血、低热　　　　　C. 尿频、尿痛

  D. 肠梗阻、绞痛　　　　E. 疼痛向右肩部放射

14. 行根治性手术，手术范围应该是（　　　）

  A. 右半横结肠、升结肠、盲肠

  B. 全部横结肠、升结肠、盲肠

  C. 右半横结肠、升结肠

  D. 右半横结肠、升结肠、盲肠以及 15～20cm 回肠末端

  E. 以上都不对

15. 该患者术前包括（　　　）

  A. 心理护理　　　　　　　B. 加强营养，纠正贫血　　C. 肠道准备

  D. 备皮、置胃管等一般护理　　　　　　　　　E. 以上均是

# 第二十四章　肝外科疾病患者的护理

## 第一节　肝脓肿

肝脏受感染后形成的脓肿，称为肝脓肿（liver abscess），属于继发感染性疾病。一般根据病原菌的不同分为细菌性肝脓肿和阿米巴性肝脓肿。

**知识链接**

　　肝脏是人体内最大的实质性器官，呈一不规则楔形，右侧钝厚而左侧扁薄，分为脏、膈两面。正常成人重 1200～1500g，大部分位于右上腹部的膈下和季肋深面，正常情况下不能触及。肝脏以正中裂为界分为左、右两半，又以叶间裂为界分为左外、左内、右前、右后和尾状叶等（图 24-1）。肝脏主要具有分泌、代谢、解毒、灭活、免疫等生理功能。

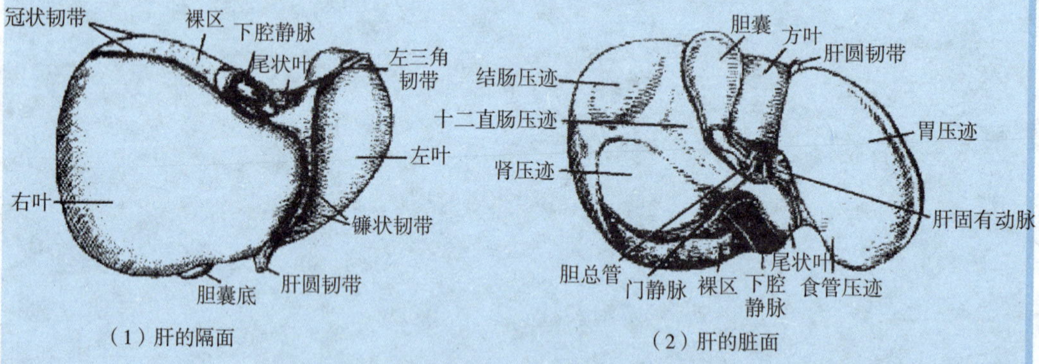

（1）肝的膈面　　　　　　　　（2）肝的脏面

**图 24-1　肝外观**

### 一、细菌性肝脓肿

　　细菌性肝脓肿（bacterial liver abscess）指化脓性细菌引起的肝内化脓性感染。最常见的致病菌为大肠杆菌、金黄色葡萄球菌，其次为链球菌、类杆菌属等。

## 【病因病理】

细菌主要通过以下几种途径侵入肝脏导致细菌性肝脓肿：

**1.胆道系统**　是最主要的入侵途径和最常见的病因，胆道疾患并发急性化脓性胆管炎时，细菌沿胆管上行、感染肝脏而形成肝脓肿，常为多发性，以左外叶最多见。

**2.肝动脉**　体内任何部位的化脓性病变，如肺炎、骨髓炎等，病原菌均可随肝动脉入侵，继而在肝内形成多发性脓肿，多见于右肝或累及全肝。

**3.门静脉系统**　化脓性阑尾炎、痔核感染等可引起门静脉属支的血栓性静脉炎及脓毒栓子脱落经门静脉入肝，引起散在多发性小脓肿。

**4.淋巴系统**　肝脏毗邻部位的感染，如膈下脓肿或肾周脓肿等，细菌可经淋巴入侵肝脏。

**5.肝脏开放性损伤**　细菌直接从伤口侵入肝脏。

**6.其他**　隐源性感染、免疫功能低下、全身代谢性疾病等也是发病的重要因素。

## 【临床表现】

**1.症状**

（1）寒战和高热　是最常见的早期症状，体温可高达39℃～40℃，一般为稽留热或弛张热，伴脉快、多汗等。

（2）肝区疼痛　大多数患者出现肝区持续性胀痛或钝痛，可伴有右肩牵涉痛或胸痛。

（3）全身及消化道症状　由于细菌毒素吸收及全身消耗，患者常有乏力、食欲减退、恶心、呕吐；少数患者可有腹泻、腹胀及顽固性呃逆等症状，常在短期内呈现严重病容。

**2.体征**　最常见为肝脏肿大和肝区压痛，右下胸部和肝区有叩击痛。若脓肿位于肝前下缘比较表浅部位，右上腹有明显触痛及肌紧张；巨大的肝脓肿可使右季肋呈饱满状态，甚至局限性隆起，皮肤呈凹陷性水肿。严重者可出现黄疸，病程较长者，常伴有贫血。

## 【辅助检查】

**1.实验室检查**

（1）血白细胞计数升高，中性粒细胞可高达90%以上，有中毒颗粒和核左移现象；有时红细胞比容下降。

（2）肝功能检查可有轻度异常。

**2.影像学检查**

（1）X线检查　肝阴影增大，右膈肌抬高、活动受限。

（2）B超检查　有助于明确脓肿的部位、大小及数量。

（3）CT、MRI检查　对诊断肝脓肿有帮助。

**3.诊断性穿刺** 在 B 超引导下行诊断性穿刺，抽出脓液即可确诊，涂片检查可发现病原菌。

【 治疗要点 】

**1.非手术治疗**

（1）全身支持疗法 纠正水、电解质、酸碱失衡；必要时输新鲜血，以改善肝功能和增强机体抵抗力。

（2）应用抗生素 大剂量、联合应用抗生素。首选氨苄西林加氨基糖苷类抗生素，也可根据细菌培养及药敏试验的结果选择有效抗生素。

（3）穿刺引流 在 B 型超声引导下穿刺抽脓，并置导管冲洗、引流。

（4）中医中药治疗 属于辅助性治疗，以清热解毒为主，常选用五味消毒饮或柴胡解毒汤等。

**2.手术治疗**

（1）脓肿切开引流术 适用于较大的脓肿，估计有穿破可能或已并发腹膜炎、脓胸以及胆源性胰腺炎者。常用的手术途径有经腹腔切开引流术和经腹膜外切开引流术（图 24-2）。

（2）肝叶切除术 适用于经久不愈或肝叶功能已丢失者。

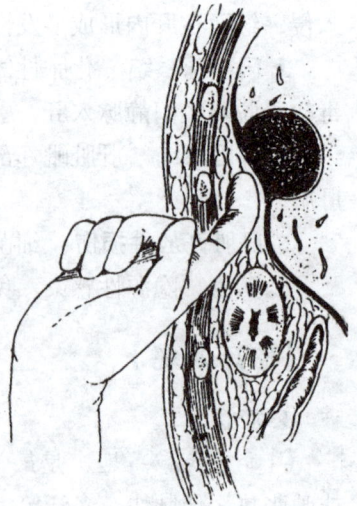

图 24-2 经腹膜外途径引流肝右叶后侧的脓肿

## 二、阿米巴性肝脓肿

阿米巴性肝脓肿（amebic liver abscess）是肠道阿米巴病最常见的并发症，发生率为 1.8%~20%。脓肿绝大多数为单发。

【 病因病理 】

机体或肠道抵抗力降低时，阿米巴原虫侵入肠壁，形成溃疡。原虫再从溃疡处经门静脉、淋巴管或直接侵入肝脏，并不断分泌溶组织酶，导致肝细胞坏死、液化及脓肿形成。阿米巴性肝脓肿常见于肝右叶顶部，大多数为单发性的大脓肿。

【 临床表现 】

细菌性肝脓肿和阿米巴性肝脓肿鉴别（表 24-1）。

表 24-1　细菌性肝脓肿和阿米巴性肝脓肿鉴别

| | 阿米巴肝脓肿 | 细菌性肝脓肿 |
|---|---|---|
| 病史 | 继发于阿米巴痢疾 | 继发于胆道感染或其他化脓性感染 |
| 症状 | 可有高热，或不规则热、盗汗 | 症状严重，全身中毒症状明显，有寒战、高热 |
| 体征 | 肝大显著，可有局限性隆起 | 肝大不显著，一般多无局限性隆起 |
| 病程 | 起病缓慢，病程长 | 起病急骤 |
| 脓肿 | 较大、多单发，常见于肝右叶 | 较小，常为多发脓肿 |
| 血液检查及粪便检查 | 白细胞计数可升高。若无继发细菌感染，血细菌培养阴性，血清学阿米巴抗体监测阳性，粪便中可找到阿米巴滋养体 | 白细胞计数及中性粒细胞明显升高，血液细菌培养可阳性，粪便检查无特殊表现 |
| 脓液穿刺检查 | 棕褐色脓液，无臭，镜检可发现阿米巴滋养体，若无细菌感染，涂片和培养无细菌 | 黄白色脓液，涂片和培养可发现细菌 |
| 诊断性治疗 | 抗阿米巴药物治疗有效 | 抗阿米巴药物治疗无效 |

## 【治疗要点】

**1. 非手术治疗**　主要为抗阿米巴药物（甲硝唑、氯喹、依米丁）治疗；必要时反复穿刺抽脓；加强营养支持。

**2. 手术治疗**

（1）经皮肝穿刺置管闭式引流：适用于病情重、脓腔较大者，或经非手术治疗脓腔未见缩小者，可行套管针穿刺留置导管做闭式引流。

（2）手术切开引流。

（3）肝叶切除术。

## 三、护理

### 【常见护理诊断/问题】

**1. 体温过高**　与肝脓肿及其产生的毒素吸收有关。

**2. 营养失调：低于机体需要量**　与分解代谢增加有关。

**3. 疼痛**　与肝包膜张力增加有关。

**4. 潜在并发症**　休克、膈下脓肿、胸腔内感染、腹膜炎等。

### 【护理措施】

**1. 手术前及非手术治疗的护理**

（1）疼痛护理　协助患者取舒适体位，以缓解疼痛；指导应用放松技巧，如按摩、深呼吸等；适当采用分散注意力的简单方法，如听音乐、数数等；必要时，遵医嘱给予镇痛药物。

（2）高热护理　保持病室空气新鲜，定时通风；多饮水或静脉补液，以维持体液平衡；给予物理（酒精擦浴等）或药物降温，并动态监测体温的变化；遵医嘱及时、足量、合理地应用抗生素。

（3）营养支持　鼓励患者多食高热量、高蛋白、富含维生素和膳食纤维的食物；必要时可反复多次输血或输注白蛋白制剂，以纠正低蛋白血症，改善肝功能，提高机体抵抗力。

（4）病情观察　密切监测生命体征及腹部体征的变化。若病情加重，应立即通知医生，并积极配合处理。

**2. 手术后护理**

（1）体位　脓肿切开引流术后，协助患者取半卧位，以利于引流和呼吸；肝叶切除术后，若病情平稳，可改为半卧位。

（2）引流管护理　妥善固定，防止受压、滑脱；定时更换引流袋，防止逆行感染；严格遵守无菌操作原则；准确记录引流液的色泽、性状、数量；脓腔引流液少于10mL时，可拔出引流管。

（3）切口护理　保持局部敷料清洁干燥；注意切口有无红肿、渗血、渗液等，若发现异常情况，及时给予针对性处理。

（4）防治感染　遵医嘱应用广谱抗生素及抗阿米巴药物，并注意观察药物的疗效及不良反应。

（5）营养支持　静脉补液，维持水、电解质及酸碱平衡；必要时，遵医嘱静脉输血或输注白蛋白制剂，提高机体抵抗力，促进患者早日康复。

## 【健康指导】

**1. 术前宣教**　加强疾病相关知识的宣教，提高患者及家属对治疗方式、手术类型及康复技能的认知程度，减轻患者的焦虑与担忧，保持情绪稳定。

**2. 术后指导**

（1）讲解术后体位引流的重要性，提高遵医行为。

（2）说明安置各种引流管的目的、注意事项及引起的不适。

（3）强调保肝治疗的重要性，提高机体抵抗力。

**3. 出院指导**　鼓励患者多进高热量、高蛋白、富含维生素和膳食纤维的食物；指导患者及家属识别体温异常的表现，并教会高热的家庭护理方法。

**4. 定期复诊**　告之急救电话号码、紧急就诊的途径与方法。

# 第二节　肝　癌

肝肿瘤（tumor of the liver）分为良性和恶性两种。良性肿瘤较少见，恶性肿瘤分为原发性肝癌和继发性肝癌。

## 一、原发性肝癌

原发性肝癌（primary liver cancer）是指发生于肝细胞和肝内胆管上皮细胞的癌，是我国常见的恶性肿瘤之一。高发于东南沿海地区，可发生于任何年龄，以 40～49 岁男性多见。

### 【病因】

原发性肝癌的病因和发病机制迄今未明。目前认为主要与下列因素有关：

**1.病毒性肝炎**　研究表明，HBsAg 阳性者其肝癌发病的危险性 10 倍于 HBsAg 阴性者。临床上，肝癌患者常有急性肝炎→慢性肝炎→肝硬化→肝癌的病史。

**2.饮水污染**　污水中已发现有数百种致癌或促癌物质，如氯乙烯、苯并芘、六氯苯等。各种水源与肝癌发病的关系依次为：塘水＞灌溉水＞河水＞井水。

**3.黄曲霉毒素**　我国肝癌高发于温湿地带，与进食含黄曲霉毒素高的食物有关。黄曲霉毒素主要来源于霉变的玉米和花生等。

**4.其他**　肝癌还有明显的家族聚集性；亚硝胺、肥胖、烟酒等与肝癌发病也有关。

### 【分类】

**1.按形态分类**

（1）结节型　最多见，常为单个或多个大小不等结节散布于肝内，肿瘤直径＜5cm，多伴有肝硬化。

（2）块状型　常为单发，肿瘤直径＞5cm；肿瘤直径＞10cm 者称为巨块型，易出血、坏死，但肝硬化程度较轻。

（3）弥漫型　最少见，结节大小均等，呈灰白色密布全肝。

（4）小肝癌型　单个癌结节最大直径＜3cm，多个癌结节数目＜2 个。

**2.按组织学分类**　按组织病理学可分为肝细胞型、胆管细胞型和混合型，最常见的是肝细胞型，约占 90%。

### 【转移途径】

**1.血行转移**　肝内血行转移最早，也最常见，可侵犯门静脉并形成瘤栓；肝外转移，以肺转移率最高，其次为骨、脑等。

**2.淋巴转移**　主要累及肝门淋巴结，其次为胰周、腹膜后、主动脉旁和锁骨上淋巴结。

**3.种植转移**　偶尔发生，癌细胞脱落可发生腹腔、盆腔种植转移。

**4.直接蔓延**　一般较少发生邻近脏器的直接浸润，但偶尔也可直接蔓延、浸润至邻近组织器官，如膈、胃、结肠等。

## 【临床表现】

### 1.症状

（1）肝区疼痛 半数以上患者肝区疼痛为首发症状，多呈间歇性或持续性隐痛、刺痛或胀痛，夜间或劳累时加重。主要是由于肿瘤迅速生长，使肝包膜张力增加所致。

（2）消化道症状 患者食欲减退、恶心、呕吐、腹胀、腹泻等，易被忽视。

（3）全身症状 早期一般无特异性表现，可有原因不明的持续性低热或不规则发热；晚期体重呈进行性下降，可伴有贫血、黄疸、腹水、皮下出血及恶病质等。

### 2.体征
肝脏肿大为中、晚期肝癌的主要体征。肝脏呈进行性肿大、表面高低不平、质地较硬、有明显结节或肿块。癌肿位于肝右叶顶部者，肝浊音界上移，有时膈肌固定或活动受限，甚至出现胸水。晚期患者，可伴有黄疸和腹水。

### 3.其他
可有癌旁综合征的表现，如低血糖、红细胞增多症、高胆固醇血症及高钙血症；如发生肺、骨、脑等远处转移，还可呈现相应部位的临床症状。

## 【辅助检查】

### 1.实验室检查

（1）甲胎蛋白（AFP）测定 对诊断肝细胞癌有相对专一性，阳性率为70%左右，是目前诊断原发性肝癌最常用、最重要的方法，常用于普查。

（2）血清酶学测定 肝癌患者血清中的碱性磷酸酶、$\gamma$-谷丙氨酰转肽酶（$\gamma$-GT）及其同工酶Ⅱ等均可高于正常，但由于缺乏特异性，多作为辅助性检查。

### 2.影像学检查

（1）B超检查 可显示肿瘤的部位、大小、形态及肝静脉或门静脉有无栓塞，能发现直径为2cm或更小的病变，诊断率达90%以上。

（2）X线检查 腹部透视或摄片可见肝阴影扩大。

（3）CT和MRI检查 可检出直径1.0cm左右的小肝癌，诊断率达90%以上。

（4）放射性核素断层扫描（ECT） 可分辨直径为1~2cm的病变。

（5）选择性腹腔动脉或肝动脉造影 属于创伤性检查。肝动脉造影阳性率可达90%以上，小肝癌的阳性率也可达80%左右。

### 3.肝穿刺活组织检查
多在B超引导下行细针穿刺活检，具有确诊的意义，但有出血、感染等危险。

## 【治疗要点】

### 1.手术治疗
是目前治疗肝癌最有效的方法。

（1）肝切除术 主要术式有肝部分切除、肝叶切除或半肝切除术等。主要适用于全身状况良好、重要脏器功能无严重障碍、肝功能代偿良好者；第一、第二肝门及下腔静脉未受侵犯者。

（2）手术不能切除的肝癌 可做液氮冷冻、激光气化或肝动脉结扎、动脉插管，以备术后做局部化疗。

（3）根治术后复发的肝癌　在病灶局限、患者尚能耐受手术的情况下，可再次施行手术治疗。

（4）肝移植　原发性肝癌是肝移植的适应证之一，但因远期疗效不理想，一般不考虑。

**2. 非手术治疗**

（1）B超引导下穿刺肿瘤行微波、射频或注射无水酒精治疗　主要适用于癌肿较小、不宜手术切除者，特别是肝切除术后早期肿瘤复发者。

（2）化学药物治疗　原则上不做全身化疗。经剖腹探查发现癌肿不能切除或肿瘤姑息切除术后治疗，可经肝动脉或腹腔插管对瘤体灌注化疗药物，常用5-氟尿嘧啶、丝裂霉素、阿霉素等联合应用；还可经门静脉插管或肝动脉、门静脉双重插管化疗。

（3）放射治疗　适用于一般情况较好，肝功能尚佳，尚无远处转移，癌肿较局限而又不能手术切除者；或术后复发者。常用$^{60}$钴、深部X线或其他高能射线照射。

（4）生物治疗　主要是免疫治疗，常用制剂有卡介苗、转移因子及干扰素等，可与化疗等联合应用。

（5）中医中药治疗　根据病情，采用辨证施治、攻补兼治的原则，以改善全身情况，提高抗病能力。

## 二、继发性肝癌

继发性肝癌（secondary liver cancer）是指人体其他部位的恶性肿瘤经门静脉、肝动脉或淋巴转移至肝脏而发生的肿瘤，又称转移性肝癌。继发性肝癌可以是单个或多个结节，弥漫性更多见。癌结节外观呈灰白色、质地较硬、与周围正常组织分界明显，其病理结构和类型与肝外原发肿瘤相似。

### 【临床表现】

继发性肝癌常以原发癌所引起的症状和体征为主要表现，并有肝区痛。往往在体检或剖腹探查时发现癌肿已转移到肝。若原发癌切除后出现肝区间歇性不适或疼痛，应考虑有肝转移。随病情进展，患者可有消瘦、乏力、食欲减退、黄疸和腹水等临床表现。

### 【辅助检查】

1. AFP检测常为阴性，肝功能检查多正常。

2. B超、CT、MRI等影像学检查有重要诊断价值，并能判断病变部位、大小及数量。

### 【治疗要点】

继发性肝癌已属晚期，大多数无手术指征，预后较差。应根据患者的具体病情、耐受程度及原发癌肿的病理性质，制定个体化的综合性治疗方案（参见原发性肝癌）。

## 三、护理

### 【常见护理诊断/问题】

**1. 焦虑、恐惧**　与担忧疾病预后和害怕死亡有关。

**2. 疼痛**　与肝包膜张力增加、手术、介入治疗等有关。

**3. 营养失调：低于机体需要量**　与肿瘤消耗、化疗和放疗等有关。

**4. 潜在并发症**　上消化道出血、膈下积液或脓肿、肝性脑病等。

### 【护理措施】

**1. 术前护理**

（1）心理护理　护士应给予患者针对性的心理疏导，减轻其焦虑、恐惧的心理状况，帮助患者及家属树立战胜疾病的信心，积极配合治疗与护理。

（2）疼痛护理　观察疼痛的部位、性质及持续时间，并根据具体情况，给予不同的止痛措施；协助患者取舒适体位，以缓解疼痛；必要时，遵医嘱给予镇痛药物。

（3）营养支持　宜采用高蛋白、高热量、高维生素、易消化饮食；必要时，遵医嘱给予静脉高营养或补充白蛋白制剂等，以纠正低蛋白血症，提高手术耐受力。

（4）保肝治疗　保证患者充足的睡眠与休息，禁烟酒。遵医嘱给予支链氨基酸治疗，避免巴比妥类、盐酸氯丙嗪等有损肝脏的药物。

（5）病情观察　密切监测意识、生命体征及腹部体征等变化。若出现肝性脑病、膈下积液或脓肿、上消化道出血等并发症征象，应立即通知医师，并积极配合处理。

（6）术前准备　常规备皮、备血、普鲁卡因皮试。肝性脑病者，术前3天进行肠道准备，术前晚清洁灌肠，以预防术后肝性脑病。

**2. 术后护理**

（1）体位　术后患者血压平稳，可给予半卧位；为防止术后肝断面出血，一般不鼓励早期活动；术后24小时内卧床休息，避免剧烈咳嗽，以免引起术后出血。

（2）病情观察　术后48小时内应有专人护理，动态监测神志、生命体征、腹部体征及性格行为等变化；定期复查肝功能及各项生化指标。

（3）切口护理　注意切口有无红肿、渗血、渗液等，若发现异常情况，应立即采取针对性的措施，保持局部敷料清洁干燥，防止切口感染。

（4）引流管护理　肝叶和肝脏局部切除术后需放置双腔引流管。引流管应妥善固定，避免受压、折叠和扭曲，保持引流通畅；严格遵守无菌原则，定时更换引流袋，防止逆行感染；准确记录引流液的色泽、性状、数量；若血性引流液呈持续性增加，应警惕腹腔内出血，及时通知医生，积极配合抢救。

（5）并发症的预防及护理

①膈下积液或脓肿：是肝切除术后严重的并发症之一，多发生在术后1周左右。患者表现为上腹部或右季肋部胀痛、呃逆、脉快、白细胞及中性粒细胞计数升高等。若已

形成膈下脓肿，协助医生行 B 超或超声引导下穿刺抽脓，对穿刺后留置引流管者，应加强引流管的护理。

②肝性脑病：常发生于肝功能失代偿或濒临失代偿的原发性肝癌者。术后应密切监测患者有无肝性脑病的早期症状，若出现性格行为变化，如欣快感、表情淡漠或扑翼样震颤等症状时，立即通知医生；做半肝以上切除者，需间歇吸氧 3～4 天；禁用碱性液灌肠，可用生理盐水或弱酸性液，使肠道 pH 为酸性；应用降血氨药物，如谷氨酸钾或谷氨酸钠静脉滴注；口服新霉素或卡那霉素，以抑制肠道细菌繁殖，减少血氨的产生；给予支链氨基酸注射液静脉滴注；限制蛋白质的摄入量，以减少血氨的来源。

③胆汁漏：常因肝断面小胆管渗漏或胆管结扎线脱落、胆管损伤所致。术后应严密观察患者有无腹痛、发热和腹膜刺激征，切口有无胆汁渗出或（和）腹腔引流液有无胆汁。如发生局部积液，应尽早行 B 超定位穿刺置管引流；如发生胆汁性腹膜炎，应立即手术处理。

（6）肝动脉插管化疗患者的护理　①向患者解释说明肝动脉插管化疗的目的与注意事项。②导管护理：妥善固定导管；保持导管通畅，每次注药后用肝素稀释液（25U/mL）2～3mL 冲洗导管；严格无菌操作原则，防止感染；观察药物的疗效及不良反应，若发生腹痛、恶心、呕吐及食欲不振等反应，应及时给予对症处理。

## 【健康指导】

**1.疾病预防**　注意防治肝炎，禁食霉变食物；肝功能失代偿者，应保持大便通畅，以减少肠道内血氨的吸收，预防肝性脑病。

**2.饮食指导**　饮食以清淡、易消化为宜；多进高热量、高蛋白、富含维生素和膳食纤维的食物；腹水、水肿者，应控制水和钠盐的摄入量；禁忌咖啡、浓茶、辛辣等刺激性食物，以免诱发出血。

**3.心理护理**　给予患者及家属心理支持，帮助他们树立战胜疾病的信心，提高遵医行为，坚持综合治疗；对于肝癌晚期的患者，加强基础护理及精神支持，尽可能让患者平静、舒适地度过生命的最后旅程。

**4.定期复查，及时就诊**　第 1 年 1～2 个月复查 AFP、胸片和 B 超检查 1 次，以便早期发现临床复发或转移迹象；若患者出现体重减轻、出血倾向、黄疸和乏力等症状，应及时就诊。

## 练习题

## 【A1 型题】

1.细菌性肝脓肿最常见的症状是（　　　）

　A.寒战、高热　　　　　　　B.肝区疼痛　　　　　　　C.食欲减退

D. 黄疸　　　　　　　　　E. 肝脏肿块

2. 目前治疗肝癌最有效的方法是（　　　）

A. 基因治疗　　　　　　　B. 中医中药治疗　　　　　C. 放射治疗

D. 手术治疗　　　　　　　E. 化学药物治疗

3. 中、晚期肝癌的主要临床体征是（　　　）

A. 肝区疼痛　　　　　　　B. 肝脏肿大　　　　　　　C. 腹水

D. 黄疸　　　　　　　　　E. 贫血

4. 原发性肝癌最常见的病理类型是（　　　）

A. 块状型　　　　　　　　B. 弥漫型　　　　　　　　C. 结节型

D. 小肝癌型　　　　　　　E. 混合型

5. 原发性肝癌普查的辅助检查方法是（　　　）

A. B 超检查　　　　　　　B. MRI 检查　　　　　　　C. X 线检查

D. CT 检查　　　　　　　E. AFP 测定

## 【A2 型题】

6. 患者，男，42 岁，乙肝病史 8 年余，近日来自觉右上腹胀痛不适。为了进一步明确诊断，首选的检查是（　　　）

A. MRI 检查　　　　　　　B. 肝动脉造影　　　　　　C. B 超检查

D. 核素肝扫描　　　　　　E. 腹腔镜检查

7. 患者，男，57 岁，肝区不适伴乏力，消瘦 2 个月。查体：肝右肋下可及直径约为 3.5cm 的肿物，AFP ＞ 500μg/L。首先应考虑（　　　）

A. 原发性肝癌　　　　　　B. 细菌性肝脓肿　　　　　C. 阿米巴性肝脓肿

D. 肝囊肿　　　　　　　　E. 肝包虫病

8. 患者，男，40 岁，突然寒战、高热，右上腹胀痛，体温 39℃～40℃，呈弛张热。查体：右上腹肌紧张、压痛，肝脏肿大。白细胞计数 $20 \times 10^9$/L，核左移。B 超提示肝内有液性暗区。应首先考虑（　　　）

A. 阿米巴性肝脓肿　　　　B. 细菌性肝脓肿　　　　　C. 急性胆管炎

D. 急性肝炎　　　　　　　E. 急性胆囊炎

9. 肝叶切除术后，若患者出现嗜睡、烦躁不安、黄疸、少尿等。应考虑（　　　）

A. 胆汁性腹膜炎　　　　　B. 膈下脓肿　　　　　　　C. 肝性脑病

D. 内出血　　　　　　　　E. 休克

10. 男，45 岁，已确诊晚期肝癌。突然右上腹疼痛，面色苍白，大汗。最可能发生的情况是（　　　）

A. 急性胆囊炎　　　　　　B. 心肌梗死　　　　　　　C. 急性阑尾炎

D. 肝癌破裂　　　　　　　E. 十二指肠溃疡穿孔

## 【A3 型题】

（11～14 题共用题干）

患者，男，67 岁，近 2 个月来上腹饱胀，食欲下降，右上腹钝痛。B 超示肝右叶门区占位病变，直径约 6.7cm，有少量腹水，肝功能检查：ALT 357U/L，A/G 为 3.54/2.78。

11. 为进一步确诊，首选的检查方法是（    ）

    A. 乳酸脱氢酶测定     B. CT 和 MRI 检查     C. 血清碱性磷酸酶测定

    D. AFP 测定     E. 腹腔镜探查或剖腹检查术

12. 最适宜的治疗方法是（    ）

    A. 手术治疗     B. 基因治疗     C. 免疫治疗

    D. 中医中药治疗     E. 肝动脉插管化疗

13. 行肝叶切除加肝动脉插管化疗。术后早期患者应采取的体位为（    ）

    A. 半卧位     B. 高半卧位     C. 平卧位

    D. 低半卧位     E. 体位不受限制

14. 为防止术后肝性脑病发生应（    ）

    A. 睡眠差时给予镇静药

    B. 口服抗生素，抑制肠道细菌

    C. 体温升高时给予氨基比林降温

    D. 给予高蛋白、高脂肪、富含纤维素饮食

    E. 大便秘结时给予肥皂水灌肠

# 第二十五章 胆道疾病患者的护理

## 第一节 胆石症和胆道感染

胆石症（cholelithiasis）包括发生在胆囊和胆管内的结石。胆道感染（infection of biliary tract）是指胆囊壁和（或）胆管壁受到细菌侵袭而发生的炎症反应。胆石症与胆道感染互为因果关系，胆石症可引起胆道梗阻，梗阻可造成胆汁淤滞、细菌繁殖而致胆道感染；胆道反复感染又是胆石形成的致病因素与促发因素。

**知识链接**

胆道系统包括肝内和肝外胆管、胆囊及 Oddi 括约肌等部分。胆道内胆管起始于肝内毛细胆管，汇集成小叶间胆管、肝段、肝叶胆管和肝内左右肝管。其行经与肝内门静脉和肝动脉分支基本一致，三者由同一结缔组织鞘所包裹。肝外胆管包括左右肝管、肝总管、胆总管、胆囊及胆囊管（图 25-1）。胆道系统具有分泌、贮存、浓缩和输送胆汁的功能。

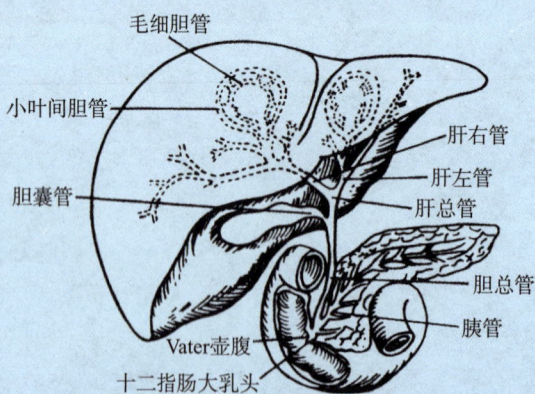

图 25-1 肝内外胆管的解剖

胆石的成因十分复杂，是多因素综合作用的结果，目前认为其基本因素是胆汁的成分和理化性质发生了改变，导致胆汁中的胆固醇呈过饱和状态，易于沉淀析出结晶而形成结石。胆石症按结石的化学成分分为胆固醇结石、胆色素结石和混合性结石（图 25-2）；按结石所在的部位分为胆囊结石、肝外胆管结石、肝内胆管结石。胆固醇结石多于胆色素结石，胆囊结石发生率高于胆管结石。

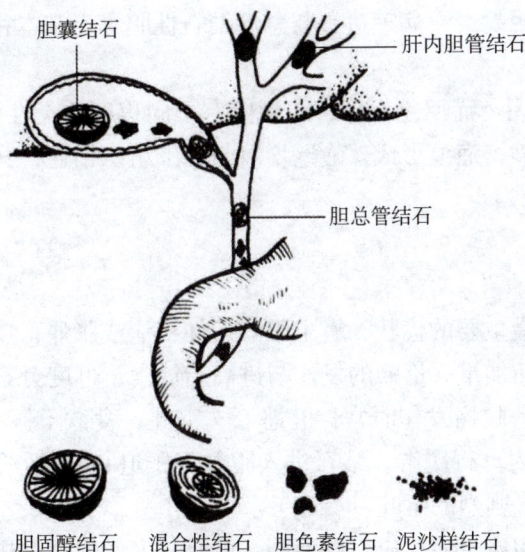

图 25-2 胆石类型

## 一、胆囊结石及胆囊炎

急性胆囊炎是胆囊发生的急性化学性和（或）细菌性炎症。约95%的患者合并有胆囊结石，称结石性胆囊炎；5%的患者未合并胆囊结石，称非结石性胆囊炎。

### 【病因】

**1. 急性结石性胆囊炎**

（1）胆囊管梗阻 由于结石阻塞或嵌顿于胆囊管或胆囊颈，造成胆汁淤滞、浓缩。高浓度胆汁酸盐具有细胞毒性，直接损害胆囊壁；梗阻使胆囊内压力增高，加重了黏膜的炎症、水肿，甚至坏死。

（2）细菌感染 多为继发性感染，致病菌可通过胆道逆行侵入胆囊，或经血循环或淋巴途径进入胆囊。致病菌主要为革兰阴性杆菌，常合并厌氧菌感染。

**2. 急性非结石性胆囊炎** 病因不清楚，可能与胆囊内胆汁瘀滞、缺血等有关，多见于严重创伤、大手术后、胆囊功能减低及胆道先天异常等患者。

### 【病理】

**1. 急性结石性胆囊炎** ①急性单纯性胆囊炎：发病初期，炎症仅限于胆囊黏膜层，黏膜充血水肿，渗出增多。②急性化脓性胆囊炎：如梗阻未解除或炎症未控制，病变侵及胆囊壁全层，白细胞弥漫浸润，浆膜层有纤维性和脓性渗出物覆盖。③急性坏疽性胆囊炎：如胆囊梗阻仍未解除，胆囊内压力继续升高，压迫囊壁，引起血液循环障碍，发生缺血和坏死。④胆囊穿孔：当胆囊壁血供持续障碍时，可致囊壁坏死穿孔，并发胆汁性腹膜炎。穿孔多发生在胆囊底部及颈部。

**2. 急性非结石性胆囊炎** 病理过程与急性结石性胆囊炎基本相同，更易发生胆囊坏疽、穿孔。

**3. 慢性胆囊炎** 因炎症反复发作，胆囊壁有不同程度的炎性浸润，纤维组织增生；病变严重者，黏膜萎缩，疤痕形成，囊壁增厚与周围组织粘连，甚至萎缩。

## 【临床表现】

### 1. 症状

（1）胆绞痛 为最主要的症状，右上腹阵发性绞痛或胀痛，疼痛可放射至右肩、肩胛、右背部，随呼吸而加重。疼痛的发作与进高脂饮食、过度劳累或情绪变化等有关。

（2）恶心、呕吐 腹痛发作时常伴有恶心、呕吐、食欲不振、腹胀等消化道症状，多数患者可在短时间内自行缓解。结石进入胆总管压迫 Oddi 括约肌，胆总管突然扩张时，患者可出现频繁、剧烈的呕吐。

（3）发热 根据胆囊炎症反应程度不同，可有轻度或中度发热。胆囊积脓、坏死穿孔，可出现脉搏细速、高热、寒战等感染性中毒症状。

### 2. 体征

（1）Murphy 征阳性 是典型的体征，检查者以左手掌平放于患者右肋下部，以拇指指腹置于右肋下胆囊点，嘱患者缓慢深吸气，肝下移可引起胆囊区触痛，患者突然屏住呼吸。

（2）右上腹局部压痛和肌紧张 胆囊周围有炎性渗出物或脓肿形成时，压痛范围增大。

（3）黄疸 一般较轻，大多数患者无黄疸。

## 【辅助检查】

**1. 实验室检查** 血常规检查可见血白细胞计数及中性粒细胞比例增高，部分患者可有血清胆红素、转氨酶或淀粉酶升高。

**2. 影像学检查**

（1）B 超检查 是最常用的检查方法，确诊率可达 95%。可显示胆囊肿大，囊壁水肿呈双层，若有结石可见增强回声光团，并伴有声影。

（2）X 线检查 口服法胆囊造影及静脉胆道造影，可显示结石阴影、大小、数量、胆囊收缩及浓缩功能。

（3）CT、MRI 检查 均能协助诊断。

## 【治疗要点】

本病主要为手术治疗，手术时机和手术方式取决于患者的病情。

**1. 非手术治疗**

（1）禁食、胃肠减压　以减轻胃肠道内压力，缓解腹痛、腹胀。

（2）解痉止痛　根据病情，遵医嘱应用解痉剂或镇痛剂，并观察药物的疗效及副作用。

（3）静脉补液　纠正水、电解质和酸碱平衡紊乱，维持机体内环境的稳定。

（4）控制感染　及时、足量、有效地应用广谱抗生素，如青霉素、头孢菌素类等。

（5）中医中药治疗　病情缓解后，可服用清热利胆、疏肝理气的中药制剂，针刺治疗在临床也有一定的疗效。

（6）体外碎石　发生并发症的概率较高，疗效欠佳，费用较贵，故临床上较少采用。

**2. 手术治疗**

（1）胆囊切除术　炎症较轻者，可采用腹腔镜胆囊切除术（LC）；急性化脓性、坏疽穿孔性胆囊炎可行开腹胆囊切除术（OC）或小切口胆囊切除术（MC）。

（2）胆囊造口术　患者病情危重，不能耐受胆囊切除术，或胆囊周围粘连较重者，可做胆囊造口术。待炎症消退、病情稳定，再择期做胆囊切除术以达到根治目的。

（3）胆总管探查、T形管引流术　伴有黄疸、胆总管扩张或狭窄等患者，应行胆囊切除加胆总管引流术，以免残余胆石引起炎症复发。

（4）B超或CT引导下经皮行肝胆囊穿刺引流术（PTCD）　可降低胆囊内压，待急性期后再行择期手术，适用于病情危重且不宜手术的化脓性胆囊炎患者。

## 二、胆管结石及急性胆管炎

胆管结石为发生在肝内、肝外胆管的结石，常与胆管炎同时存在。肝外胆管结石多位于胆总管下端；肝内胆管结石可广泛分布于两叶肝内胆管，或局限于某叶胆管，左侧多于右侧，常与肝外胆管结石并存。

## 【病因病理】

**1. 肝外胆管结石**　分为原发性和继发性两种。

（1）胆管梗阻　最常见的梗阻因素是胆管结石和胆道蛔虫。当胆道梗阻为不完全性时，梗阻近侧的胆管扩张，管壁增厚，细菌感染。胆道完全梗阻时，胆管壁充血，水肿增厚，胆管内压力升高，可引起胆管的坏死、出血。胆管内致病菌迅速生长繁殖，管腔内充满脓性胆汁，脓性胆汁和细菌逆行入肝窦，造成肝细胞坏死，形成肝脓肿。大量细菌和毒素进入血循环，导致全身脓毒血症、感染性休克和多器官功能衰竭。少数患者，还可并发急性胰腺炎。

（2）细菌感染　致病菌逆行进入胆道，造成急性细菌性炎症。致病菌常为大肠杆菌、变形杆菌等，常合并厌氧菌感染。

**2. 肝内胆管结石** 病理过程与肝外胆管结石基本相同，易并发急性化脓性胆管炎、胆道出血和脓毒症。

### 【临床表现】

**1. 肝外胆管结石** 最典型的表现为 Charcot 三联征。

（1）腹痛 起病急骤，突发右上腹顶胀痛和剑突下阵发性刀割样绞痛，常向右肩背部放射，伴有恶心、呕吐。主要是结石嵌顿于胆总管下端或壶腹部，刺激胆管平滑肌，引起 Oddi 括约肌痉挛所致。

（2）寒战、高热 胆管梗阻并继发感染后引起全身感染症状，多发生于剧烈腹痛后，体温可高达 39℃ ~ 40℃，呈弛张热。

（3）黄疸 因胆管梗阻后胆红素逆流入血所致，其程度取决于梗阻的程度、部位和是否继发感染。有时梗阻性黄疸成为少数胆管结石者唯一的临床表现。

**2. 肝内胆管结石** 可多年无症状或仅有上腹部和胸背部胀痛不适；可有肝脏不对称性肿大，肝区压痛及叩击痛等体征；合并感染和其他并发症时，则出现相应的临床表现。

### 【辅助检查】

**1. 实验室检查** 血常规检查白细胞计数及中性粒细胞比例升高；血清胆红素升高，其中直接胆红素升高明显，转氨酶、碱性磷酸酶升高；尿胆红素升高，尿胆原降低或消失，粪中尿胆原减少。

**2. 影像学检查**

（1）B超 是首选的检查方法，可见胆管增粗，下端有阻塞存在，内见结石阴影。

（2）CT、MRI 或磁共振胆胰管造影（MRCP） 可显示梗阻部位、程度及结石大小、数量等，并能发现胆管肿瘤。

（3）经皮肝穿刺胆管造影（PTC）、内镜逆行胰胆管造影（ERCP） 为有创性检查，仅用于诊断困难及待行手术的患者。

### 【治疗要点】

本病以手术治疗为主，原则为取尽结石，解除梗阻，祛除病灶，通畅引流胆汁，预防结石复发。

**1. 肝外胆管结石** 应积极行外科手术治疗。

（1）胆总管切开取石、T形管引流术 为首选方法，用于单纯性胆管结石，胆管上、下通畅，无狭窄或其他病变。此法可保留正常的

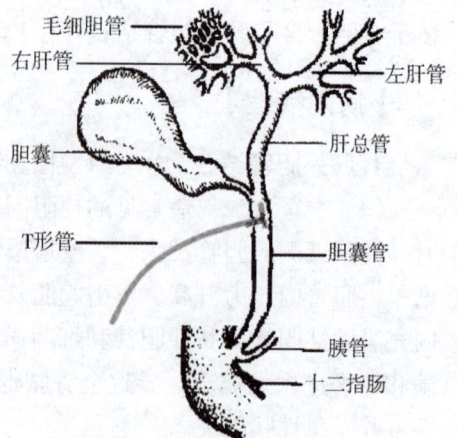

毛细胆管
右肝管
左肝管
胆总管
胆囊
肝总管
胆囊管
T形管
胰管
十二指肠

**图 25-3 T形管引流**

Oddi 括约肌功能，胆总管下端通畅者取石后放置 T 形管（图 25-3）。

（2）胆肠吻合术　又称胆肠内引流术。适用于：①胆总管扩张 ≥ 2.5cm，下端有炎性狭窄等梗阻性病变且难以用手术方法解除，但上段胆管通畅无狭窄者。②胆管内泥沙样结石，不易手术取尽者，常用的方式是胆总管空肠 Roux-en-Y 吻合术，同时切除胆囊。

（3）Oddi 括约肌切开成形术　适应证同胆肠吻合术，尤其适用于胆总管扩张程度较轻不宜行胆肠内引流术者。

（4）微创外科治疗　ERCP 检查的同时行 Oddi 括约肌切开取石术，此法操作简便，创伤小，尤其适用于结石数量少、高龄或伴有重要脏器疾病等不能耐受手术者。

**2. 肝内胆管结石**

（1）左肝外叶切除术　是最常用、最有效的手术方法。手术切除结石所在部位、狭窄的胆管及远端扩张的胆管。

（2）胆管切开取石术　该术式以胆道减压和引流为目的，适用于肝内胆管无扩张、未合并狭窄、结石在较大胆管或并发急性胆管炎者。

（3）胆肠吻合术　该术式目的为引流残余结石、预防结石复发及胆管再度狭窄。常做胆总管空肠 Roux-en-Y 吻合术或间置空肠胆管十二指肠吻合术。

（4）肝移植术　适用于全肝胆管充满结石无法取尽，且肝功能损害危及患者生命时。

**3. 非手术治疗**

（1）一般治疗　症状较轻者，给予禁食、胃肠减压、静脉补液；应用抗生素控制感染，解痉止痛；积极保肝治疗等。待症状控制后再择期手术。

（2）取石、溶石　术后胆管内残留结石者，可经 T 管窦道行纤维胆道镜取石。对于难以取净的结石，可经 T 管灌注药物溶石。

（3）中医中药治疗　应用消炎利胆类中药或中药排石汤，疏肝利胆，清除结石。常用胆道排石汤（金钱草、木香、枳壳、黄芩、大黄等），随病证加减。针刺、耳针也有一定的疗效。

## 三、急性梗阻性化脓性胆管炎

急性梗阻性化脓性胆管炎（acute obstructive suppurative cholangitis，AOSC）是在胆道梗阻的基础上，并发胆道系统的急性化脓性细菌感染，又称急性重症型胆管炎（acute cholangitis of severe type，ACST）。

【病因】

**1. 胆道梗阻**　最常见的梗阻原因是胆总管结石，此外还有胆道蛔虫、胆管狭窄、恶性肿瘤及胆肠吻合口狭窄等。胆道梗阻后，胆盐不能进入肠道，使细菌移位，进而引发急性化脓性炎症。

**2. 细菌感染**　致病菌经十二指肠逆行进入胆道，或经门静脉系统入肝到达胆道。致病菌常为革兰阴性杆菌，如大肠杆菌、变形杆菌等，常合并厌氧菌感染。

## 【病理】

胆道完全梗阻后，胆管内压升高，梗阻以上胆管扩张，胆管壁充血、水肿、增厚。黏膜上皮糜烂脱落，形成溃疡。肝脏充血、肿大，肝细胞肿胀、变性，肝内胆小管内胆汁淤积。继发感染后，胆管腔内充满脓性胆汁，胆道内压力超过 1.96kPa（20cmH₂O）时，胆管内细菌和毒素可渗出至腹腔淋巴管；超过 3.92kPa（40cmH₂O）时，细菌和毒素即可逆行入肝窦，造成肝细胞大片坏死，胆小管可破裂形成胆小管门静脉瘘，可在肝内形成多发性脓肿及引起胆道出血。肝窦扩张，内皮细胞肿胀，内含胆色素颗粒血栓（或称胆砂性血栓），大量细菌、毒素可经肝静脉进入体循环，导致全身性化脓性感染，甚至多脏器功能障碍或衰竭。

## 【临床表现】

患者多有胆道疾病史或胆道手术史，起病急骤，病情危重，除具有急性胆管炎的 Charcot 三联征（腹痛、寒战和高热、黄疸）外，还有休克及中枢神经系统受抑制的表现，称为 Reynolds 五联征。

**1. 症状**

（1）腹痛　突发剑突下或右上腹部胀痛或绞痛，阵发性加重，常向右肩胛下及背部放射。疼痛程度依梗阻部位而异，肝外梗阻者明显，肝内梗阻者较轻。

（2）寒战、高热　患者体温常持续升高达 39℃ ~ 40℃或更高，呈弛张热。

（3）黄疸　多数患者可出现明显黄疸，肝外梗阻者黄疸明显，肝内梗阻者黄疸较轻。

（4）休克　短期内出现血压下降，脉搏细速（＞120 次 / 分钟），呼吸浅快，可出现皮下瘀斑或全身发绀等循环系统症状。

（5）中枢神经系统症状　患者迅速出现神志淡漠、嗜睡、谵妄，甚至昏迷等神经系统症状。

**2. 体征**　剑突下及右上腹部有不同范围、不同程度的压痛，可出现腹膜刺激征；肝脏肿大，并有肝区压痛及叩击痛；肝外梗阻者，可扪及肿大的胆囊。

## 【辅助检查】

**1. 实验室检查**

（1）血常规检查　白细胞计数升高，可超过 $20 \times 10^9/L$，中性粒细胞比例明显升高，可出现中毒颗粒，血小板计数降低。

（2）肝功能检查　谷丙转氨酶、谷草转氨酶及碱性磷酸酶均升高；凝血酶原时间延长。

（3）其他　肾功能受损、低氧血症、酸中毒及电解质紊乱也较常见。

**2. 影像学检查**　B 超、CT、PTC 或 ERCP 检查有助于明确梗阻部位、原因和程度。

## 【治疗要点】

本病以紧急手术治疗为主。

**1. 非手术治疗**　既是治疗手段，又是手术前准备。

（1）禁食、胃肠减压。

（2）抗休克治疗：迅速建立静脉通路，补液扩容，尽早恢复有效循环血量。

（3）抗感染治疗：联合使用足量、有效的抗生素，防治感染。

（4）纠正水、电解质及酸碱失衡：根据水、电解质及酸碱失衡的类型，给予针对性的补液疗法。

（5）对症治疗：吸氧、解痉、镇痛、降温及营养支持等。

**2. 手术治疗**　主要目的是解除梗阻，胆道减压，挽救生命。通常采用胆总管切开减压、T 形管引流术。在病情允许的情况下，也可采用经内镜逆行胰胆管引流术或 PTCD 治疗。

## 四、护理

### 【常见护理诊断 / 问题】

**1. 焦虑、恐惧**　与胆道疾病反复发作、担心预后等有关。

**2. 疼痛**　与胆道结石、胆道感染、胆管 Oddi 括约肌痉挛等有关。

**3. 体温过高**　与胆道感染、炎症反应有关。

**4. 营养失调：低于机体需要量**　与发热、呕吐、食欲不振、感染等有关。

**5. 潜在并发症**　胆瘘、出血、感染及黄疸等。

### 【护理措施】

**1. 术前护理**

（1）**心理护理**　护士应主动与患者交谈，解释说明手术的必要性和重要性，鼓励患者表达自身感受，并根据具体情况给予针对性的心理疏导，使患者积极配合治疗与护理。此外，还应取得患者家属的理解与支持，共同帮助患者树立战胜疾病的信心。

（2）**缓解疼痛**　根据患者疼痛的部位、性质、程度、诱因和加重的因素，有针对性地采取措施以减轻或缓解患者的疼痛；对诊断明确且疼痛剧烈者，给予消炎利胆、解痉镇痛等药物，并注意观察药物的疗效及不良反应。

（3）**高热护理**　根据体温升高的程度，给予酒精擦浴、冰敷等物理降温，必要时应用药物降温，并动态监测体温的变化；遵医嘱及时、足量、合理地应用抗生素；静脉补液，以维持体液平衡。

（4）**营养支持**　给予患者高热量、高蛋白、高维生素、低脂饮食；禁食和胃肠减压期间，静脉补充液体及各种营养素，改善患者的营养状态；必要时，遵医嘱输血或输注白蛋白制剂，以提高患者的手术耐受力。

（5）病情观察　密切观察患者的神志、生命体征、腹部体征及皮肤黏膜情况；密切监测血常规、电解质及血气分析等各项实验室检查结果；若病情加重，应立即通知医生，并积极配合处理。

**2. 术后护理**

（1）病情观察　注意观察生命体征、腹部体征、切口及引流情况，评估有无出血、胆瘘、感染等并发症；术前黄疸者，监测血清胆红素变化及大便颜色。

（2）营养支持　术后禁食和胃肠减压期间，遵医嘱静脉补充生理需要量及各种营养素；肛门排气后可拔除胃管，由无脂流食逐渐过渡到低脂饮食。

（3）T形管引流的护理　目的是引流胆汁、引流残余结石、支撑胆道。

①妥善固定：固定于腹壁皮肤，切不可固定于床单，以防因翻身、活动、搬动时牵拉而脱出；对躁动不安者，应有专人护理或适当加以约束，避免将T管拔出。

②保持引流通畅：病情平稳，协助患者取半卧位或斜坡卧位，以利于引流，防止发生膈下脓肿；平卧时引流管的高度不能高于腋中线，站立或活动时应低于腹部切口，以防胆汁逆流引起感染；防止T管受压、扭曲、折叠；引流液中有血凝块、絮状物、泥沙样结石时应经常予以挤捏，以防管道阻塞，必要时可用生理盐水冲洗或行持续负压吸引。

③观察并记录引流液的色、质、量：正常成人每日分泌胆汁的量为800～1200mL，呈黄绿色，清亮、无沉渣、有一定黏性。术后24小时内引流量为300～500mL，恢复进食后，每日可有600～700mL，以后逐渐减少至每日200mL左右。若胆汁突然减少甚至无胆汁引出，提示引流管受压、扭曲、折叠、阻塞或脱出；胆汁浑浊，应考虑结石残留或胆道炎症未被控制；胆汁引出量过多，常提示胆道下端有梗阻。如发生上述异常情况，均应及时查找原因，并通知医生给予针对性的处理。

④预防感染：定期更换引流袋，并严格执行无菌操作；按时消毒管口皮肤，更换敷料，保持局部干燥；遵医嘱，及时、有效、足量地应用抗生素。

⑤拔管：一般在术后2周，患者无腹痛、发热，黄疸消退，胆汁引流量逐渐减少至每日200mL左右，清亮；夹管试验无不适时，可考虑拔管。拔管前，可经T管做胆道造影，若未发现异常，在引流管持续开放2～3日，使造影剂完全排出后拔管。拔管后，残留窦道用凡士林纱布填塞，1～2日内可自行闭合。

（4）并发症的预防及护理

①胆瘘：常因胆管损伤、胆总管下端梗阻、T管脱出所致。严密观察腹腔引流情况，若切口处有黄绿色液体流出且＞50mL/d，常提示胆瘘，立即通知医生给予针对性的处理。长期大量胆漏者，应静脉补充水、电解质及各种营养物质；可进食者，给予高蛋白、高维生素、低脂饮食，少量多餐；及时更换引流管周围敷料，保持清洁干燥，局部皮肤给予氧化锌软膏涂敷。

②出血：可能发生腹腔内出血或胆管内出血。腹腔内出血，可能与术中止血不彻底、血管结扎线脱落或肝断面渗血等有关；胆管内出血，常因术中操作不当、结石或炎症引起血管壁糜烂、溃疡所致。应严密观察患者生命体征及引流液的色、质、量，若发

现患者面色苍白、血压下降、脉搏细速等休克征象，应立即通知医生，并积极配合进行抢救；对于肝部分切除者，术后应卧床 3~5 日，以防过早活动导致肝断面出血；遵医嘱应用维生素 K 110mg 肌内注射，每日 2 次，以改善凝血机制。

③黄疸：术前肝功能严重受损、胆管狭窄或术中损伤胆管者，术后黄疸持续时间较长，应密切观察血清胆红素浓度。若有异常，及时通知医生予以对症处理，遵医嘱肌内注射维生素 $K_1$；皮肤瘙痒者，用温水清洗或炉甘石洗剂擦拭局部，并嘱患者禁忌用手抓挠，防止抓破皮肤。

### 【健康指导】

**1. 术前宣教**　向患者解释术前准备的重要性及配合方法，使其能够积极主动地配合，提高手术的耐受性，减少术后并发症的发生。

**2. 术后指导**

（1）讲解术后体位引流的重要性，提高遵医行为。

（2）说明安置 T 形引流管的目的、注意事项及引起的不适。

（3）强调营养支持的重要性，提高机体抵抗力。

**3. 出院指导**

（1）**饮食指导**　指导患者合理膳食，应选择低脂肪、高蛋白、高维生素、易消化的食物；解释说明定时进餐对预防结石形成的重要性。

（2）**活动与休息**　合理安排作息时间，劳逸结合，适当从事体力劳动，避免过度劳累及精神高度紧张。

（3）**T 形管护理**　患者带 T 管出院时，应告知留置 T 管引流的目的，指导患者进行自我护理：①妥善固定引流管、引流袋，以免受压或打折。②沐浴时，采用塑料薄膜覆盖引流管处，以防感染。③避免举重物或过度活动，以免牵拉 T 形管而致其脱出。④引流管伤口应每日换药 1 次，周围皮肤涂氧化锌软膏加以保护。⑤引流袋每日更换 1 次，并记录引流液的色、质、量，若发现异常情况，应及时就诊。

**4. 定期复查**　非手术治疗或行胆囊造口术的患者，应遵医嘱坚持治疗，按时服药，定期复查。若出现腹痛、发热、黄疸及厌油腻等症状时，应及时就诊。

## 第二节　胆道蛔虫症

胆道蛔虫症（biliary ascariasis）是指肠道蛔虫上行钻入胆道所引起的一系列临床症状，是常见的外科急腹症之一。多见于儿童和青少年。随着生活环境、卫生条件改善及防治工作的开展，本病的发病率已明显降低。

### 【病因病理】

蛔虫寄生于小肠中下段，当人体全身及消化道功能紊乱，如高热、腹泻、饥饿、饮食不节、驱虫不当、手术刺激等均可激惹虫体而出现异常活动，上窜胆道；加之蛔虫有喜碱厌酸及钻孔习性，在胆管炎、结石及括约肌松弛等更易引起成虫钻胆。蛔虫引起的机械性刺激，可致 Oddi 括约肌痉挛，诱发剧烈绞痛，亦可并发急性胰腺炎；虫体将肠道的细菌带入胆道，引起胆道感染，严重时导致急性重症型胆管炎或肝脓肿；若蛔虫经胆囊管钻入胆囊，可引起胆囊穿孔；括约肌持续痉挛可致蛔虫死亡，其残骸或虫卵在胆道内沉积，可成为结石形成的核心。

## 【临床表现】

本病特点为临床症状与体征不相符，出现并发症时则临床表现更为复杂，应仔细分析。

**1. 症状** 表现为突发性剑突下或上腹部钻顶样剧烈疼痛，可向右肩背部放射。患者面色苍白、坐卧不宁、屈膝抱腹、翻滚呻吟、大汗淋漓，常伴恶心、呕吐，呕吐物中可含胆汁或黄染蛔虫。疼痛反复发作，持续时间长短不一，可突然自行缓解，间歇一段时间后又突然再次发作，间歇期内可无任何症状。

**2. 体征** 剑突下或上腹部仅有轻压痛，无反跳痛及肌紧张；若继发感染或胆道梗阻时，可出现腹膜刺激征，能触及肿大而有压痛的肝脏、胆囊等；若胆道蛔虫堵塞或胆石并存，或肝脏发生中毒性损害，可有不同程度的黄疸。

## 【辅助检查】

**1. 实验室检查** 血常规检查可见白细胞计数和嗜酸性粒细胞比例升高。

**2. 影像学检查** B 超检查是诊断本病的首选方法，可见虫体；ERCP 检查亦可用于检查胆总管下段的蛔虫。

## 【治疗要点】

以非手术治疗为主，仅在非手术治疗无效或出现严重并发症时才考虑手术治疗。

**1. 非手术治疗** 原则为解痉止痛、利胆驱虫、控制感染。

（1）解痉止痛 疼痛发作时，遵医嘱注射阿托品、山莨菪碱（654-2）等，必要时可应用盐酸哌替啶。

（2）利胆驱虫 将食醋、氧气或 30% 硫酸镁经胃管注入用于驱虫；缓解期，可给予哌嗪、阿苯达唑等药物，驱虫后继续服用消炎利胆药，以排出虫体或虫卵，防止结石形成；还可口服中药方剂乌梅汤或针刺穴位以驱虫。

（3）控制感染 及时、足量、有效地应用抗生素，防治感染。

**2. 手术治疗**

（1）手术指征 主要适用于经非手术治疗无效或症状加重者，或有严重并发症，如胆汁性腹膜炎、肝脓肿、急性重症型胆管炎或急性坏死性胰腺炎者。

（2）手术方式 胆总管切开取虫、探查取虫及 T 形管引流术。

## 【常见护理诊断 / 问题】

**1. 焦虑、恐惧**　与疼痛反复发作、担心预后等有关。

**2. 疼痛**　与蛔虫刺激导致 Oddi 括约肌痉挛等有关。

**3. 知识缺乏**　缺乏饮食卫生保健知识。

## 【护理措施】

1. 心理护理。

2. 疼痛护理：协助患者取舒适体位卧床休息，教会患者进行有节律的深呼吸，达到放松及减轻疼痛的目的；明确诊断后，可遵医嘱应用解痉或止痛药物，以缓解疼痛。

3. 对症护理：大量出汗者，及时更换衣物；恶心、呕吐者做好呕吐的护理；疼痛间歇期指导患者注意休息，合理饮食，保证足量水分摄入；高热者，及时予以物理或药物降温，遵医嘱应用抗生素。

4. 手术治疗护理：见本章第二节。

## 【健康指导】

**1. 养成良好的饮食及卫生习惯**　不喝生水；蔬菜洗净煮熟、水果洗净削皮后食用；切生熟食品的菜板要分开；饭前便后洗手。

**2. 正确服用驱虫药物**　应于清晨空腹或晚上临睡前服用，服药后注意有无不良反应；足量用药，以彻底杀死蛔虫。

# 练习题

## 【A1 型题】

1. 急性胆囊炎的典型体征是（　　　）

A. Mirizzi 征　　　　　　B. MurPhy 征阳性　　　　C. Charcot 三联征

D. 黄疸　　　　　　　　E. Reynolds 五联征

2. 胆道疾病最常用的检查方法是（　　　）

A. B 超检查　　　　　　B. X 线检查　　　　　　C. CT 检查

D. 静脉胆道造影　　　　E. PTC 检查

3. 肝内、外胆管结石最凶险的并发症是（　　　）

A. 胆囊结石　　　　　　B. 重症胰腺炎　　　　　C. 急性化脓性肝脓肿

D. 急性胆囊炎　　　　　E. 重症型胆管炎

4. 重症胆管炎常见的热型是（　　　）

A. 稽留热　　　　　　　B. 间歇热　　　　　　　C. 不规则热

D. 弛张热　　　　　　　E. 回归热

5. 重症胆管炎最常见的病因是（　　　）

    A. 胆道感染　　　　　　　B. 胆道结石　　　　　　　C. 胆管、壶腹部肿瘤

    D. 胆道蛔虫　　　　　　　E. 胆管狭窄

6. 胆道蛔虫症疼痛的特点是（　　　）

    A. 右上腹阵发性绞痛

    B. 脐周持续性疼痛

    C. 左上腹持续性、刀割样剧痛

    D. 转移性右下腹痛

    E. 突发上腹部剑突下，钻顶样剧烈疼痛

## 【A2 型题】

7. 患者，女，51 岁。间歇性反复发作右上腹疼痛、寒战高热，伴有黄疸，最可能的医疗诊断是（　　　）

    A. 急性传染性肝炎　　　　B. 原发性肝癌　　　　　　C. 胆总管结石

    D. 细菌性肝脓肿　　　　　E. 胰头癌

8. 患者，女，47 岁，有胆管结石病史多年。近 2 天出现右上腹痛，2 小时前突然出现寒战高热，自述口渴严重。查体：神志淡漠，皮肤和巩膜黄染，T 39℃，P 114 次 / 分钟，R 20 次 / 分钟，BP 80/50mmHg。首先考虑的诊断是（　　　）

    A. 原发性肝癌　　　　　　B. 细菌性肝脓肿　　　　　C. 急性胰腺炎

    D. 重症型胆管炎　　　　　E. 急性胆囊炎

9. 患者，女，45 岁。患急性梗阻性化脓性胆管炎收入院，应立即实施的护理项目是（　　　）

    A. 静脉输液　　　　　　　B. 协助患者取平卧位　　　C. 心理护理

    D. 应用抗生素　　　　　　E. 急症手术前准备

10. 患者，女，50 岁。右上腹部疼痛。体温 39℃，巩膜黄染。B 型超声示右胆管结石，为警惕急性重症胆管炎，病情观察中要特别注意（　　　）

    A. 体温、面色　　　　　　B. 血压、神志　　　　　　C. 血白细胞计数

    D. 消化系统症状　　　　　E. 腹部体征

11. 患者，男，53 岁，医疗诊断为慢性胆囊炎，该患者的饮食要求是（　　　）

    A. 低盐饮食　　　　　　　B. 低蛋白饮食　　　　　　C. 低糖饮食

    D. 低脂肪饮食　　　　　　E. 低碳水化合物饮食

12. 患者，女，49 岁，有胆管结石病史。近 2 天右上腹痛，1 小时前突然出现寒战、高热，急诊入院。体检：皮肤和巩膜黄染，T 38.8℃，P 116 次 / 分钟，R 22 次 / 分钟，BP 80/50mmHg。下列措施错误的是（　　　）

    A. 积极补充血容量　　　　B. 联合应用抗生素　　　　C. 静脉滴注多巴胺

    D. 尽早做胆管引流　　　　E. 纠正水、电解质及酸碱平衡紊乱

13. 患者，女，37 岁。右上腹持续性疼痛，并向右肩背部放射。查体：右上腹未扪及包块，压痛不明显，肝不大，首选的检查项目是（　　　）

    A. B 超检查　　　　　　B. AFP 测定　　　　　　C. X 线检查

    D. CT 检查　　　　　　E. MRI 检查

14. 患者，女，56 岁。剑突下持续疼痛 2 小时，高热寒战，伴黄疸。既往有类似发作史。查体：神志淡漠，T 39℃，P 120 次 / 分钟，R 22 次 / 分钟，BP 80/55mmHg，剑突下压痛，肌紧张，白细胞计数 $26 \times 10^9$/L，中性粒细胞占 95%。目前最关键的治疗原则是（　　　）

    A. 及时使用抗菌药　　B. 应用肾上腺皮质激素　　C. 及时应用抗生素

    D. 紧急胆道减压手术　　E. 及时补充血容量

15. 患者，女，43 岁。胆总管探查并 T 形管引流术后 3 天，胆汁每日引流量约为 200mL，内有结石残渣，应考虑为（　　　）

    A. 胆道感染　　　　　　B. 胆总管下端阻塞　　　　C. 肝内胆管结石残余

    D. T 形管引流不畅　　　E. 肝功能衰竭

16. 患者，女，43 岁。行胆总管探查、T 形管引流术。T 形管拔管指征错误的是（　　　）

    A. 留置 2 周　　　　　　B. 留置 4 周　　　　　　C. 无发热

    D. 无黄疸　　　　　　　E. 每日引流量约为 200mL

## 【A3 型题】

（17 ~ 19 题共用题干）

患者，女，42 岁。近 3 月余，出现食欲不振，厌油腻，右上腹间断性疼痛，并向右肩背部放射。查体：T 37.8℃，P 88 次 / 分钟，R 18 次 / 分钟，BP 110/80mmHg，右上腹压痛，无反跳痛及肌紧张，Murphy 征（＋）。

17. 为进一步确诊，首选的检查方法是（　　　）

    A. B 超检查　　　　　　B. AFP 测定　　　　　　C. X 线检查

    D. CT 检查　　　　　　E. MRI 检查

18. 最可能的医疗诊断是（　　　）

    A. 原发性肝癌　　　　　B. 细菌性肝脓肿　　　　　C. 急性胰腺炎

    D. 重症型胆管炎　　　　E. 急性胆囊炎

19. 该患者的饮食要求是（　　　）

    A. 低盐饮食　　　　　　B. 低蛋白饮食　　　　　　C. 低脂肪饮食

    D. 低糖饮食　　　　　　E. 低碳水化合物饮食

# 第二十六章 门脉高压症患者的护理

门脉高压症（portal hypertension）是指门静脉血流受阻，血液淤滞，导致门静脉压力增高（> 24cmH$_2$O），继而引起脾肿大、脾功能亢进、食管和胃底黏膜下静脉曲张并发破裂出血、腹水等一系列症状的临床病症。

**知识链接**

门静脉在解剖上有3个特点：①两端都是毛细血管网，一端是胃、肠、胰、脾的血管网，另一端是肝小叶的窦状隙。②门静脉系统没有静脉瓣来控制血流方向。③门静脉与腔静脉之间有4个交通支（图26-1）。

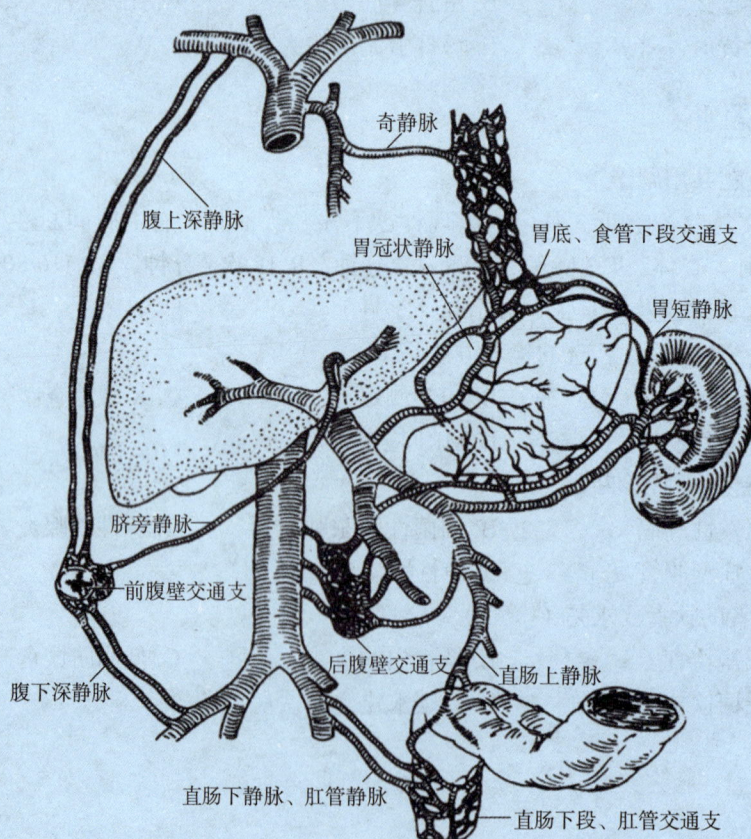

图 26-1　门静脉与腔静脉之间的交通支

## 【病因】

**1.肝前型** 见于门静脉主干的先天性畸形、海绵窦样变、腹腔内感染等引起的门静脉内血栓形成和粘连。

**2.肝内型** 在我国最多见，约占95%以上，常为肝炎后肝硬化所引起，酒精性肝硬化在西方国家较常见。

**3.肝外型** 见于肝静脉主要流出道的阻塞，如肝静脉阻塞综合征（Budd–Chiari综合征）、缩窄性心包炎、严重右心衰竭等。

## 【病理生理】

门静脉高压症形成后，可发生下列病理变化：

**1.脾肿大、脾功能亢进** 门静脉血流受阻时，首先引起脾脏充血、肿大，脾窦因长期充血而使脾内纤维组织增生、脾髓细胞再生，导致脾功能亢进，致使全血细胞减少。

**2.交通支扩张** 当门静脉血流受阻、压力增高时，由于门静脉无静脉瓣，故血液发生逆流，使得门静脉与腔静脉之间的4个交通支因血流量猛增而显著扩张，尤以食管下段、胃底静脉曲张最具临床意义，因此处距门静脉和腔静脉主干近，两端的压力差大，最先受影响，最为显著。

**3.腹水** 腹水的形成与下列因素有关：①门静脉系统毛细血管床滤过压升高，使血浆漏入腹腔。②肝硬化后肝功能减退，血浆白蛋白合成障碍，血浆胶体渗透压降低。③肝内淋巴液回流受阻，大量淋巴液自肝包膜下漏入腹腔。④体内醛固酮和抗利尿激素增多，引起钠、水潴留。

## 【临床表现】

**1.脾肿大、脾功能亢进** 正常情况下触摸不到脾，脾肿大后，在左肋缘下可扪及。门静脉高压症形成后，早期脾脏充血、肿大，程度不一；后期伴有脾功能亢进，患者易发生感染，有出血倾向及贫血症。

**2.呕血和黑便** 食管胃底静脉曲张、破裂是门静脉高压症最凶险的并发症。一次出血量可达1000~2000mL，血色鲜红，常伴黑便或柏油样便。由于肝功能损害致凝血功能障碍，脾功能亢进使血小板减少，加之曲张静脉压力高，故出血不易自止。大出血可导致低血容量性休克，加重肝细胞缺血、缺氧，极易诱发肝性脑病。

**3.腹水** 是肝功能严重受损的表现，多见于肝内型。常伴有气急、食欲减退、腹胀和下肢浮肿等。

**4.其他** 常伴有恶心、呕吐、消瘦和四肢无力等；部分患者可出现黄疸、蜘蛛痣及腹壁静脉曲张等。

## 【辅助检查】

**1.血常规检查** 脾功能亢进者可见全血细胞计数减少，以白细胞和血小板减少为甚。

**2. 肝功能检查**　有不同程度的损害和酶谱变化，如白球蛋白比例倒置，血清转氨酶、胆红素增高、凝血酶原时间延长等。

**3. 食管吞钡 X 线检查**　可了解有无食管静脉曲张以及曲张的范围和程度。在食管为钡剂充盈时，曲张的静脉使食管黏膜呈虫蚀状改变；排空时，则表现为蚯蚓样或串珠状负影。

**4. B 超检查**　有助于了解有无肝硬化、脾肿大及腹水等。

**5. 腹腔动脉或肝静脉造影**　可明确门静脉受阻部位及侧支回流情况。

**6. 内镜检查**　可直接观察食管、胃底部有无静脉曲张，有助于明确出血部位及鉴别出血原因。

【治疗要点】

外科治疗的主要目的是预防和控制食管、胃底曲张静脉破裂出血，解除或改善脾肿大、脾功能亢进，治疗顽固性腹水。

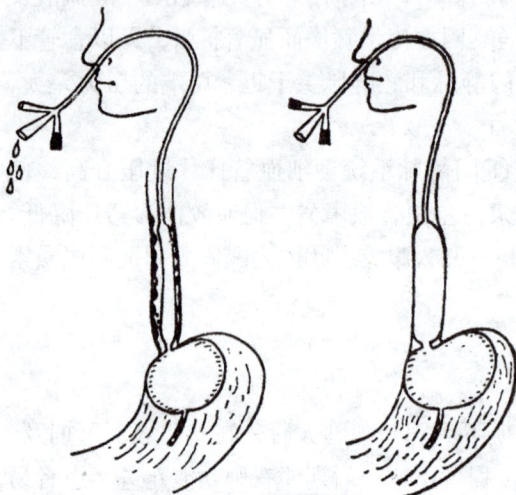

图 26-2　三腔两囊管压迫止血法

**1. 非手术治疗**　适用于有黄疸、大量腹水、肝功能严重损害并发上消化道大出血的患者。

（1）**紧急处理**　绝对卧床休息；建立静脉通道，迅速扩容；保持呼吸道通畅，予以吸氧，保护肝功能。

（2）**三腔两囊管压迫止血**　利用充气囊机械性压迫食管、胃底曲张静脉起止血作用（图 26-2）。该管是治疗门静脉高压所致上消化道出血的简单有效的方法，止血成功率在 44% ~ 90%，但再出血率约 50%，故已不常用，仅作为一种暂时性措施，为准备其他急救止血方法赢得时间。

（3）**应用止血和保肝药物**　如垂体后叶素、普萘洛尔、6- 氨基己酸、酚磺乙胺、维生素 $K_1$ 等药物使血管收缩、减少出血、增强凝血和改善肝功能。

（4）**硬化剂治疗**　利用纤维内镜将硬化剂直接注入曲张静脉内以引起血栓形成，达到止血和预防再出血的目的。常用药物有鱼肝油酸钠、5% 乙醇油酸盐、无水酒精等。此法治疗需多次使用，近期疗效虽较好，但再出血率可高达 45%。

（5）**经颈静脉肝内门体静脉分流术（TIPS）**　是一种治疗门静脉高压症的新技术，属于介入治疗。其方法是经颈静脉途径在肝静脉与门静脉的主要分支间建立通道，并置入支架，从而形成肝内门腔静脉分流。适用于肝功能及一般情况较差的患者。

**2. 手术治疗**

（1）**分流术**　即通过手术将门静脉和腔静脉系连通，使压力较高的门静脉系血流直接分流到腔静脉内，从而降低门静脉压力。控制出血率可高达85%~100%，且可缓解胃黏膜病变，适用于无活动性肝病变及肝功能代偿良好的患者。

（2）断流术　通过阻断门–奇静脉间反常血流达到止血目的。常用且最有效的手术方式是贲门周围血管离断术，适用于门静脉系统中无可供与体静脉吻合的通畅静脉、肝功能较差及不适合做分流术者。

（3）脾切除术　适用于严重脾肿大合并脾功能亢进者，尤其是肝功能较好的晚期血吸虫性肝硬化患者疗效较好。若伴有食管静脉曲张且有出血史者，应在脾切除同时行贲门周围血管离断术。

（4）腹腔–颈静脉转流术　适用于肝硬化引起的顽固性腹水患者，临床疗效较好。

（5）肝移植　对于终末期肝硬化门静脉高压的患者，肝移植是唯一有效的治疗手段，即替换了病肝，又使门静脉系统血流动力学恢复正常。

## 【常见护理诊断/问题】

**1. 焦虑、恐惧**　与突然大量呕血、便血、害怕死亡等有关。

**2. 体液不足**　与食管、胃底静脉曲张破裂大量出血有关。

**3. 体液过多**　与肝功能损害、血浆胶体渗透压降低、醛固酮分泌增加等有关。

**4. 知识缺乏**　缺乏预防出血、饮食要求、自我照护等有关知识。

**5. 潜在并发症**　上消化道大出血、肝性脑病、感染、静脉血栓等。

## 【护理措施】

### 1. 术前护理

（1）减轻恐惧，稳定情绪　护士应向患者及家属讲解疾病的相关知识，说明手术治疗的重要性和必要性，使他们有充分的思想准备，积极配合治疗和护理。对急性大出血患者，应在积极抢救的同时做好安慰和解释工作，通知家属来人陪伴，以满足患者的心理需求；并迅速处理好呕（便）出的血液，减少视觉刺激，减轻患者的恐惧心理。

（2）控制出血，维持体液平衡　①迅速建立静脉通路，快速输血、输液，及时恢复血容量；根据实验室检查结果，调节输液种类与速度，纠正水、电解质及酸碱平衡紊乱。②正确、及时、有效地应用三腔两囊管压迫止血。③止血药物的应用与护理。局部灌洗：用冰盐水或冰盐水加血管收缩剂（如肾上腺素），做胃内灌洗，灌洗至回抽液清澈。冰盐水可使胃黏膜血管收缩，减少血流量，从而达到止血目的；冰盐水加血管收缩剂的双重作用（低温＋药物）使胃黏膜血管收缩更明显，止血效果更好。应用止血药物：遵医嘱应用垂体后叶素、普萘洛尔、6-氨基己酸、酚磺乙胺、维生素 $K_1$ 等全身性止血药物，并观察其疗效及副作用。④病情观察：严密监测生命体征、中心静脉压、尿量及神志等变化；观察并记录呕血、便血的色泽、性状与数量；定时做血常规、血生化及血气分析等实验室检查，以判断有无水、电解质及酸碱平衡失调。⑤急症手术准备：做好急症手术的各项常规准备，以防病情变化。

（3）控制或减少腹水的形成　①注意休息：协助患者取平卧位，以增加肝、肾血流灌注；下肢水肿者，可抬高患肢以减轻水肿。②限制液体和钠的摄入：每日钠摄入量限制在 500 ~ 800mg（氯化钠 1.2 ~ 2.0g）内，进液量约为 1000mL。少食咸肉、酱菜、酱油、罐头等含钠高的食物。③测量腹围和体重：每周测体重 1 次；每日测腹围 1 次，为了减少误差，每次测量时应做到"四个同一"，即同一时间、同一部位、同一体位和同一医护人员。④遵医嘱使用利尿剂：如氨苯蝶啶，应记录 24 小时出入液量，并观察有无低钠、低钾血症。⑤保肝治疗：遵医嘱给予肌苷、乙酰辅酶 A 等保肝药物，以改善肝功能状态，减少腹水的形成。

（4）常见并发症的预防与护理　①预防上消化道出血：遵医嘱输注新鲜全血，补充 B 族维生素、维生素 C、维生素 K 及凝血因子，以防术中及术后出血；严格限制饮酒、咖啡、浓茶及过热饮食，避免进食粗糙、干硬、带刺、油炸及辛辣等刺激性饮食；避免引起腹压、血压升高的各种因素，以免诱发上消化道出血；密切观察生命体征及神志等变化。②预防肝性脑病：合理指导患者的休息与活动；注意饮食的多样化和营养价值；遵医嘱应用酸性溶液灌肠，减少血氨的吸收，以免诱发肝性脑病；动态监测血氨浓度及神志等变化，若出现异常情况，立即通知医生，并积极配合处理。③预防和控制感染：给予高能量、适量蛋白、丰富维生素的饮食；贫血或低蛋白血症者，遵医嘱输注新鲜全血或血浆白蛋白，补充维生素，以纠正营养不良状态，提高机体抵抗力。

（5）重视基础护理　加强陪护、口腔护理、皮肤护理等，尽可能地满足患者的日常生活需求。

（6）术前准备　除以上护理措施外，还应做好手术区皮肤准备、肠道准备、交叉配血等。

**2. 术后护理**

（1）心理护理　患者术后常伴有不同程度的焦虑、恐惧、猜疑或敏感等负性心理反应。护士应加强心理疏导，真实而技巧性地回答患者所提出的问题；同时，还应取得患者家属的理解与支持，帮助患者树立战胜疾病的信心，使其积极配合治疗与护理。

（2）一般护理　①体位与活动：分流术后 48 小时内，患者宜取平卧位或 15°低坡卧位，2 ~ 3 日后，若病情平稳可取半卧位。避免过多活动，翻身时动作要轻柔，以防血管吻合处破裂；术后不宜过早下床活动，一般需卧床 1 周。②维持体液平衡：禁饮食期间，遵医嘱静脉补液，并根据实验室检查结果，及时调整输液的种类及速度。③遵医嘱及时、足量、有效地应用抗生素，防治感染。④饮食护理：肠功能恢复后，患者可进无渣流质饮食，逐渐过渡到普食，以保证热量供给。分流术后者，应限制蛋白质和肉类摄入；避免进食粗糙、过热、油炸及辛辣等刺激性食物；禁止吸烟、饮酒。

（3）病情观察　密切监测患者体温、脉搏、呼吸、血压等变化，警惕上消化道大出血；观察患者有无嗜睡、谵妄、性格改变、情绪反常和行为错乱等肝性脑病的表现；注意患者有无剧烈腹痛、腹胀、排便规律改变及血小板计数骤升等肠系膜血栓形成的表现。

（4）保护肝功能　缺氧、劳累及过度活动等可加重患者肝功能损害，故术后应卧床休息、给予氧气吸入、输血补液等；禁用吗啡、巴比妥类、盐酸氯丙嗪等损害肝脏的药物。

（5）切口护理　保持切口敷料清洁干燥，观察切口有无红肿、渗血、渗液等情况的发生，若敷料湿透应及时更换。切口若正常愈合，术后7~9天拆线。

（6）引流管护理　妥善固定各类引流管，以防滑脱；保持引流管通畅，定时挤压，避免引流管受压、扭曲；观察并记录引流液的色泽、性状与数量；严格无菌操作，保持引流袋位置低于引流部位，防止逆流。

（7）常见并发症的预防与护理　①防治肝性脑病：分流术后，应严格控制蛋白质的摄入，每日不能超过30g，避免诱发或加重肝性脑病；动态监测血氨浓度，若患者出现神志淡漠、嗜睡、谵妄等表现，应立即通知医生，遵医嘱应用谷氨酸钾或谷氨酸钠，以降低血氨水平；保持大便通畅，促进氨的排出；禁忌肥皂水灌肠。②防治膈下脓肿或腹腔脓肿：脾切除患者血压平稳后取半卧位，保持膈下及腹腔引流管的通畅，观察并记录引流液的色泽、性状和数量；遵医嘱应用广谱抗生素，防治感染；若体温超过38.5℃，且持续时间较长，应及时查明原因，给予针对性的处理。③防治静脉栓塞：脾切除术后2周内，应隔日检测血小板计数。若血小板计数迅速上升，甚至高达$500 \times 10^9$/L，应观察有无腹痛、腹胀和便血等肠系膜血栓形成的迹象，必要时遵医嘱给予肝素钠、华法林、尿激酶等抗凝治疗，注意监测用药前后凝血时间的变化。

【健康指导】

**1. 术前宣教**　护士应主动讲解饮食种类、休息与运动、手术时机、手术类型、麻醉配合及预防并发症等相关知识，减轻患者的焦虑与恐惧，保持情绪稳定。同时，还应取得患者及其家属的信任与理解，积极配合手术治疗。

**2. 术后指导**
（1）讲解休息、饮食对于门静脉高压症治疗的重要性，避免劳累和过度活动。
（2）说明安置各种引流管的目的、注意事项及引起的不适。
（3）保持心情舒畅，避免情绪波动诱发出血。
（4）解释实验室各项检查的重要性和必要性。
（5）强调保肝治疗的重要性，提高遵医行为。
（6）注意自身防护，用软毛刷刷牙，避免牙龈出血，防止外伤。

**3. 出院指导**　注意休息与活动；禁烟、酒；限制蛋白质和肉类摄入，避免吃粗糙、干硬、温度较高及辛辣等刺激性较强的食物，以免损伤食管黏膜而诱发出血；定期复查肝功能，按医嘱应用保肝药物。

**4. 定期复诊**　指导患者及家属识别出血先兆，掌握观察方法及急救措施，告之急救电话号码、紧急就诊的途径与方法。

# 练习题

## 【A1 型题】

1. 在我国，门静脉高压症最常见的病因是（　　）
　　A. 血吸虫性肝硬化　　　　B. 先天性门静脉狭窄　　　C. 肝炎后肝硬化
　　D. 酒精性肝硬化　　　　　E. 脂肪肝

2. 门静脉高压症形成后，首先出现的病理变化是（　　）
　　A. 肝硬化
　　B. 腹水
　　C. 血浆白蛋白合成障碍
　　D. 静脉交通支的扩张
　　E. 脾大、脾功能亢进

## 【A2 型题】

3. 患者，女，49 岁。门腔静脉分流术后，每天蛋白质的摄入量不能超过（　　）
　　A. 20g　　　　　　　　　B. 30g　　　　　　　　　C. 40g
　　D. 50g　　　　　　　　　E. 60g

4. 患者，男，54 岁，因肝硬化合并食管静脉曲张破裂出血采用三腔二囊管压迫后，胃管仍引流出鲜红色血液，患者血压不稳，应采取的治疗措施是（　　）
　　A. 立即行胃底贲门周围血管离断术
　　B. 增加三腔管压力
　　C. 胃管注入去甲肾上腺素
　　D. 大量输液、输血
　　E. 大剂量静脉点滴垂体后叶素

5. 患者，女，61 岁。食管胃底曲张静脉破裂出血 2 天，血压 83/60mmHg，脾肋下 3.5cm，血红蛋白 50g/L，人血白蛋白 26g/L，总胆红素 55μmol/L，B 超示中度腹水。首选的治疗方案是（　　）
　　A. 静脉输注全身性止血药
　　B. 口服去甲肾上腺素
　　C. 贲门周围血管离断术
　　D. 三腔二囊管压迫止血
　　E. 脾 – 肾静脉分流术

6. 患者，男，57 岁。突然呕血 1300mL，有门静脉高压症病史，拟行外科手术治疗。手术治疗最主要目的是（　　）
　　A. 防止癌变

B. 治疗脾亢

C. 预防和控制消化道出血

D. 防止肝衰竭

E. 控制腹水

## 【A3 型题】

（7 ~ 10 题共用题干）

患者，男，47 岁。有乙型肝炎病史 9 年，因恶心、呕血 1100mL 入院。体检：脉搏 90 次 / 分钟，血压 12/8kPa（90/60mmHg）。

7. 为明确出血部位，最适宜的检查是（　　　）

A. B 超检查　　　　　B. CT 检查　　　　　C. 钡餐检查

D. 腹腔动脉检查　　　E. 胃镜检查

8. 此类患者最主要的死亡原因是（　　　）

A. 肝功能衰竭　　　　B. 肾功能衰竭　　　　C. 失血性休克

D. 肝肾综合征　　　　E. 感染

9. 针对该患者采取的治疗措施中，不正确的是（　　　）

A. 补充血容量　　　　B. 温生理盐水洗胃　　　C. 应用止血药物

D. 应用硫酸镁导泻　　E. 三腔二囊管压迫止血

10. 若行手术治疗，下列有关该患者的护理措施中，错误的是（　　　）

A. 腹水者应大量补充水和钠盐

B. 术后密切观察意识、血压、脉搏等变化

C. 肠蠕动恢复后可进流食

D. 分流术后应限制蛋白质摄入量

E. 术前一般不放置胃管

# 第二十七章　胰腺癌和壶腹周围癌患者的护理

胰腺癌是消化系统较常见的恶性肿瘤，发病率呈逐年上升趋势，以男性多见，男女发病之比为 1.5∶1，好发年龄为 40 岁以上，约占 80%。其中胰头癌是最常见的一种，占 70%~80%，其次为胰腺体、尾部癌。早期诊断困难，预后差，5 年生存率仅 1%~3%。

壶腹周围癌是指发生于胆总管末端、壶腹部以及十二指肠乳头附近的癌肿，主要包括壶腹癌、十二指肠癌和胆总管下端癌三种。在临床上与胰头癌有很多共同点，故统称为壶腹周围癌。壶腹周围癌恶性程度低于胰头癌，若能早期明确诊断，手术切除率和 5 年生存率明显高于胰头癌。

## 知识链接

胰腺是人体第二大消化腺，属于腹膜后器官，分为头、颈、体、尾四部分。主胰管是胰腺的输出管道，与胆总管汇合成 Vater 壶腹，共同开口于十二指肠乳头（图 27-1）。此共同通路是胰腺疾病和胆道疾病相互关联的解剖学基础。胰腺具有外分泌和内分泌功能，外分泌产生胰液，具有消化功能；内分泌产生胰岛素，进行糖代谢的调节。

## 【病因】

本病病因尚不清楚，可能与下列因素有关：①吸烟：是发生胰腺癌的主要危险因素，烟雾中的亚硝胺有致癌作用，吸烟提高本病的发病机会 2~3 倍。②高蛋白和高脂肪饮食：可增加胰腺对致癌物质的敏感性。③家族史：胰腺癌患者的亲属患胰腺癌的危险性增高。④其他：糖尿病、慢性胰腺炎和胃大部切除后 20 年的患者，发生本病的危险性高于一般人群。近年来研究证明，胰腺癌患者存在染色体异常。

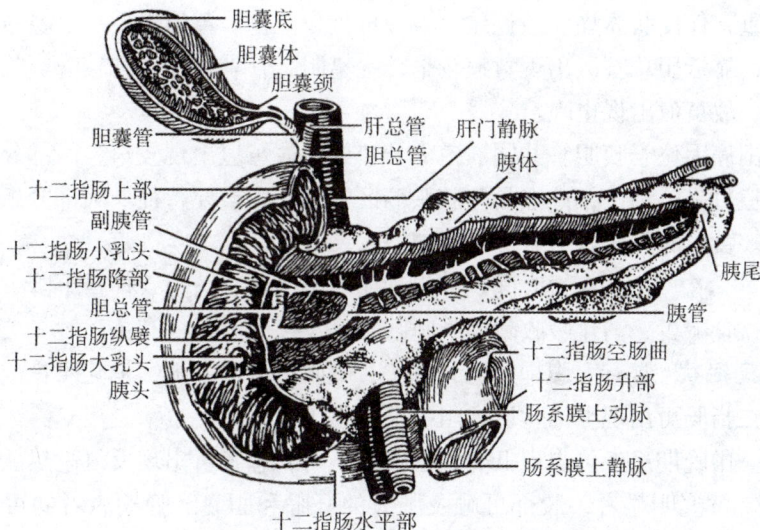

图 27-1 胰腺解剖位置及结构

## 【病理】

90%胰腺癌为导管细胞腺癌，其次为腺泡细胞癌，黏液性囊腺癌和胰母细胞癌等较少见。导管细胞癌组织学特点为致密的纤维性硬癌或硬纤维癌，肿瘤质地硬，浸润性强，且没有明显的界线，易直接侵及附近的胆总管、胃、十二指肠、肠系膜根部等组织和器官，出现相应的临床表现。

壶腹周围癌其组织类型以腺癌最多见，其次为乳头状癌、黏液癌等。

## 【转移途径】

本病主要是局部浸润和淋巴转移，可扩散至胰头前后、幽门上下、肝十二指肠韧带、肝动脉、肠系膜根部及腹主动脉旁淋巴结，晚期可转移至左锁骨上淋巴结。还可发生胰管内转移和腹腔内种植转移。部分经血行转移至肝、肺、骨、脑等处。

壶腹周围癌淋巴转移比胰头癌出现晚，远处转移以肝脏为多见。

## 【临床表现】

本病最常见的临床表现为腹痛、黄疸和消瘦。

**1. 上腹痛和上腹部饱胀不适感** 是最常见的首发症状，由于胰管或胆管部分梗阻，管腔内压增高所致。初期表现为上腹部胀闷感，可伴有隐痛、钝痛或胀痛，随着病情发展，腹痛呈持续性且进行性加重，可放射至后腰部，少数患者可呈剧痛。多数患者对早期症状不在意，病情常被忽视而延误诊断。至中晚期，肿瘤侵及胆总管中下段，并压迫肠系膜上静脉或门静脉，侵及十二指肠和腹腔神经丛时，患者腹痛症状加重，剧烈难忍，夜间尤甚，严重影响睡眠及饮食，加速体质消耗。

**2. 黄疸** 梗阻性黄疸是胰头癌最主要的表现，由癌肿侵及或压迫胆总管引起。黄疸呈进行性加重，伴皮肤瘙痒、茶色尿，大便可呈陶土色。黄疸出现的早晚与癌肿在胰头的位置有关，靠近胆总管区出现黄疸较早，远离胆总管者黄疸出现较晚。胰体尾部癌肿距胆管较远，故黄疸出现也晚。

壶腹周围癌因位于胰胆管共同通道的开口处，故黄疸出现较早，因部分肿瘤组织坏死脱落，黄疸可呈波动性，此点是与胰头癌区别的一个重要特征。大部分患者出现黄疸已属中晚期。黄疸时间长者可有出血倾向。

**3. 消瘦和乏力**　患者在短时间内即出现明显的消瘦、乏力、体重下降、贫血、低蛋白血症，与饮食减少、消化吸收障碍、睡眠不足及癌肿消耗等有关。

**4. 消化道症状**　常有上腹饱胀感，恶心，呕吐，食欲不振，消化不良或腹泻。晚期癌肿侵及十二指肠可出现上消化道梗阻或消化道出血。

**5. 发热**　中晚期患者可出现低热，继发感染时，患者可出现反复高热。

**6. 其他**　黄疸明显者，腹部可触及肿大的肝脏和胆囊。晚期患者偶可触及上腹肿块、质硬、固定，可有腹水，并出现远处转移症状。

## 【辅助检查】

**1. 实验室检查**

（1）血清生化检查　胆道梗阻时，血清总胆红素和直接胆红素、碱性磷酸酶升高，转氨酶可轻度升高，少数患者空腹或餐后血糖轻度升高。血、尿淀粉酶可有一过性升高，尿胆红素阳性。

（2）血清学标记物　血清癌胚抗原（CEA）、胰腺胚胎抗原（POA）、糖链抗原（CA19-9）等标记物水平可升高，其中 CA19-9 是最常用的辅助诊断和随访项目。

**2. 影像学检查**

（1）X 线检查　钡餐检查可发现十二指肠曲扩大，局部肠黏膜皱襞异常、充盈缺损、不规则、僵硬等。低张十二指肠造影或气钡双重造影可提高确诊率。

（2）B 超检查　是首选的检查方法，可以发现 2cm 以上的胰腺及壶腹部肿块，胆囊增大，胆管、胰管扩张，同时可探查有无肝脏及腹腔淋巴结肿大。近年来内镜超声（EUS）的应用大大提高了诊断阳性率，能发现直径 ≤ 1.0cm 的小胰癌。

（3）CT 检查　是诊断胰腺癌的重要手段，可以清楚地显示胰腺形态、肿瘤部位以及与之毗邻器官的关系及后腹膜淋巴结转移情况。

（4）MRI 或磁共振胰胆管造影（MRCP）　单纯 MRI 诊断并不优于增强 CT。MRCP 能够显示胰、胆管梗阻的部位及扩张的程度，具有重要的临床诊断价值。

（5）内镜逆行胰胆管造影（ERCP）　可以直接观察十二指肠乳头部位的病变，造影可以显示胆管或胰管的狭窄或扩张，并可进行活检。检查的同时可以在胆总管内置入支撑管，达到术前减轻黄疸的作用。

（6）选择性动脉造影　腹腔动脉造影可以显示胰腺癌所导致的血管改变，对判断根治性手术的可行性有一定意义。

**知识链接**

　　磁共振胰胆管造影（MRCP）：利用磁共振成像技术对胰胆道系疾病进行诊断，是近年来磁共振的临床应用新进展之一。具有无创性、多角度成像、定位准确、无须使用造影剂等优点，尤其对阻塞性黄疸的诊断具有较高的敏感性和特异性，且无并发症、患者耐受性高、手术前后均可应用，因此具有广泛的临床应用前景。但价格较为昂贵，有时也存在假阳性。

　　**3. 细胞学检查**　通过收集胰液查找癌细胞，或在 B 超或 CT 指引下，经皮细针穿刺胰腺病灶组织，涂片进行细胞学检查。

　　**4. 腹腔镜检查**　镜下直接观察胰腺形态，病变部位、大小，外部浸润情况，同时可进行活检或细针穿刺细胞学检查。

## 【治疗要点】

　　早期发现、早期诊断和早期手术治疗，手术切除是治疗胰腺癌最有效的方法，不能切除者行姑息性手术，辅以放疗或化疗。

　　**1. 根治性手术**

　　（1）**胰十二指肠切除术（Whipple 手术）**　是胰头癌的标准术式，适用于无远处转移的患者。切除范围包括胰头、远端胃、十二指肠、胆囊、下段胆总管、十二指肠及上段空肠，同时清扫周围淋巴结，再将胰、胆管和胃与空肠吻合，重建消化道，是腹部外科最复杂的手术之一（图 27-2）。

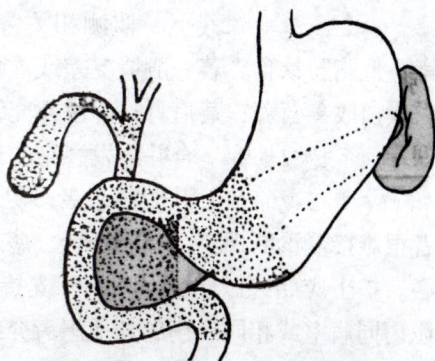

图 27-2　胰头十二指肠切除范围

　　（2）**保留幽门的胰头十二指肠切除术（PPPD）**　适用于幽门上下淋巴结无转移、十二指肠切缘无癌细胞残留的壶腹周围癌。患者餐后促胃液素和促胰液素分泌水平接近正常人，术后生存期并不低于传统的胰十二指肠切除术。

　　（3）**左半胰切除术**　对胰体尾部癌，原则上进行胰体尾部及脾切除。

　　（4）**全胰切除术**　适用于多发性胰腺癌。

　　**2. 姑息性手术**　适用于高龄、已有肝转移的患者、肿瘤已不能切除者或合并心肺功能障碍不能耐受较大手术的患者。手术方法：用胆肠旁路手术或经内镜放置内支架解除胆道梗阻；用胃空肠吻合术解除或预防十二指肠梗阻；术中可在内脏神经节周围注射95％乙醇，行化学性内脏神经切断术，或术中行腹腔神经节切除术，以减轻疼痛。

**3. 辅助治疗**　目前化疗中最常用的是氟尿嘧啶和吉西他滨；还可选择介入治疗、放疗、基因治疗、免疫治疗及中药治疗延长患者生存期。

壶腹部癌临床症状出现较早，较易发现和早期诊断。手术方法同胰头癌，行胰十二指肠切除术或 PPPD，远期效果较好。

## 【常见护理诊断／问题】

**1. 焦虑、恐惧**　与对癌症的诊断、治疗过程及预后的忧虑有关。

**2. 营养失调：低于机体需要量**　与食欲下降、消化不良和癌肿消耗有关。

**3. 疼痛**　与胰胆管梗阻、癌肿侵犯腹膜后神经丛及手术创伤有关。

**4. 体温升高**　与肿瘤坏死、胆道梗阻、手术创伤、患者抵抗力下降、感染有关。

**5. 潜在并发症**　术后出血、感染、胰瘘、胆瘘、血糖异常。

## 【护理措施】

### 1. 术前护理

（1）**疼痛护理**　对于疼痛剧烈者，及时给予有效的镇痛治疗，并教会患者应用各种非药物止痛的方法。

（2）**血糖异常护理**　动态监测血糖，合并有高血糖者，调节饮食，遵医嘱应用胰岛素，将血糖控制在稳定水平。若有低血糖表现，适当补充葡萄糖。

（3）**改善营养状况**　监测相关营养指标，指导患者进食高热量、高蛋白、高维生素、低脂肪饮食。若一般情况差或饮食不足者，给予肠外营养支持；低蛋白血症者输注白蛋白改善营养；黄疸者，静脉补充维生素 K，改善凝血功能。

（4）**控制感染**　合并继发感染的患者，遵医嘱给予抗生素控制感染。

（5）**心理护理**　胰腺癌患者多见于 40～60 岁，家庭负担重，就诊晚，预后差。患者很难接受诊断现实，出现否认、悲哀、畏惧和愤怒情绪甚至绝望心理，对治疗缺乏信心。护士应始终以同情、理解、支持的态度对待患者；宣教与疾病和手术有关的知识，邀请同病室或相同疾病的其他患者介绍经验；每次检查及护理前应给予解释，尊重患者心理调节适应过程，帮助患者及家属树立战胜疾病的信心。

### 2. 术后护理

（1）**密切观察生命体征**　术后定期监测生命体征变化，必要时监测中心静脉压。若出现脉率增快、血压下降、面色苍白、出冷汗等休克症状时，应及时报告医生进行处理，并做好应急抢救准备。

（2）**观察腹部和伤口情况**　定时观察腹部的症状和体征，观察伤口敷料是否干燥，有渗血、渗液时及时更换，及时发现切口感染的征象。

（3）**维持水、电解质及酸碱平衡**　由于手术范围大、创伤大、术后引流管多、消化液丢失多，易导致缺水、低钾、低钙等。因此，准确记录 24 小时出入量、排出物的性质，每日监测电解质，遵医嘱及时补充水和电解质，维持酸碱平衡。

（4）**控制血糖**　术后应定时监测血糖、尿糖和酮体水平，应用胰岛素继续控制血糖在正常或稍高水平，避免低血糖发生。

（5）**营养支持** 术后早期禁食，应给予肠外营养支持，必要时输血、血浆、白蛋白等。胃管拔出后，给予流质、半流质饮食，逐渐恢复到正常饮食。胰腺手术后，胰腺的外分泌功能减退，易发生消化不良、腹泻等，应限制脂肪摄入，少量多餐，必要时给予消化酶制剂或止泻剂。

（6）**防治感染** 遵医嘱应用广谱抗生素，伤口敷料换药时，严格遵守无菌操作规程。

（7）**引流管护理** 妥善固定引流管，保持引流通畅，观察并记录引流液的颜色、性质和量。注意有无内出血，有无胆瘘、胰瘘及继发感染的发生。

（8）**常见并发症的观察和护理**

①出血：严密观察患者的生命体征及伤口有无渗血，引流液的颜色、性质和量，若出现呕血、便血、腹痛、引流管内流出新鲜血性液体，或患者出冷汗、脉速、血压下降等征兆，应及时报告医生，给予应用止血药，出血量大者给予输血，必要时再次手术止血。

②胰瘘：多发生于术后1周左右，表现为突然发生的剧烈腹痛、腹胀，伴有发热。典型表现为自伤口或腹腔引流管流出清亮液体，若合并感染时呈脓性。引流液测定淀粉酶增高。护理：早期持续负压引流或双套管冲洗，保持引流通畅，观察引流情况，记录其颜色、性质和量；加强静脉营养支持，按医嘱应用减少胰液分泌的药物，如抑肽酶、善得定等；为防止胰液腐蚀切口周围皮肤，引起糜烂疼痛，局部涂以氧化锌软膏保护。多数胰瘘可自愈。

③胆瘘：多发生于术后5~10天，表现为发热、右上腹痛、腹肌紧张及反跳痛、T形管引流量突然减少、腹腔引流液呈黄绿色，或伤口敷料渗出胆汁样液体。护理：术后应保持T形管引流通畅，密切观察T形管及腹腔引流管的色、质、量，做好记录。加强营养支持，严重者需手术治疗。胆瘘周围皮肤的护理同胰瘘护理。

④胆道感染：多为逆行性感染，因胃肠吻合口距离胆道吻合口较近，进食后平卧易发生胆道感染。表现为腹痛、发热、黄疸、肝功能损害，严重者表现与急性化脓性胆管炎相似。护理：术后患者进食后宜取坐位15~30分钟。主要治疗为应用抗生素和利胆药物，改善胃肠道功能，防止便秘。

⑤血糖异常：动态监测血糖，合并高血糖者，调节饮食，遵医嘱应用胰岛素，控制血糖。

【健康指导】

**1. 定期体检** 年龄在40岁以上，短期内出现持续性上腹部疼痛、腹胀、食欲明显减退、消瘦者，应注意胰腺的检查。

**2. 合理膳食** 戒烟酒，少食多餐，均衡饮食。对胰腺功能不足、消化功能差的患者，应用胰酶替代剂。

**3. 疾病指导** 定期监测血糖、尿糖，及时给予药物治疗和饮食控制。按计划放疗或化疗。放、化疗期间定期复查血常规，一旦出现骨髓抑制现象（白细胞计数 $< 4 \times 10^9/L$），应暂停放、化疗。

**4. 定期复诊** 术后每 3 ~ 6 个月复查 1 次，如出现发热、进行性消瘦、贫血、乏力等症状，应及时就诊。

# 练习题

## 【A1 型题】

1. 胰腺癌的好发部位是（　　　）
    A. 胰体、尾部　　　　　B. 胰颈、体部　　　　　C. 全胰腺
    D. 胰头、颈部　　　　　E. 胰尾部

2. 胰腺癌切除率低的主要原因是（　　　）
    A. 癌直接浸润和转移　　B. 癌的恶性程度高　　　C. 并发胆道疾病
    D. 年老，体弱　　　　　E. 手术复杂

3. 胰腺癌最常见的组织类型是（　　　）
    A. 腺泡细胞癌　　　　　B. 导管细胞癌　　　　　C. 多形性腺癌
    D. 纤维细胞腺癌　　　　E. 黏液癌

4. 胰腺癌与胆总管结石的主要鉴别点是（　　　）
    A. 进行性黄疸　　　　　B. 肝功能改变　　　　　C. 淀粉酶改变
    D. 胆囊肿大　　　　　　E. 皮肤瘙痒

5. 胰腺癌最常见的首发症状是（　　　）
    A. 上腹痛和上腹饱胀不适　B. 黄疸　　　　　　　　C. 消化道症状
    D. 消瘦和乏力　　　　　E. 发热

6. 胰腺疾病与胆道疾病互相关系的解剖基础是（　　　）
    A. 胆总管与胰管有共同通道及出口
    B. 胆总管与胰腺紧贴，并位于其后方
    C. 胰腺炎胰腺肿大时常能压迫胆总管
    D. 均属肝门部器官
    E. 均受肝内胆汁分泌压的影响

7. 胰头癌最主要的临床表现是（　　　）
    A. 恶心、呕吐　　　　　B. 进行性黄疸　　　　　C. 腹胀
    D. 低血糖　　　　　　　E. 乏力、消瘦

## 【A2 型题】

8. 患者，女，35 岁，胰腺癌术后第 7 天。今晨突然出现呕血、腹痛，并伴有大汗，血压 80/50mmHg，其最可能的原因是（　　　）

A. 补液不足　　　　　　B. 创面广泛渗血　　　　　C. 肠穿孔

D. 胆汁腐蚀引起出血　　E. 胆瘘

## 【A3 型题】

（9～11 题共用题干）

患者，女，55 岁，上腹部疼痛、进行性黄疸半个月，伴有食欲减退、消化不良和体重减轻。疑为胰腺癌，入院。

9. 为进一步明确诊断，首选的辅助检查是（　　　）

A. 肝功能　　　　　　　B. CT　　　　　　　　　C. B 超

D. MRI　　　　　　　　E. 血常规

10. 拟行胰腺癌根治术，术前准备措施不包括（　　　）

A. 给予高蛋白、高热量、高维生素饮食

B. 动态监测血糖

C. 应用抗生素预防感染

D. 术前 3 天每晚灌肠

E. 心理护理

11. 术后病情平稳，患者可采取的体位是（　　　）

A. 侧卧位　　　　　　　B. 平卧位　　　　　　　C. 半卧位

D. 中凹卧位　　　　　　E. 头高足低位

# 第二十八章 周围血管疾病患者的护理

## 第一节 下肢静脉曲张

下肢静脉曲张有原发性和继发性之分，以原发性多见。原发性下肢静脉曲张（primary lower extremity varicose veins）是指单纯的下肢表浅静脉瓣膜关闭不全，使静脉内血液倒流，继而致病变静脉壁扩张、变性，出现不规则膨出和扭曲。好发于大隐静脉，其次是小隐静脉，多见于体力劳动强度大、久坐久站的人群，以左下肢多见，双下肢可先后发病。

**知识链接**

下肢静脉分为浅、深二组，浅静脉主要由大隐静脉和小隐静脉组成。大隐静脉起自足背静脉网内侧，在内踝前方沿小腿内侧上行，在腹股沟韧带下方穿越卵圆窝注入股静脉。大隐静脉在注入股静脉前，主要有5个分支：腹壁浅静脉、旋髂浅静脉、阴部外静脉、股内侧静脉和股外侧静脉。小隐静脉起自足背静脉网的外侧，沿外踝后方上行至小腿后，在腘窝处穿越深筋膜注入腘静脉。深静脉主要由胫前、胫后和腓静脉组成，三者先后汇合形成腘静脉，经腘窝进入内收肌管裂孔，上行为肌浅静脉，在大腿上部与股深静脉汇合成为股总静脉。深、浅静脉之间，大隐静脉与小隐静脉之间有许多交通支（图28-1）。

下肢静脉及其交通支的管腔内有很多向心单向开放的瓣膜，瓣膜位于大隐静脉注入股静脉和小隐静脉注入腘静脉处，对阻止股静脉和腘静脉的血液反流起重要作用。

静脉壁由外膜、中层、内膜组成。外膜主要为结缔组织，内膜为内皮细胞，中层为肌层，是决定静脉壁强弱的主要因素。

下肢静脉血流能对抗重力而向心回流，主要取决于小腿肌泵的收缩。下肢运动时借助于肌肉收缩，挤压深静脉内血液回流；瓣膜的单向阀门作用，也能够避免下肢血液逆流；还有胸腔内负压和心脏的搏动，使周围静脉与心脏间形成压力差，维持下肢血液正常回流。

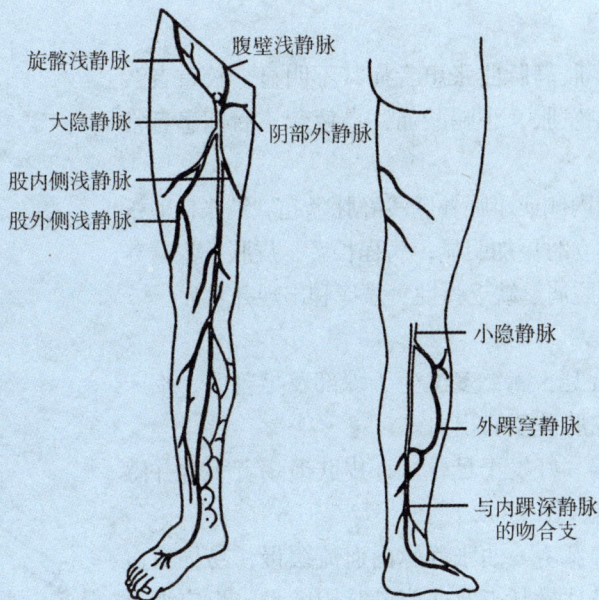

图 28-1　下肢静脉解剖

## 【病因】

**1. 先天因素**　静脉瓣膜缺陷和静脉壁薄弱与遗传因素有关。有些患者下肢静脉瓣膜稀少，有的甚至完全缺如，致静脉血液逆流。

**2. 后天因素**　任何增加血柱重力因素和循环血量超负荷是造成下肢静脉曲张的后天因素。如长期站立工作、重体力劳动、慢性咳嗽、习惯性便秘、妊娠等，都可使静脉瓣膜承受过度压力而逐渐松弛，静脉瓣膜的正常关闭功能受到破坏，导致血液倒流。静脉腔内压力持久升高而致瓣膜相对关闭不全，血流由上而下、由深向浅出现倒流，导致下肢浅静脉呈曲张状态。

## 【病理生理】

下肢静脉曲张的血流动力学改变主要表现为主干静脉和毛细血管内压力增高。浅静脉扩张主要由前者引起，而毛细血管压力升高可造成皮肤微循环障碍，引起毛细血管扩大和毛细血管周围炎及通透性增加，纤维蛋白原和红细胞等渗入到组织间隙及毛细血管内形成微血栓。由于纤溶活性降低，渗出的纤维蛋白积聚、沉积于毛细血管周围，形成阻碍皮肤和皮下组织细胞摄取氧气和营养的屏障，导致皮肤和皮下组织水肿、纤维化，皮下脂肪坏死和皮肤萎缩、坏死及溃疡。由于血清蛋白渗出和毛细血管周围纤维组织沉积，引起再吸收障碍和淋巴超负荷，导致下肢水肿。因小腿下内侧区域的深静脉血柱重力最大，肌泵收缩时该区所承受的反向压力也最高，故静脉性溃疡常出现在该区（足靴区）。

## 【临床表现】

**1. 症状**　轻度下肢静脉曲张患者症状不明显，较重者久站后感到下肢沉重、发胀，小腿酸痛，易疲劳；后期患者常感患肢酸胀痛和痒。

**2. 体征**　小腿前内侧或小腿外侧浅静脉隆起、扩张，似蚯蚓状、蜿蜒成团，站立时更加明显；病程长者，皮肤发生营养障碍，如色素沉着、脱屑、缺乏弹性、瘙痒和出现并发症。

**3. 并发症**

（1）曲张静脉破裂出血　多发生于踝部及足靴区，临床表现为皮下瘀血或皮肤破溃时出血。

（2）湿疹或溃疡　好发于足靴区，皮肤溃疡者多合并感染，创面可经久不愈（图 28-2）。

（3）血栓性浅静脉炎　曲张静脉内血流缓慢，易导致血栓形成，并伴有感染性静脉炎及曲张静脉周围炎，炎症消退后常留有硬结并与皮肤粘连。

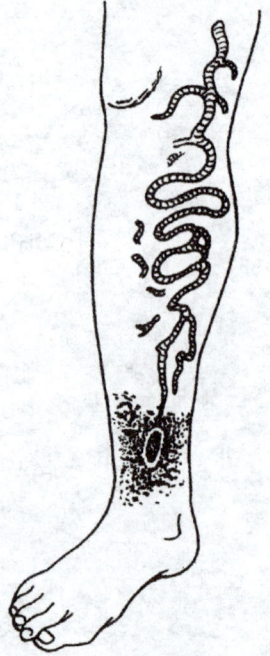

图 28-2　大隐静脉曲张及小腿溃疡

## 【辅助检查】

**1. 特殊检查**

（1）大隐静脉瓣膜功能试验（trendelenburg test）　患者仰卧，抬高患肢，使曲张静脉排空，在大腿根部扎止血带，以阻断大隐静脉血液；然后让患者站立，释放止血带后 10 秒内若出现自上而下的静脉逆向充盈，则提示大隐静脉入股静脉处瓣膜功能不全（图 28-3）。应用同样的原理在腘窝部扎止血带，也可检测小隐静脉瓣膜的功能。

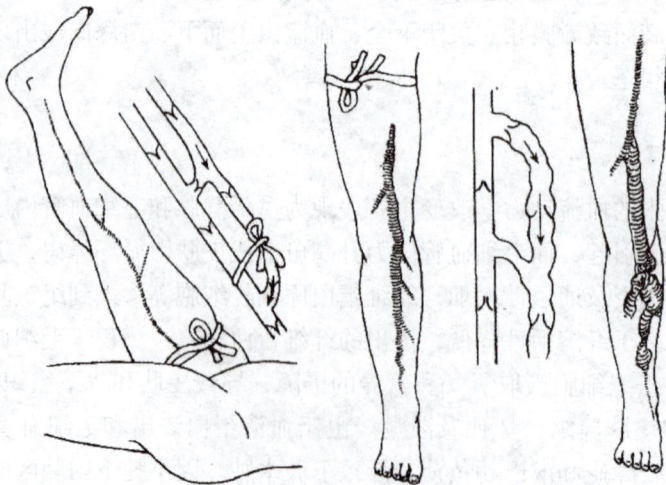

图 28-3　大隐静脉瓣膜功能试验

（2）**深静脉通畅试验**（perthes test） 患者取站立位，待下肢静脉充盈后，在大腿上 1/3 处扎止血带，以阻断大隐静脉，嘱患者用力踢腿或做下蹲站立运动连续 10 余次。此时，由于小腿肌泵的收缩，迫使浅静脉血液向深静脉回流，若静脉曲张消失或者明显减轻，则表明深静脉通畅；若活动后浅静脉曲张更为明显，张力增高，甚至有胀痛，则表明深静脉不通畅（图 28-4）。

（3）**交通静脉瓣膜功能试验**（pratt test） 患者取仰卧位，抬高受检下肢，在大腿根部扎止血带；然后从足趾向上至腘窝缠第 1 根弹力绷带，再自止血带处向下缠第 2 根弹力绷带；让患者站立，一边向下解开第 1 根弹力绷带，一边向下继续缠第 2 根弹力绷带，若在两根绷带之间的间隙内出现曲张静脉，即提示该处存在功能不全的交通静脉（图 28-5）。

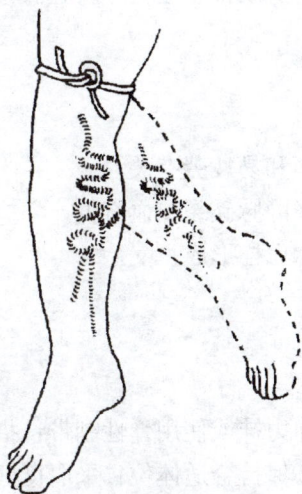

图 28-4 深静脉通畅试验          图 28-5 交通静脉瓣膜功能试验

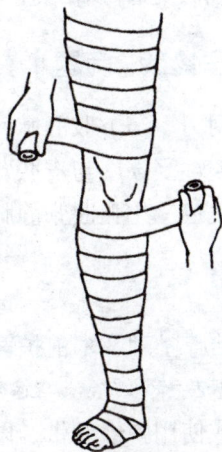

**2. 影像学检查**

（1）**下肢静脉造影术** 能够观察到深静脉是否通畅、静脉的形态改变及瓣膜的位置和形态。

（2）**无创性血管超声检查** 超声多普勒血流仪能确定静脉反流的部位和程度；超声多普勒显像仪可观察瓣膜的关闭活动及有无逆向血流。

## 【治疗要点】

**1. 非手术治疗** 适用于症状较轻、病变局限者；妊娠期间发病，分娩后症状有可能消失者；症状虽然明显，但不能耐受手术者。

（1）**促进下肢静脉回流** 患肢穿弹力袜或使用弹力绷带压迫，使曲张的静脉处于萎瘪状态，适用于大多数患者，疗效肯定。此外，平时应避免久站久坐，休息或卧床时抬高患肢。

（2）**药物治疗** 黄酮类和七叶皂苷类药物可缓解酸胀、水肿等症状。

（3）**硬化剂注射和压迫疗法**　适应于病变范围小且局限者或手术后残留的静脉曲张。通常是在曲张静脉内注入硬化剂，如5%鱼肝油酸钠溶液0.5mL，随后立即用手指紧压1分钟，再用绷带加压包扎3~6周，利用硬化剂造成的静脉炎症反应使其闭塞。期间应鼓励行走，避免久站。

（4）**处理并发症**　①血栓性浅静脉炎：给予抗生素及局部热敷治疗。②湿疹和溃疡：抬高患肢并给予创面湿敷。③曲张静脉破裂出血：患者平卧，抬高患肢，局部加压包扎止血，必要时给予缝扎止血，待并发症改善后择期手术治疗。

**2. 手术治疗**　适用于深静脉通畅而无手术禁忌证者，是治疗原发性下肢静脉曲张的根本方法。传统手术有高位结扎大隐静脉或小隐静脉、剥除大隐或小隐静脉主干及曲张静脉、结扎功能不全的交通静脉。近年开展的经皮环扎术、旋切刨吸术、腔内激光、射频和电凝等术式均取得了很好疗效。已经确定交通静脉功能不全者，可选择筋膜外、筋膜下或借助内镜做交通静脉结扎术。

## 【常见护理诊断／问题】

**1. 活动无耐力**　与下肢静脉回流障碍致小腿酸痛和易疲劳有关。

**2. 皮肤完整性受损**　与皮肤营养障碍及小腿曲张静脉破裂出血有关。

**3. 潜在并发症**　小腿曲张静脉破裂出血、深静脉血栓形成。

## 【护理措施】

**1. 非手术治疗护理及术前护理**

（1）**促进下肢静脉回流，改善活动能力**　①穿弹力袜或使用弹性绷带：指导患者行走时穿弹力袜或使用弹性绷带，以促进静脉回流。②保持合适体位：采取良好姿势，坐时双膝勿交叉过久，以免压迫腘静脉；休息或卧床时抬高患肢30°~40°，有利于静脉和淋巴回流，减轻患肢水肿。③避免腹内压增高及静脉压增高的因素：保持大便通畅，肥胖者宜有计划的减轻体重等，避免长时间站立。

（2）**患肢护理**　观察患肢远端皮肤的温度、颜色，观察是否肿胀和渗出，局部有无红、肿、压痛等感染征象。指导患者活动时避免外伤引起曲张静脉出血。

（3）**术前皮肤准备**　为避免手术后切口感染，要做好充分的皮肤准备，备皮需包括腹股沟部手术备皮范围及患侧整个下肢，直达足趾；对下肢皮肤湿疹和溃疡者，应保持创面清洁，局部加强换药，溃疡面可用生理盐水或1:5000呋喃西林溶液湿敷，全身应用抗生素以控制感染；若术中需要植皮者，还应做好供皮区皮肤的准备。

**2. 术后护理**

（1）**休息与活动**　术后卧床休息并抬高患肢30°~40°，促进静脉回流，并指导患者做足部伸屈和旋转运动。24小时后鼓励患者下床活动，下床时应用弹性绷带包扎，一般维持2周方可拆除。

（2）**观察切口情况**　观察有无切口或皮下渗血，局部切口有无红、肿、压痛等感染征象，发现异常情况及时通知医生。

## 【健康指导】

1. 向患者讲解弹性绷带及弹力袜的使用及注意事项，术后应继续使用弹性绷带或弹力袜 1~3 个月，且告知患者使用时要注意：

（1）弹性绷带包扎时应从肢体远端开始，逐渐向上缠绕，包扎不应妨碍关节活动，宽度和松紧度要适宜，松紧度以能将一个手指伸入缠绕的圈内为宜，包扎后能扪及足背动脉搏动及保持足部正常皮肤温度。

（2）弹力袜在使用前应促使静脉排空，故以清晨起床前进行为好。穿袜时应平卧，将双腿举高，慢慢套入腿部，要注意弹力袜的长短、压力及厚薄应符合患者的腿部情况。

2. 指导患者进行适当体育锻炼，增强血管壁的弹性；避免使用过紧的腰带和紧身衣物；避免肥胖；坐姿正确，避免久坐久站等。

# 第二节　血栓闭塞性脉管炎

血栓闭塞性脉管炎（thromboangiitis obliterans，TAO）又称 Buerger 病，是一种主要累及四肢远端血管的慢性、非化脓性炎症，是呈节段性和周期性发展的闭塞性疾病。好发于男性青壮年。

## 【病因】

**1. 外在因素**　主要有吸烟、寒冷潮湿的环境、慢性损伤、病原体（如 HB 病毒、立克次体等）感染。其中，吸烟与本病的发生、发展关系最为密切。

**2. 内在因素**　与自身免疫功能紊乱、性激素及前列腺素失调以及遗传因素有关。

## 【病理生理】

本病通常起始于中、小动脉，下肢多见，然后可累及伴行的静脉。一般由远及近发展。病变呈节段性分布，两段之间的血管可正常。

**1. 早期**　先出现血管痉挛，继而血管壁出现全层非化脓性炎症，有内皮细胞和成纤维细胞增生、淋巴细胞浸润、管腔狭窄和血栓形成。

**2. 后期**　炎症消退，血栓机化，有新生的毛细血管形成，动脉周围有广泛纤维组织形成，常包埋静脉和神经。虽有侧支循环建立，但不足以代偿，引起闭塞血管远端的神经肌肉和骨骼等缺血性改变，甚至坏死。静脉受累时的病理改变与动脉病变相似，临床上表现为复发性、游走性静脉炎。

## 【临床表现】

本病进展缓慢，常呈周期性发作。临床上按肢体缺血程度和表现，常分为以下 3 期。

**1. 局部缺血期**　主要系动脉痉挛和狭窄所致，以功能性变化为主。患肢有发凉、麻木、酸胀乏力、刺痛和烧灼等异常感觉，随后出现间歇性跛行，短暂休息后可缓解；随病情进展，跛行距离渐短，休息时间渐长。患肢皮肤温度稍低，色泽较苍白，足背或胫后动脉搏动减弱，可反复出现游走性浅静脉炎，即浅表静脉发红、发热、呈条索状并伴有压痛。

**2. 营养障碍期** 动脉完全闭塞，仅靠侧支循环维持肢体血供，以器质性变化为主。患肢出现静息痛，夜间更剧烈。患肢皮肤温度显著降低，肢端苍白或出现紫斑。皮肤干燥、无汗、脱屑、脱毛、趾（指）甲增厚变形。小腿肌肉萎缩，足背和（或）胫后动脉搏动消失。如做腰交感神经阻滞试验，仍可出现皮肤温度升高，但不能达到正常水平。

**3. 组织坏死期** 动脉完全闭塞，侧支循环不足以代偿下肢血供。患肢趾（指）端发黑、干瘪、溃疡或坏疽形成，疼痛剧烈且呈持续性，肢体明显肿胀，患者夜不能寐，日夜屈膝抚足而坐，或借助下垂肢体以减轻疼痛。若继发感染，干性坏疽转为湿性坏疽，患者可有高热、烦躁等脓毒症表现，病程长者会出现消瘦和贫血。

## 【辅助检查】

### 1. 一般检查

（1）皮肤温度测定：双侧肢体对应部位皮肤温度相差 2℃ 以上，提示皮肤温度降低侧动脉血流减少。

（2）肢体抬高试验（Buerger 试验）：是检查动脉供血不足的重要方法，将受试肢体抬高并观察 1 分钟，若出现麻木、疼痛、苍白或蜡黄者应考虑有供血不足。然后，自然下垂受试肢体，正常人皮肤色泽可在 10 秒内恢复正常；若超过 45 秒且皮肤色泽不均匀，则进一步提示患肢存在动脉供血障碍。

（3）测定跛行距离和跛行时间。

（4）解张试验：通过蛛网膜下腔或硬膜外腔阻滞麻醉，对比阻滞前、后下肢温度的变化。阻滞麻醉后若皮肤温度升高明显，为动脉痉挛因素；若无明显改变，则提示病变动脉已严重狭窄或者完全闭塞。

### 2. 仪器检查

（1）肢体血流图检查 电阻抗和光电血流仪显示峰值降低，降支下降速度减慢。前者提示为血流量减少，后者则说明流出道阻力增加，其改变与病变严重程度有关。

（2）多普勒超声检查 显像仪显示动脉的形态、直径和流速等；血流仪记录动脉的血流波形。根据动脉音的强弱，判断动脉血流的强弱。患有血栓闭塞性脉管炎时动脉搏动音降低或消失。

（3）CT 血管造影（CTA） 能在整体上显示患肢动脉、静脉的病变节段及其狭窄程度，但对四肢末梢血管的显像常出现假阴性。

（4）数字减影血管造影（DSA） 主要表现为肢体远端动脉的节段性受累，有时近端动脉也出现节段性病变。病变的血管狭窄或者闭塞，而受累血管之间的血管壁平整、光滑。DSA 检查还可显示闭塞血管周围有无侧支循环，可与动脉栓塞鉴别。

## 【治疗要点】

本病治疗原则着重于防止病变发展，改善患肢血液供应，减轻患肢疼痛，促进溃疡愈合。

### 1. 非手术治疗

（1）一般疗法　严禁吸烟，防止受冷、受潮和外伤；肢体需保暖但不应使用热疗，以免组织需氧量增加而加重症状；疼痛严重者，可镇静、止痛；加强患肢锻炼，以促进侧支循环的建立。

（2）药物治疗　①血管扩张剂及抑制血小板聚集的药物：前列腺素 $E_1$（$PGE_1$）具有血管舒张和抑制血小板聚集的作用，能缓解缺血性疼痛，改善患肢供血有一定的效果；$\alpha$-受体阻滞剂和 $\beta$-受体兴奋剂，如妥拉唑啉等；硫酸镁溶液有较好的扩血管作用；低分子右旋糖酐能降低血液黏稠度，对抗血小板聚集。②中医中药：辨证施治，治疗方案有温经散寒、活血通络、清热利湿、补气养血等。常用药物有毛冬青、复方丹参注射液等，以改善微循环，增加血供。③抗生素：并发溃疡感染者，可使用广谱抗生素。

（3）高压氧疗法　通过提高血氧浓度，增加肢体血氧弥散，改善组织的缺氧状况。

（4）创面处理　对于干性坏疽创面，应在消毒后包扎，预防感染；感染创面可做湿敷处理；组织坏死已有明确界限者，需做截肢（趾、指）术。

### 2. 手术疗法　目的是增加肢体血供和重建动脉血流通道，改善肢体缺血引起的不良后果。

（1）腰交感神经节切除术　适用于早期发病的患者，近期内可以解除皮肤血管痉挛，缓解疼痛，但远期疗效不确切。

（2）自体大隐静脉或人工血管旁路术　适用于动脉节段性闭塞，而远端存在流出道者。

（3）动、静脉转流术　此方法可缓解静息痛，但并不能降低截肢率。

（4）截肢（趾、指）术　肢体远端坏死已有明确界限者，或严重感染引起毒血症者。

## 【常见护理诊断/问题】

**1. 疼痛**　与肢体组织缺血、组织坏死有关。

**2. 焦虑、恐惧**　与患肢剧烈疼痛、久治不愈有关。

**3. 组织完整性受损**　与肢端坏疽、脱落有关。

**4. 活动无耐力**　与患肢远端供血不足有关。

**5. 潜在并发症**　切口出血、栓塞。

## 【护理措施】

### 1. 非手术治疗护理

（1）心理护理　注意心理疏导，医护人员应以极大的同情心去关心和体贴患者，减轻因患肢疼痛和坏死所致的痛苦，使其情绪稳定，配合治疗及护理。

（2）一般护理 ①注意保暖：保持环境温度适宜，避免肢体受凉，防止引起动脉血管痉挛；避免患肢动脉受压，如双腿在膝部交叉久坐、穿紧身衣物和过度屈髋等；严重供血不足的患肢应避免用热水洗浴，以免增加组织代谢，加重缺氧。②鼓励患者行走锻炼，指导进行伯格（Buerger）运动，促进侧支循环的建立，改善周围血液循环。Buerger 运动的方法如下：患者平卧，抬高患肢45°，维持 2～3 分钟；患肢在床边下垂 2～5 分钟，同时做足背屈、跖屈和旋转运动；然后取水平位休息 5 分钟。反复上述运动，每次 20 分钟，每日数次。注意腿部发生溃疡、坏疽、血栓栓塞等禁忌运动，以免加重组织缺氧或血栓脱落造成栓塞。③绝对戒烟：向患者说明本病与吸烟的密切关系，劝其尽量戒烟，减少烟碱和尼古丁对血管的刺激。

（3）对症护理 ①缓解疼痛：对早期轻症患者，可遵医嘱应用血管扩张剂、中医中药缓解疼痛；对疼痛剧烈的中、晚期患者常需使用麻醉性镇痛药；如疼痛难以缓解，可采用连续硬膜外阻滞方法止痛。止痛药物的应用可使患者减轻痛苦，愿意增加患肢活动，配合执行治疗和护理，但应避免药物成瘾。②皮肤溃疡或坏死的护理：保护患肢，避免损伤，控制感染。因动脉供血不足，轻微外伤也可致经久不愈的溃疡。如有溃疡、水泡者应保持清洁，避免受压和刺激，积极治疗，加强局部创面换药，控制感染。干性坏疽者注意保持创面干燥，避免继发感染；湿性坏疽者应去除坏死组织，积极控制感染。

**2. 手术治疗护理**

（1）术前准备 按常规进行术前准备，需植皮者，要做好植皮区的皮肤准备。

（2）术后护理 ①术后体位：静脉手术后抬高患肢30°，卧床休息并制动患肢 1 周；动脉手术后患肢平放，卧床休息并制动患肢 2 周。卧床期间鼓励患者做足背伸屈运动，有利于小腿深静脉血液回流。②观察血管通畅度：注意患肢远端的皮肤色泽、温度、感觉和脉搏强度。若出现肢端疼痛、麻木及皮肤苍白、皮肤温度下降、动脉搏动减弱或消失，应考虑重建部位发生痉挛或继发性血栓。一旦出现，立即通知医生并协助处理。③防止感染：术后应保持切口及其周围皮肤清洁和干燥，遵医嘱合理使用抗生素。

【健康指导】

1. 劝导患者一定要坚持戒烟。

2. 告知患者患肢注意保暖，避免受寒；要穿宽大松软的鞋袜，并注意足部清洁卫生，宜用温水洗脚；切勿赤足行走，避免外伤。

3. 患肢要多做肢体运动锻炼，促进侧支循环建立，有利于控制病情发展。避免长时间维持同一姿势。

4. 遵医嘱服药，定期门诊复查。

## 第三节 深静脉血栓形成

深静脉血栓形成（deep venous thrombosis，DVT）指血液在深静脉内不正常凝结，阻塞管腔，导致静脉血液回流障碍。全身的主干静脉均可发病，以左下肢多见。如未及时治疗，会造成慢性深静脉功能不全，影响生活和工作，甚至致残。在急性期由于血栓脱落引发的肺梗死是临床猝死的常见原因之一。

## 【病因与病理生理】

静脉壁损伤、血流缓慢和血液高凝状态是导致深静脉血栓形成的三大因素。

**1. 静脉壁损伤** 当静脉壁损伤时，内膜下层和胶原裸露，可以激活血小板释放多种具有生物活性的物质，启动内源性凝血系统，从而形成血栓。

**2. 血流缓慢** 常见于肢体制动、长期卧床以及手术的患者。

**3. 血液高凝状态** 主要见于术后、创伤、肿瘤、妊娠、产后、长期服用避孕药等情况，可因血小板数增高、凝血因子含量增加及抗凝血因子活性降低而造成血管内异常凝结形成血栓。血栓形成后可向主干静脉近端和远端滋长蔓延，其后在纤维溶解酶的作用下血栓可以溶解消散，或血栓与静脉壁粘连并逐渐纤维机化，最终可形成边缘粗糙、管径粗细不一的再通静脉；同时可因静脉瓣膜的破坏，造成继发性深静脉瓣膜功能不全。

## 【临床表现】

下肢深静脉血栓形成最常见，上肢深静脉血栓形成及上、下腔静脉血栓形成则较少发生，主要表现为血栓静脉远端回流障碍的症状。下肢深静脉血栓形成依据急性期血栓形成的解剖部位分型为：

**1. 中央型** 血栓发生在髂-股静脉。特征为起病急骤，髂窝和股三角区有疼痛和触痛；浅静脉曲张，整个患侧下肢肿胀明显，甚者可出现水疱；皮色泛红，皮温及体温均升高。

**2. 周围型** 血栓发生在股静脉和小腿深静脉。前者主要特征为大腿肿痛，后者表现为突然出现的小腿剧痛，患足不能着地踏平，行走时症状加重。

**3. 混合型** 即全下肢静脉血栓形成。起病急骤，表现为全下肢广泛肿胀、压痛和苍白（股白肿），疼痛剧烈，体温升高和脉率加速；若病情继续进展，可导致动脉受压而引起血供障碍，足背、胫后动脉搏动消失，皮肤呈青紫色（股青肿），有水疱，若不及时处理，可出现坏疽。

## 【辅助检查】

**1. 彩色多普勒超声检查** 可显示下肢深静脉是否有血栓及血栓部位，能区别静脉阻塞是来自外来压迫或是静脉内血栓形成，且对小腿静脉丛及静脉血栓再通的患者也有满意的检出率。

**2. 下肢静脉造影** 可直接显示下肢静脉的形态、有无血栓存在及血栓的位置、形态、范围和侧支循环情况。

**3. 放射性核素检查** 新鲜血栓对 $^{125}I$ 纤维蛋白原的摄取量远远大于等量血液的摄取量，因此，如摄取量超过正常的 5 倍，即提示早期血栓形成，是一种无损伤检查方法；

也可用于小腿静脉丛静脉血栓的检测，灵敏度较高。

**4.血液检查** 血液 D- 二聚体是纤维蛋白复合物溶解时生成的降解产物。下肢深静脉血栓形成的同时纤溶系统也被激活，血液中的 D- 二聚体浓度升高。因此，做血液中D- 二聚体浓度的测定在临床上有一定实用价值。

## 【治疗要点】

**1.非手术治疗** 包括一般处理、溶栓、抗凝和祛聚疗法。

（1）**一般处理** 卧床休息，抬高患肢，适当使用利尿剂以减轻肢体肿胀。离床活动时，应穿弹力袜或使用弹性绷带。

（2）**溶栓疗法** 适用于病程不超过 72 小时者。常用药物有尿激酶，维持 7 ~ 10 天。

（3）**抗凝疗法** 适用于范围较小的血栓，一般以肝素开始，继而使用香豆素衍生物如华法林，至患者恢复正常生活，一般维持治疗 3 ~ 6 个月。

（4）**祛聚疗法** 包括阿司匹林、右旋糖酐、丹参和双嘧达莫（潘生丁）等，既能扩充血容量、稀释血液、降低血液黏稠度，又能防止血小板凝聚。

**2.手术疗法** 主要是采用 Fogarty 导管取栓术，术后辅用抗凝、祛聚疗法 2 个月。

## 【常见护理诊断 / 问题】

**1.疼痛** 与深静脉血栓形成致血液回流不畅或手术创伤有关。

**2.潜在并发症** 肺动脉栓塞、出血。

**3.自理缺陷** 与急性期需绝对卧床休息有关。

**4.知识缺乏** 缺乏预防本病发生的知识。

## 【护理措施】

**1.术前护理**

（1）**预防栓塞** 急性期嘱患者应绝对卧床休息 10 ~ 14 天，床上活动时避免动作幅度过大；禁止按摩、热敷患肢，以防血栓脱落。注意预防肺动脉栓塞，若患者出现胸痛、呼吸困难和血压下降等异常情况，应立即嘱患者平卧，避免做咳嗽、深呼吸和剧烈翻动，同时给予高浓度氧气吸入，并报告医生，配合抢救。

（2）**抬高患肢** 患肢宜高于心脏平面 20 ~ 30cm，可促进血液回流，防止静脉瘀血，还可降低下肢静脉压，减轻水肿与疼痛。

（3）**病情观察** 观察患肢动脉脉搏和皮肤温度的变化。每日测量、比较并记录患肢不同平面的周径。

（4）**生活护理** 指导患者进食低脂、含丰富纤维素的食物，以保持大便通畅，避免因排便困难而致腹内压增高，影响下肢静脉回流。指导患者禁烟，以防烟中尼古丁刺激引起静脉收缩，影响血液循环。

**2.术后护理**

（1）**体位与活动** 术后卧床休息，抬高患肢 30°，鼓励患者尽早活动，可行足背伸屈运动。恢复期患者逐渐增加活动量，如增加行走距离和锻炼下肢肌肉，促进下肢深静脉再通和侧支循环建立。

（2）术后观察　严密观察生命体征的变化。观察患肢远端皮肤的色泽、温度、感觉和脉搏强度以判断血管通畅度。抗凝疗法最严重的并发症为出血，要观察有无出血倾向及切口渗血情况，根据每日测定的凝血酶原时间调节药物剂量，维持凝血酶原值在正常值的 20% ~ 30%。若发现出血，应及时报告医生并协助处理，包括立即停用抗凝药、遵医嘱给予鱼精蛋白作为拮抗剂或静脉注射维生素 $K_1$，必要时可输新鲜血。

（3）预防感染　密切观察伤口情况，定时换药，遵医嘱给予抗生素。

【健康指导】

**1. 生活指导**　告知患者要绝对戒烟，防止烟草中尼古丁刺激引起血管收缩；宜低脂、高纤维饮食，保持大便通畅，以免用力排便致腹压增高，影响下肢静脉回流；避免在膝下垫硬枕和过度屈髋；避免穿过紧的衣物和使用过紧的腰带而影响静脉回流。

**2. 适当运动**　长期卧床患者，应协助其定时翻身；对手术后、产后妇女，应指导其在床上早期活动，包括深呼吸、下肢的被动和主动活动等，鼓励其尽早离床活动。

**3. 保护患肢**　指导患者正确使用弹力袜以减轻症状。避免久坐和长距离的行走，当患肢肿胀不适时及时卧床休息，并抬高患肢于心脏水平。对长期输液者，避免在同一静脉的同一部位反复穿刺；输注刺激性药物时，避免药物渗出血管外。

**4. 定期复诊**　出院 3 ~ 6 个月后到门诊复查，告知患者若突然出现下肢剧烈胀痛、浅静脉曲张并伴有发热等，需警惕下肢深静脉血栓形成的可能，要及时就诊。

## 练习题

【A1 型题】

1. 导致原发性下肢静脉曲张的主要病因是（　　）

    A. 原发性深静脉瓣膜关闭不全

    B. 深静脉血栓形成

    C. 动静脉瘘

    D. 下肢运动减少

    E. 静脉壁软弱、静脉瓣膜缺陷以及浅静脉内压力持续升高

2. 血栓闭塞性脉管炎局部缺血期的典型表现是（　　）

    A. 静息痛　　　　　　B. 间歇性跛行　　　　　　C. 足背动脉搏动减弱

    D. 患肢麻木发凉　　　E. 足趾溃疡坏死

3. 下肢交通静脉瓣膜功能不全是指（　　）

    A. 浅静脉明显曲张

    B. 大隐静脉瓣膜功能异常

C. 小隐静脉瓣膜功能异常

D. 深静脉瓣膜功能异常

E. 连接于深、浅静脉之间的静脉瓣膜功能异常

4. 间歇性跛行常见于（　　　）

　　A. 血栓闭塞性脉管炎　　　　B. 下肢外伤恢复期　　　　C. 下肢静脉曲张早期

　　D. 血栓性静脉炎　　　　　　E. 急性下肢深静脉血栓形成

5. Perthes 试验阳性提示（　　）

　　A. 交通静脉瓣膜异常　　　　B. 深静脉回流障碍　　　　C. 小隐静脉瓣膜功能异常

　　D. 大隐静脉瓣膜功能异常　　E. 深静脉通畅

## 【A2 型题】

6. 患者，女，45 岁，平卧抬高下肢，排空静脉血，在大腿根部扎止血带阻断大隐静脉，然后让患者站立，10 秒钟内放开止血带，若出现自上而下的静脉逆向充盈，提示（　　　）

　　A. 交通静脉瓣膜功能异常　　B. 下肢深静脉通畅　　　　C. 小隐静脉瓣膜功能不全

　　D. 大隐静脉瓣膜功能不全　　E. 下肢浅静脉通畅

7. 男，35 岁，血栓闭塞性脉管炎，对其护理措施是（　　　）

　　A. 患肢局部加温保暖

　　B. 要求患者绝对戒烟

　　C. 尽量减少止痛剂的应用

　　D. 休息时抬高患肢，缓解疼痛

　　E. 指导晚期患者做伯格运动

8. 女性，48 岁，踝部轻度肿胀，色素沉着，久站后出现酸胀，小腿有迂回的静脉团，诊断为原发性大隐静脉曲张，Perthes 试验阴性。宜采取的治疗方案是（　　　）

　　A. 使用弹力绷带包扎

　　B. 局部注射硬化剂

　　C. 曲张静脉与深静脉吻合

　　D. 大隐静脉瓣膜成形术

　　E. 大隐静脉高位结扎加分段剥脱术

9. 男性，42 岁，下肢静脉曲张术后第 2 天，错误的护理措施是（　　　）

　　A. 弹力绷带包扎一般 2 周后拆除　　　　　　B. 鼓励患者早期下地行走

　　C. 卧床时抬高患肢以利静脉回流　　　　　　D. 绝对卧床 1 周

　　E. 卧床期间指导患者做足部伸屈和旋转运动

10. 男性，38 岁，右小腿持续剧烈疼痛，不能行走，到医院就诊。检查：右小腿皮肤苍白，肌萎缩，足背动脉搏动消失。诊断为血栓闭塞性脉管炎，目前患者最主要的护理诊断是（　　　）

　　A. 组织灌注量改变　　　　B. 潜在皮肤完整性受损　　　　C. 有外伤出血的危险

D. 疼痛　　　　　　　　　E. 知识缺乏

11. 女性，56 岁，深静脉血栓抗凝治疗期间，测得凝血时间为 22 分钟，有轻度牙龈出血，目前应采取的护理措施是（　　　）

A. 减少抗凝药物剂量　　B. 请示医生调整用量　　C. 维持原用药剂量

D. 立即停止用药　　　　E. 鼓励患者下地活动

## 【A3 型题】

（12～14 题共用题干）

男性，39 岁，吸烟 16 年，每天 40 支左右，冷库工作 8 年。近来，右小腿持续性剧烈疼痛，不能行走，夜间加重，到医院就诊。体检：右小腿皮肤苍白、肌萎缩、足背动脉搏动消失。

12. 可能的诊断是（　　　）

A. 血栓闭塞性脉管炎　　B. 动脉硬化闭塞　　　C. 下肢静脉血栓

D. 动脉栓塞　　　　　　E. 动静脉瘘

13. 目前该患者的病变属于哪一分期（　　　）

A. Ⅰ 期　　　　　　　　B. Ⅱ 期　　　　　　　C. Ⅲ 期

D. Ⅳ 期　　　　　　　　E. 晚期

14. 目前该患者最主要的护理诊断是（　　　）

A. 知识缺乏　　　　　　B. 组织灌注量改变　　C. 潜在皮肤完整性受损

D. 舒适的改变：疼痛　　E. 有外伤出血的危险

（15～18 题共用题干）

女性，37 岁，近年来感觉双下肢沉重酸胀、易疲乏，休息后症状减轻。就诊时可见双下肢内侧静脉明显隆起，蜿蜒成团，Trendelenburg 试验阳性。

15. 可能的诊断是（　　　）

A. 下肢静脉曲张　　　　B. 动静脉瘘　　　　　C. 深静脉血栓形成

D. 血栓闭塞性脉管炎　　E. 动脉硬化闭塞

16. 治疗的根本方法是（　　　）

A. 穿弹力袜　　　　　　B. 局部血管注射硬化剂　C. 中医中药治疗

D. 加强行走锻炼　　　　E. 手术治疗

17. 若决定手术治疗，还必须做的检查是（　　　）

A. Pratt 试验　　　　　　B. Buerger 试验　　　　C. Trendelenburg 试验

D. Perthes 试验　　　　　E. 腰交感神经阻滞试验

18. 目前最主要的护理诊断是（　　　）

A. 焦虑　　　　　　　　B. 自理缺陷　　　　　C. 活动无耐力

D. 潜在并发症：出血　　E. 组织完整性受损

# 第二十九章　泌尿系统损伤患者的护理

泌尿系统损伤以男性尿道损伤最多见，肾和膀胱次之，输尿管损伤最少见。由于泌尿系统各器官受到周围组织和脏器的良好保护，常不易受到损伤，大多是胸、腹、腰部或骨盆严重损伤时的合并伤。泌尿系统损伤的主要表现为出血及尿外渗。大出血引起休克，尿外渗可继发感染，严重时导致肾周围脓肿、尿瘘及脓毒症。

## 知识链接

泌尿系统由肾、输尿管、膀胱和尿道构成。肾左右各一，紧贴于腹膜后，并列于脊柱两旁。输尿管位于腹膜后，上连肾盂，沿脊柱两侧下降到盆腔后进入膀胱三角。全程有 3 个生理狭窄部：肾盂输尿管连接处、跨过髂总动脉进入骨盆处、穿过膀胱壁处。膀胱为一空腔储尿器官，正常容量为 300~400mL。男性尿道长约 20cm，女性尿道短而直，全长为 3~5cm。

## 第一节　肾损伤

肾深埋于肾窝，不易受损，但肾质地脆、包膜薄，受暴力打击易引起损伤。常合并有胸腹多脏器的复合伤。

【病因】

肾损伤按暴力方式分为开放性损伤和闭合性损伤。

**1. 开放性损伤**　因刀刃、枪弹等锐器贯穿致伤，常伴有胸、腹部等其他脏器损伤，病情复杂且严重。

**2. 闭合性损伤**　临床上最常见，因腰腹部受到直接暴力，如撞击、挤压、跌打或肋骨骨折等所致的肾损伤；间接暴力，如对冲伤、突然减速、暴力扭转等所致的肾损伤。

【病理分类】

根据肾损伤的程度可分为以下病理类型（图 29-1）：

**1. 肾挫伤**　肾包膜及肾盂黏膜均完整，仅在肾实质或肾包膜内形成血肿，损伤涉及集合系统可有少量血尿。大多数患者的肾损伤属于此类，一般可以自愈。

**2. 肾部分裂伤**　肾实质部分裂伤若伴有肾包膜破裂，可致肾周血肿；若伴有肾盂肾盏黏膜破裂，可有肉眼血尿。

**3. 肾全层裂伤**　肾实质、肾包膜、肾盂肾盏黏膜均有断裂，常引起广泛的肾周血肿、严重血尿和尿外渗。肾横断或破裂时，可引起肾组织缺血。

**4. 肾蒂损伤**　少见，单纯肾盂、输尿管损伤可导致尿外渗；肾血管的破裂常引起大出血；肾血管的挫伤可引起血管内膜损伤而形成血栓，导致肾缺血、肾功能减退或丢失。

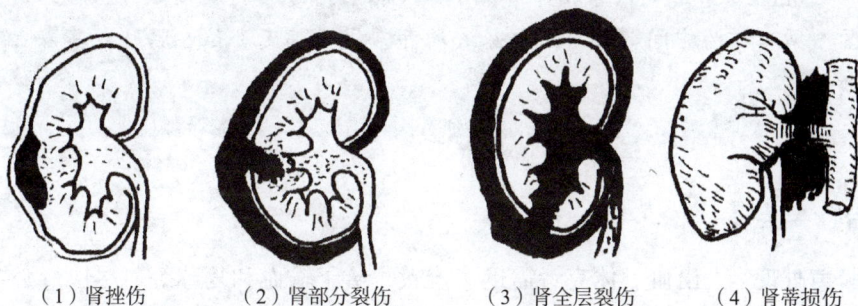

（1）肾挫伤　　　（2）肾部分裂伤　　　（3）肾全层裂伤　　　（4）肾蒂损伤

**图 29-1　肾损伤的类型**

## 【临床表现】

**1. 休克**　严重肾裂伤、肾蒂裂伤或合并有其他脏器损伤时，因严重失血常发生休克，危及生命。

**2. 血尿**　大多数患者伤后随即出现血尿，血尿的程度一般与病情的轻重成正比，但当输尿管断裂、肾血管断裂、肾盂广泛裂伤、肾动脉血栓、输尿管被血块或组织碎片堵塞时，可能血尿不明显，甚至无血尿出现。

**3. 疼痛**　肾包膜下血肿、肾周围软组织损伤、尿外渗或出血等可引起患侧腰、腹部疼痛。血块通过输尿管时可发生肾绞痛。血液、尿液进入腹腔或合并腹腔内脏损伤时，可出现腹膜刺激征、腹痛等。

**4. 腰腹部肿块**　血液、尿液渗入肾周围组织可使局部肿胀，形成肿块，有明显触痛和肌紧张。

**5. 感染与发热**　血肿、尿外渗易继发感染并导致发热，但多为低热。若继发肾周围脓肿或化脓性腹膜炎，可出现寒战、高热，伴全身中毒症状。严重者易发生感染性休克。

## 【辅助检查】

**1. 尿液检查**　大多数患者尿液为肉眼血尿，损伤较轻者可为镜下血尿，尿三杯试验为全程血尿。

**2. 血液检查**　中重度损伤患者的血红蛋白、红细胞计数、红细胞压积明显下降，活动性出血患者，该3项指标呈进行性下降。

**3. 影像学检查** B超、CT检查能了解肾损伤的部位和程度、有无包膜下和肾周血肿及其他器官损伤和对侧肾情况；排泄性尿路造影（又称静脉尿路造影）可确定肾损伤的范围、程度及对侧肾功能。

> **知识链接**
>
> 尿三杯试验：用于判断镜下血尿或脓尿的来源和病变部位。以排尿最初的5~10mL为第一杯，尿液异常提示病变在尿道；排尿最后的5~10mL为第三杯，尿液异常提示病变在后尿道、膀胱颈部或膀胱三角区；第二杯为中间部分。三杯尿液均异常提示病变部位在膀胱或其以上部位。

【治疗要点】

**1. 紧急处理** 大出血、休克者需迅速抢救，给予输血和复苏等，尽快行必要检查，明确肾损伤范围、程度及有无合并伤，同时做好手术探查的准备。

**2. 非手术治疗** 适用于肾挫伤、轻度肾裂伤及无其他合并伤者。主要措施：绝对卧床休息2~4周；密切观察生命体征、血尿颜色和腰腹部肿块的变化；给予输液、输血等支持治疗；合理使用抗生素及止痛、镇静、止血药物。

**3. 手术治疗**

（1）开放性肾损伤 检查证实为严重肾裂伤、肾盂破裂、肾动脉造影示肾蒂损伤及合并腹腔脏器损伤等，均应尽早行手术治疗。

（2）闭合性肾损伤 若明确有严重肾裂伤、肾蒂损伤者，尽早手术。保守治疗者若发生以下情况，仍需行手术治疗：①积极抗休克治疗后生命体征未改善，提示有活动性内出血。②血尿逐渐加重，血常规显示血红蛋白和血细胞比容持续降低。③腰、腹部肿块明显增大。④有腹腔脏器损伤可能。手术方法有肾修补术、肾部分切除术、肾全切术（对侧肾良好）。

【常见护理诊断/问题】

**1. 焦虑、恐惧** 与外伤打击、担心手术和担心预后有关。

**2. 组织灌流量不足** 与肾裂伤、肾蒂损伤或其他脏器损伤引起大出血有关。

**3. 潜在并发症** 感染。

【护理措施】

**1. 术前护理**

（1）心理护理 关心和安慰患者及家属，稳定情绪，加强沟通交流，鼓励其积极配合各项治疗和护理工作。

(2) 休息  肾挫伤患者应绝对卧床休息至少 2 周。患者允许下床活动的时间，一般限定在血尿消失持续 1 周后进行。

(3) 病情观察  严密观察生命体征和尿液颜色；观察腰、腹部肿块的大小变化；动态监测血红蛋白和血细胞比容变化；观察疼痛的部位和程度。

(4) 维持体液平衡  及时补液，必要时输血，以维持有效循环血量。

(5) 预防感染  遵医嘱应用抗生素，并鼓励患者多饮水；定时观察伤口情况和白细胞计数，若有感染，应及时处理。

(6) 术前准备  有手术指征者，在抗休克同时紧急做好各项术前准备，完善术前常规检查，注意患者的凝血功能是否正常。条件许可时，术前行肠道清洁。

**2. 术后护理**  行肾切除术患者应卧床 3 ~ 5 天，肾部分切除术后患者绝对卧床 1 ~ 2 周，以防继发出血；严密观察病情变化，及时发现出血和感染等并发症。

【健康指导】

1. 非手术治疗和病情稳定后的患者，在出院后 3 个月内避免剧烈运动或从事重体力劳动。

2. 行肾切除术后的患者注意保护健肾，防止外伤，禁止使用对肾功能有损害的药物。

# 第二节  膀胱损伤

膀胱损伤是指膀胱壁受外力作用时发生膀胱浆膜层、肌层、黏膜层的破裂，引起膀胱腔完整性破坏、血尿外渗。膀胱空虚时，很少受到外界暴力损伤；膀胱充盈时，易遭受损伤。

【病因】

**1. 开放性损伤**  膀胱损伤处与体表相通，多由弹片、子弹或锐器贯通所致，常合并其他脏器的损伤，如阴道、直肠等。

**2. 闭合性损伤**  膀胱充盈时，下腹部遭挤压、撞击或骨盆骨折片刺破膀胱壁所引起。产程过长，膀胱壁被压在胎头与耻骨联合之间引起缺血性坏死，可致膀胱阴道瘘。经尿道做膀胱器械检查或治疗、下腹部手术等可导致医源性膀胱损伤。

【病理分类】

膀胱闭合性损伤有两种类型（临床多为骨盆骨折引起的合并伤）：

**1. 膀胱挫伤**  仅有膀胱黏膜或肌层损伤，局部有出血或形成血肿，膀胱壁未穿透，无尿外渗，可出现血尿。

**2. 膀胱破裂**  分为腹膜外型和腹膜内型（图 29-2）。腹膜外型膀胱壁破裂，腹膜完整，尿液外渗到膀胱周围组织，引起腹膜外盆腔炎或脓肿。大多由膀胱前壁的损伤引起，伴骨盆骨折。腹膜内型的膀胱壁与覆盖的腹膜一并破裂，多见于膀胱后壁和顶部损伤，尿液流入腹腔，引起腹膜炎。

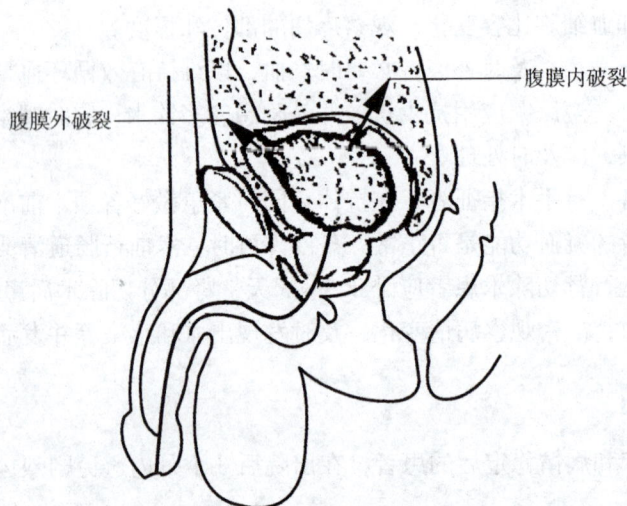

图 29-2　膀胱破裂后尿流外渗途径

## 【临床表现】

**1.休克**　多因骨盆骨折等引起大出血导致失血性休克，或膀胱破裂引起的尿外渗及腹膜炎导致感染性休克。

**2.血尿和排尿困难**　膀胱轻度挫伤者仅有少量血尿，而膀胱壁全层破裂时，尿液流入腹腔或膀胱周围，患者有尿意但不能排尿或仅排出少量血尿。

**3.腹痛**　腹膜内型膀胱破裂，表现为急性腹膜炎症状，并有移动性浊音。腹膜外型膀胱破裂，表现为下腹部疼痛，可有压痛及腹肌紧张，直肠指检有触痛及饱满感。

**4.尿瘘**　开放性损伤时，因膀胱与体表伤口相通而出现漏尿；若与直肠、阴道相通，则出现肛门、阴道漏尿；闭合性损伤，伴尿外渗继发感染后，也可形成尿瘘。

## 【辅助检查】

**1.导尿及注水试验**　膀胱破裂时导尿管易顺利插入膀胱，但仅流出少量血尿。经导尿管注入无菌生理盐水 200mL，片刻后吸出。液体外漏时，吸出量少于注入量；腹腔液体有回流时，吸出量多于注入量。若吸出量明显少于或多于注入量，均提示膀胱破裂。但是若尿道流血提示合并有尿道损伤，导尿应慎重。

**2.影像学检查**　腹部 X 线检查可提示骨盆骨折或其他骨折。膀胱造影自导尿管注入 15% 泛影葡胺 300mL 后摄片，可见造影剂漏至膀胱外。

## 【治疗要点】

尿流改道、充分引流尿外渗、尽早闭合膀胱壁的缺损是膀胱破裂的处理原则。

**1.紧急处理**  积极抗休克治疗，如输血、输液、镇痛等，并尽早使用抗生素预防感染。

**2.非手术治疗**  膀胱轻度损伤，症状较轻者，可经尿道插入导尿管，并留置导尿管引流尿液 7 ~ 10 天，合理使用抗生素预防感染。

**3.手术治疗**  严重膀胱破裂伴出血、尿外渗，且病情危急者，应尽早施行手术。

**4.并发症的处理**  避免切开盆腔血肿，防止引起再次大出血。若出血不止，可用纱布填塞止血，24 小时后取出。

## 【常见护理诊断／问题】

**1.焦虑、恐惧**  与外伤打击、担心手术等有关。

**2.组织灌流量不足**  与骨盆骨折引起出血、膀胱破裂和腹膜炎等有关。

**3.排尿异常**  与损伤所致的血尿、排尿困难等有关。

**4.疼痛**  与膀胱破裂尿液刺激等有关。

**5.潜在并发症**  感染。

## 【护理措施】

**1.术前护理**

（1）心理护理  主动关心、体贴患者，解答患者的疑问，树立患者战胜疾病的信心。对患者在生理、心理上的不适，针对原因做相应处理。在护理工作中，通过自己良好的服务态度和熟练的操作技术来获取患者的信任。

（2）体位  病情危重患者应安置于平卧位或休克位；骨盆骨折患者应卧硬板床；腹膜炎而无休克患者应安置于半卧位。

（3）维持体液平衡  密切观察病情，定时测量生命体征；遵医嘱输液，必要时输血，准确记录尿量。

（4）预防感染  保持伤口敷料清洁、干燥；做好尿管护理，留置 7 ~ 10 天后拔除；遵医嘱应用抗生素，鼓励患者多饮水；及时发现感染征象如体温升高、伤口疼痛、白细胞计数增高等，立即通知医生处理。

（5）术前准备  需手术者，在抗休克治疗同时紧急完善术前检查，做好术前准备。

**2.术后护理**

（1）预防并发症  及早发现出血、感染等情况。

（2）膀胱造瘘管护理  保持引流通畅，预防逆行感染；注意观察引流液的量、颜色、性状和气味；保持瘘口周围清洁、干燥，若有尿液从瘘口处外渗，可用氧化锌软膏涂在皮肤表面进行保护；膀胱造瘘管一般留置 10 天左右，拔管前需先夹闭此管，待患者的排尿情况良好后再行拔管。

# 第三节　尿道损伤

尿道损伤多见于男性，男性尿道以尿生殖膈为界，分为前、后两段，前尿道包括球部和阴茎体部；后尿道包括前列腺部和膜部。前尿道损伤多发生在球部，由骑跨伤引起；而后尿道损伤多在膜部，由骨盆骨折引起。男性尿道损伤是泌尿外科常见的急症，如早期处理不当，易产生尿道狭窄、尿瘘等并发症。

## 【病因】

**1. 开放性损伤**　因弹片、锐器伤所致，常伴阴茎、阴囊、会阴部贯通伤。

**2. 闭合性损伤**　由外来暴力引起的挫伤或撕裂伤。会阴部骑跨伤时将尿道挤向耻骨联合下方，引起尿道球部损伤；骨盆骨折引起尿生殖膈移位，产生剪力，使膜部尿道撕裂或撕断。

## 【病理分类】

**1. 尿道挫伤**　尿道内层损伤，阴茎、筋膜完整，引起水肿和出血，常可自愈。

**2. 尿道裂伤**　尿道壁部分断裂，引起尿道周围血肿和尿外渗，愈合后可引起瘢痕性尿道狭窄。

**3. 尿道断裂**　尿道完全离断，断端退缩或分离，尿道周围血肿和尿外渗明显，可发生尿潴留。尿道断裂分为：

（1）**前尿道断裂**　多为尿道球部断裂，尿液及血液渗入会阴浅筋膜包绕的会阴部，使会阴、阴囊、阴茎和下腹壁肿胀、瘀血（图29-3）。若处理不当，可引起广泛的皮肤及皮下组织坏死、感染、脓毒血症。

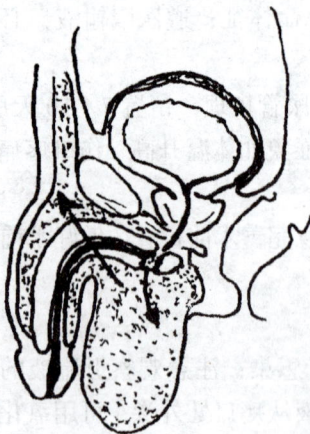

图 29-3　前尿道损伤尿外渗　　　　图 29-4　后尿道损伤尿外渗

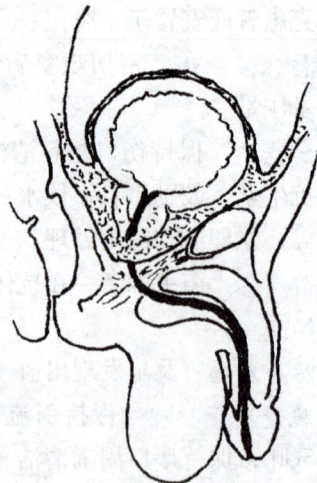

（2）后尿道断裂　多为膜部断裂，骨盆骨折致尿道膜部断裂时，骨折端及盆腔血管丛的损伤可引起大出血，尿液沿前列腺尖处可外渗至耻骨后间隙和膀胱周围，若同时存在耻骨前列腺韧带撕裂，则前列腺向后上方移位（图 29-4）。

### 【临床表现】

**1.休克**　骨盆骨折致后尿道损伤，常因合并大出血，导致创伤性或失血性休克。

**2.疼痛**　从裂口处渗入周围组织，形成尿外渗；尿道骑跨伤或后尿道损伤引起的尿生殖膈撕裂时，会阴、阴囊部可出现尿外渗及血肿。

### 【辅助检查】

**1.导尿**　用于检查尿道是否连续和完整。在无菌操作下轻缓插入导尿管，若顺利进入膀胱，说明尿道连续、完整。若一次插入困难，不能勉强反复试插，以免加重局部损伤而导致感染。后尿道损伤伴骨盆骨折时一般不宜导尿。

**2.影像学检查**　骨盆前后位 X 线片显示骨盆骨折。必要时从尿道口注入造影剂 10～20mL 可确定损伤部位及造影剂有无外渗。

### 【治疗要点】

**1.紧急处理**　损伤严重伴低血容量休克者，需采取输血、输液等抗休克措施，尽早施行手术治疗。骨盆骨折者须平卧，勿随意搬动，以免加重损伤。尿潴留不宜导尿或未能立即手术者，可行耻骨上膀胱穿刺或造瘘术（图 29-5），及时引出膀胱内尿液。

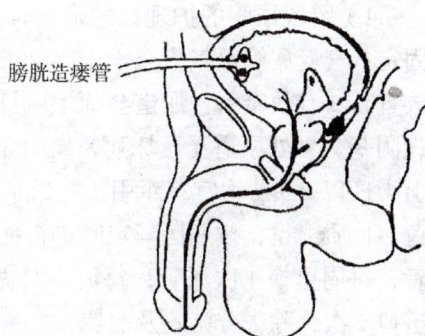

图 29-5　耻骨上膀胱造瘘术

**2.非手术治疗**　尿道挫伤及轻度裂伤，症状较轻、尿道连续性存在而排尿不困难者，无须特殊治疗。针对排尿困难或不能排尿的，应插入导尿管引流 1 周，使用抗生素预防感染。

**3.手术治疗**　前尿道裂伤导尿失败后或尿道断裂，应立即行经会阴尿道修补或断端吻合术，并留置导尿管 2～3 周；骨盆骨折所致后尿道损伤，经抗休克治疗病情稳定后，可行耻骨上高位膀胱造瘘。部分病情不严重、骨盆稳定者，可施行尿道会师复位术，并留置导尿管 3～4 周。存在尿外渗者，在尿外渗区做多个皮肤切口，彻底引流外渗尿液。为预防尿道狭窄，待患者拔除导尿管后，需定期做尿道扩张术。

### 【常见护理诊断/问题】

**1.焦虑、恐惧**　与外伤打击、害怕手术、担心预后等有关。

**2.组织灌流量改变**　与骨盆骨折引起出血等有关。

**3.排尿异常**　与尿道损伤引起的局部水肿或尿道括约肌痉挛及尿道狭窄有关。

## 【护理措施】

### 1. 术前护理

（1）心理护理　尿道损伤以男性青壮年多见，常合并骨盆骨折、大出血引起休克，伤情重。护士应主动关心、体贴患者和家属，稳定情绪，鼓励其积极配合。

（2）维持体液平衡　遵医嘱合理输液、补血；有效止血；及时进行骨折复位固定，防止进一步损伤血管。

（3）预防感染　嘱患者勿用力排尿，以免造成尿外渗而致周围组织继发感染；做好伤口护理；遵医嘱应用抗生素，鼓励患者多饮水；及早发现感染征象，并协助医生处理。

（4）病情观察　严密观察生命体征、尿量、腹肌紧张度、腹痛和腹胀的变化，并详细记录。骨盆骨折者卧硬板床，勿随意搬动，观察有无休克发生。

（5）术前准备　需手术者，在抗休克同时紧急术前准备，完善常规检查等。

### 2. 术后护理

（1）引流管护理

1）留置尿管的护理：尿道吻合术与尿道会师术后均留置尿管，引流尿液。①妥善固定：气囊尿管给气囊充水 15～20mL 进行固定。一旦滑脱，影响尿道愈合，须行手术放置。②有效牵引：尿道会师术后行尿道牵引，有利于分离的尿道断面愈合。为避免阴囊阴茎交界处尿道受压坏死，牵引角度以尿管与体轴呈 45°为宜，固定于大腿内侧；牵引力度以 0.5kg 为宜，牵引 1～2 周。③保持引流通畅：观察记录引流情况及引流液的色、性质、量，按照医嘱定时进行冲洗，引流袋每日更换 1 次。④预防感染：长期置管者，每周更换 1 次尿管；每周定时做尿培养 1 次；每日用 0.1%的苯扎溴铵清洁消毒尿道口 2 次，除去分泌物及血痂。

2）膀胱造瘘管的护理：做好导管常规护理，造瘘管留置 10 日左右拔除。

（2）尿外渗区切开引流的护理　保持引流通畅；及时更换切口浸湿敷料；抬高阴囊，以利于外渗尿液吸收，促进肿胀消退。

## 【健康指导】

**1. 定期行尿道扩张术**　尿道狭窄是尿道损伤的常见并发症，在引流尿管拔出后即应进行尿道扩张术。患者尿道扩张到能顺利通过 20～22 号尿道探子，估计狭窄处的瘢痕不会再收缩，才能停止做尿道扩张术。鼓励患者定期返院进行尿道扩张术。

**2. 自我观察**　若发现排尿不畅、尿线变细、尿液混浊等现象，可能为尿道狭窄，应及时就诊。

# 练习题

## 【A1 型题】

1. 最常见的泌尿系损伤是（　　　）
   A. 肾损伤 B. 输尿管损伤 C. 膀胱损伤
   D. 男性尿道损伤 E. 女性尿道损伤

2. 以下哪种情况要定期行尿道扩张（　　　）
   A. 前列腺摘除术后 B. 输尿管切开取石术后 C. 尿道损伤修复后
   D. 膀胱造瘘术后 E. 肾结核病灶切除术后

## 【A2 型题】

3. 男，20 岁，从 3 米高处跌下，骑跨于木杆上。经检查，阴茎、会阴和下腹壁青紫肿胀，排尿困难，尿道口滴血，应考虑为（　　　）
   A. 会阴部挫伤 B. 下腹部挫伤 C. 前尿道损伤
   D. 后尿道损伤 E. 膀胱损伤

4. 男，45 岁，中度肾损伤，以下处理措施不正确的是（　　　）
   A 输液 B. 早期活动 C. 输血
   D. 应用抗菌药物 E. 镇静

5. 男性患者，51 岁，肾损伤后大出血，可首先提出的护理诊断为哪项（　　　）
   A. 皮肤完整性受损 B. 排尿异常 C. 腹胀
   D. 组织灌流量改变 E. 血压过高

6. 女性患者，35 岁，因左腰部外伤 2 小时入院，尿检红细胞阳性，首先考虑为（　　　）
   A. 脾破裂 B. 输尿管损伤 C. 膀胱破裂
   D. 左肾外伤 E. 尿道外伤

7. 女，45 岁，因下腹部外伤 12 小时入院。全腹紧张、压痛，腹腔穿刺抽出淡红色液体，伤后 12 小时无排尿，首先考虑为（　　　）
   A. 肾破裂 B. 输尿管损伤 C. 膀胱破裂
   D. 尿道损伤 E. 脾破裂

8. 肾切除术后应卧床（　　　）
   A.1 周 B.3 ~ 5 天 C.2 周 D.2 ~ 4 周 E.4 ~ 6 周

## 【A3 型题】

（9 ~ 10 题共用题干）

男，27 岁，右腰部撞伤 2 小时，局部疼痛、肿胀，有淡红色血尿，诊断为右肾挫伤，采用非手术治疗。

9. 下列哪项能及时反映肾出血情况（　　）

A. 面色、意识　　　　B. 腰部疼痛　　　　C. 血压、脉搏

D. 肢体温度　　　　　E. 尿量、尿色

10. 该患者的护理，下列哪项错误（　　）

A. 绝对卧床休息　　　B. 输液，使用止血药　　C. 按时使用抗生素

D. 做好术前准备　　　E. 血尿消失即可下床活动

11. 该患者允许下床活动的时间为（　　）

A. 血尿消失持续1周后　B. 卧床3天后　　　　C. 卧床1周后

D. 卧床2周后　　　　　E. 卧床4周后

# 第三十章　尿石症患者的护理

尿石症又称尿路结石或泌尿系结石，是泌尿外科最常见疾病之一，好发年龄以25～40岁多见。包括肾结石、输尿管结石、膀胱结石及尿道结石，按尿路结石所在部位分为上尿路结石和下尿路结石。上尿路结石是指肾和输尿管结石；下尿路结石包括膀胱结石和尿道结石，临床上以上尿路结石多见。

结石成分有草酸钙、磷酸钙和磷酸镁铵、尿酸、胱氨酸等。上尿路结石以草酸钙结石多见；下尿路结石以磷酸镁铵结石多见。

## 【病因】

尿路结石的形成机制极为复杂，有许多因素影响尿路结石的形成。

**1. 流行病学因素**　某些人群中，如高温作业者、飞行员、海员、外科医生、办公室工作人员等发病率较高；饮食中动物蛋白过多、精制糖多，易形成肾结石；营养状况差和动物蛋白摄入过少时容易形成膀胱结石；热带、干燥地区或水质中含钙高的地区，尿路结石发病率较高；部分泌尿系结石的形成与遗传性疾病有关。

**2. 尿液因素**

（1）*尿液中形成结石的物质增加*　尿液中草酸、钙或尿酸量增加，如长期卧床使骨质脱钙；甲状旁腺功能亢进使尿钙增加；痛风患者、使用抗结核或抗肿瘤药物使尿中尿酸增加；服维生素过多、草酸过多。

（2）*尿 pH*　碱性尿中易形成磷酸钙及磷酸镁铵结石；酸性尿中可形成尿酸结石和胱氨酸结石。

（3）*尿液浓缩*　尿中盐类和有机物质的浓度增高。

（4）*尿中抑制晶体形成的物质不足*　尿液中枸橼酸、焦磷酸盐和酸性黏多糖等可抑制晶体形成和聚集，当这些物质含量减少时可导致结石形成。

**3. 泌尿系统局部因素**

（1）*尿液淤滞*　因机械性因素引起的尿路梗阻、尿动力学改变和肾下垂等原因均可以引起尿液淤滞，导致结石形成。

（2）*尿路感染*　当泌尿系统感染时，细菌、坏死组织和脓块等均可成为结石的核心，尤其与磷酸镁铵和磷酸钙结石的形成有关。

（3）*尿路异物*　长期留置尿管和小线头等可成为结石的核心，逐渐形成结石。

## 【病理生理】

尿路结石大多在肾和膀胱内形成，在排出过程中可停留在输尿管或尿道。输尿管结石常停留或嵌顿于生理狭窄处（图30-1），即肾盂输尿管连接处、输尿管跨越髂血管处及输尿管膀胱连接处，以输尿管下1/3处最多见；尿道结石常停留在前尿道膨大处。尿路结石所致的病理改变与结石部位、数目、大小、是否有继发性炎症和梗阻的程度等因素有关。

尿路结石可损伤尿路黏膜，形成溃疡或肉芽组织，肾盂和膀胱黏膜在长期炎症刺激下可引起恶性变。结石对尿路最重要的影响是梗阻和感染。梗阻，尤其是慢性梗阻可导致上尿路扩张和积水，使肾实质逐渐受损而出现肾功能低下或丢失。急性上尿路梗阻可引起肾绞痛，及时缓解后可无肾功能受损。尿路梗阻可继发尿路感染，感染进一步加重肾功能受损，而感染与梗阻又可加速结石的生长与形成。

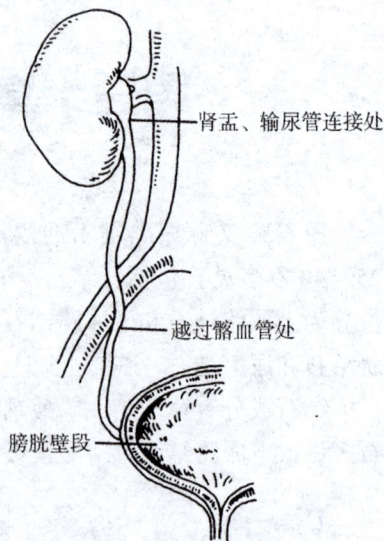

图30-1　输尿管生理性狭窄

## 【临床表现】

**1. 上尿路结石**　以单侧多见，双侧占10%。主要表现为与活动有关的肾区疼痛和血尿。其程度与结石的大小、部位、活动与否及有无损伤、梗阻、感染等有关。

（1）疼痛　①结石大和移动小的肾盂、肾盏结石可无明显症状，活动后可出现上腹和腰部钝痛。②结石活动或引起输尿管完全梗阻时，刺激括约肌痉挛，引起肾绞痛。典型的绞痛位于腰部或上腹部，沿输尿管向同侧下腹和会阴部放射，可至大腿内侧。疼痛性质为刀割样阵发性绞痛，程度剧烈，患者辗转不安、面色苍白、出冷汗，甚至休克，伴随症状为恶心、呕吐。疼痛时间持续几分钟至数小时不等，可伴明显肾区叩击痛。结石位于输尿管膀胱壁段和输尿管口处或结石伴感染时可出现膀胱刺激征，男性患者伴有尿道和阴茎头部放射痛。

（2）血尿　患者活动或绞痛后会出现肉眼或镜下血尿，以后者常见。有些患者以活动后出现镜下血尿为其唯一的临床表现。

（3）其他症状　结石引起严重肾积水时，可触到增大的肾脏。继发急性肾盂肾炎或肾积脓时，可有畏寒、发热、脓尿、肾区压痛。双侧上尿路完全性梗阻时可致无尿，甚至出现尿毒症。

**2. 膀胱结石**　典型症状为排尿突然中断，疼痛向远端尿道及阴茎头部放射，伴排尿困难和膀胱刺激症状，如尿频、尿急和排尿终末疼痛。小儿常搓拉阴茎，变换体位又能继续排尿。因排尿费力、腹压增加，可诱发脱肛，常有终末血尿，合并感染时可出现脓尿。

**3.尿道结石** 典型表现为排尿困难、点滴状排尿、尿痛，甚至引起急性尿潴留。前尿道结石沿尿道可扪及，后尿道结石可经直肠指检触及。

## 【辅助检查】

### 1.实验室检查
（1）尿常规检查：可见镜下血尿，有时可见较多的白细胞或结晶。
（2）测定肾功能、血钙、磷、尿酸、草酸等。

### 2.影像学检查
（1）X线检查 可确定结石的存在及特点。泌尿系平片可显示结石部位及数量等，但结石过小、钙化程度不高或纯尿酸结石常不显示。X线检查能发现95%以上的尿路结石，疑有甲状腺功能亢进时，应做骨摄片；排泄性尿路造影可显示结石所致的尿路形态和肾功能改变；逆行肾盂造影常用于其他方法检查不能确定结石部位或者结石以下尿路系统病情不明时。

（2）B超检查 能发现平片不能显示的小结石或透X线结石，还能显示肾结构改变和肾积水等。

（3）CT检查 能发现X线检查不能显示的或较小的结石，但很少作为结石患者首选的诊断方法。

（4）放射性核素肾显像 评价治疗前后肾功能的情况；确定双侧尿路梗阻者功能较好的肾。

### 3.内镜检查
指肾镜、输尿管镜、膀胱镜检查，用于平片未显示的结石和排泄性尿路造影有充盈缺损而不能确诊时，以明确诊断和进行治疗。

## 【治疗要点】

首先去除病因，如切除甲状旁腺瘤、解除尿路梗阻等，再根据结石的部位、大小、数目、肾功能和全身情况及有无并发症确定治疗方案。

**1.非手术治疗** 适于结石直径 < 0.6cm、表面光滑、无尿路梗阻、无感染、纯尿酸或胱氨酸结石者；表面光滑、直径 < 0.4cm 的结石，多能自行排出。

（1）大量饮水 大量饮水是防治各种尿路结石简单而有效的方法。每日饮水量 2500 ~ 4000mL，保持每日尿量大于 2000mL。大量饮水配合利尿、解痉药物有利于小结石排出，有助于稀释尿液、减少晶体沉积，起到内冲刷的作用，可延缓结石的增长和手术后结石的复发。

（2）加强运动 选择跳跃性运动可促进结石的排出，如跳绳等。

（3）调整饮食 可显著降低结石的复发率，根据结石成分、生活习惯及条件适当调整饮食，起到延缓结石增长速度及减少术后复发的作用。

（4）药物治疗 调节尿液 pH，可口服碳酸氢钠、枸橼酸钾等碱化尿液，可治疗与尿酸和胱氨酸相关的结石。口服氯化铵使尿液酸化有利于防止磷酸钙及磷酸镁铵结石的生长；调节代谢的药物，如别嘌醇可降低血和尿的尿酸含量，卡托普利可预防胱氨酸结石形成，α–巯丙酰甘氨酸、乙酰半胱氨酸有溶石作用；解痉止痛药物主要治疗肾绞痛，常用药物有阿托品、哌替啶。此外，局部热敷、针刺（肾俞、膀胱俞、三阴交、阿是穴等）及应用钙离子阻滞剂、吲哚美辛、黄体酮等也可缓解肾绞痛。抗感染药物需根据尿细菌培养及药物敏感试验选用以控制感染。中医中药治疗可通过中药解痉、止痛、利水，促使小结石的排出，常用中药有金钱草、石韦、车前子、滑石、鸡内金、木通等。

（5）*体外冲击波碎石*（ESWL）　此法最适宜于结石直径小于2.5cm、结石以下输尿管通畅、肾功能良好、未发生感染的上尿路结石患者。在X线、B超定位下，将冲击波聚焦后作用于结石使之粉碎，然后随尿流排出。必要时可重复治疗，但再次治疗间隔时间不少于7日。伴有结石远端梗阻、严重心脑血管病、急性尿路感染、出血性疾病、妊娠者等不宜使用此法。

**2. 手术治疗**

（1）*非开放手术*　①输尿管镜取石或碎石术（URL）：适用于因肥胖、结石梗阻、停留时间长而不能用ESWL的中、下段输尿管结石者。②经皮肾镜取石或碎石术（PCNL）：适用于直径大于2.5cm的肾盂结石、鹿角形结石及下肾盏结石，此法可与ESWL联合应用治疗复杂性肾结石。③腹腔镜输尿管取石（LUL）：适用于直径大于2cm的输尿管结石，或经ESWL、输尿管镜手术失败者。④经尿道膀胱镜取石或碎石：适用于结石<2cm的膀胱结石者，用碎石钳机械碎石；较大的结石用超声、液电、激光、气压弹道碎石。⑤尿道结石：前尿道结石可采取局麻下压迫结石近端尿道以阻止结石后退，向尿道内注入无菌液体石蜡后，轻轻向尿道远端推挤，然后再将结石钩出或取出；后尿道结石用尿道探条将结石轻推入膀胱，再按膀胱结石处理。

（2）*开放手术*　适用于结石远端存在梗阻、结石嵌顿紧密、部分泌尿系畸形、其他治疗无效、肾积水感染严重或病肾无功能等尿路结石者。手术方式有输尿管切开取石术、肾盂切开术、肾实质切开取石术、肾部分切除术和肾切除术、耻骨上膀胱切开取石术。由于目前临床上腔内泌尿外科及ESWL技术的普遍开展，大多数上尿路结石已不再用开放手术治疗。

## 【常见护理诊断 / 问题】

**1. 疼痛**　与结石刺激引起的炎症、损伤及平滑肌痉挛有关。

**2. 排尿形态异常**　与结石或血块引起尿路梗阻有关。

**3. 知识缺乏**　缺乏预防尿石症的知识。

**4. 潜在并发症**　血尿、感染、"石街"形成。

## 【护理措施】

**1. 非手术治疗与护理**

（1）*病情观察*　观察尿液的颜色和性状、体温及尿液检查结果，及早发现感染征象。观察结石的排出情况，分析结石成分，以指导结石治疗与预防。

（2）缓解疼痛　嘱患者卧床休息，采取舒适卧位，局部热敷，指导患者做深呼吸、放松以减轻疼痛；遵医嘱应用解痉止痛药物，并观察疼痛有无缓解。

（3）鼓励患者多饮水、多运动　大量饮水，日饮水量3000mL以上以稀释尿液，保持每日尿量在2000mL以上，预防感染，促进排石。在病情允许的情况下，可适当做一些跳跃式运动或经常改变体位，有助于结石排出。

**2. 体外冲击波碎石的护理**

（1）术前护理　向患者及家属解释ESWL的方法、碎石效果及配合要求，解除患者的顾虑。术前3日忌食产气食物，术前1日口服缓泻药，术日晨禁食并行泌尿系统X线平片复查，了解结石是否移位或排出，复查后用平车接送患者，避免活动。教患者练习手术配合体位，确保碎石定位的准确性。

（2）术后护理

1）一般护理：术后卧床休息6小时，鼓励患者多饮水，以冲洗尿路。患者还需多运动，并叩击腰背，促进排石。

2）体位：指导患者采用正确的排石体位，结石位于中肾盏、肾盂和输尿管上段者，碎石后取头高脚低位；结石位于肾下盏者取头低位。肾结石碎石后，一般取健侧卧位，同时叩击患侧肾区，有利于碎石由肾盏排入肾盂和输尿管。巨大肾结石碎石后因短时间内大量碎石会积聚于输尿管发生堵塞，引起"石街"和继发感染，重者引起肾功能改变，故碎石后宜取患侧卧位，有利于结石随尿液缓慢排出。

3）并发症的观察与护理：①疼痛：碎石经过输尿管排出时，患者可能出现肾绞痛感觉，可用解痉剂和镇痛剂。②血尿：碎石后多数患者出现暂时性肉眼血尿，一般不用处理。③"石街"形成：若小结石颗粒迅速大量涌入输尿管，形成"石街"梗阻尿路时，患者有腰痛或不适，可继发感染和脏器受损等，需立即行输尿管镜取石术。④发热：多见于感染性结石患者。

**3. 内镜碎石术的护理**

（1）术前护理　①心理护理：向患者及家属解释内镜碎石术的方法和优点、术中配合及注意事项，使其解除顾虑，配合手术和护理。②术前准备：协助患者做好各项常规检查，注意患者的凝血功能。指导患者做好术中截石位或俯卧位的体位训练。术前1日备皮、配血，术前晚进行肠道清洁。

（2）术后护理

1）病情观察：密切观察患者的生命体征和尿液颜色、性状。

2）引流管护理：①肾造瘘管：在经皮肾镜取石术后常规留置，目的是引流尿液和残余碎石渣。妥善固定管道，引流管的位置不得高于肾造瘘口，以防逆流，保持引流管通畅，堵塞时可用5~10mL无菌生理盐水缓慢冲洗，观察引流液的颜色、量和性状。术后3~5天，引流尿液转清、体温正常，可考虑拔管。拔管前试夹闭1~2天，观察有无排尿困难、腰腹痛和发热等反应。拔管后3~4天内，应督促患者每2~4小时排尿1次，以免膀胱过度充盈。②双"J"管：碎石术后在输尿管内放置双"J"管，有内引流和内支架的作用（图30-2），利于小结石的排出，防止"石街"形成。术后让患者尽早取半卧位，多饮水、勤排尿，防止尿液反流。鼓励患者早期下床活动，但避免活动不当如剧烈运动、过度弯腰和突然下蹲等，引起双"J"管滑脱或上下移位。此管一般放置4~6周，经B超或腹部摄片复查无结石残留后，可在膀胱镜下取出。

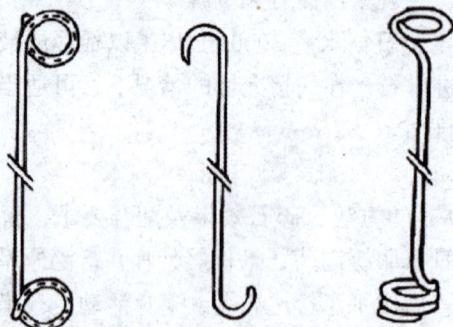

（1）双猪尾巴支架管　（2）双J支架管　（3）双螺旋支架管

图30-2　双"J"管

**（3）并发症的观察与护理**　①出血：若术后短时间内造瘘管引出大量鲜红色血性液体，须警惕大出血。除配合医生应用止血药、抗生素等外，可夹闭造瘘管1~3小时，使肾盂内压力增高，以压迫止血。若出血停止，患者生命体征平稳，再重新开放。②感染：术后密切观察体温变化，遵医嘱应用抗生素，嘱患者多饮水，做好各种管道护理。

**4. 开放手术的护理**　同肾、膀胱损伤手术的护理。

## 【健康指导】

**1. 大量饮水**　可增加尿量，特别在睡前及半夜饮水，效果更好。

**2. 活动**　有结石的患者饮水后应鼓励多活动，以利于结石的排出。

**3. 饮食指导**　根据结石成分调节饮食。含钙结石者应合理摄入钙量，适当减少奶制品、豆制品、巧克力和坚果等；草酸盐结石者应限制浓茶、菠菜、番茄、芦笋、花生等；尿酸结石者不宜服用高嘌呤食物，如动物内脏、豆制品、肉类、啤酒等；避免高动物蛋白、高糖和高动物脂肪饮食，多食用含纤维素丰富的食物。

**4. 药物预防**　口服维生素 $B_6$ 有助于减少尿中草酸含量，口服氧化镁可增加尿中草酸溶解度；枸橼酸钾、碳酸氢钠等可使尿 pH 值保持在 6.5~7 或以上，对尿酸和胱氨酸结石有预防意义；口服别嘌呤醇可减少尿酸形成，对含钙结石有抑制作用；口服氯化铵使尿液酸化，有利于防止磷酸钙及磷酸镁铵结石的生长。

**5. 预防骨脱钙**　应鼓励长期卧床者进行功能锻炼，防止骨脱钙，减少尿钙含量；伴甲状旁腺功能亢进者，必须手术摘除腺瘤或增生组织。

**6. 双"J"管的自我观察与护理**　部分患者行碎石术后带双"J"管出院，若出现排尿疼痛、尿频和血尿时，多为双"J"管膀胱端受刺激所致，一般多饮水和对症处理后可缓解。嘱患者于术后4周回院复查并拔除双"J"管。

**7. 复诊**　定期进行尿液、B超或X线检查，观察有无复发及残余结石情况。若出现剧烈肾绞痛、血尿、发热等症状，应及时到医院就诊。

# 练习题

## 【A1 型题】

1. 易引起尿酸盐结石的是（　　　）
   A. 甲状旁腺功能亢进　　　B. 痛风　　　　　　　　C. 异物
   D. 梗阻　　　　　　　　　E. 感染

## 【A2 型题】

2. 某患者，男，肾结石，泌尿系排石疗法中最重要的护理是（　　　）
   A. 防治感染　　　　　　　B. 多饮水、适当运动　　C. 注射哌替啶、阿托品
   D. 碱化尿液或酸化尿液　　E. 药物治疗

3. 男性患者，突发左上腹部、腰部剧痛，呈阵发性，向同侧下腹部、外生殖器及股内侧放射，伴有恶心、呕吐、面色苍白及冷汗。2 小时后化验尿常规，每高倍镜下红细胞 5～8 个。该患者最可能为（　　　）
   A. 肾、输尿管结石　　　　B. 尿道结石　　　　　　C. 膀胱结石
   D. 肾盂癌　　　　　　　　E. 肾癌

4. 男性，5 岁，排尿过程中突然尿流中断，疼痛剧烈，改变体位后又可排尿，应考虑（　　　）
   A. 肾结石　　　　　　　　B. 输尿管结石　　　　　C. 膀胱结石
   D. 后尿道结石　　　　　　E. 前尿道结石

5. 男性患者，40 岁，膀胱造口术后护理，正确的是（　　　）
   A. 保持导尿管通畅
   B. 不定时做封闭式膀胱冲洗
   C. 造瘘口周围皮肤涂凡士林油膏
   D. 造口管留置 3～4 周拔管
   E. 敷料隔日更换

6. 男性，32 岁，有泌尿系结石病史，饮食护理应（　　　）
   A. 多吃土豆、坚果
   B. 尿酸盐结石者多吃动物肝、肾
   C. 磷酸盐结石者口服氯化铵
   D. 少饮水
   E. 进半流食

7. 男性患者，尿石症，每日饮水应（　　　）
   A. 1000mL　　　　　　　　B. 1500mL　　　　　　　C. 2000mL
   D. 2500mL　　　　　　　　E. 3000mL 以上

**【A3 型题】**

（8~10 题共用题干）

男性患者，35 岁，骑自行车途中突发左腰部刀割样痛，向下腹部和外阴部放射，体查肾区有叩击痛，尿常规检查可见镜下血尿。

8. 最可能的疾病是（　　）

    A. 泌尿系肿瘤　　　　　B. 肾损伤　　　　　C. 尿道损伤

    D. 前列腺增生　　　　　E. 肾和输尿管结石

9. 本病首选的检查是（　　）

    A. B 型超声波　　　　　B. 尿路平片　　　　　C. 静脉尿路造影

    D. 逆行肾盂造影　　　　E. 膀胱镜检查

10. 该患者目前主要的护理问题是（　　）

    A. 排尿形态异常　　　　B. 疼痛　　　　　C. 知识缺乏

    D. 焦虑、恐惧　　　　　E. 组织灌注不足

# 第三十一章　良性前列腺增生症患者的护理

良性前列腺增生（BPH）简称前列腺增生，亦称前列腺肥大，是老年男性常见病，前列腺随年龄递增而增大，35 岁以后的男性前列腺可有不同程度的增生，50 岁以后出现症状。

## 【病因】

本病迄今病因尚不完全清楚，目前认为老龄和有功能的睾丸是发病的两个重要因素。随年龄增大而出现的睾酮、双氢睾酮及雌激素水平的改变和失去平衡是前列腺增生的重要原因。

## 【病理生理】

前列腺分围绕尿道腺体和外周腺体两部分（图 31-1），前列腺增生主要发生于前列腺尿道周围移行带。增生的前列腺体将外周的腺体挤压萎缩成前列腺外科包膜，与增生的腺体有明显的界线，便于分离。增大的腺体压迫尿道，使之弯曲、变窄、伸长，尿道阻力增加，引起排尿困难。另外，前列腺内围绕膀胱颈部增生的、含有丰富的 α 肾上腺素能受体的平滑肌收缩是引起排尿困难的又一因素。

前列腺增生引起膀胱出口梗阻时，因排尿困难，逼尿肌代偿性肥大，加上长期膀胱内高压，膀胱壁黏膜面出现小梁或假性憩室。逼尿肌肥大引起逼尿肌不稳定收缩，可致尿频、尿急、急性尿失禁。逼尿肌功能失代偿时，收缩力减弱，则膀胱排尿不尽使尿液存留，随着残余尿量的增加，可出现充盈性尿失禁或无症状慢性尿潴留，甚至尿液反流，导致上尿路积水和肾损害，还可继发性感染和形成结石。

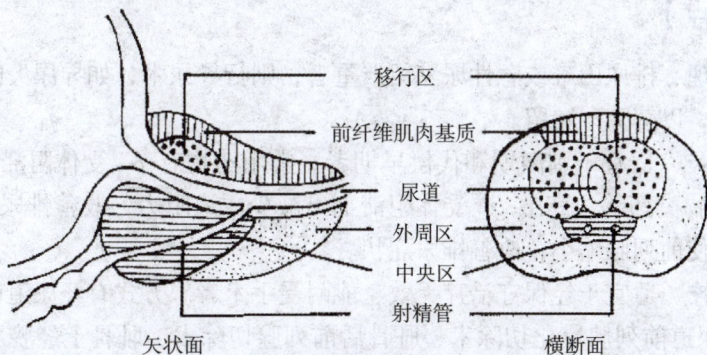

移行区
前纤维肌肉基质
尿道
外周区
中央区
射精管

矢状面　　　　横断面

图 31-1　前列腺分区示意图

## 【临床表现】

**1. 尿频、尿急** 尿频是最常见的早期症状，夜间更明显。有些患者因增生的前列腺充血刺激所致，出现排尿不尽或尿急症状。随梗阻加重，残余尿量增多，膀胱有效容量减少，膀胱顺应性降低，尿频尿急更加明显。

**2. 排尿困难** 最主要的临床症状为进行性排尿困难，发展缓慢。典型表现为排尿迟缓、断续而无力，射程短，尿线细，终末滴沥，排尿时间延长。若梗阻严重，残余尿量较多，需要用力并增加腹压以帮助排尿。

**3. 尿潴留** 梗阻加重时膀胱残存的尿量增多，可致膀胱收缩无力，出现尿潴留，并可出现充溢性尿失禁。便秘、饮酒、寒冷、劳累和久坐等因素可致前列腺突然充血、水肿，尿道梗阻加重，发生急性尿潴留。

**4. 其他表现** 前列腺增生可因局部充血发生无痛血尿，晚期可有肾积水和肾功能不全表现。合并感染或结石时，有尿频、尿急、尿痛等膀胱刺激征。长期排尿困难者可并发腹股沟疝、膀胱结石、内痔或脱肛。

直肠指诊可触及肥大的前列腺，表面光滑，边界清楚、质韧，有弹性，中央沟变浅或消失。

## 【辅助检查】

**1. B超** 经腹壁超声可测量前列腺体积、增生腺体是否突入膀胱，还可以测定膀胱的残余尿量。经直肠超声扫描对前列腺内部结构分辨度更精确。经尿道超声可准确分辨增生移行带与外周带的情况。

**2. 尿动力学检查** 可判断前列腺增生的患者排尿梗阻的程度，当排尿量在 $150 \sim 200mL$ 时，若最大尿流率 $< 15mL/s$，表示排尿不通畅；若最大尿流率 $< 10mL/s$，则表示梗阻较严重，须手术治疗。应用尿动力仪可测定排尿时膀胱逼尿肌压力变化，以便了解逼尿肌功能以及膀胱顺应性等情况。

**3. 血清前列腺特异性抗原（PSA）测定** 当前列腺质地较硬或有结节时，PSA测定有助于排除前列腺癌。虽然PSA敏感性高，但特异性不强。

## 【治疗要点】

**1. 对症处理** 排尿困难或急性尿潴留严重者，则行导尿术，如导尿失败者应行耻骨上膀胱造瘘术，以解除尿潴留。

**2. 药物治疗** 适宜于刺激期和代偿早期者。常用药物有 $\alpha_1$ 受体阻滞剂、$5\alpha$ 还原酶抑制剂和植物类药等。其中 $\alpha_1$ 受体阻滞剂可减少尿道阻力，改善排尿功能；$5\alpha$ 还原酶抑制剂可使前列腺缩小，改善排尿症状。

**3. 手术治疗** 适宜于经保守治疗无效、能耐受手术者。方式有经尿道前列腺切除术（TURP）、经尿道前列腺汽化切除术、耻骨后前列腺切除术、耻骨上经膀胱前列腺切除术。经尿道前列腺切除术具有无创口、出血少、痛苦少、恢复快等优点，适用于绝大多数良性前列腺增生患者。

**4. 其他疗法**　适用于尿道梗阻症状较重且不能耐受手术者，如激光治疗、经尿道气囊高压扩张术、经尿道热疗、前列腺尿道网状支架、体外高强度聚焦超声等。

## 【常见护理诊断 / 问题】

**1. 排尿障碍**　与膀胱出口梗阻有关。

**2. 疼痛**　与逼尿肌功能不稳定、导尿管刺激和膀胱痉挛有关。

**3. 潜在并发症**　TUR 综合征、出血和尿失禁。

## 【护理措施】

**1. 非手术治疗与术前护理**

（1）心理护理　尿频和尿潴留等给患者带来极大的身心痛苦，要理解患者，帮助其更好地适应前列腺增生带来的生活不便，耐心解释疾病的相关知识，树立战胜疾病的信心。

（2）急性尿潴留的预防与护理　嘱患者吃粗纤维、易消化食物，以防便秘引发急性尿潴留。忌酒及辛辣食物，鼓励患者多饮水，勤排尿、不憋尿。有尿潴留或残余尿量多的患者，应留导尿管，保持通畅，必要时可行耻骨上膀胱穿刺或造瘘引流尿液。

（3）药物治疗的护理　观察用药后排尿困难的改善情况及药物副作用。$\alpha_1$受体阻滞剂的副作用有头晕、直立性低血压等，适于睡前服用；用药期间注意定时测量血压，观察不良反应。$5\alpha$ 还原酶抑制剂起效慢，服药 4～6 个月后才有明显效果，应告知患者坚持长期服药。

（4）环境　为患者创造舒适、安全的环境。病床尽量靠近洗手间或在床旁放置尿壶，夜间病室内应有灯光以确保患者的安全。

（5）术前准备　做好心肝肾等功能检查，以了解全身状况，加强营养，预防感染，增强手术的耐受力。慢性尿潴留者先引流尿液，改善肾功能；尿路感染者，应用抗生素控制炎症。术前指导患者有效咳嗽、排痰；术前晚灌肠，以防术后便秘。

**2. 术后护理**

（1）病情观察　由于老年人心肺功能差，加上麻醉及手术刺激可引起血压下降或诱发心脑血管疾病，故应注意观察患者的生命体征及神志。

（2）饮食　术后 6 小时无恶心、呕吐时可进流质饮食，嘱患者多饮水。1～2 天后无腹胀即可恢复正常饮食，以富含纤维、易消化、营养丰富的食物为主。并辅以润肠通便中药如麻仁丸，以防便秘导致腹压增高引起继发性大出血。

（3）体位　患者术后平卧 2 天后改半卧位，利用双腔或三腔气囊导尿管压迫前列腺窝与膀胱颈止血（图 31-2）。导尿管应固定或牵拉，嘱患者不可自行移开，须卧床休息，直至解除牵引为止，以防患者坐起或肢体活动时，气囊移位失去压迫膀胱颈口的作用，引发出血。

（4）膀胱冲洗　一般术后用无菌等渗盐水或 0.02％呋喃西林液持续冲洗膀胱 3～7

天。①冲洗速度：可根据尿色而定，色深则快，反之则慢。前列腺切除术后都有肉眼血尿，随时间的延长血尿颜色逐渐变浅，若血尿颜色深或逐渐加深，提示有活动性出血，应立即通知医生处理。②严格遵守无菌操作：冲洗抽吸时不可用力过猛，凡吸出的液体不能再注入膀胱内，以防感染。③确保冲洗管道通畅：如引流不畅应及时挤捏尿管、加快冲洗速度、施行高压冲洗和调整导管位置等，以防造成膀胱充盈、膀胱痉挛加重出血。④准确记录冲洗量与排出量：排出量、冲洗量及尿量的关系为"排出量 = 尿量 + 冲洗量"。⑤冲洗液温度：

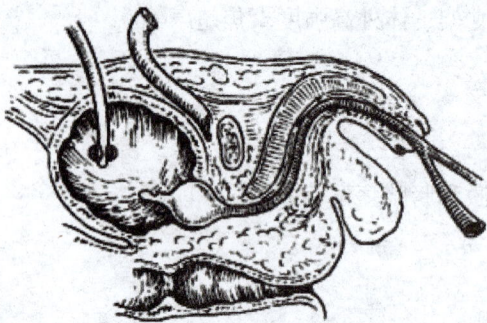

**图 31-2　气囊导尿管压迫腺窝止血**

控制在 25℃ ~ 30℃，能有效预防膀胱痉挛。

（5）**膀胱痉挛的护理**　膀胱痉挛是前列腺术后因导管刺激、血块堵塞冲洗管、逼尿肌不稳定等引起。患者表现为强烈尿意，肛门坠胀，下腹部痉挛，膀胱冲洗时速度减慢，甚至逆流，冲洗液颜色加深，尿道及膀胱区疼痛等症状。处理方法：保持导管通畅，术后留置硬脊膜外麻醉导管者，按需定时注射小剂量吗啡，效果良好；也可口服丙胺太林、地西泮、硝苯地平或用维拉帕米加入生理盐水中冲洗膀胱。

（6）**并发症的观察与护理**　①TUR 综合征：行 TURP 者因术中大量冲洗液被吸收，血容量急剧增加而出现稀释性低钠血症。患者可在几小时内出现烦躁、恶心、呕吐、抽搐和昏迷，严重者出现肺水肿、脑水肿和心力衰竭等，称为 TUR 综合征。术后应加强病情观察，注意监测电解质变化。一旦发现，立即给予氧气吸入，遵医嘱给予利尿和脱水剂，减慢输液速度，静脉滴注 3% 氯化钠纠正低血钠等。②出血：指导患者术后逐渐离床活动，保持大便通畅，预防腹压增高。术后早期禁止灌肠或肛管排气，以免造成前列腺窝出血。③尿失禁：与尿道括约肌功能受损、膀胱逼尿肌不稳定和膀胱出口梗阻等有关，多为暂时性，一般无须药物处理，可做膀胱区及会阴部热敷和针灸等，大多可逐渐缓解。指导患者做提肛训练与膀胱训练，以预防术后尿失禁。

（7）**引流管护理**　做好导尿管护理，保持通畅和妥善固定。准确掌握各导管的拔管时间：TURP 术后 5 ~ 7 天尿液颜色清澈，即可拔除导尿管；耻骨后引流管术后 3 ~ 4 天当引流量很少时可拔除；耻骨上前列腺切除于术后 7 ~ 10 天拔除导尿管；膀胱造瘘管通常留置 10 ~ 14 天后拔除。

**【健康指导】**

**1. 生活指导**　指导患者术后进易消化、富含纤维的食物，多饮水，多吃新鲜蔬菜、水果等，保持大便通畅，预防便秘。术后 1 ~ 2 个月内患者活动量以不感疲劳为原则，为防继发性出血应避免剧烈运动，如跑步、骑自行车、性生活等，以防继发性出血。避免长期久坐，生活应有规律。

**2. 康复指导**　若出现溢尿情况，应指导患者有意识地经常锻炼提肛肌，尽快恢复尿道括约肌功能。其方法为吸气时缩肛，呼气时放松肛门括约肌。

**3. 性生活指导**　前列腺经尿道切除术后1个月、经膀胱切除术2个月后，原则上可恢复性生活。前列腺切除术后常会出现逆行射精，但不影响性交。少数患者可出现阳痿，可采取心理治疗，同时查明原因，进行针对性治疗。

**4. 自我观察**　TURP患者术后可能出现尿道狭窄，应及时处理。附睾炎常在术后1~4周发生，若出现阴囊肿大、疼痛和发热等应及时就诊。定期复查。

# 练习题

## 【A1 型题】

1. 良性前列腺增生患者发生急性尿潴留，处理方法首选（　　　）
   A. 改变体位　　　　　　　　B. 诱导排尿　　　　　　　　C. 按摩、热敷
   D. 留置导尿　　　　　　　　E. 膀胱造瘘
2. 良性前列腺增生的典型症状是（　　　）
   A. 尿频　　　　　　　　　　B. 尿痛　　　　　　　　　　C. 尿急
   D. 进行性排尿困难　　　　　E. 急性尿潴留

## 【A2 型题】

3. 男性，62岁，进行性排尿困难，夜尿次数增多，直肠指诊发现前列腺明显肿大，目前考虑（　　　）
   A. 膀胱癌　　　　　　　　　B. 膀胱结石　　　　　　　　C. 良性前列腺增生
   D. 尿道狭窄　　　　　　　　E. 膀胱结核
4. 男性，70岁，因前列腺增生造成排尿困难，尿潴留，已15小时未排尿。目前正确的护理措施是（　　　）
   A. 让患者坐起排尿　　　　　B. 让患者听流水声　　　　　C. 用温水冲洗会阴部
   D. 热敷下腹部　　　　　　　E. 行导尿术
5. 某男性患者，55岁，行前列腺电切术后需留置（　　　）
   A. 膀胱造瘘管　　　　　　　B. 三腔气囊导尿管　　　　　C. 普通导尿管
   D. 前列腺导尿管　　　　　　E. 菌型导尿管
6. 某患者，60岁，前列腺摘除术后护理，错误的是（　　　）
   A. 电切除术后6周内禁烟酒
   B. 保持大便通畅，避免用力排便
   C. 便秘时口服缓泻剂
   D. 术后1周内可做肛管排气或灌肠
   E. 2个月内避免持重物

## 【A3 型题】

（7 ~ 10 题共用题干）

男性，68 岁，排尿费力多年，昨日饮酒后一夜未排尿，下腹胀痛。体检：膀胱膨胀至脐下 1 指，触痛。

7. 符合该患者的最可能的诊断是（　　　）

    A. 膀胱肿瘤 　　　　　　　B. 膀胱结石 　　　　　　C. 尿路结石

    D. 前列腺增生 　　　　　　E. 前列腺癌

8. 目前宜采取的处理是（　　　）

    A. 留置导尿 　　　　　　　B. 给予止痛药物 　　　　C. 尽快检查明确诊断

    D. 使用抗生素预防感染 　　E. 腹部热敷

9. 下列处理措施不正确的是（　　　）

    A. 立即给予导尿

    B. 导尿过程中注意无菌操作

    C. 必要时留置尿管

    D. 尿管插入后尽快排空膀胱

    E. 若尿管插入困难可行耻骨上膀胱穿刺

10. 对此患者最常用的治疗方法是（　　　）

    A. 药物治疗

    B. 经尿道前列腺切除术

    C. 耻骨上经膀胱前列腺切除术

    D. 膀胱造瘘

    E. 激光治疗

# 第三十二章 泌尿、男性生殖系统结核 患者的护理

泌尿、男性生殖系结核是结核分枝杆菌侵犯泌尿生殖器官引起的慢性特异性感染，其原发病灶多见于肺部，其次是骨关节与肠道。结核杆菌经血行播散到肾脏，形成结核病灶，若不及时治疗或治疗不当，结核杆菌会随尿流下行，播散至整个泌尿系统。当波及后尿道后，可引起前列腺、精囊感染，继而可延至输精管、附睾，导致整个男性生殖系结核。所以，肾结核在泌尿、男性生殖系结核中占有主导地位。

肾结核多见于 20～40 岁青壮年，男女比例为 2:1。近年来，老年人比例上升。肺结核血行播散引起肾结核需 3～10 年的时间，因此 10 岁以下的儿童很少发生。

## 【病理】

原发病灶的结核杆菌经血行播散至肾的肾小球毛细血管丛中，在肾皮质内形成多发性的微结核病灶。若细菌数量少及机体免疫力强时，大多可自愈，不出现症状，故难以被发现，称病理肾结核。当细菌数量多、毒力强或机体免疫力差时，肾皮质内未愈合的病灶穿过肾小球基底膜，侵入邻近肾小管发展为不易愈合的肾髓质结核，并可继续向肾盏肾盂发展，引起临床症状，称临床肾结核，多为单侧。

肾结核病灶进一步扩大、相互融合并坏死，形成干酪性脓肿，破溃后形成结核性空洞。纤维化和钙化为肾结核典型病理特点，病灶愈合时可因纤维化而发生尿路狭窄。

因肾盏颈狭而窄可形成闭合性脓肿，因肾盂出口狭窄或输尿管壁增厚、僵硬、钙化与管腔狭窄，可加速肾组织破坏，形成结核性脓肾。若全肾广泛钙化时，肾功能完全丢失，输尿管完全闭合，含菌尿液不能进入膀胱，膀胱病变好转，膀胱刺激症状缓解，尿液恢复正常，这种情况称为"肾自截"。

病变蔓延至膀胱，初期该处黏膜充血、水肿，呈炎性改变，随后形成结核结节、溃疡、肉芽肿或纤维化，并向肌层扩散，致逼尿肌纤维化而失去收缩功能。这种病变，若引起对侧输尿管口狭窄，导致失去抗反流作用，可造成对侧肾积水。膀胱出现广泛纤维化时，使膀胱容量明显减少，形成挛缩膀胱。病变向深层发展，导致膀胱壁被穿透，形成膀胱阴道瘘或膀胱直肠瘘。

尿道结核因前列腺、精囊结核形成空洞破坏后尿道所致。当纤维化导致尿道狭窄时，排尿困难会加剧肾损害。

## 【临床表现】

**1.尿频、尿急、尿痛** 为肾结核的主要症状，尿频是最突出的症状，出现最早、持续时间最长。发病初期是因结核杆菌及脓尿刺激膀胱黏膜引起，当结核病变累及膀胱形成结核性膀胱炎时，患者尿频加重，同时伴明显的尿急、尿痛。当结核性膀胱炎发展为痉挛膀胱时，因膀胱容量极度缩小，患者出现严重的尿频，每天排尿可达数十次，甚至发生急迫性尿失禁。

**2.血尿、脓尿** 多为终末血尿，主要因存在结核性炎症及溃疡的膀胱排尿终末收缩所致。少数肾结核因侵及血管表现为全程肉眼血尿，血尿多在尿频后发生。脓尿多为镜下脓细胞，尿液有不同程度的混浊，严重时尿如洗米水样，并含有干酪样碎屑或絮状物。

**3.肾区疼痛和肿块** 初期一般无明显腰痛，当结核病灶侵及肾脏被膜、肾脏继发化脓感染、干酪样物质或血块阻塞输尿管时，可出现肾区的钝痛或绞痛。当输尿管的结核病变导致输尿管狭窄、阻塞时，引起肾积水或肾积脓而出现腰部肿块。合并生殖系结核如附睾结核可触及不规则硬块，输精管结核病变时变粗硬呈"串珠"样改变。

**4.全身症状** 常不明显，晚期或身体其他脏器合并有活动性结核病变时，患者可出现发热、盗汗、消瘦、贫血、纳差和血沉快等结核典型症状。当双侧肾结核或单侧结核诱发对侧肾积水时，患者可出现慢性肾功能不全的表现。

## 【辅助检查】

**1.尿液检查** 尿液多呈酸性，常规检查可见蛋白、红细胞和白细胞。尿沉渣涂片做抗酸染色，近50%~70%的患者尿中可找到结核杆菌，以清晨第1次尿液检查阳性率最高，至少要连续检查3次。尿结核菌培养的阳性率可高达90%，对泌尿系统结核的诊断有决定性意义，但需4~8周时间。

**2.影像学检查**

（1）X线检查 泌尿系统平片（KUB）可见病肾局灶或斑点状钙化影或全肾广泛钙化。静脉尿路造影（IVU）可了解患侧肾功能及病变程度与范围，早期表现为肾盏破坏，边缘不整呈虫蚀样改变，逐渐表现为肾盏颈部狭窄而导致肾盏扩张甚至消失。当有干酪样坏死灶时可见空洞影，肾破坏严重失去功能时可不显影。输尿管常有狭窄、僵硬或继发性扩张等表现。膀胱痉挛时容量显著减少，膀胱壁粗糙，形态僵硬。目前，静脉尿路造影仍为诊断肾结核的有效手段。对不显影的肾可给予逆行造影或穿刺造影，但均系有创检查，且无法了解肾功能。

（2）CT和MRI检查 IVU显影不良时有助诊断。病变后期，CT能直接显示扩大的肾盏肾盂、肾皮质空洞及钙化灶，三维成像可示输尿管全长病变。MRI对了解上尿路积水的情况有特殊意义。

（3）B超检查　中晚期病例可初步确定病变部位，常显示肾结构紊乱，有钙化者则显示强回声，也易发现膀胱挛缩及对侧肾积水。

**3.膀胱镜检查**　可见膀胱黏膜炎性充血、水肿，严重者可见黄色粟粒状结节和溃疡，多用于逆行尿路造影时。膀胱挛缩状态或急性膀胱炎时不宜做膀胱镜检查。

## 【治疗要点】

抗结核药物治疗是治疗泌尿和男性生殖系统结核的基本手段，手术治疗须在药物治疗的基础上进行。

**1.非手术治疗**

（1）抗结核药物治疗　周期较长，目前多采用6个月的短程疗法。最常用的一线抗结核药物有异烟肼（H）、利福平（R）、吡嗪酰胺（Z）和乙胺丁醇（E）、链霉素，最好采用3种药物联合服用，以减少细菌耐药并降低不良反应。①单纯药物治疗的适应证：早期肾结核，肾盂和肾盏形态未发生改变者；虽已发生空洞和破溃但病变范围不超过2个肾盏，且无输尿管梗阻，不能采用手术治疗者。用药期间应定期查尿常规，寻找结核菌。3～6个月后复查尿路造影，若有好转，或至少病变未继续恶化时可继续用药。早期病例用药6～9个月，有可能治愈。如果病变范围反而扩大则应及时转为手术治疗。②手术前后用药：为防止手术过程结核菌播散，泌尿系统结核者在手术前必须应用抗结核药物。肾切除前用药不少于2周，保留肾的手术前则应用药6周以上。手术后应继续用药6个月以上，以防复发。

（2）支持疗法　加强营养，避免劳累，生活规律。保持居室环境清洁、空气流通，每日开窗通风1～2次，常到户外呼吸新鲜空气，保持身心愉快。

**2.手术治疗**　根据肾结核的病变范围选择手术类型。

（1）肾切除术　将已破坏的无功能肾完全切除，彻底清除病灶。肾结核严重破坏肾脏且对侧肾功能正常时，应切除患肾。若对侧肾积水代偿功能不良时，先引流肾积水，待肾功能好转后再切除无功能的患肾。若双侧肾结核病变严重呈"无功能"状，抗结核药物治疗后择期切除病变严重的一侧患肾。

（2）保留肾组织的肾结核手术　肾部分切除术适用于病灶局限于肾的一极；结核病灶清除术适用于局限在肾实质表面闭合性的、与肾集合系统不相通的结核性脓肿。

（3）解除输尿管狭窄手术　肾结核病变较轻、功能良好且狭窄位于输尿管中上段且局限者，应切除狭窄段，行输尿管对端吻合术；狭窄靠近膀胱者，应行狭窄段切除，输尿管膀胱吻合术。

（4）挛缩膀胱的手术治疗　患肾切除并抗结核治疗3～6个月、膀胱结核完全愈合后，对侧肾功能正常、无结核性尿道狭窄者，可行膀胱扩大术；后尿道狭窄者应行输尿管皮肤造口、回肠膀胱或肾造口术。

## 【常见护理诊断／问题】

**1.焦虑、恐惧**　与病程长、肾切除及担心预后有关。

**2.排尿障碍** 与结核性膀胱炎和膀胱挛缩有关。

**3.潜在并发症** 出血、感染、肾衰竭、尿瘘和肝功能受损。

【护理措施】

**1.术前护理**

（1）心理护理 告知患者该病的特点及其规范用药的意义，解释各项检查及手术的方法和治疗效果，解除其恐惧和焦虑，增强患者战胜疾病的信心。

（2）用药护理 指导患者按时、足量和足疗程服药。药物大多有肝细胞损害等副作用，应定期复查肝功能并注意保护肝脏。用链霉素者可出现前庭神经损害，影响听力，用药过程中，患者若出现耳鸣、耳聋时应立即停药。用异烟肼者可出现多发性神经炎，表现为手脚震颤、麻木，同服维生素 $B_6$ 可治疗和预防此反应。勿用或慎用对肾脏有害的药物，如氨基糖苷类和磺胺类药物等。

（3）膀胱刺激症状护理 泌尿系结核患者往往有较重的膀胱炎症状，给患者日常生活及工作造成不便。护理中要鼓励患者多饮水，症状严重者可服用碳酸氢钠、解痉药（普鲁苯辛、654-2）缓解症状。

（4）完善术前准备 进行尿培养、尿涂片、IVU 等检查；术前 1 日备皮、配血，术前晚行清洁灌肠；肾积水者，要做好引流管及皮肤护理。

**2.术后护理**

（1）休息与活动 生命体征平稳后取健侧卧位，避免过早下床。

（2）预防感染和肾衰竭 观察体温和白细胞计数、手术切口和敷料情况，遵医嘱应用抗生素。做好尿管护理，准确记录 24 小时尿量，及时发现肾衰竭的情况。

（3）尿漏护理 保持肾窝引流管、双"J"管和导尿管等引流通畅，嘱患者避免憋尿及减少腹部用力。如出现肾窝引流管和导尿管的引流量减少、切口疼痛、渗尿或触及皮下有波动感等，提示可能发生尿漏，应及时报告医师处理。

【健康指导】

1.宣传术后坚持长期抗结核治疗的重要性和必要性。做好用药指导，若出现不良反应，及时就诊。

2.进行康复指导，如加强营养、注意休息、适当活动，增强机体抵抗力。

3.定期复查，每月定时检查尿常规和尿结核杆菌，必要时行泌尿系造影检查。连续半年尿中未找到结核杆菌为稳定转阴，5 年不复发可认为治愈。但如果有明显膀胱结核或伴有其他器官结核，随诊时间需延长到 10～20 年或更长。

附：男性生殖系统结核

男性生殖系统结核主要来源于其他部位结核灶的血行感染，少数继发于泌尿系统结核。50%～60% 泌尿系统的结核合并男性生殖系统结核。附睾、前列腺、精囊结核可同时存在。

### 一、附睾结核

附睾结核是临床上最常见的男性生殖系统结核，约 1/3 为单侧，多见于 20 ~ 40 岁的青壮年。

【病理】

附睾结核主要病理改变是肉芽肿、干酪样坏死和纤维化。多数从尾部开始，最初形成局部肿块，病变发展时，附睾肿块可形成寒性脓肿和窦道，后逐渐延及整个附睾，甚至睾丸。

【临床表现】

附睾结核病程缓慢，表现为阴囊部肿胀不适或下坠感，附睾尾或整个附睾呈硬结状，但疼痛不明显。病变发展使附睾肿块可发生干酪样坏死、液化，形成寒性脓肿，并导致附睾与阴囊壁粘连。当脓肿向阴囊皮肤表面破溃后，可形成经久不愈的窦道。病变侧输精管变粗，可触及串珠状小结节，双侧病变则失去生育能力。

【治疗要点】

附睾结核早期可采用抗结核药物治疗，全身给予营养支持，多可治愈。有脓肿或有窦道形成者，应用抗结核药物并联合手术处理，切除附睾及睾丸，尽量保留睾丸组织。

### 二、前列腺、精囊结核

【病理】

前列腺和精囊结核一般同时存在，病变早期位于前列腺和精囊的血管或射精管附近，再向其附近的其他部位延伸。病理改变同其他器官结核相似，但纤维化较重。前列腺结核有时形成寒性脓肿及不同程度的钙化。病变可向会阴部破溃成窦道。

【临床表现】

症状轻者表现一般不明显，偶尔有会阴和直肠内不适；病变重者可出现脓血精、精液减少、性功能障碍和不育等。直肠指诊在前列腺、精囊上面可触及硬节，但无压痛。尿道造影可见前列腺部变形或扩大，重者有空洞破坏。精囊造影可见输精管、精囊病变。

【治疗要点】

主要进行抗结核治疗和全身治疗，一般不需手术。

## 练习题

【A1 型题】

1.肾部分切除后，不正确的护理方法是（　　　）
　　A.早期下床活动　　　　B.术后注意生命体征的变化　　C.术后适当镇痛
　　D.注意引流管的护理　　E.维持体液平衡

2.肾结核的主要传播途径是（　　　）
　　A.呼吸道　　　　　　　B.消化道　　　　　　　　　　C.直接蔓延
　　D.血循环　　　　　　　E.淋巴管

3.病理改变主要在肾脏而临床表现主要在膀胱，见于（　　　）
　　A.肾结石　　　　　　　B.肾肿瘤　　　　　　　　　　C.肾结核

D. 肾积水　　　　　　　　　　E. 多囊肾

4. 肾结核血尿的特点是（　　　）

　　A. 无痛性血尿　　　　　B. 镜下血尿　　　　　C. 膀胱刺激征加血尿

　　D. 腰痛加血尿　　　　　E. 高热加血尿

## 【A2 型题】

5. 男性患者，32 岁，肾结核，行肾切除术前应给予抗结核药治疗时间为（　　　）

　　A. 3 天　　　　　　　　B. 1 周　　　　　　　C. 2 周以上

　　D. 10 天　　　　　　　E. 1 个月

6. 男性患者，30 岁，肾结核，其最早出现的症状是（　　　）

　　A. 尿频、尿急、尿痛　　B. 血尿和脓尿　　　　C. 腰痛

　　D. 低热　　　　　　　　E. 消瘦

7. 诊断肾结核最可靠的依据是（　　　）

　　A. 尿中找到抗酸杆菌　　B. 尿培养结核杆菌阳性　C. 尿中有大量脓细胞

　　D. 附睾扪及结节　　　　E. 膀胱镜见到膀胱黏膜有炎症

## 【A3 型题】

（8 ~ 10 题共用题干）

男性，37 岁，既往有肺结核病史。主诉尿频、尿急、尿痛半年，夜尿 5 ~ 6 次 / 夜，尿检白细胞（++），红细胞（++++）。血液检查血沉快。

8. 首先考虑的诊断是（　　　）

　　A. 急性膀胱炎　　　　　B. 慢性膀胱炎　　　　C. 肾结核

　　D. 前列腺增生　　　　　E. 膀胱肿瘤

9. 为帮助诊断最需要的检查为（　　　）

　　A. 尿脱落细胞　　　　　B. 膀胱镜　　　　　　C. 逆行肾盂造影

　　D. 静脉尿路造影　　　　E. CT

10. 采用非手术治疗，用药时间一般为（　　　）

　　A. 1 周　　　　　　　　B. 2 个月　　　　　　C. 6 个月

　　D. 1 年　　　　　　　　E. 2 年

# 第三十三章　泌尿、男性生殖系统肿瘤患者的护理

泌尿、男性生殖系统各部位都会发生肿瘤，泌尿系统肿瘤中最常见的是膀胱癌，其次为肾癌，在儿童以肾母细胞瘤常见。

## 第一节　肾　癌

肾癌是源于肾实质的恶性肿瘤，又称肾细胞癌，是肾脏最常见的肿瘤。高发年龄为50～70岁，男女之比约为2∶1。两侧肾脏发病无明显差异，双肾同时发病者少见。

### 【病因】

肾癌的发病原因尚不清楚，吸烟可能是肾癌的危险因素，目前认为还与环境污染、职业暴露、染色体畸形、抑癌基因缺失等有关。

### 【病理】

肾癌多单发，瘤体多数为类圆形的实质性肿瘤，外有假包膜。有3种基本细胞类型，即透明细胞、颗粒细胞、梭形细胞，均来源于肾小管上皮细胞，在单个癌内可有多种细胞。临床上以透明细胞癌最多见，癌肿主要由大的多角形细胞所组成，胞质含有较多的胆固醇，因在切片过程中胆固醇被溶解，故细胞在镜下呈透明状，这类癌细胞分化较好。梭形细胞较多的肾癌恶性程度高，预后差。

### 【转移途径】

肾癌穿透假包膜后直接侵犯肾筋膜及邻近器官组织，向内侵及肾盂和肾盏，也可通过肾静脉、下腔静脉形成癌栓，经血液和淋巴两条途径转移。最常见的转移部位是肺，其次为肝、脑、骨骼、肾上腺等。淋巴转移最先到达肾蒂淋巴结。

### 【临床表现】

**1. 肾癌三联征**　即血尿、腰痛和肿块。①间歇无痛性全程肉眼血尿常是患者就诊的

常见症状，表明肿瘤已侵及肾盏、肾盂。②疼痛常为腰部钝痛或隐痛，出血严重时可因血块梗阻输尿管引起绞痛。③肿瘤长大后，可在肋缘下触及包块，较硬，表面不平，双手合诊时，肾脏肿块触诊更为清晰。出现上述症状中的任何 1 项都示病变发展到较晚期。

**2. 副瘤综合征** 常见表现有发热、高血压、高钙血症、高血糖、血沉增快、红细胞增多、消瘦、贫血、肝功能异常、体重减轻及恶病质等。10% ~ 40% 的肾癌患者可出现副瘤综合征，以往称肾外表现。

**3. 转移症状** 病灶远处转移者，可出现转移病灶的症状，如肺转移出现咳嗽、咯血，骨转移出现病理性骨折等。

【辅助检查】

**1. B 超检查** 能准确分辨囊性病变或是实性占位性病变，检出直径 1cm 以上的肿瘤，发现肾癌的敏感性高，且无创伤性，能重复检查，目前已经作为普查肾肿瘤的方法。

**2. X 线检查** 泌尿系统平片可见肾外形增大。静脉尿路造影可见肾盏和肾盂因肿瘤挤压或侵犯，出现不规则变形、拉长、狭窄、移位或充盈缺损。肿瘤较大、破坏严重时患肾不显影，须做逆行肾盂造影显示患肾情况。

**3. CT 检查** 目前是诊断肾癌最可靠的影像学方法，可明确肾肿瘤部位、大小、邻近器官有无受累等，有助于肿瘤的分期和手术方式确定，这一项目已列为目前肾癌术前的常规检查。

**4. MRI 检查** 其准确性与 CT 相仿，但在显示邻近器官有无受到侵犯、肾静脉或下腔静脉内有无癌栓时效果则明显优于 CT。据统计，应用核磁共振进行肾癌临床分期正确率能达到 90%。

【治疗要点】

**1. 根治性肾切除术** 是治疗肾癌最主要的方法，一经确诊，应尽早行肾切除。手术切除范围包括患肾、肾周围脂肪及筋膜、近端 1/2 输尿管和区域淋巴结。近年来开展的腹腔镜肾癌根治术具有创伤小和术后恢复快等优点。

**2. 其他** 肾癌因有多药物耐药基因，对放疗和化疗均不敏感。免疫治疗如干扰素、白细胞介素 –2 等对预防和治疗转移癌有一定疗效。

【常见护理诊断 / 问题】

**1. 焦虑、恐惧** 与对疾病和手术的恐惧、担心疾病预后有关。

**2. 营养失调：低于机体需要量** 与癌症慢性消耗、长期血尿、手术创伤等有关。

**3. 潜在并发症** 出血、感染。

## 【护理措施】

### 1. 术前护理

（1）营养支持 指导患者选择营养丰富的食物，如有胃肠功能障碍，可给予静脉营养；贫血者可行少量多次输血以提高患者免疫力。

（2）心理护理 耐心倾听患者诉说，恰当解释病情，稳定患者情绪。

### 2. 术后护理

（1）卧床休息 肾全切术者术后一般需卧床 3~5 天。肾部分切除术者常需卧床 1~2 周，术后生命体征平稳后可取健侧卧位，避免过早下床。

（2）并发症的观察及处理 ①出血：术后密切观察生命体征及意识变化，观察引流量及性状。若有活动性出血表现如引流量较多、色鲜红且很快凝固，同时伴有脉搏增快、血压下降等，应立即通知医师处理。遵医嘱给予止血药物及输液、输血治疗后，出血仍未停止者，应积极做好手术止血准备。②感染：保持切口清洁、干燥，敷料渗湿应及时更换。遵医嘱给予抗生素治疗，鼓励患者多饮水。若出现感染表现如体温升高、伤口疼痛或有渗出、血白细胞计数及中性粒细胞升高、尿常规检查发现白细胞等，应及时通知医师并协助处理。

## 【健康指导】

1. 充分休息，加强营养，适度锻炼身体，戒烟，避免重体力活动等。
2. 定期复查 B 超、CT 及血、尿常规。

# 第二节 膀胱癌

膀胱癌发病率在我国泌尿生殖系统肿瘤中居于首位。男女比约为 4:1，发病年龄多在 50~70 岁，大多数患者的肿瘤仅局限于膀胱。

## 【病因】

**1. 长期接触某些致癌物质** 已肯定的致癌物有 2- 萘胺、联苯胺等，从事染料、皮革、橡胶、油漆、塑料、印刷等职业人员，易发生膀胱癌。

**2. 吸烟** 是最常见的致癌因素，约 1/3 膀胱癌与吸烟有关，可能与香烟中含有多种芳香胺的衍生致癌物有关。

**3. 膀胱慢性感染及异物长期刺激** 膀胱结石、膀胱白斑、膀胱憩室和埃及血吸虫病膀胱炎等会增加发生膀胱癌的危险。

**4. 其他** 长期大量服用镇痛药非那西丁和内源性色氨酸的代谢异常等，均可能为膀胱癌的病因或诱因。

## 【病理】

**1. 组织类型** 95%以上的膀胱癌来源于上皮细胞，而其中绝大多数为移行细胞乳头状癌，鳞状细胞癌和腺癌较少见，但恶性程度远较移行细胞癌为高。近 1/3 的膀胱癌为多发性肿瘤。非上皮来源的癌如横纹肌肉瘤等则罕见。

**2. 分化类型** 分为三级：Ⅰ级分化良好，低度恶性；Ⅲ级分化不良，高度恶性；Ⅱ级介于Ⅰ级和Ⅲ级之间，中度恶性。

**3. 生长方式** 分为原位癌、乳头状癌、浸润性癌。原位癌局限在黏膜内，移行细胞癌多为乳头状，低分化者常有浸润，鳞癌和腺癌为浸润性癌。不同的生长方式可单独或同时存在。

**4. 浸润深度** 采用 TNM 分期标准分为：Tis 为原位癌；$T_a$ 为无浸润的乳头状癌；$T_1$ 为浸润黏膜固有层；$T_2$ 为浸润肌层，又分为 $T_{2a}$ 浸润浅肌层（肌层内 1/2）和 $T_{2b}$ 浸润深肌层；$T_3$ 为浸润膀胱周围脂肪组织，分为 $T_{3a}$ 显微镜下可见肿瘤侵犯膀胱周围组织和 $T_{3b}$ 肉眼发现肿瘤侵犯膀胱周围组织；$T_4$ 为浸润前列腺、子宫、阴道及盆壁等邻近器官。临床上常将 Tis、$T_a$、$T_1$ 期肿瘤称为表浅膀胱癌。

## 【转移途径】

淋巴转移是最主要的转移途径，主要转移至盆腔淋巴结。血行转移多在晚期，主要转移至肝、肺、骨和皮肤等处。

## 【临床表现】

**1. 血尿** 是膀胱癌最常见、最早出现的症状。表现为间歇性肉眼血尿，能自行停止或减轻，容易造成"治愈"或"好转"的错觉而贻误治疗。血尿程度与肿瘤大小、数目、恶性程度可不完全一致，非上皮肿瘤血尿情况一般不很明显。

**2. 膀胱刺激症状** 尿频、尿急、尿痛为膀胱癌的晚期表现，常因肿瘤坏死、溃疡或者并发感染所致。

**3. 其他** 三角区及膀胱颈部肿瘤可梗阻膀胱出口，造成排尿困难或尿潴留。骨转移者可有骨痛，腹膜后转移或肾积水者可出现腰痛。

**4. 体征** 肿瘤增大到一定程度，可触到下腹部肿块。

## 【辅助检查】

**1. 尿脱落细胞学检查** 该检查简便易行，可作为血尿的初步筛选，也可用于肿瘤治疗效果的评价。

**2. B 超检查** 膀胱充盈状态下可看到肿瘤的位置、大小等。

**3. CT、MRI 检查** 除能观察到肿瘤的大小、部位外，还能观察到肿瘤与膀胱壁的关系，可发现肿瘤浸润膀胱壁的深度及局部转移肿大的淋巴结。

**4. IVU 检查** 可了解肾盂、输尿管有无肿瘤及膀胱肿瘤对上尿路的影响。膀胱造影可见充盈缺损。

**5. 膀胱镜检查**　是诊断膀胱癌最直接和最重要的方法，可直接看到肿瘤的生长部位、大小、数目，并可根据肿瘤表面形态，初步估计其恶性程度，并进行活检以明确诊断。

## 【治疗要点】

**1. 手术治疗**　膀胱肿瘤以手术切除为主。手术治疗分为经尿道膀胱肿瘤切除术、膀胱部分切除术、根治性膀胱全切术（最常用的为回肠或结肠代膀胱术）。原则上 $T_a$、$T_1$ 及局限的 $T_2$ 期肿瘤，采用保留膀胱的手术；较大、多发、反复发作的 $T_2$ 期和 $T_3$、$T_4$ 期肿瘤，应行膀胱全切除术。

**2. 非手术治疗**

（1）**化疗**　有全身化疗和局部化疗，全身化疗多用于有转移的晚期患者，可选用甲氨蝶呤、长春新碱、阿霉素、顺铂、氟尿嘧啶等。保留膀胱者，术后采用膀胱内灌注化疗药物，常用药物有卡介苗、丝裂霉素、阿霉素、表柔比星、吡柔比星、羟基喜树碱等。每周进行灌注 1 次，8 次后改为每月 1 次，共 1～2 年。

（2）**放射治疗**　作为辅助治疗，但其治疗效果尚无定论。

## 【常见护理诊断/问题】

**1. 焦虑、恐惧**　与对疾病和手术恐惧、担心疾病预后有关。

**2. 自我形象紊乱**　与膀胱全切除、尿流改道后排尿方式改变有关。

**3. 潜在并发症**　出血、感染、尿瘘。

## 【护理措施】

**1. 术前护理**

（1）**心理护理**　告知手术、尿流改道术对于疾病治疗的重要性，同时鼓励家属多关心、支持患者，增强患者战胜疾病的信心。

（2）**饮食与营养**　进食高热量、高蛋白、高维生素易消化饮食，进食量不足者可通过静脉补充，纠正营养失调的状态。

（3）**肠道准备**　适用于行肠道代膀胱术者。术前 3 天进少渣半流质饮食，术前 1～2 天进无渣流食并口服肠道不吸收抗生素，术前 1 天及术晨行清洁灌肠。女患者术前 3 天开始冲洗阴道，每天 1～2 次。

（4）**其他**　术前戒烟 2 周，积极治疗呼吸道感染。做好其他常规准备。

**2. 术后护理**

（1）**观察病情与体位**　术后密切观察生命体征、尿量及意识变化。生命体征平稳者取半坐卧位，利于尿液引流、伤口引流。

（2）**引流管护理**　①输尿管支架管：目的是支撑输尿管、引流尿液。护理时应妥善固定，定时挤捏以保持引流管通畅，引流袋位置应低于膀胱以防尿液反流。观察引流尿液的颜色、性状和量，有异常立即通知医师处理。该管道一般于术后 10～14 天拔除。

②导尿管：目的是引流尿液、代膀胱冲洗及训练新膀胱的容量。护理时应经常挤压，避免堵塞；新膀胱容量达到150mL以上时可拔除导尿管。③代膀胱造瘘管：目的是引流尿液及代新膀胱冲洗；术后2～3周，造影新膀胱显示无尿瘘及吻合口无狭窄后方可拔除该管。④盆腔引流管：目的是引流盆腔的积血、积液，也是观察有无活动性出血及尿瘘的途径，一般术后3～5天拔除。

（3）代膀胱冲洗　目的是预防代膀胱的肠黏液过多导致管道堵塞，时间一般在术后第3天开始进行代膀胱冲洗，每天1～2次，也可适当增加次数。嘱患者取平卧位，选择生理盐水或5%碳酸氢钠溶液作为冲洗液，控制温度在36℃左右，每次用注射器抽取30～50mL溶液后连接代膀胱造瘘管注入冲洗液，需低压缓慢冲洗，并开放导尿管引流，如此反复多次至冲洗液澄清为止。

（4）造口护理　造口周围皮肤表面常可见白色粉末状结晶物，因细菌分解尿酸所致。先用白醋清洗，后用清水清洗。

（5）并发症的观察及护理　①出血：若有活动性出血的表现如脉搏加快、血压下降，引流管内流出鲜血超过100mL/h，且易凝固，应立即报告医师处理。②感染：监测体温变化，保持引流管通畅并妥善固定，更换引流袋时严格执行无菌操作。随时保持伤口的清洁、干燥，敷料渗湿应及时更换，必要时遵医嘱应用抗生素。若患者出现体温升高、伤口疼痛并有渗液、引流液浑浊或有恶臭，并伴有血白细胞及中性粒细胞比例升高等，常提示感染，应及时通知医师处理。③尿瘘：易发生在输尿管与新膀胱吻合处、贮尿囊、新膀胱与后尿道吻合处3个部位，表现为盆腔引流管引流出尿液、切口部位渗出尿液、导尿管引流量减少，患者表现为体温升高、腹痛、血白细胞计数升高等感染征象。护理上嘱患者取半坐卧位，保持各引流管道通畅，遵医嘱使用抗生素，仍不能控制者，协助医师进行手术。

（6）膀胱灌注化疗的护理　术后早期进行，每周1次，嘱患者灌注前4小时禁饮水，并排空膀胱。无菌操作下置入导尿管，应将化疗药物用等渗盐水稀释至30～50mL，经导尿管缓慢注入膀胱内，然后钳夹尿管或拔出，协助患者每15～30分钟变换一次体位，分别取俯、仰、左、右侧卧位，药物保留1～2小时后排出。灌注后嘱患者多饮水，起到生理性膀胱冲洗的作用。

【健康指导】

1. 自我护理：教会患者进行尿袋的更换、睡觉时尿袋的放置方法及需自我护理时的无菌要求等。

2. 原位新膀胱训练：包括贮尿功能训练、控尿功能训练和排尿功能训练。

3. 定期复诊。

# 第三节　前列腺癌

前列腺癌患者以老年男性居多，50岁以下较少发生。

## 【病因】

前列腺癌的病因尚未查明，可能与种族、遗传、环境、食物和性激素等有关。其高危因素有生活习惯改变，日光照射，长期接触镉等化学物质，进食高动物脂肪的饮食和维生素 A、维生素 D 过高，长期酗酒等。

## 【病理】

前列腺癌多为激素依赖型，与雄激素的调控关系密切，以腺癌最常见，其次为移行细胞癌、神经内分泌癌及肉瘤。

**1. 分级** 应用最为广泛的是 Gleason 分级，按癌细胞的分化程度由高到低分为 1~5 级。并在此基础上建立 Gleason 评分系统，一般为 2~10 分，分数越高则分化越差。

**2. 分期** 采用 TNM 分期系统，没有原发瘤的证据归为 $T_0$ 期；不能被扪及和影像发现的临床隐匿肿瘤归为 $T_1$ 期；局限于前列腺内的肿瘤归为 $T_2$ 期；穿透前列腺包膜的肿瘤归为 $T_3$ 期；侵犯精囊以外的组织或肿瘤固定归为 $T_4$ 期。N、M 代表有无淋巴结转移或远处转移。

## 【转移途径】

本病转移途径有血行、淋巴扩散或直接浸润 3 种，其中通过血行转移至脊柱、骨盆最为常见。

## 【临床表现】

早期前列腺癌一般无症状。进展期因肿瘤生长挤压尿道、侵犯膀胱颈部或三角区，患者有下尿路梗阻的症状，如尿频、尿急、尿流缓慢或中断、排尿不尽，严重时导致尿潴留或尿失禁。晚期可出现贫血、下肢水肿、排便困难、衰弱等症状。若出现骨痛、脊髓压迫症状、病理性骨折等时应考虑有骨转移。

## 【辅助检查】

**1. 实验室检查** ①血清前列腺特异性抗原（PSA）在临床上有很重要的作用，可作为前列腺癌的筛选检查方法。正常情况下，血清 PSA < 4ng/mL，升高时应考虑前列腺癌，极度升高者多数有转移病灶。②血清酸性磷酸酶升高与前列腺癌转移有关，但缺乏特异性。近年用放射免疫测定可提高其特异性。

**2. 直肠指诊** 可触及前列腺结节，质地坚硬。

**3. 影像学检查** ①B 超：直肠 B 超检查可发现前列腺外周区有低回声病变，少数为高回声或混合回声。②核素骨扫描：较 X 线拍片常能早期显示转移病灶。③CT、MRI 检查：了解肿瘤有无扩展至包膜外及精囊，对前列腺癌的诊断和分期有参考价值。④X 线检查：可显示骨转移。

**4. 前列腺穿刺活检**　可作为确诊前列腺癌的方法。

## 【治疗要点】

**1. 根治性前列腺切除术**　适用于年龄较轻、能耐受手术者。$T_{1b}$、$T_2$ 期的局限在包膜以内的前列腺癌最佳的治疗方法是根治性前列腺切除。

**2. 去势治疗**　$T_3$、$T_4$ 期可行手术去势，抗雄激素内分泌治疗。①手术去势：有双侧睾丸切除术及包膜下睾丸切除术；②药物去势：人工合成的促黄体生成素释放激素类似物（如醋酸戈舍瑞林、醋酸亮丙瑞林）能反馈性抑制垂体释放促性腺激素，从而使体内雄激素浓度处于去势水平。雄激素受体阻滞剂（有甾体类如环丙孕酮、醋酸甲地孕酮及非甾体类如尼鲁米特、比卡鲁胺等）通过阻止双氢睾酮与雄激素受体结合，在中枢对抗雄激素负反馈。

**3. 放射治疗**　分为内放射和外放射两种，内放射主要适用于 $T_2$ 期以内的前列腺癌；外放射适用于内分泌治疗无效者。

**4. 化学治疗**　常用药物有环磷酰胺、氟尿嘧啶、阿霉素、卡铂及紫杉醇等，主要适用于内分泌治疗无效者。

## 【常见护理诊断/问题】

**1. 营养失调：低于机体需要量**　与癌症慢性消耗、手术创伤等有关。
**2. 焦虑、恐惧**　与对疾病和手术的恐惧及手术引起性功能障碍等有关。
**3. 潜在并发症**　出血、感染、尿失禁、勃起功能障碍及内分泌治疗不良反应等。

## 【护理措施】

**1. 术前护理**　做好患者的心理护理，缓解其思想压力。给予营养支持，增强手术耐受力。为避免术中损伤直肠，需做肠道准备。

**2. 术后护理**

（1）**休息与饮食**　术后卧床 3～4 天后可下床活动。肛门排气后进食流质，逐渐过渡到普食。

（2）**并发症的观察与护理**　①尿失禁：术后常见，指导患者坚持盆底肌肉训练、电刺及生物反馈治疗等措施进行改善。②感染：密切监测体温变化，保持切口清洁和引流管通畅，必要时应用抗生素预防。③勃起功能障碍：术后也常见，遵医嘱给予西地那非治疗，期间注意观察有无心血管并发症。

**3. 去势治疗的护理**

（1）去势术后患者可能情绪低落，用药后逐渐出现性欲下降、勃起功能障碍和乳房增大等，易造成自卑，丢失生存意志。要充分理解患者，调整不良情绪。

（2）不良反应常见的有潮热、心血管并发症、高脂血症、贫血、肝功能损害和骨质疏松等。用药后定时检查血常规和肝功能等，做好患者安全护理，遵医嘱给予对症处理。

## 【健康指导】

**1.康复指导** 适当锻炼，增强体质，加强营养，避免高脂饮食，多吃预防前列腺癌的食物如豆类、谷物、水果和蔬菜等。

**2.定期复查** 根治术后定期检测 PSA、直肠指检等。去势治疗者，每月返院行药物治疗，并复查 PSA、血常规、肝功能和前列腺 B 超。

# 练习题

## 【A1 型题】

1.泌尿、男性生殖系最常见的肿瘤是（　　　）
　A.肾肿瘤　　　　　　　　B.输尿管肿瘤　　　　　　C.膀胱肿瘤
　D.阴茎癌　　　　　　　　E.胰腺癌

2.膀胱肿瘤最常见的症状是（　　　）
　A.膀胱刺激征　　　　　　B.无痛性肉眼血尿　　　　C.排尿困难
　D.肾积水　　　　　　　　E.疼痛

3.与膀胱癌患者的护理诊断：自我形象紊乱直接相关的因素是（　　　）
　A.手术损伤较大　　　　　B.出血较多　　　　　　　C.继发感染
　D.营养不良　　　　　　　E.尿流改道造瘘

## 【A2 型题】

4.男性，50 岁，膀胱癌，行经尿道膀胱肿瘤电切术后 3 日，不正确的护理措施是（　　　）
　A.心理护理　　　　　　　B.导尿管护理　　　　　　C.饮食指导
　D.鼓励患者用力排尿　　　E.加强尿漏患者的护理

5.男性，55 岁，肾癌，其血尿特点是（　　　）
　A.镜下血尿
　B.终末血尿
　C.全程肉眼血尿，终末加重
　D.全血尿伴有血块
　E.无痛性间歇性肉眼全程血尿

6.男性，54 岁，全程肉眼血尿 1 个月，终末加重伴轻度尿痛就诊。首先考虑的诊断为（　　　）
　A.尿路感染　　　　　　　B.肾肿瘤　　　　　　　　C.膀胱结石
　D.膀胱癌　　　　　　　　E.输尿管癌

7.男性，60 岁，全程肉眼血尿 1 个月，终末加重伴轻度尿痛就诊。最能明确诊断

的检查是（　　　）

  A. 尿培养      B. 尿瘤细胞结果    C. 排泄性尿路造影

  D. CT 检查      E. 膀胱镜 + 活检

## 【A3 型题】

（8 ~ 10 题共用题干）

男性患者，53 岁。间歇性无痛性肉眼血尿 2 个月，近期常有尿频、尿急。询问病史得知患者做油漆工 20 余年。

  8. 该患者最有可能是（　　　）

  A. 肾癌       B. 肾盂癌      C. 肾母细胞瘤

  D. 膀胱癌      E. 前列腺癌

  9. 为了确诊，最可靠的检查方法是（　　　）

  A. 实验室检查     B. X 线尿路造影检查   C. 膀胱镜检查

  D. B 超       E. CT

  10. 目前健康指导时最重要的是（　　　）

  A. 嘱休息      B. 嘱戒烟      C. 嘱劳动保护

  D. 嘱用抗癌药     E. 嘱住院检查

# 第三十四章　骨与关节损伤患者的护理

## 第一节　骨折概述

骨的完整性或连续性发生部分或完全中断即为骨折（fracture）。多由暴力或意外损伤引起，常伴有周围软组织的损伤。

### 【病因及分类】

**1. 根据骨折病因分类**

（1）外伤性骨折　为因暴力作用引起的骨折。①直接暴力：暴力直接作用使受伤部位发生骨折，常伴有不同程度软组织损伤。②间接暴力：暴力通过传导、杠杆、旋转和肌肉收缩使肢体远处发生骨折。③积累性劳损：长期、反复、轻微的直接或间接损伤致使肢体某一些特定部位骨折，又称为疲劳性骨折。

（2）病理性骨折（pathologic fracture）　由于骨骼疾病，如骨髓炎、骨结核和肿瘤等导致骨质破坏，在轻微外力作用下发生的骨折。

**2. 根据骨折端是否和外界相通分类**

（1）开放性骨折　骨折附近的皮肤和黏膜破损，骨折处与外界相通，此类骨折处易发生感染。

（2）闭合性骨折　骨折处皮肤或黏膜完整、不与外界相通。

**3. 根据骨折的程度分类**

（1）完全性骨折　骨的完整性或连续性全部中断，按骨折线的方向及形态分为 8 类（图 34-1）。①横形骨折：骨折线与骨干纵轴呈垂直。②斜形骨折：骨折线与骨干纵轴呈一定角度。③螺旋形骨折：骨折线围绕骨干纵轴成螺旋状。④粉碎性骨折：骨质碎裂成 3 块以上。⑤嵌插性骨折：骨折端相互嵌插，多见于干骺端骨折。⑥压缩性骨折：骨质因压缩而变形，常见于松质骨，如脊柱骨折。⑦凹陷性骨折：骨折片局部下陷，常见于颅骨骨折。⑧骨骺分离：经过骨骺的骨折。

（2）不完全性骨折　骨的完整性或连续性仅有部分中断。①裂缝骨折：骨质发生裂隙，无移位。②青枝骨折：骨质与骨膜部分断裂，可有成角畸形，多见于儿童，如嫩树枝被折而得名。

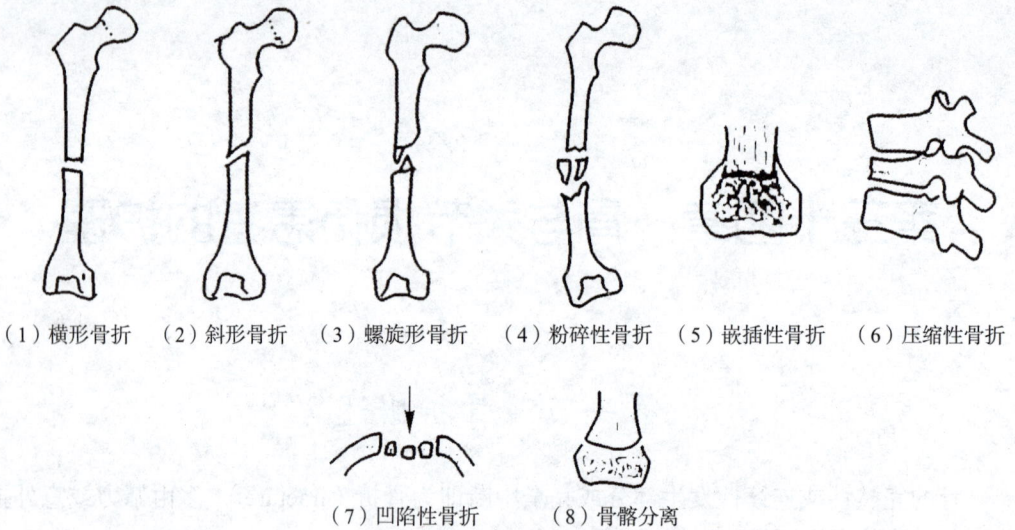

（1）横形骨折　（2）斜形骨折　（3）螺旋形骨折　（4）粉碎性骨折　（5）嵌插性骨折　（6）压缩性骨折

（7）凹陷性骨折　　（8）骨骺分离

图 34-1　骨折的形态分类

### 4. 根据骨折端的稳定程度分类

（1）稳定性骨折　骨折复位后经适当的外固定不易发生再移位者，如裂缝骨折、青枝骨折、嵌插性骨折、长骨横断骨折、压缩性骨折等。

（2）不稳定性骨折　骨折复位后易发生再移位者，如斜形骨折、螺旋形骨折、粉碎性骨折等。

## 【骨折端移位】

骨折端的移位可分为成角、侧方、短缩、分离和旋转 5 种形态（图 34-2）。

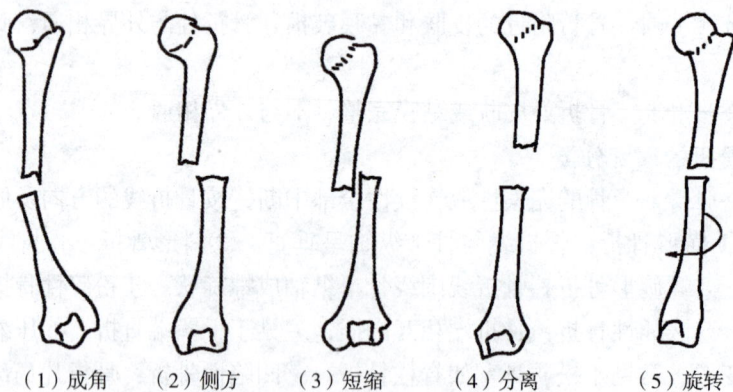

（1）成角　　（2）侧方　　（3）短缩　　（4）分离　　（5）旋转

图 34-2　骨折端移位

## 【临床表现】

### 1. 一般表现

（1）局部　肿胀，瘀斑或出血，疼痛与压痛，活动受限。

（2）全身　严重骨折时，可因大量出血和剧烈疼痛，引起失血性休克和创伤性休克，如骨盆骨折及股骨骨折。骨折合并有大量内出血时，血肿吸收以及损伤组织的吸收反应可使体温略有升高，但一般不超过38℃。开放性骨折者，体温超过38℃应考虑感染的可能性。

**2. 特有表现**　以下3项为骨折的特有体征，只要出现其中之一，即可确诊。但不完全性骨折、嵌插性骨折时常不出现骨折特有体征。

（1）畸形　骨折端移位后，可发生受伤肢体外形改变，表现为肢体短缩、成角、弯曲等畸形。

（2）反常活动　在肢体的非关节部位出现不正常活动，又称假关节活动。

（3）骨擦音或骨擦感　骨折断端之间互相摩擦时所产生的声音或感觉。

## 【辅助检查】

### 1. 实验室检查
（1）血常规检查　骨折致大量出血，患者可见血红蛋白和血细胞比容降低。

（2）尿常规检查　脂肪栓塞时，尿液中可出现脂肪球。

### 2. 影像学检查
（1）X线检查　可明确骨折的部位、类型、移位和畸形，对骨折的诊断和治疗具有重要价值。

（2）CT和MRI检查　可发现结构复杂的骨折和其他组织的损伤，如椎体、颅骨骨折情况。

## 【并发症】

### 1. 早期并发症
（1）休克　创伤或出血性休克，为常见的并发症。

（2）感染　开放性骨折可能发生化脓性感染和厌氧菌感染。

（3）脂肪栓塞　常见于长形管状骨骨折部位。

（4）血管损伤　由于骨折的直接伤害或石膏绷带过紧压迫所致，常发生于肱动脉和腘动脉。

（5）神经损伤　可以是创伤时的直接损伤，或因石膏绷带过紧压迫或过度牵引所致。上肢骨折可能损伤桡神经、正中神经和尺神经；下肢骨折可能造成腓总神经受损。

（6）骨筋膜室综合征　临床表现为患肢持续性剧烈疼痛，进行性加重，麻木，肤色苍白；肢体活动障碍，被动活动时引起剧痛。最多见于前臂掌侧和小腿。

### 2. 晚期并发症
（1）坠积性肺炎　主要发生于骨折长期卧床的患者。

（2）压疮　身体骨隆起处受压，局部血液循环障碍引起。

（3）骨化性肌炎　因局部血肿、关节扭伤和关节附近的骨折使骨膜剥离，形成骨膜下血肿所致。

（4）创伤性关节炎　关节内骨折未准确复位、关节面不平整或畸形愈合可引起创伤性关节炎。

（5）关节僵硬　因关节内骨折或患处关节长期固定，导致静脉和淋巴回流不畅，关节周围组织中浆液纤维性渗出和纤维蛋白沉积，发生纤维粘连并伴有关节囊和周围肌肉挛缩所致。

（6）急性骨萎缩　是指损伤所致关节附近的痛性骨质疏松。好发于手、足骨折后，典型症状是疼痛和血管舒缩紊乱。

（7）缺血性骨坏死　骨折使某一骨折段的血液供应被破坏，而发生该骨折段缺血性坏死。

（8）缺血性肌挛缩　是骨筋膜室综合征处置不当的后果，典型的畸形是爪形手和爪形足。

## 【骨折的愈合】

骨折愈合过程通常可分为 3 个阶段。

**1. 血肿炎症机化期**　骨折端局部发生炎症反应，继而形成的肉芽组织转化为纤维组织，使骨折断端开始连接起来，为纤维连结，故又称纤维愈合期。此期需要 2～3 周（图 34-3）。

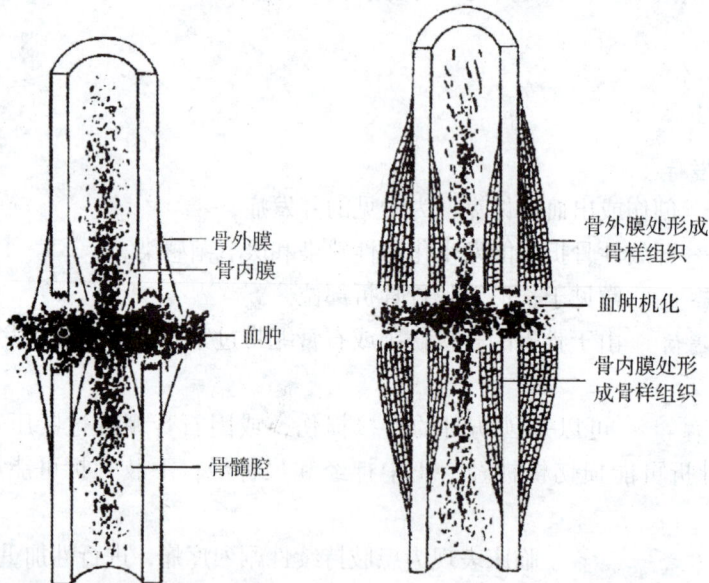

图 34-3 骨折愈合过程的血肿炎症机化期

**2. 原始骨痂形成期**　由骨内、外膜的成骨细胞在断端内、外的骨样组织逐渐钙化而形成新生骨，即膜内化骨。两者逐渐形成两个梭形短管，分别称为内骨痂、外骨痂。断端间和髓腔内的纤维组织发生软骨内化骨，而分别形成环状骨痂和腔内骨痂，即为连接骨痂。原始骨痂不断加强，至能抗拒由肌肉收缩而引起的各种应力时，骨折已达临床愈合阶段，故又称临床愈合期。此期需要 4～8 周（图 34-4）。

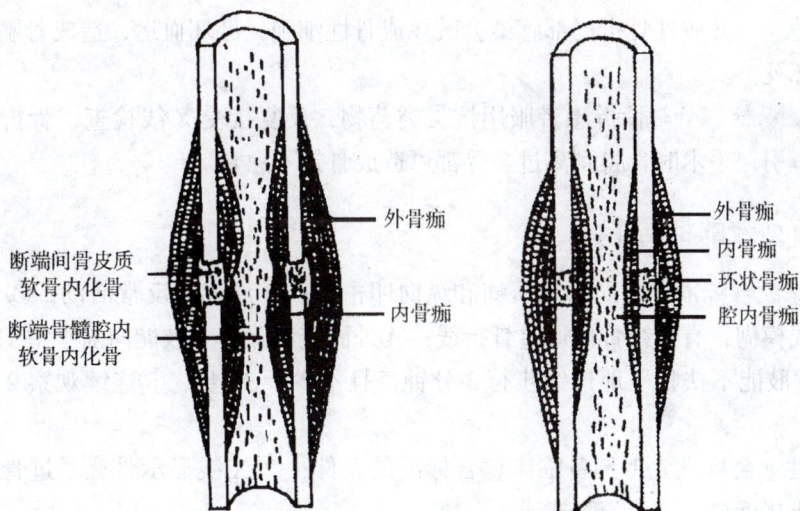

**图 34-4 骨折愈合过程的原始骨痂形成期**

**3. 骨板形成塑形期**　随着肢体的活动和负重，在应力线上的骨痂，不断地得到加强和改造；在应力线以外的骨痂，逐步被吸收清除，使原始骨痂逐渐被改造成为永久骨痂，为骨性愈合期。此期需要 8～12 周（图 34-5）。

## 【影响骨折愈合因素】

**1. 全身因素**

（1）年龄　青少年骨折愈合较快，老年人则愈合较慢。

（2）健康状况　健康状况良好的患者骨折愈合较快，健康状况欠佳，如患有糖尿病、营养低下、恶性肿瘤、钙磷代谢紊乱，骨折愈合时间明显延长。

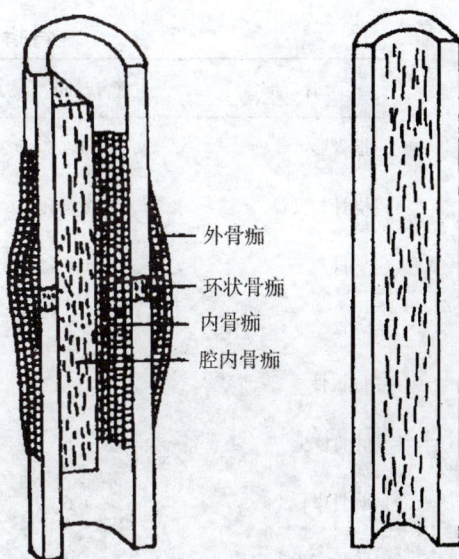

**图 34-5 骨折愈合过程的骨板形成塑形期**

**2. 局部因素**

（1）局部血运　血运差或血运中断将造成延迟愈合或不愈合，甚至发生骨缺血性坏死。

（2）固定不牢固　骨折处仍可受到剪力和旋转力的影响，干扰骨痂生长，不利于骨折愈合。

（3）局部损伤程度　软组织严重损伤，可直接破坏骨折段附近的血液供应，影响骨折愈合。

（4）骨折端的接触　骨折端有软组织嵌入，骨折难以愈合。

（5）感染　开放性骨折局部感染会破坏成骨性细胞，破坏血运，造成骨髓炎及大片缺血性骨坏死。

（6）医源性影响　骨折患者服用抗炎类药物，反复接受 X 线检查，骨折后多次复位、过度牵引，手术时骨膜剥离过多等都可造成骨折不愈合。

【骨折愈合的标准】

**1. 临床愈合标准**　①局部无压痛和纵向叩击痛；②局部无反常活动；③ X 线摄片显示骨折线模糊，有连续骨痂通过骨折线；④外固定解除后上肢能向前平举 1kg 重量达 1 分钟，下肢能不扶拐平地连续步行 3 分钟，且不少于 30 步；⑤连续观察 2 周，骨折处不变形。

**2. 骨性愈合标准**　①具备临床愈合标准的条件；② X 线显示骨痂通过骨折线，骨折线消失或接近消失，骨髓腔连通。

## 知识链接

### 骨折愈合的时间

| 骨折部位 | 愈合时间（周） | 骨折部位 | 愈合时间（周） |
| --- | --- | --- | --- |
| 指骨 | 3～5 | 骨盆 | 6 |
| 桡骨、尺骨 | 10～12 | 股骨囊内 | 24 |
| 掌骨 | 10～12 | 股骨粗隆内 | 10～12 |
| 腕骨 | 8 | 股骨骨干 | 18 |
| 舟状骨 | 8～12 | 股骨髁上 | 12～15 |
| 肱骨髁上 | 6 | 胫骨骨干 | 14～20 |
| 肱骨中骨干 | 6 | 胫骨骨端 | 8～10 |
| 肱骨端（未离位） | 10 | 胫骨踝 | 6 |
| 肱骨（脱臼） | 6～8 | 跟骨 | 16 |
| 锁骨 | 6 | 足趾 | 3 |
| 脊椎骨 | 6～8 | | |

## 【骨折现场急救】

骨折急救的目的是用最为简单而有效的方法抢救生命，保护患肢，迅速转运，以便尽快得到妥善处理。

1. 抢救生命：首先检查全身情况，优先紧急处理心跳呼吸骤停、窒息、大出血等危及生命情况。

2. 包扎伤口：开放性骨折的伤口出血，大多可用无菌敷料或清洁布类加压包扎止血。大血管出血可采用止血带止血，并应记录时间。若有骨折端外露，绝不可现场回纳，如在包扎时自行还纳应做好记录，以便后续进一步处理。

3. 妥善固定：凡疑有骨折者，均应按骨折处理。可用夹板、木棒、树枝等妥善固定伤肢。在无任何材料时，可采取自体固定，如上肢骨折可将患肢固定于胸部，下肢骨折可将患肢固定于健肢。对疑有脊柱骨折的患者，应卧硬板上。颈椎受伤患者，需在颈两侧加垫固定。

4. 迅速运送。

## 【治疗要点】

复位、固定和功能锻炼是骨折治疗的三大基本原则。

**1. 复位**　有手法复位、持续牵引复位、手术切开复位。临床上一般根据骨折的部位和类型，分别选用不同的复位方法。大多数闭合性骨折均可采用手法复位。股骨闭合性骨折、股骨和胫骨开放性骨折可采用持续牵引复位。手法复位或牵引复位失败、骨折断端软组织嵌入、关节内骨折经手法复位达不到解剖复位、骨折合并主要血管和神经损伤、多处或多段骨折、陈旧性骨折不能手法复位者可采用手术切开复位。

> **知识链接**
>
> 复位的标准：①解剖复位：将骨折端完全恢复正常的解剖关系，对位、对线良好的复位。关节内骨折必须解剖复位。②功能复位：将骨折端恢复接近正常的解剖关系，对线良好的复位。标准有完全矫正旋转、分离移位；成人下肢缩短不超过1.0cm，儿童不超过2.0cm；侧方无成角，与关节活动方向一致的成角，成人不超过10°，儿童不超过15°；骨干要求对位1/3以上，干骺端至少对位3/4以上，以免影响骨骼生长。

**2. 固定**　分为外固定和内固定，外固定是骨折患者手法复位后的首选固定方法，主要有小夹板、石膏绷带和持续牵引；内固定主要用于切开复位的患者，常用的内固定物有钢针、螺丝钉、接骨板、加压钢板、髓内钉等。

**3. 功能锻炼**　是在不影响固定的情况下，尽快地恢复患肢肌肉、肌腱、韧带、关节囊等软组织的舒缩运动。功能锻炼是骨折治疗的重要阶段，是防止发生并发症和及早恢复功能的重要保证。必须充分发挥患者的主观能动性，指导患者按一定方式循序渐进地进行功能锻炼。

# 第二节　牵引术及护理

牵引术（traction）是利用适当的持续牵引力和对抗牵引力以达到整复和维持复位的治疗方法。牵引既有复位作用，又有固定作用，在骨科应用广泛，是一种简便且有效的治疗方法，尤其是对于不宜手术的患者，牵引可以达到治疗目的。主要用于治疗创伤、骨科疾病及术前术后的辅助治疗。

## 【牵引的方法】

牵引的方法主要包括皮肤牵引、兜带牵引和骨牵引3大类。利用悬垂物重量作为牵引力，患者身体重量或对抗牵引带作为反作用力，对于不同疾病的不同患者应用不同牵引重量。

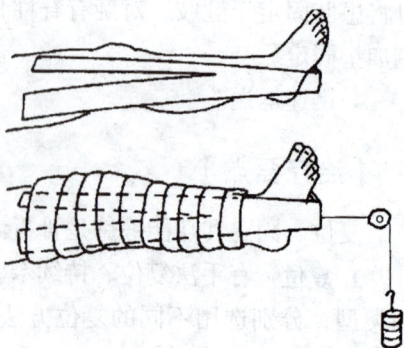

图34-6　皮肤牵引

**1. 皮肤牵引**　把胶布贴于伤肢皮肤上或用海绵牵引带包绕伤肢皮肤，利用肌肉在骨骼上的附着点，将牵引力传递到骨骼，又称间接牵引。它包括胶布牵引和海绵带牵引两种（图34-6）。皮肤牵引力较小，牵引重量不超过5kg，牵引时间一般为2~4周，常用于儿童和年老体弱患者的四肢骨折。

（1）**胶布牵引**　胶布牵引主要包括小腿胶布牵引、大腿胶布牵引、上臂胶布牵引、前臂胶布牵引、双下肢悬吊牵引（图34-7）等，多用于四肢牵引。

操作方法：洗净伤肢，剃净汗毛，涂安息香酸酊。准备好长宽适宜的胶布，宽度至少为肢体周径的1/2。在胶布中央贴一块有中央孔的扩张板，从中央孔穿一牵引绳备用。将胶布两侧端纵向撕开长达约2/3，沿肢体纵轴将胶布平行贴于肢体两侧，粘贴时稍分开，使牵引力均匀分布于肢体上，注意不可交叉缠绕。大腿牵引上端起自大

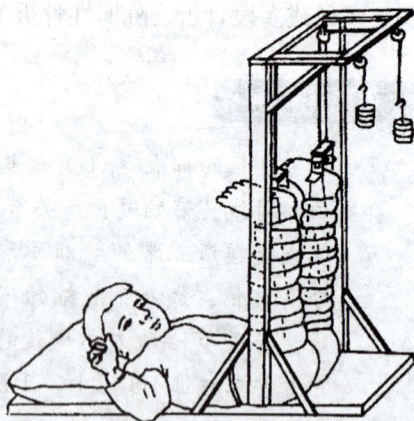

图34-7　双下肢悬吊牵引

腿中上1/3，小腿起自胫骨结节，在骨隆突出处加垫小纱布，将胶布按压贴紧皮肤后，用绷带包扎肢体，以免胶布松脱。半小时后加上合适重量的牵引锤牵引。

（2）**海绵带牵引**　主要包括小腿海绵带牵引和大腿海绵带牵引，可用于对胶布过敏的患者。

　　操作方法：将海绵带平铺于床上，需牵引的伤肢用大毛巾或柔软的棉布包裹，骨突处垫纱布或棉布，将海绵带裹覆肢体，扣上尼龙搭扣，松紧适宜。拴好牵引绳，安装牵引架，装上重量适合的牵引锤。

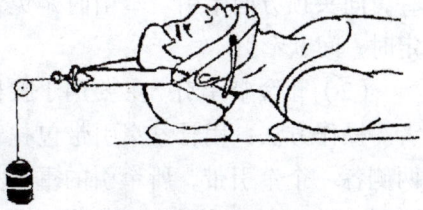

图 34-8　枕颌带牵引

　　**2. 兜带牵引**　兜带牵引是利用布带或海绵兜带兜住身体突出部位，施加牵引力，可持续牵引，也可间歇牵引。临床上常用的有枕颌带牵引（图 34-8）、骨盆带牵引（图 34-9）、骨盆兜悬吊牵引（图 34-10）。

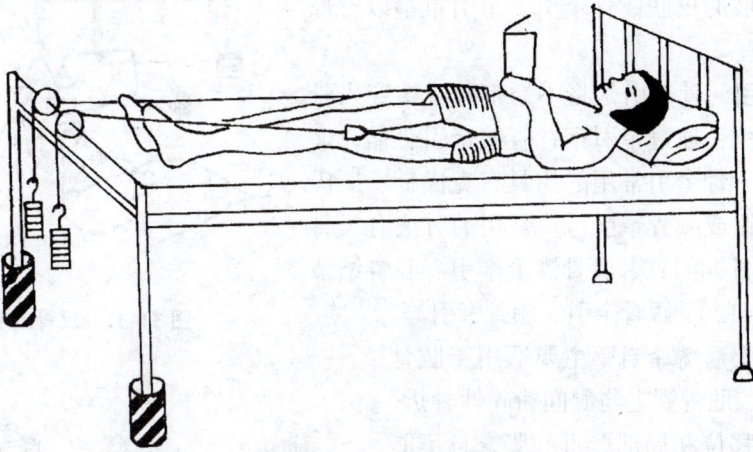

图 34-9　骨盆带牵引

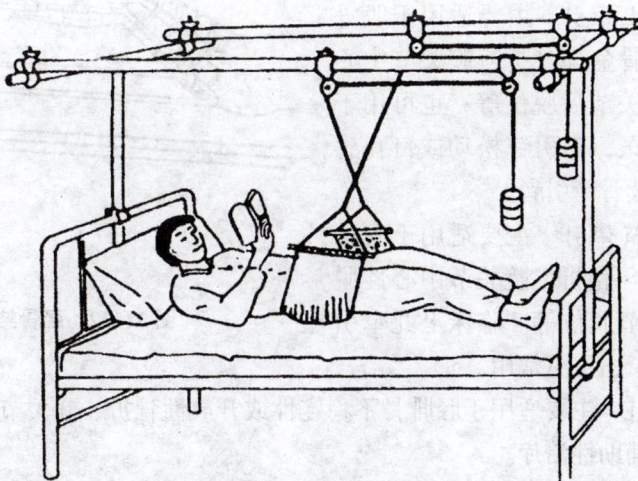

图 34-10　骨盆兜悬吊牵引

　　（1）**枕颌带牵引**　主要用于颈椎骨折、脱位，颈椎间盘突出症或神经根型颈椎病患者。操作方法：患者取坐位或卧位，用枕颌带托住下颌及枕骨粗隆部，两带向上合二为一，向头顶方向牵引。牵引时避免带子压迫两耳及头面两侧，牵引重量为 3~5kg，可定时、间歇牵引。

（2）**骨盆带牵引**　主要用于腰椎间盘突出症及腰部肌肉痉挛等腰部软组织疾病患者。操作方法：用骨盆牵引带包扎于患者骨盆，保证其宽度的 2/3 在髂嵴以上的腰部，两侧各一个牵引带，所牵引的重量相等，并保证方向一致，总重量为 10kg。也可抬高床尾 20~25cm，使人体重量作为对抗牵引力。可定时、间歇牵引。

（3）**骨盆兜悬吊牵引**　主要适用于骨盆骨折有明显分离移位或骨盆环骨折有向上移位和分离移位者。操作方法：用骨盆悬吊带从患者臀底侧包托住骨盆，两侧牵引绳交叉至对侧上方通过滑轮及牵引支架进行牵引，可同时进行双下肢的皮肤或骨牵引，牵引重量以臀部稍离床面为宜。

**3. 骨牵引**　骨牵引是将不锈钢针直接穿入骨骼的坚硬部位，通过牵引钢针直接牵引骨骼，又称直接牵引。骨牵引常用的用具有克氏针、斯氏针、特制巾钳或颅骨牵引弓。常用的方法有尺骨鹰嘴牵引（图 34-11）、股骨髁上牵引、胫骨结节牵引（图 34-12）、跟骨牵引、颅骨牵引等。

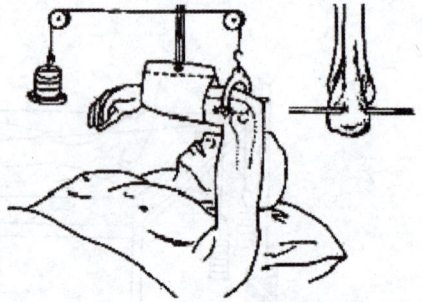

图 34-11　尺骨鹰嘴牵引

（1）**尺骨鹰嘴牵引**　主要适用于肱骨颈、肱骨干、肱骨髁上与髁间粉碎性骨折，并伴有明显移位和局部严重肿胀，且不能立即复位固定者；以及陈旧性肩关节脱位需行手法复位者。

（2）**股骨髁上牵引**　主要适用于股骨骨折、有移位的骨盆环骨折、髋关节中心脱位和陈旧性髋关节后脱位等；也可用于胫骨结节牵引过久，牵引钉松动或钉孔感染，但又必须继续骨牵引者。

（3）**胫骨结节牵引**　主要适用于有移位的股骨和骨盆环骨折、髋关节中心性脱位、陈旧性髋关节脱位等。临床上此牵引方法比股骨髁上牵引法更常用。

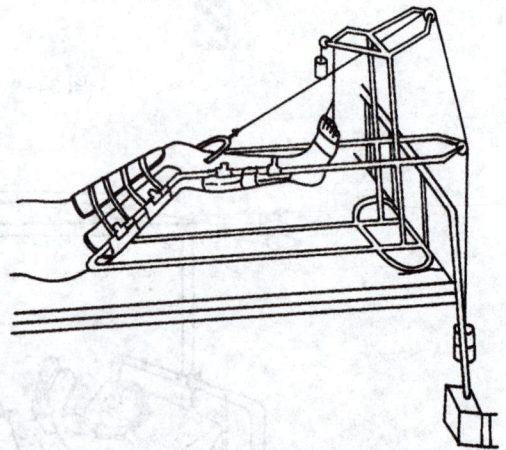

图 34-12　胫骨结节牵引

（4）**跟骨牵引**　主要适用于胫腓骨不稳定性或开放性骨折、髋关节和膝关节轻度挛缩畸形的早期或辅助性治疗。

（5）**颅骨牵引**　主要适用于颈椎压缩性骨折、枢椎齿突骨折、环枢关节脱位、颈椎脱位、颈椎结核并脱位等。

## 【常见护理诊断 / 问题】

**1. 身体移动障碍**　与外伤、牵引有关。

**2. 有皮肤完整性受损的危险**　与长期卧床及牵引等有关。

**3. 有周围血管神经功能障碍的危险**　与牵引所致局部压迫有关。

**4. 知识缺乏**　缺乏牵引护理、功能锻炼的相关知识。

**5. 潜在并发症**　垂足畸形、关节僵硬及呼吸、泌尿系感染等。

## 【护理措施】

**1. 安全与舒适**　对于新牵引的患者，护士应将其列入交接班内容，做好细致的交接班工作。加强巡视，防止坠床、压疮、冻烫伤等不安全事件发生。

患者由于牵引或肢体损伤，生活不能完全自理，护士应该主动帮助患者解决日常生活中的实际问题，并保持舒适体位。同时教会患者在床上如何借助拉手自主翻身、用便盆大小便等，做一些力所能及之事。护士定期为患者进行清洁卫生，如洗头、床上擦浴等，使患者清洁舒适，并利于血液循环。冬季应注意肢体保暖，可用棉被覆盖或包裹，防止受凉。

**2. 观察与监测**

（1）随时观察患肢血液循环及肢体活动情况，防止发生血液循环障碍　观察肢端皮肤颜色、皮肤温度、桡动脉或足背动脉搏动、毛细血管充盈情况、指（趾）活动情况，注意倾听患者有无疼痛、麻木等主诉。

（2）观察患者牵引是否有效　注意皮肤牵引时胶布或绷带有无松散或脱落，扩张板位置是否正确，若出现移位，及时调整。颅骨牵引时每日应检查颅骨牵引弓螺母是否拧紧，防止牵引弓松脱，牵引锤应保持悬空，牵引重量不可随意增减或移去，以免影响骨折的愈合。牵引绳上不能放置枕头、被子等杂物，以免影响牵引效果。保持对抗牵引力量，颅骨牵引时应抬高床头，下肢牵引时应抬高床尾 15～30cm。牵引时患肢的位置应符合要求，如股骨颈骨折、粗隆间骨折时患肢宜保持外展中立位；胫骨中下段骨折行跟骨牵引时，可将牵引绳系在牵引弓的外角，使踝关节轻度内翻，以利骨折复位。

**3. 预防并发症**

（1）预防坠积性肺炎　长期卧床，尤其是抵抗力差的老人，极易发生坠积性肺炎。护士应鼓励患者每日定时利用牵引架上拉手抬起上身，指导患者练习深呼吸，用力咳嗽，定时拍背。在保持有效牵引的条件下，协助患者每日定时更换体位。

（2）预防皮肤压疮、牵引针眼感染、溃疡　在易发生压疮的骨突部位如肩背部、骶尾部、髂嵴、膝踝关节、足跟等处垫置棉圈、气垫、软枕等加以保护，或使用减压贴保护。保持床单位清洁、干燥和平整。每日温水擦浴，促进血液循环。

骨牵引时，为预防牵引针眼的感染，应始终保持牵引针眼干燥、清洁。针眼处不需覆盖任何敷料，每日用 75% 乙醇棉签消毒 1～2 次。针眼处如有分泌物或痂皮，应用无菌棉签将其擦去，防止痂下积脓。

皮肤溃疡多见于皮肤牵引，皮肤牵引时应在骨突处垫棉垫，防止磨损皮肤。如患者对胶布过敏或胶布粘贴不当而起水疱时，应及时处理。

（3）预防便秘 牵引治疗期间，为预防便秘的发生，鼓励患者多饮水，多吃粗纤维食物，指导患者每日顺时针方向按摩腹部。如已有便秘，可口服缓泻剂如杜秘克，也可用开塞露塞肛或肥皂水灌肠。

（4）预防血栓性静脉炎 牵引期间，指导患者进行有规律的功能锻炼，如股四头肌等长收缩，各关节的全范围活动，加速血液的流动，以防止深静脉血栓的形成。目前临床上多采用气压式血液循环运行促进仪（简称"血运仪"）来预防骨科患者双下肢深静脉血栓的形成。

（5）预防足下垂、肌肉萎缩、关节僵硬 腓总神经损伤或跟腱挛缩均可引起足下垂。腓总神经位置较浅，容易受压而引发足下垂，下肢水平牵引时，踝关节呈自然足下垂位，加之不活动，会发生跟腱挛缩而引发足下垂。下肢牵引时，应在膝外侧垫棉垫，防止压迫腓总神经。在行胫骨结节牵引时，要注意准确定位，以防误伤腓总神经。如患者出现足背伸无力，则为腓总神经损伤的表现，应及时检查并去除致病原因。为防止因跟腱挛缩而导致的足下垂，平时应用足底托板或沙袋将足底垫起，以保持踝关节的功能位。如病情允许，可每天主动伸屈踝关节。如果因病情导致踝关节不能进行自主活动，则应做被动的足背伸运动或按摩，以防踝关节僵硬和关节挛缩。

在牵引期间，应鼓励患者做力所能及的活动，如肌肉的等长收缩、关节活动等，辅助以肌肉按摩或被动活动，促进血液循环，保持肌力和正常的关节活动度，以减少肌肉萎缩、关节僵硬等并发症发生。

（6）预防过牵综合征 过牵综合征为牵引过度导致的血管、神经损伤，表现出神经、血管受损症状，如舌下神经过牵表现为吞咽困难，伸舌舌尖偏向患侧；臂丛神经过牵表现为一侧上肢麻木等。

为防止过度牵引，对于骨折或脱位的患者，应每日测量牵引肢体的长度，定时拍片了解骨折对位情况，及时调整。牵引重量可先加到适宜的最大量，复位后逐渐减少。对于关节挛缩者，应以逐渐增加为原则。部位不同，牵引重量也随之不同，如股骨骨折时，牵引重量为体重的 1/10～1/7；小腿骨折为体重的 1/15～1/10；上臂骨折为体重的 1/20～1/15。

（7）其他 枕颌带牵引时应防止牵引带下滑压迫气管引起窒息，进食时应防止食物误入气管。床旁应准备负压吸引器，如发生异物吸入性窒息，应立即配合医生进行气管切开，取出异物并保持呼吸道通畅。

**4.心理护理** 患者由于长期卧床，常表现心情烦躁、郁郁寡欢。护士应主动与患者谈心，了解其心理情绪变化，对于不良的情绪反应及时给予疏导和帮助，使之愉快地接受和配合治疗。此外，还可以多种形式丰富患者的文化娱乐生活，如开展读书活动、音乐欣赏等。

## 【健康指导】

1. 向患者和家属讲解牵引的目的及注意事项，叮嘱其不能擅自改变体位，不能自己减轻牵引重量，否则可能造成牵引失败而影响治疗。

2. 向患者和家属讲解功能锻炼的相关知识，如功能锻炼的重要性；功能锻炼的步骤、活动时间、强度等，应循序渐进，逐步增加活动范围。肌肉瘫痪的患者应做关节的被动活动，以防肌肉萎缩和关节僵硬。病情允许可练习全身性活动，扩胸、深呼吸、用力咳嗽等，以改善呼吸功能。

# 第三节　石膏绷带术及护理

石膏绷带是常用的外固定材料之一，含脱水硫酸钙粉末，吸水后具有很强的塑形性，能在短时间内逐渐结晶、变硬并维持住原来塑型形状，从而起到固定作用。制作时是将天然生石膏即硫酸钙（$CaSO_4 \cdot 2H_2O$）研碎，在 100℃～200℃中熔炒脱水成为熟石膏，即脱水硫酸钙（$2CaSO_4 \cdot H_2O$）粉末。熟石膏在 40℃～42℃温水中经 10～20 分钟吸收水分，还原成坚硬的固体。利用石膏这一特性，将熟石膏粉往 24 孔眼的粉浆纱布上均匀地铺 2mm 厚度，制成石膏绷带。

## 【目的和作用】

1. 为复位愈合期的骨折提供支持和保护。
2. 关节损伤和关节脱位后的固定。
3. 周围神经、血管、肌腱断裂或损伤，手术修复后的固定。
4. 预防或矫正畸形。
5. 急慢性骨、关节炎症的局部制动。

## 【禁忌证】

1. 确诊或可疑伤口有厌氧细菌感染者。
2. 进行性水肿患者。
3. 全身情况恶化，如休克患者。
4. 严重心、肺、肝、肾等疾病患者及孕妇、进行性腹水患者禁用大型石膏。
5. 年龄过大、新生儿、婴幼儿及身体衰弱者不宜做大型石膏。

## 【石膏绷带固定的类型】

根据不同的部位和病情需要，石膏分为很多型，按形状可分为石膏托、管型石膏、石膏围领等；按有无衬垫又可分为有垫石膏与无垫石膏两种；按固定部位可分为上臂石膏、前臂石膏、上肢肩人字形石膏、小腿石膏、大腿石膏、下肢髋人字形石膏等（图34-13）。临床上常用的为石膏托和管型石膏。

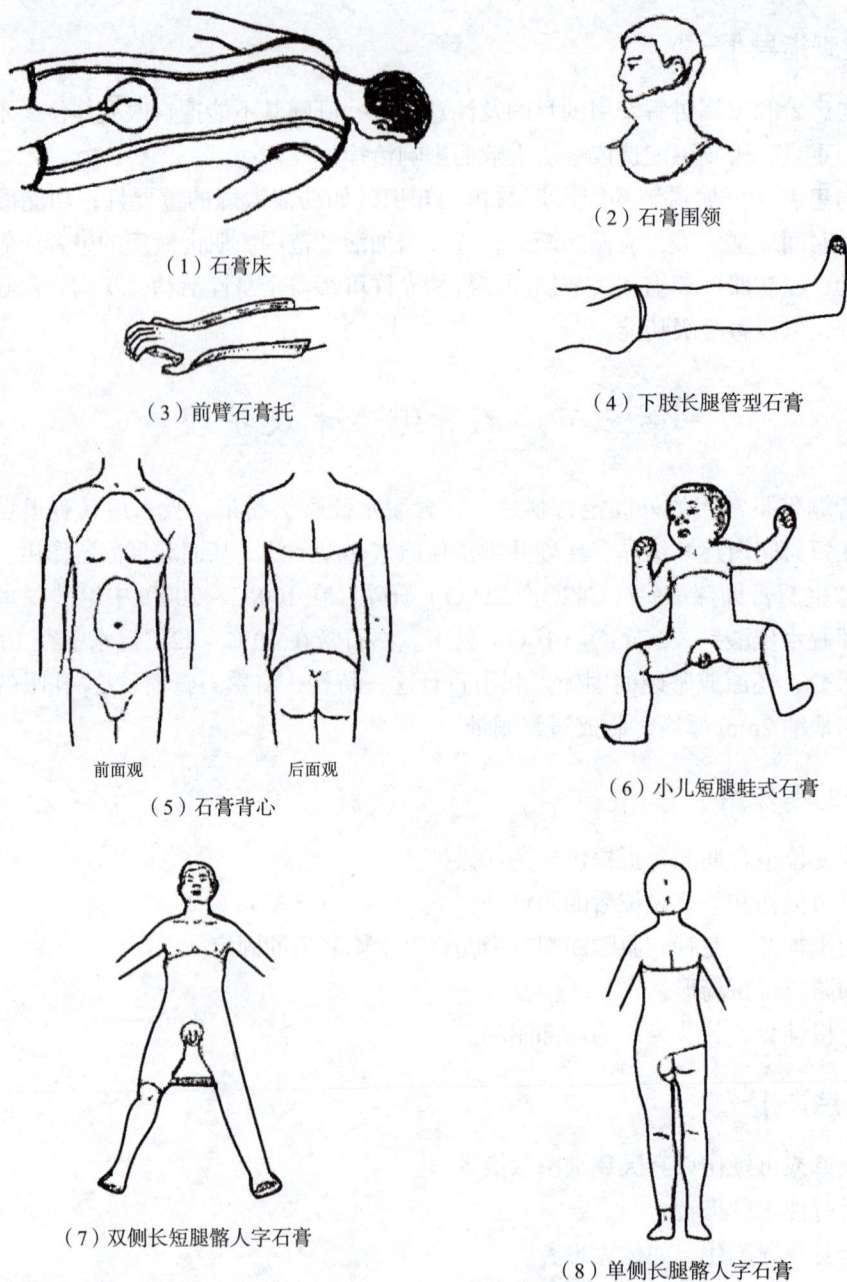

（1）石膏床

（2）石膏围领

（3）前臂石膏托

（4）下肢长腿管型石膏

前面观　　　　　后面观
（5）石膏背心

（6）小儿短腿蛙式石膏

（7）双侧长短腿髋人字石膏

（8）单侧长腿髋人字石膏

图 34-13　常见石膏类型

## 【石膏绷带固定方法】

**1. 浸泡石膏绷带**　用水桶或脸盆盛温水（40℃～42℃），将石膏绷带轻轻平放于水中，使其全部浸透，待卷内气泡全部排出后，双手握石膏绷带卷两端缓缓于水面平行取出，用双手向石膏绷带卷中央轻轻对挤，挤出多余水分，即可使用。切不可拧挤水分，以免造成石膏浆过多流失。

**2. 衬垫**　石膏坚硬无弹性，如不加衬垫，很容易引起组织压伤。一般石膏敷盖的部位都应先覆盖衬垫，在骨隆凸处和软组织稀少处更应加厚。常用衬垫有棉织套筒、棉垫等。

**3. 固定时应保持肢体功能位**　石膏卷由肢体的近端向远端滚动，抹平切勿拉紧，确保紧贴、均匀、平整。关节和石膏边缘加固 2～3 层，肢端外露，保持肢体功能位。①在包扎手和腕关节时，保持拇指对掌位，其他手指与拇指成对掌位，掌指关节轻度屈曲，手指分开，拇指内旋指对示指，呈握球姿势。腕关节背屈 15°～30°，向尺侧偏斜约 10°，如执笔姿势。前臂呈中立位。②包扎肘关节，应保持屈曲 90°；包扎肩关节则上臂外展 50°～70°，肩关节前屈 40°，外旋 15°～20°，肘关节屈 90°；前臂轻度旋前，使拇指尖对准自己的鼻尖。③包扎踝关节时，中立位为足背伸 90°与小腿成直角；包扎膝关节时，屈曲 5°～10°，幼童可取伸直位。④包扎髋关节时，根据性别、年龄、职业等稍有所不同，一般外展 10°～20°，屈曲 10°～15°，石膏包扎后称"髋人字形石膏"。⑤石膏背心：腹侧自胸骨柄至耻骨联合，背部自肩胛以下至骶骨部，两侧自肩关节以下开始至骨盆。

### 【常见护理诊断 / 问题】

**1. 躯体移动障碍**　与石膏固定后体位受限制有关。

**2. 有皮肤完整性受损的危险**　与石膏固定、躯体活动受限有关。

**3. 有周围神经血管功能障碍的危险**　与石膏固定有关。

**4. 焦虑、恐惧**　与担心治疗效果和预后有关。

**5. 潜在并发症**　肌肉萎缩、肌体坏死、神经损伤、过敏性皮炎。

**6. 知识缺乏**　缺乏石膏护理、功能锻炼的相关知识。

### 【护理措施】

**1. 安全与舒适**　潮湿未完全干固的石膏容易折断或受压变形，因此石膏术后卧硬板床，8 小时内勿翻身，8～10 小时后协助翻身。四肢石膏固定的患者，应抬高患肢，有利于肢体远端的血液回流，减轻肿胀，并保持患肢功能位。石膏背心及人字形石膏患者勿在头下垫枕，避免胸腹部受压。下肢石膏应防止足下垂及足外旋。同时，常用棉织套、纸棉、棉垫等物，保护骨突出处软组织，预防固定过紧造成四肢远端发生的血液循环障碍，保持患者感觉舒适。

**2. 观察与监测**　观察患者肢体末端的血液循环，颜色是否发青、发紫，是否肿胀，活动度如何，是否麻木、疼痛。如有上述情况，须立即报告，可采取石膏正中切开、局部开窗减压等措施，勿擅自服用镇痛药。

（1）患肢血液循环及感觉情况：经常观察指、趾皮肤的颜色、温度并与健侧比较，如有剧痛、麻木、指（趾）肿胀、发冷、苍白或青紫等，提示血液循环障碍或神经受压。石膏夹板固定者可剪除绷带，重新固定；管型石膏固定者应将石膏一侧或双侧沿长轴方向剖开，直到皮肤完全暴露为止。

（2）观察出血与血浆渗出情况：切口或创面出血时，血渍可渗透到石膏表面上，沿血迹的边缘用记号笔将出血范围做好标记，以便观察。

（3）感染征象：如发热、石膏内发出腐臭气味、肢体邻近淋巴结压痛等。

（4）观察石膏有无潮湿、污染、变形或断裂，有无过紧或过松。

**3. 预防并发症**

（1）石膏压迫成压疮及"开窗水肿"　要警惕伤口以外部位的压痛，它可能是石膏包扎太紧对局部造成了压迫。开窗减压后局部用纱布、棉垫垫在窗口皮肤上，再覆盖原石膏片后用绷带包扎，避免组织水肿。

（2）石膏边缘压迫导致神经麻痹　腓总神经、尺神经、桡神经较易发生受压损伤。如小腿石膏位置过高，可压迫腓骨小头致腓总神经麻痹，应观察有无足下垂、足背麻木等症状。

（3）伤口感染　石膏内皮肤发痒，禁用木棍、筷子等物伸入抓痒，以免污染手术伤口或将皮肤抓破导致感染。

（4）过敏性皮炎　极少数患者石膏固定后出现过敏性皮炎，表现为痒、水疱或更严重的变态反应，这类情况不宜用石膏固定。

（5）关节僵硬、萎缩　长期卧床患者不能活动，会发生关节僵硬和肌肉萎缩。应鼓励患者日常生活尽量自理，活动应循序渐进，由小到大，由弱到强。

（6）骨筋膜室综合征及石膏综合征　避免各种原因压力增高或肢体包扎过紧，要及时发现，及时减压。大型管型石膏包扎过紧，如胸腹部石膏包扎，可造成胸闷、呼吸费力、进食困难和腹胀。

**4. 心理护理**　患者卧床时间长，日常生活不能自理，容易产生烦躁、焦虑等不良情绪。应做好沟通解释工作，让患者的需要得到满足。鼓励患者日常生活尽量自理，根据个人的兴趣爱好，力所能及从事娱乐活动。

【健康指导】

1. 指导患者进行功能锻炼，在病情允许的情况下，鼓励患者石膏固定和未固定的关节尽量活动，早期可做被动活动或按摩，帮助消肿，同时应尽量鼓励患者做主动锻炼。

2. 拆除石膏前向患者解释：锯切石膏时，可有振动、压迫及热感，但无痛感。石膏拆除后，患者可能产生一种变轻的感觉。石膏下的皮肤一般有一层黄褐色的痂皮或死皮、油脂等。新生皮肤较为敏感，避免搔抓，可用清水清洗后，涂抹润肤霜保护皮肤。肢体开始活动时，可能产生不适或疼痛，会随着时间的推移而逐步减轻。

# 第四节　常见的四肢骨折

## 一、锁骨骨折

### 【病因】

间接与直接暴力均可引起锁骨骨折，但常见于间接暴力。

## 【临床表现】

本病主要表现为骨折处局部肿胀、皮下瘀血、压痛或有畸形，畸形处可触到移位的骨折断端，如骨折移位并有重叠，肩峰与胸骨柄间距离变短。伤侧肢体功能受限，肩部下垂，上臂贴胸不敢活动，并用健手托扶患肘，以缓解因胸锁乳突肌牵拉引起的疼痛。

## 【辅助检查】

**1. X 线检查** 疑有锁骨骨折时需摄 X 线确定诊断。
**2. CT 检查** 多用于复杂的骨折，如波及关节面及肩峰的骨折，尤其对关节内的骨折优于 X 线检查。

## 【治疗要点】

依据骨折类型、移位程度酌情选择相应的治疗。
**1. 无移位骨折** 可以"8"字绷带固定 6～8 周。
**2. 有移位骨折** 在局部麻醉下先行手法复位，之后再施以"8"字绷带固定，一般情况下，锁骨骨折并不要求完全达到解剖复位，只要不是非常严重的移位，骨折愈合后均可获得良好的功能。
**3. 手术** 手术治疗指征包括开放性骨折，合并血管、神经损伤的骨折，有喙锁韧带断裂的锁骨外端或外 1/3 移位骨折，骨折不连接。内固定方法可视骨折的类型和部位等不同，选择"8"字钢丝、克氏针或钢板螺钉固定。

## 【常见护理诊断／问题】

**1. 疼痛** 与创伤有关。
**2. 有皮肤完整性受损的危险** 与"8"字绷带包扎固定有关。
**3. 潜在并发症** 臂丛神经和锁骨下血管的损伤。

## 【护理措施】

**1. 缓解疼痛** 及时查明患者疼痛的原因，并给予适当的处理，必要时遵医嘱给予止痛药物。
**2. 防止损伤皮肤** 用"8"字绷带固定的患者，应注意保持有效的固定，但不可压迫太紧，以防造成皮肤损伤。发现皮肤损伤后，及时与医师合作给予局部治疗和护理。
**3. 并发症护理** 注意避免损伤臂丛神经和锁骨下血管，观察固定后患者双侧上肢血液循环及感觉、运动功能，若出现肢体肿胀、麻木，应及时放松固定。
**4. 功能锻炼** 从局部固定后即可开始做握拳、伸屈肘关节、两手叉腰、后伸肩等活动，以改善血液循环，促进骨折愈合。

## 【健康指导】

1. 讲解有关锁骨骨折的病因及预防措施，说明保持正确卧位的重要性。

2. 带外固定回家继续治疗的患者应了解"8"字绷带的护理知识，如双上肢出现感觉麻木、肢体发凉应考虑"8"字绷带过紧，及时到医院复查。

## 二、肱骨髁上骨折

肱骨髁上骨折是指肱骨干与肱骨髁交界处的骨折，是儿童时期最常见的骨折。

### 【病因和类型】

本病大多由间接外力引起，例如跌倒时手部着地，肘关节处于伸直位，外力自手经前臂传至肘，将肱骨髁推向后，造成伸直型骨折；少数由直接外力引起，例如跌倒时肘部着地，外力直接作用于肘后方，将肱骨髁推向前，造成屈曲型骨折（图34-14）。由于在肱骨髁内、前方有肱动脉、正中神经经过，在肱骨髁的内侧有尺神经，外侧有桡神经，这些均可因其骨折、移位而受到损伤。在儿童期，若骨折线穿过骺板，有可能影响骨骺的发育，出现肘内翻或外翻畸形。

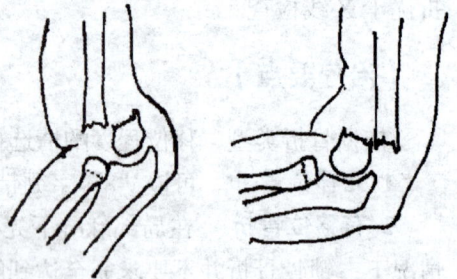

（1）伸直型　　　　（2）屈曲型

**图34-14　肱骨髁上骨折典型移位**

### 【临床表现】

**1.肘后三角关系正常**　肘部肿胀，伸直型骨折时，肘关节呈半屈曲位畸形，肘前窝饱满并向前突出，肘部向后突出。肘前可触及骨折断端，有反常活动和骨擦音。肘后三角关系（即尺骨鹰嘴的顶点与肱骨内、外上髁的关系）正常，可与肘关节脱位区别。

**2.血液循环障碍**　发生率较高，可出现前臂剧痛，桡动脉搏动减弱或消失及手部皮肤苍白、发凉、麻木，则是血管受压或损伤征兆，应及时处理。

**3.神经损伤**　以正中神经损伤较为多见，应检查手部活动。

### 【辅助检查】

**X线检查**　常规拍摄肘部正、侧位片，以确定诊断及骨折类型。

### 【治疗要点】

**1.无移位骨折**　可置患肢于屈肘90°，用前臂吊带悬吊2~3周。

**2.有移位骨折**　必须进行手法复位、夹板固定；然后用三角巾将前臂悬于胸前，保持屈肘90°。若由于肿胀严重或其他原因不能行手法复位者，可用尺骨鹰嘴骨牵引治疗，牵引3~4周。

**3.手术**　适用于手法复位失败者、有血管损伤或开放性骨折者。

## 【常见护理诊断/问题】

**1.躯体活动障碍**　与骨折及患肢固定有关。

**2.潜在并发症**　神经血管功能障碍、前臂骨筋膜室综合征。

## 【护理措施】

1. 给予患者生活上的照顾。

2. 遵医嘱必要时给予止痛剂。

3. 密切观察患肢感觉、运动、皮温、末端血运和桡动脉搏动情况，肿胀时及时调整外固定的松紧，避免引起前臂骨筋膜室综合征。

4. 做好尺骨鹰嘴骨牵引的护理。

5. 指导和协助患者进行功能锻炼，并向患者和家属说明功能锻炼的重要性。

## 三、尺桡骨干双骨折

尺桡骨干双骨折较多见，以青少年多见，易并发前臂骨筋膜室综合征。其特点是开放性骨折常见，复位技术要求较高。

## 【病因】

**1.直接暴力**　多为重物直接打击、车轮碾轧、撞击或刀砍伤等。特点为两骨的骨折线在同一平面的横形、粉碎性或多段骨折，软组织损伤较重，整复对位困难且不稳定。

**2.间接暴力**　跌倒时手掌着地，暴力沿腕及桡骨下段上传，骨折线呈斜形，导致桡骨中部骨折，其余暴力通过骨间膜斜向远端，可引起尺骨低位骨折。

**3.扭转暴力**　机器绞伤或车祸时遭受扭转暴力，尺桡骨在极度旋前或旋后时相互扭转，造成骨折线一致、成角相反、平面不同的螺旋形或斜形骨折。

## 【临床表现】

前臂疼痛，肿胀明显，皮下瘀斑严重，功能障碍，尤其是不能旋转活动。骨折局部压痛、畸形，有纵轴叩击痛，有骨擦音和骨擦感。严重者出现疼痛进行性加剧、肢体肿胀、手指呈屈曲状、皮肤苍白发凉、毛细血管充盈时间延长等骨筋膜室综合征的早期临床表现。

## 【辅助检查】

**X线检查**　应包括肘关节和腕关节，避免漏诊，可确定骨折的准确位置、类型和移位方向，以及是否合并桡骨小头脱位或尺骨小头脱位。

## 【治疗要点】

**1. 手法复位外固定**　重点在于纠正旋转移位，使骨间膜恢复紧张度，骨间隙正常，复位后用小夹板或石膏托固定。

**2. 手术切开复位内固定**　难以手法复位或复位后不稳定的尺桡骨骨干双骨折，可行切开复位及钢板螺纹钉固定、自动加压钢板固定或髓内针内固定。

## 【常见护理诊断/问题】

**1. 疼痛**　与骨折所致损伤有关。

**2. 潜在并发症**　周围神经血管损伤、肌萎缩、关节僵硬。

## 【护理措施】

**1. 维持患肢良好的血液循环**

（1）定时检查夹板或石膏等固定的松紧度，及时调整。

（2）支持并保护患肢，防止腕关节旋后或旋前。

（3）注意观察患肢是否出现剧痛，手部皮肤苍白、发凉、麻木，被动伸指疼痛，桡动脉搏动减弱或消失等前臂缺血的表现，一旦出现立即报告医师处理。

**2. 合理功能锻炼**

（1）肌肉舒缩运动　受伤复位后开始练习上臂肌肉和前臂肌肉的舒缩运动，如用力握拳和充分屈伸手指的动作。

（2）肩、肘、腕关节运动　受伤后2周，局部肿胀消退，开始练习肩、肘、腕关节的运动，但禁止做前臂旋转活动。

（3）前臂旋转和推墙运动　受伤后4周，开始练习前臂旋转和用手推墙动作。

（4）各关节全范围功能锻炼　外固定去除后，开始练习各关节全范围的动能锻炼。

## 四、桡骨下端骨折

骨折发生在桡骨远端，距关节面3cm以内的骨折，多见于老年人，以女性居多。

## 【病因和类型】

直接暴力和间接暴力均可造成桡骨下端骨折，但多为间接暴力所致。

**1. 伸展型**　如侧身跌倒时手掌着地，腕关节呈背伸位，而引起的桡骨下端骨折，又称为Colle's（科雷斯）骨折。骨折远端向背侧及桡侧移位。

**2. 屈曲型**　跌倒时手背着地，腕部在屈曲位发生的桡骨下端骨折，又称为Smith（史密斯）骨折。骨折远端向掌侧和桡侧移位。

## 【临床表现】

**1. 肿胀**　腕关节上方有明显肿胀，骨折远端向背侧及桡侧移位，严重移位时，腕部

及手部正面观形成"餐叉样"畸形，侧面观形成
"枪刺刀"畸形（图34-15）。屈曲型骨折呈"锅铲
样"畸形（34-16）。

**2.压痛**　桡骨下端处压痛明显，有纵向叩击
痛，手指握拳时疼痛加重。

**3.运动障碍**　前臂旋后、腕掌屈伸活动及掌
指关节运动障碍。

**【辅助检查】**

**X线检查**　可了解骨折类型和移位情况。

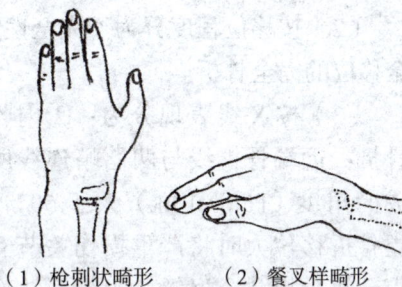

（1）枪刺状畸形　　　（2）餐叉样畸形

**图 34-15　伸展型桡骨下端骨折后的
手部畸形**

**【治疗要点】**

手法复位、小夹板或石膏固定于腕关节掌屈、轻
度尺偏位3～4周。

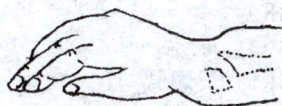

**图 34-16　屈曲型桡骨下端骨折后的
手部"锅铲样"畸形**

**【常见护理诊断 / 问题】**

**1.自理缺陷**　与骨折后患肢功能受限有关。
**2.潜在并发症**　周围神经血管功能障碍。

**【护理措施】**

1. 注意观察患者患肢手部血液循环情况，如有肿胀、严重疼痛、麻木、皮肤颜色青
紫、皮温减退等情况，立即通知医师及时处理。
2. 嘱患者不可自行拆移外固定，指导患者及家属功能锻炼以及自我护理方法。

## 五、股骨颈骨折

股骨颈骨折是指股骨头下端至股骨颈基底部之间的骨折，多
发生于中、老年人，以女性为多。

**【病因和类型】**

**1.病因**　骨折多为间接外力引起，如平地滑倒、大粗隆部着
地，或身体猛烈扭转等均可引起股骨颈骨折。青壮年发生股骨颈
骨折多由严重损伤引起，如交通事故或高处坠地等，偶有因过量
负重行走过久而引起的疲劳性骨折。

**2.分类**　股骨颈骨折有多种分类方法，较常见的为：

（1）按骨折线的部位分为头下型、经颈型、基底型，前两型
骨折部位均在关节囊内，又称为囊内骨折；后一型的骨折部位在
关节囊外，故又称为囊外骨折（图34-17）。

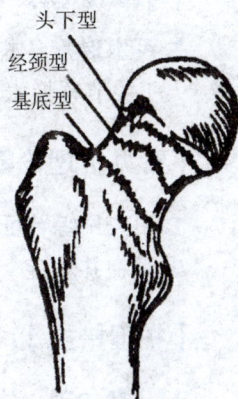

头下型
经颈型
基底型

**图 34-17　股骨颈骨折
按骨折线的部位分型**

（2）按移位程度分为不完全性骨折、无移位的完全骨折、部分移位的完全骨折、完全移位的完全骨折。

（3）按 X 线表现分为：①内收型骨折：远端骨折线与两髂嵴连线所形成的角度（Pauwel 角）大于 50°，此类骨折移位大时将严重损伤关节囊血管，使骨折愈合迟缓，股骨头缺血坏死率增高。②外展型骨折：Pauwel 角小于 30°，此类骨折比较稳定，血循环破坏小，愈合率高，预后较好（图 34–18）。

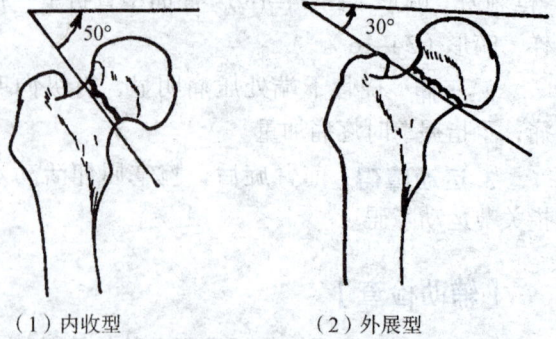

（1）内收型　　　　（2）外展型

图 34–18　股骨颈骨折按 X 线分型

【临床表现】

受伤后即失去站立和行走功能、无移位的线形骨折和嵌插骨折的患者，疼痛较轻，有时仍能行走或骑自行车，应特别注意，不要漏诊。主要出现畸形、压痛、肿胀和瘀斑等。

1.畸形　患肢出现短缩、内收、外旋、屈曲畸形。

2.压痛　患髋有压痛，移动患肢疼痛更明显，足跟部或大粗隆部叩击时髋部疼痛。

3.肿胀和瘀斑　肿胀在不同类型的股骨颈骨折中，差异很大，关节囊内骨折多无明显肿胀和瘀斑；外展嵌插型骨折也无明显肿胀；股骨颈基底部骨折多有明显肿胀，甚至可沿内收肌向下出现大片瘀斑。

【辅助检查】

X 线检查　可确定骨折的类型和稳定性。

【治疗要点】

1.非手术治疗　持续皮牵引或丁字鞋治疗，适用于无明显移位的外展嵌插骨折。

2.手术治疗　术式有闭合复位经皮内固定术、切开复位内固定加带血管蒂骨移植术、人工关节置换术。

【常见护理诊断／问题】

1.有失用综合征的危险　与长期卧床肢体活动减少有关。

2.潜在并发症　关节感染、关节脱位等。

【护理措施】

1.一般护理　对长期卧床的患者，应给予高蛋白、高热量、高维生素和粗纤维饮食，鼓励患者多饮水，防止便秘及泌尿系感染。定时给予翻身拍背，按摩骨隆突处等措施，预防压疮。鼓励患者有效咳嗽、咳痰，必要时给予雾化吸入，预防坠积性肺炎。协助和指导患者进行患肢被动和主动锻炼，避免静脉回流障碍或血栓形成。

**2. 关节并发症的护理**　如患者关节持续肿胀疼痛，皮肤发红发热，伤口有异常液体流出，应警惕关节感染；如人工关节置换多年后出现活动时关节疼痛，可能为关节松动或磨损；如患者摔倒或髋关节扭伤后髋关节疼痛不能活动，可能是关节脱位，出现上述情况时，尽快到医院就诊。

## 【健康指导】

1. 非手术治疗卧床期间注意功能锻炼，可做股四头肌舒缩动作、踝和足趾屈伸旋转活动，但不可侧卧或盘腿，以免骨折移位。去除牵引后开始坐起，练习抬腿。3个月后，患肢不负重下地，6个月后骨折愈合牢固，可负重行走。

2. 手术治疗后保持髋关节外展中立，患者取平卧位，在两大腿间放一个枕头以防内收，并进行勾脚尖、舒缩股四头肌、直腿抬高和伸屈膝关节及踝关节等锻炼。制动解除后指导患者扶双拐下地活动，患肢不负重，同时练习屈髋、伸髋和髋关节外展运动，前后活动范围0°~70°，外展30°。通常10周后骨折愈合，可弃拐行走。3个月内不可患侧卧，6个月内避免患髋过度内收外旋，以免脱位。指导患者不可下蹲、坐矮凳、跪姿、盘腿、跷二郎腿或过度弯腰拾物。接受人工关节置换术者尽量不做或少做爬山、爬梯和跑步等有损人工关节的活动。手术后定期复查。

## 六、股骨干骨折

股骨干骨折是指转子下2~5cm至股骨髁上2~5cm的股骨骨折，青壮年和儿童常见。

## 【病因和类型】

**1. 病因**　多由强大的直接暴力和间接暴力造成，直接暴力如车辆撞击、重物击伤、火器伤，可引起横断骨折或粉碎性骨折；间接暴力如高处坠下、机械扭转伤所致，可引起斜形骨折或螺旋形骨折。

**2. 分类**　按骨折部位分为：

（1）上1/3骨折　骨折近端因受髂腰肌、臀中肌、臀小肌及其他外旋肌群的牵拉，而发生屈曲、外展、外旋移位，远折端则因受内收肌的牵拉而向上、向内、向后移位，导致向外成角和短缩畸形。

（2）中1/3骨折　骨折端移位无固定规律，主要按暴力作用的方向成角，一般远折端多向后、向内移位。

（3）下1/3骨折　骨折远端受腓肠肌牵拉向后屈曲，有时可损伤或压迫腘动脉或坐骨神经，应注意观察。

## 【临床表现】

患肢疼痛、肿胀，活动障碍均较严重，患肢有不同程度的成角、短缩畸形。出血过多可能有休克。远端肢体异常扭曲，有反常活动，骨擦音不可随意测试。下1/3骨折若损伤或压迫腘动脉或坐骨神经会出现肢体远端血运和皮肤感觉异常。

### 【辅助检查】

**X 线检查** 可明确骨折部位、类型及移位情况。

### 【治疗要点】

1.股骨干骨折以非手术治疗为主。

（1）股骨横形骨折：手法复位后行牵引维持复位，大腿用4块夹板固定。斜形或螺旋形和粉碎性骨折，可直接做持续骨骼牵引。

（2）3 岁以内的儿童可行垂直悬吊皮牵引 3~4 周。

2.手术治疗：如非手术治疗失败，骨折断端间有软组织嵌入，合并血管神经严重损伤、陈旧性骨折不愈合者可行手术治疗，一般用髓内针固定。

### 【常见护理诊断 / 问题】

**1.自理缺陷** 与骨折后患肢功能障碍、牵引制动有关。

**2.潜在并发症** 失血性休克。

### 【护理措施】

**1.一般护理** 及时了解患者及家属的心理状况，关心体贴患者，随时满足患者的基本生活需要，使之积极配合医护工作。

**2.预防并发症** 密切观察患者神志、生命体征、腹部症状等。警惕有无颅脑、内脏损伤及休克发生，尽早开放静脉通路，建立特护记录，发现异常立即通知医师。

**3.注意牵引的护理** 检查局部皮肤有无受压，腓骨小头处应垫棉垫保护，以免损伤腓总神经，使足背伸无力而致足下垂畸形。在骨愈合过程中可逐渐做股四头肌舒缩、脚趾屈伸和踝关节屈伸旋转，骨愈合牢固后才能取消牵引。

**4.指导功能锻炼** 正确练习膝关节屈曲。

## 七、胫腓骨干骨折

胫腓骨干骨折是指自胫骨平台以下至踝上的部分发生骨折，以青壮年和儿童居多。

### 【病因和类型】

本病多由直接外力引起，如砸伤、挤压伤容易造成横形、短斜形、粉碎性及开放性骨折；间接外力多由高处坠落、滑倒等所致，骨折线多为斜形或螺旋形，腓骨的骨折面高于胫骨的骨折面。儿童的胫腓骨骨折常为青枝骨折。

### 【临床表现】

**1.症状** 患肢疼痛、肿胀、功能障碍。

**2. 体征** 患肢短缩或成角畸形，反常活动。局部压痛明显，开放性骨折可见骨折端外露。可伴有腓总神经、腘动脉损伤或小腿骨筋膜室综合征，应注意观察。

【辅助检查】

**X 线检查** 摄片应包括胫腓骨全长及上、下关节，以免漏诊。

【治疗要点】

本病治疗原则是恢复小腿长度、对线和持重功能。以胫骨复位为主，也应重视腓骨的复位。

**1. 非手术治疗** 复位后长腿石膏或夹板外固定术，或跟骨牵引小夹板外固定。

**2. 手术治疗** 切开复位钢板内固定术或交锁髓内针内固定术等。

【常见护理诊断/问题】

**1. 疼痛** 与局部软组织创伤、肿胀、骨移位及肌紧张有关。

**2. 有外周神经功能障碍的危险** 与神经受压有关。

**3. 有感染的危险** 与皮肤受损有关。

**4. 活动无耐力** 与长期不活动有关。

**5. 潜在并发症** 休克、脂肪栓塞等。

【护理措施】

**1. 心理护理** 及时了解患者及家属的心理状况，关心体贴患者，随时满足患者的基本生活需要，使之积极配合医护工作。

**2. 观察伤情** 监测生命体征、患肢远端血液循环、感觉、运动、足背动脉及胫后动脉搏动、皮肤颜色、温度、肿胀情况，警惕骨折合并腘动脉损伤、腓总神经损伤及小腿骨筋膜室综合征。如发现肢体远端动脉搏动触及不清、肢端发凉、感觉迟钝、肿胀严重、皮肤颜色改变，应立即通知医师，做出紧急处理。

**3. 体位** 嘱患者抬高患肢，保持中立位，严禁外旋，为防止足跟压伤，可于踝部垫小软枕，以使足跟悬空。

**4. 功能锻炼** 告知患者应尽早开始功能锻炼，防止膝关节、踝关节强直和肌肉萎缩。同时，在外固定牢固可靠的情况下，早期下床，适当给骨折端以应力刺激，促进骨折愈合。

## 第五节 脊柱骨折和脊髓损伤

### 一、脊柱骨折

脊柱骨折（fracture of the spine）又称脊椎骨折，是一种较严重且复杂的创伤性疾病，占全身各类骨折的 5%~6%。脊柱骨折可以并发脊髓或马尾神经损伤，特别是颈椎骨折–脱位合并脊髓损伤时，常导致终生残疾甚至丢失生命。

## 【病因】

本病多数由间接暴力引起，少数由直接暴力所致。间接暴力如从高处跌落时，头、肩着地常致颈椎的损伤；足、臀着地易引起胸、腰段椎骨损伤，所产生的垂直分力可导致压缩型骨折，水平分力较大，则可同时发生脊椎脱位。直接暴力多见于战伤、爆炸伤等。

## 【临床表现】

**1. 局部疼痛** 颈椎骨折的患者可有头、颈部疼痛，不能活动；胸腰椎骨折的患者可因腰背部肌痉挛、局部疼痛而不能站立或站立时腰背部无力、疼痛加剧，同时伴有损伤部位的棘突明显的压痛和肿胀。

**2. 脊柱活动受限和脊柱畸形** 颈椎损伤时，头、颈部活动受限，患者常用手扶住头部；胸腰椎损伤时，腰背肌肉痉挛，翻身困难，脊柱后突畸形。严重者常合并脊髓损伤，造成截瘫，患者丢失全部或部分生活自理能力。

**3. 腹胀、腹痛** 由于腹膜后血肿对自主神经的刺激，可有腹胀、腹痛、肠蠕动减慢等症状。

**4. 其他** 可伴有四肢的感觉、活动、肌张力、腱反射及括约肌功能异常等。严重损伤者，可出现神志及生命体征的改变。

## 【辅助检查】

**1. 影像学检查**

（1）X 线检查 有助于明确脊椎骨折的部位、类型和移位情况。显示椎体损伤情况如压缩、粉碎及移位，椎间孔变小，棘突间隙增宽等。

（2）CT 检查 用于检查椎体的骨折情况、椎管内有无出血及碎骨片。

（3）MRI 检查 有助于观察及确定脊髓损伤的程度和范围。

**2. 肌电图** 测量肌肉的电传导情况，鉴别脊髓损伤的类型。

**3. 实验室检查** 除常规检查外，血气分析检查可判断有通气不足危险患者的呼吸情况。

## 【治疗要点】

**1. 搬运** 正确的搬运方法是先使患者双下肢伸直，木板放在患者一侧，3~4 人用手将患者平托至木板上，或采用滚动法，使患者保持平直状态，成一整体滚动至木板上（图 34-19）。

**2. 卧硬板床** 把患者置于木板床，在骨折部加垫枕，使脊柱过伸。

**3. 复位固定** 较轻的颈椎骨折和脱位者用枕颌吊带做卧位牵引复位，明显压缩移位者做持续颅骨牵引复位。腰胸椎复位后可用石膏背心、腰围或支具固定。复位后不稳定或关节交锁者，可手术治疗，做植骨和内固定。

**4. 腰背肌锻炼** 利用背伸肌的肌力及背伸姿势，使脊柱过伸，使压缩的椎体自行复位。

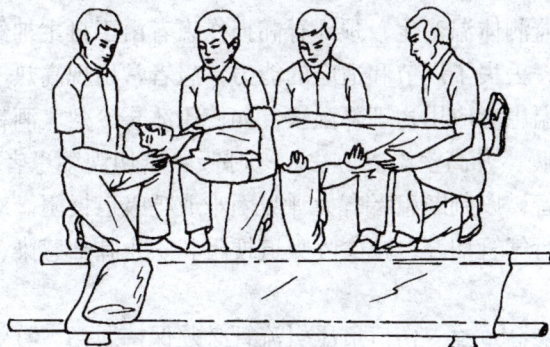

（1）平抬法

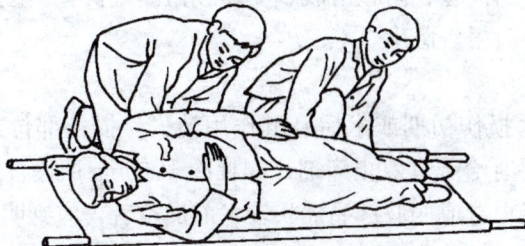

（2）滚动法

**图 34-19 脊柱损伤患者的搬运方法**

## 【护理措施】

### 1. 安全与舒适

（1）体位舒适 脊柱损伤患者应置于硬板床，在损伤早期指导并协助患者每2小时轴式翻身1次，翻身时切勿让脊柱发生扭曲。可分别采用仰卧和左、右侧卧位，侧卧时，两腿之间应垫软枕。搬运移动时应由3~4人平稳地将患者平移，其中1人保护好患者的头部，使头、颈、胸处于同一水平。患者卧床期间保持个人清洁卫生和病床平整清洁舒适。

（2）安全牵引 损伤较轻者用枕颌吊带做卧位牵引复位；较重者用持续颅骨牵引复位。牵引重量一般不超过5kg，复位后用头颈胸石膏固定3个月。注意事项参见本章牵引术及护理的内容。

（3）活动 患者在康复期间，可先戴防护器具坐起，或将床头摇高坐起，若无头晕等不适，方可下床活动。下肢无力或患者第一次下床活动，需在医护人员的搀扶下活动，以防跌倒。下床后活动量以不疲劳为准，循序渐进。注意患者起卧时要采取侧起侧卧，以防暴力牵拉双臂引起脊髓再次损伤。

**2. 观察病情**

（1）感觉运动　在伤后24小时内，每隔几小时要检查患者的感觉、运动、反射等功能有无变化，观察病情有无加重或其他变化，及时通知医师处理。

（2）生命体征　①心率、血压：在伤后48小时内应严密观察患者的生命体征，每4小时测心率、血压1次，防止翻身或吸痰后迷走神经刺激而导致低血压和心动过缓的出现。②体温：严密监测体温变化，颈部脊髓损伤患者由于自主神经系统功能紊乱，对周围环境温度的变化，丢失了调节和适应的能力，患者常出现高热（40℃以上）或低温（35℃以下）。对于高温患者应用物理降温法，如使用冰袋冷敷、酒精擦浴、冰毯等；对于低温患者应采用保暖、升高室温等方法。③呼吸：密切观察患者的呼吸形态、频率、深浅，听诊肺部呼吸音，以判断患者有无呼吸困难或呼吸道梗阻。对于高位颈部脊髓损伤的患者，应早期施行气管切开，减少呼吸道梗阻和防止肺部感染，保证患者呼吸通道的安全。

（3）伤口及引流管的观察　伤口负压引流管必须保持通畅、有效和安全。搬动患者或翻身时，要注意保护引流管，防止滑脱、受压、扭曲或折叠。注意准确记录引流液的量、色，如有异常应及时报告医生。

**3. 对症护理**

（1）疼痛的护理　损伤初期或术后麻醉作用消失，损伤部位或切口开始疼痛，必须有效解除疼痛。必要时给予有效止痛剂，如杜冷丁50mg肌内注射。术后非伤口性疼痛如脊髓水肿压迫神经根造成四肢疼痛症状较术前加重者，应判明原因，及时通知医生处理。

（2）压疮的护理　间歇性解除压迫是有效预防压疮的关键。损伤早期每2～3小时轴式翻身1次，有条件的可使用特制翻身床、凝胶床垫、充气床垫等。注意保护骨突部位，使用气垫或棉圈等使骨突部位悬空，定时对受压的骨突部位进行按摩。对已经形成压疮且面积较大、组织坏死较深时，应按外科原则处理创面。

（3）并发症的预防　①预防泌尿系感染：保持会阴部清洁。尿潴留和排尿失禁的患者，应留置尿管，插尿管时应严格无菌操作。注意观察尿管有无受压、扭曲、阻塞等，应及时调整，保持尿管引流通畅。长期留置尿管者，一般每月更换导尿管1次，防止导尿管发生阻塞或引流不畅，导致逆行感染。长期留置尿管的患者，应按常规进行膀胱冲洗，鼓励患者多饮水，每日饮水3000mL，以避免结石形成或泌尿系感染。②预防肺部感染：鼓励患者定时进行深呼吸及有效咳嗽训练，定时翻身、拍背，以利于痰液排出，必要时吸痰。痰液黏稠时，给予超声雾化吸入，雾化液中加入庆大霉素、α糜蛋白酶、地塞米松等，以达抗感染、稀释痰液的目的。对于年龄较大、分泌物多且不易排出者，应早期行气管切开术，以防肺部感染。

**4. 饮食护理**　保证患者充足的营养和水分的摄入。安排患者尽量保持舒适的坐位进食，避免环境中的不良刺激，以防呛咳。鼓励患者进食富含蛋白的食物，其中豆类和动物蛋白应占总蛋白摄入的50%。饮食中用油应多使用植物油，以防高脂血症，同时利于润滑肠道，缓解便秘。多食富含纤维素食物，如粗纤维蔬菜、水果等，以促进肠蠕动。鼓励患者少食多餐，细嚼慢咽，以利于食物的消化和吸收。消化不良、肠炎、腹泻、便秘的患者应多食用酸奶，有利于减轻腹泻和便秘。

**5.康复锻炼** 指导和协助患者进行未瘫痪肢体肌肉的主动锻炼，按脊柱骨折的训练方法做颈部活动、上肢各关节活动、深呼吸运动、腰背肌锻炼等。

**6.心理护理** 脊柱损伤的患者常常表现为焦虑、抑郁，护士应与患者交流，鼓励患者表达对疾病及预后的看法，并说出自己的感受。耐心回答患者提出的问题，尤其是与疾病预后及康复有关的问题。指导并协助患者最大限度的自理，减少依赖性，保持患者的自尊感，增强信心。与患者家属、亲友及其社会关系成员交流，鼓励他们多与患者接触，关心照顾患者，给予更多的社会支持。

【健康指导】

1.指导患者、家属及亲友，注意患者的安全，保证家庭环境中无影响活动的障碍物体存在，并能满足患者的特殊需要。

2.上下床以翻滚式为宜，床上翻身时注意身体保持一致，出门乘车须平躺，谨防颠簸、刹车等活动对脊柱造成损伤。

3.3个月内，起床活动应该佩戴支具，避免颈部、腰部扭转或过屈活动，借以稳定脊柱。

4.下床做轻微的活动时，保持良好的坐姿体位，坐具高矮适宜，不宜过高或过低。站立与行走时，脊柱保持直立，向前挺胸，避免驼背及腹部前凸等姿势。

5.鼓励患者按计划进行功能锻炼。

二、脊髓损伤

脊髓损伤（spinal cord injury）是脊柱骨折脱位最严重的并发症，发生率很高。由于椎体的移位或碎骨块突入椎骨内，使脊髓或马尾神经产生不同程度的损伤。脊髓损伤的高危人群包括跳水运动员、摩托车手、足球运动员、司机等。

【病理分类】

根据脊髓损伤的程度和部位分为：

**1.脊髓震荡** 脊髓受到强烈震荡后，发生暂时性功能抑制，呈弛缓性瘫痪。无组织形态学病理变化，属于脊髓损伤中最轻的一种。

**2.脊髓挫伤与出血** 脊髓遭受实质性破坏，外观完整，但内部可有出血、水肿、神经细胞破坏和神经传导纤维束的中断。轻者脊髓出现点状出血、水肿；重者有成片挫伤和出血，导致脊髓软化及瘢痕形成，预后不一。

**3.脊髓断裂** 脊髓的连续性中断可为完全性或不完全性，不完全性常伴挫伤。脊髓断裂预后极差。

**4.脊髓受压** 骨折移位、椎体滑脱、碎骨片和断裂的椎间盘突入椎管内，直接压迫脊髓，产生一系列的脊髓损伤的病理变化。若能及时解除脊髓压迫，脊髓功能可望得到部分或完全恢复；若压迫时间过久导致脊髓软化、萎缩或瘢痕形成，瘫痪难以恢复。

**5. 马尾神经损伤**　第2腰椎以下的骨折脱位可引起马尾神经损伤，受伤平面以下出现弛缓性瘫痪。

## 【临床表现】

脊髓损伤由于受损部位、损伤原因、损伤程度不同而表现出不同的症状和体征。

**1. 脊髓震荡**　损伤平面以下的感觉、运动、反射及括约肌功能完全丢失，在数分钟或数小时内可完全恢复。

**2. 脊髓损伤**　受伤平面以下单侧或双侧感觉、运动、反射的全部或部分丢失，也可出现随意运动功能丢失。因膀胱平滑肌麻痹和排尿反射消失，可出现尿潴留或充盈性尿失禁。颈8以上水平损伤者可出现四肢瘫，颈8以下水平损伤者可出现截瘫。瘫痪的早期表现为肌张力降低和反射减弱，呈弛缓性瘫痪。胸髓和颈髓损伤患者在伤后2~4周逐渐变为肌张力增强和反射亢进，呈痉挛性瘫痪。

**3. 脊髓圆锥损伤**　第1腰椎骨折可造成脊髓圆锥损伤，表现为马鞍区感觉障碍，括约肌功能丢失，大小便失禁，性功能障碍，两下肢的感觉、运动正常。

**4. 马尾神经损伤**　第2腰椎以下骨折脱位可引起马尾神经损伤，表现为损伤平面以下的弛缓性瘫痪，感觉和运动功能障碍，括约肌功能丢失，腱反射消失。

## 【辅助检查】

**1. X线、CT、MRI检查**　能够清晰显示脊髓压迫的影像，尤其能显示椎管内软组织的病变轮廓，参考"脊柱骨折"相关内容。

**2. 脊髓造影**　由颅骨底部的颈1~2侧边穿刺，注入显影剂，当显影剂下流，经过骨折或脱位处，检查显影剂的流动是否有阻断现象。

**3. 实验室检查**　参考"脊柱骨折"相关内容。

## 【治疗要点】

1. 紧急救治：保持气道通畅和有效通气。建立静脉通道，保持有效循环血量。减轻脊髓水肿和继发性损伤，遵医嘱地塞米松10~20mg静脉注射，连续5~7天后改为口服，或20%甘露醇250mL静脉滴注，每天2次，连续5~7天。

2. 及早稳定脊柱：合适的牵引、复位、固定防止因损伤部位的移位而产生脊髓的再损伤。仰卧于木板床，身体处于过伸位。

3. 手术治疗：尽早解除对脊髓的压迫和稳定脊柱。

4. 留置尿管及鼻胃管。

## 【常见护理诊断/问题】

**1. 焦虑、恐惧**　与突然受伤、担心预后有关。

**2. 躯体活动障碍**　与骨折、治疗有关。

**3. 潜在并发症**　感染、压疮、脊髓损伤、失用性肌萎缩、关节僵硬等。

## 【护理措施】

### 1. 保证有效的气体交换，防止呼吸骤停

（1）观察病情　在脊髓损伤的 48 小时内因脊髓水肿可造成呼吸抑制，需密切观察患者的呼吸情况，随时做好抢救准备。无自主呼吸或呼吸微弱的患者，应立即行气管插管或气管切开，用呼吸机维持呼吸。

（2）减轻脊髓水肿　根据医嘱使用地塞米松、甘露醇等药物治疗，以减轻脊髓水肿。

（3）加强呼吸道管理　每 2 小时翻身叩背 1 次，促进痰液松动与排出。辅助咳嗽排痰，必要时给予吸痰。湿化气道，定时给予雾化吸入。

（4）气管插管或切开护理　及时吸出气道内的分泌物，定期消毒，更换内管和检查气囊，避免气道干燥。

### 2. 维持正常体温　颈髓损伤者对环境温度丢失调节和适应能力，常产生高热或低温，可达 40℃以上或 35℃以下，需采取措施对高热患者降温，如乙醇或温水擦浴、冰袋冰毯降温等；对低温患者采用物理升温措施，注意保暖，避免烫伤。

### 3. 其他　参见"脊柱骨折"相关内容。

## 【健康指导】

1. 患者出院后需继续进行康复锻炼，根据实际情况选择合适的体育锻炼方式，预防肌肉萎缩、关节挛缩等并发症。

2. 指导患者练习床上起坐，教会患者或其家属使用轮椅、助行器等上下床或行走；指导家庭环境的布局和设计，防止患者跌倒的发生。

3. 指导患者和家属对尿管、胃管进行自我管理，预防长期留置尿管而引起泌尿系感染或喂养不当造成误吸的发生。

# 第六节　骨盆骨折

骨盆骨折（fracture of the pelvis）多由直接暴力挤压骨盆所致，常伴有合并症和多发伤，最严重的是创伤性失血性休克。

## 【病因与病理生理】

本病常见原因有交通事故、意外跌倒、高处坠落或塌方事故等。骨盆的血管及静脉丛丰富，骨折常合并静脉丛和动脉出血及盆腔内脏器损伤而导致相应的病理生理变化。

## 【临床表现】

1. 休克：发生于严重的骨盆骨折合并大量出血时。

2. 局部肿胀、压痛、畸形、骨盆反常活动、会阴部瘀斑、肢体不对称等。

3. 骨盆分离试验与挤压试验阳性：患者仰卧位，医生双手置于患者两侧髂前上棘向外推按髂骨翼，使之向两侧分开，如患者出现局部疼痛反应即为骨盆分离试验阳性；患者仰卧位，医生两手分别放于患者的髂骨翼两侧，两手同时向中线挤压，如出现疼痛则为骨盆挤压试验阳性。在做以上两项检查时偶然会有骨擦感及听到骨擦音。

4. 合并腹膜后血肿和腹内脏器损伤：若膀胱和尿道损伤可出现血尿，腹内器官损伤可出现急腹症症状或休克症状。

## 【辅助检查】

**1. X 线和 CT 检查**  能直接显示骨盆骨折类型及骨折块移位情况。

**2. B 超检查**  对于怀疑腹腔内脏器损伤者，应早期行腹部 B 超检查。

**3. 诊断性腹腔穿刺**  有腹痛、腹胀、腹膜刺激征者，可行诊断性腹腔穿刺，如抽吸出不凝血液，提示有腹腔内脏器破裂的可能。

## 【治疗要点】

**1. 非手术治疗**

（1）卧床休息  骨盆边缘骨折、骶尾骨骨折应根据损伤程度卧硬板床休息 3～4 周，以保持骨盆的稳定。

（2）复位与固定  不稳定性骨折可用骨盆兜悬吊牵引、髋人字石膏、骨牵引等方法达到复位与固定的目的。

**2. 手术治疗**  骨盆环双处骨折伴骨盆环断裂患者大都主张手术复位及内固定再加外固定支架；骨盆环两处以上骨折患者可采用切开复位钢板内固定术。

## 【常见护理诊断 / 问题】

**1. 疼痛**  与损伤有关。

**2. 有感染的危险**  与膀胱、尿道、直肠、会阴部、阴道损伤有关。

**3. 有皮肤完整性受损的危险**  与长期卧床、骨盆兜悬吊牵引有关。

**4. 潜在并发症**  出血性休克、内脏损伤、神经损伤。

## 【护理措施】

**1. 安全与舒适**  将患者放于硬板床上，尽量减少搬动。如必须搬动时，应 3～4 人同时将患者平移放置于平板担架上移动。临床护理中应保持床单位平整干燥，无皱褶。根据损伤及骨折部位，在骨突处如肩背部、骶尾部、足跟等处放置棉圈、气垫等，预防压疮发生。根据病情每两小时翻身 1 次，做到勤翻身、勤擦洗、勤整理、勤按摩、勤换洗，保证患者舒适。

**2. 观察病情**

（1）休克  ①严密监测生命体征的变化，采用动态心电监护并详细记录体温、脉搏、呼吸、血压、尿量及皮肤、黏膜的变化，及早发现休克的早期征象，如烦躁不安，血压正常或稍高，而脉压缩小，皮肤湿冷苍白，脉搏变快，每小时尿量趋向减少等。②快速建立 2 条以上静脉输液通路，遵医嘱补充液体以改善微循环，及早行深静脉插管，监测患者中心静脉压。③如存在活动性出血，应做好急诊手术止血的准备。

（2）脏器损伤　①膀胱及后尿道损伤：当患者出现小便困难、血尿、尿潴留等，应留置导尿管，或行尿道会师术及膀胱造口术。②观察患者有无腹痛、腹胀、腹肌紧张和肠鸣音减弱等腹膜刺激症状，如有以上症状，应考虑腹腔内脏器损伤的可能。

**3. 对症护理**

（1）疼痛　①了解引起疼痛的原因，早期不盲目使用止痛药，以免掩盖病情。遵医嘱给予止痛药，有效控制疼痛。②保持周围环境安静、清洁，减少因其他刺激所产生的焦虑致疼痛加剧。③用放松的方法，如听音乐、读书等分散患者的注意力。

（2）排尿排便困难　对于尿道损伤致排尿困难者，予以导尿或留置导尿，并加强尿道口和导尿管的护理，保持导尿管通畅。明显便秘的患者，可根据医嘱给予开塞露等通便。

**4. 饮食护理**　鼓励患者多食富含纤维的食物、新鲜水果和蔬菜，多饮水，以利大便通畅。

**5. 功能锻炼**

（1）对于不影响骨盆环完整性的骨折，仅需卧床休息。伤后第 2 天就可在床上做上肢伸展运动、下肢肌肉的收缩及足踝关节活动。伤后 1 周可做半卧及坐位练习，同时做双下肢髋关节、膝关节的伸屈运动。伤后 2 周可逐渐下地活动。伤后 3 ~ 4 周练习正常行走及下蹲。

（2）对于影响骨盆环完整性的骨折，术后早期可在床上进行上肢运动、下肢肌肉的收缩及足踝关节活动。术后 2 周开始练习半卧位，并进行下肢肌肉的收缩锻炼，如股四头肌收缩、踝关节背伸和屈曲、足趾的伸屈等活动，以保持肌力，预防关节僵硬。术后 3 周鼓励患者在床上行髋关节、膝关节活动，先被动，后主动。术后 6 ~ 8 周扶双拐负重行走。术后 12 周逐步弃拐负重步行。

（3）在功能锻炼过程中，如出现肢体肿胀或疼痛加剧，可减少运动范围或维持原状，如症状加重则暂停。注意安全保护措施，防止疲劳，以主动活动为主，被动活动为辅。

**6. 心理护理**　由于患者损伤重、出血多，容易对预后产生悲观情绪，护士应坚持与患者密切接触，主动与患者沟通，鼓励患者讲出内心的感受，耐心讲解与本病有关的健康知识。对于担心预后的患者，可以找同类疾病康复患者现身说法。护士在与患者交谈过程中，要保持言语轻柔，耐心倾听患者的主诉，避免出现对患者"失人格化"的态度。

**【健康指导】**

**1. 协助和指导患者合理运动**　根据骨折的稳定性和治疗方案，与患者一起制定适宜的锻炼计划并指导实施。部分患者在手术后几天内即可完全持重，行牵引的患者需12周以后才能持重。长时间卧床的患者须练习深呼吸、进行肢体等长收缩运动。

**2. 饮食指导**　出院后应注意饮食规律，少食刺激食物，给予高热量、高纤维、高蛋白、富含多种维生素的食物，每日多食蔬菜水果，多饮水，适当补钙。

**3. 出院后**　注意避免重体力劳动及剧烈体育运动，3个月到门诊复查。

# 第七节　关节脱位

## 一、概述

关节脱位（dislocation）俗称脱臼，是指关节面失去正常的对合关系。部分失去正常对合关系，称为半脱位。创伤性脱位是最常见的原因。上肢关节脱位多于下肢关节脱位，常见脱位的关节有肩关节、肘关节及髋关节。

【病因与分类】

**1. 按脱位发生的原因**

（1）创伤性脱位　主要由外来暴力作用于正常关节引起，多发生于青壮年。

（2）先天性脱位　因胚胎发育不良或胎儿在母体内受到外界因素影响引起的脱位，如由于髋臼和股骨头先天发育不良或异常引起的先天性髋关节脱位。

（3）病理性脱位　关节结核或化脓性关节炎等疾病使关节结构破坏而发生的脱位。

（4）习惯性脱位　创伤性关节脱位后，关节囊及韧带松弛，或在骨性附着处被撕脱，使关节结构不稳定，以致轻微外力作用下即可反复发生再脱位，多次复发，形成习惯性脱位。

**2. 按脱位发生的时间**

（1）新鲜性脱位　脱位时间在3周以内。

（2）陈旧性脱位　脱位时间超过3周。

**3. 按脱位后关节腔是否与外界相通**

（1）闭合性脱位　局部皮肤完好，脱位处与外界不相通。

（2）开放性脱位　脱位关节腔与外界相通。

**4. 按脱位程度**　全脱位、半脱位。

**5. 按远侧骨端关节面移位方向**　前脱位、后脱位、侧方脱位等。

【病理生理】

创伤性关节脱位时除构成关节的骨端有移位外，同时伴有关节囊不同程度撕裂，关节腔内外有积血。3周左右血肿机化，形成肉芽组织，继而发展成为纤维组织，与关节周围组织粘连。脱位的同时可伴有关节附近韧带、肌肉和肌腱的损伤，也可伴有撕脱性骨折及血管、神经等损伤。

【临床表现】

**1. 一般表现**　关节疼痛、肿胀、瘀斑、局部压痛及关节功能障碍。

**2. 特有体征**

（1）**畸形**　关节脱位处明显畸形，患肢可出现旋转、内收或外展、变长或缩短。

（2）**弹性固定**　脱位关节周围肌痉挛，关节囊与韧带牵拉，使患肢固定在异常位置，被动运动时感到有弹性阻力。

（3）**关节盂空虚**　脱位后触诊可发现关节盂空虚，在邻近可触及移位骨端。

**3. 并发血管、神经损伤**　如肘关节后脱位时，可合并正中神经或尺神经损伤，偶尔可损伤肱动脉；髋关节后脱位时，可合并坐骨神经损伤。

**4. 晚期并发症**　可出现创伤性关节炎、缺血性骨坏死或骨化性肌炎。

【辅助检查】

**X 线检查**　可确定脱位的方向、程度、有无合并骨折等。

【治疗要点】

一旦确诊，尽早复位、固定、功能锻炼，以恢复关节的解剖关系和功能。

**1. 复位**　包括手法复位和切开复位，以手法复位为主。复位应尽早进行，最好在伤后 3 周内进行。手法要轻巧，一般按脱位时骨端脱出的途径逆行复回原处，手法复位应适当给予麻醉，在无痛和肌肉松弛条件下进行。对于合并关节内骨折、手法复位失败、有软组织嵌入者可行手术切开复位。

**2. 固定**　复位后用适当外固定使关节处于稳定位置 2～3 周，以便受伤的关节囊、韧带、肌肉等软组织顺利修复，避免发生习惯性脱位或骨化性肌炎。

**3. 功能锻炼**　固定期间要经常进行关节周围肌肉的伸缩活动和患肢其他关节的主动活动。固定解除后逐渐加大受伤关节的活动范围，切忌粗暴的被动活动，同时配合理疗、按摩、中药熏洗等，促使关节功能早日恢复。

【常见护理诊断/问题】

**1. 疼痛**　与关节脱位有关。

**2. 躯体移动障碍**　与脱位后患肢功能障碍、制动等有关。

**3. 有血管、神经损伤的危险**　与关节脱位压迫血管、神经有关。

**4. 知识缺乏**　缺乏关节脱位后的治疗及功能锻炼等知识。

【护理措施】

**1. 安全与舒适**　抬高患肢，促进静脉回流，减轻肿胀。保持关节功能位，如髋关节脱位后行持续皮肤牵引时，要保持患肢于外展位，防止髋关节屈曲、内收、内旋，防止发生再脱位。

**2. 观察病情** 移位的骨端可压迫邻近的血管、神经，引起患肢缺血和感觉、运动障碍。对于这类患者应予：①定时观察患肢末端的血液循环，若发现患肢苍白、冰冷、大动脉搏动消失等，提示大动脉有损伤的可能，应及时报告医生处理。②定时观察患肢的感觉和运动，以判断神经损伤程度及恢复情况。③对皮肤感觉功能障碍的肢体要防止烫伤。④及时观察并处理复位后再次脱位。⑤对伴有骨折的情况要及时发现，合理治疗，加强护理，密切观察病情进展，促进功能恢复。髋关节脱位可导致股骨头坏死，避免伤后3个月内患肢负重。

**3. 对症护理**

（1）**疼痛的护理** ①移动患者时，应帮助患者托扶固定患肢，动作轻柔，避免因活动患肢加重疼痛。②遵医嘱应用镇痛剂，以促进患者的舒适与睡眠。③脱位当天，局部冷敷可达到消肿止痛的目的，受伤24小时后局部热敷可减轻肌肉痉挛引起的疼痛。④早期正确复位固定，可使疼痛缓解或消失。⑤应用心理暗示、转移注意力、松弛疗法等方法缓解疼痛。

（2）**维护皮肤的完整性** 对使用牵引或石膏固定的患者，应注意观察皮肤的色泽和温度，避免因固定物压迫而损伤皮肤。对髋关节脱位后较长时间卧床的患者，应注意预防压疮的发生。

**4. 功能锻炼** 向患者及家属说明功能锻炼的重要性和必要性，科学地指导患者功能锻炼，使患者能自觉地按计划进行，防止锻炼不当或过早锻炼引起习惯性脱位。在固定期间，应进行关节周围肌肉的舒缩运动和除患肢以外其他未固定关节的主动活动。解除固定后，逐渐加大关节的活动范围，同时配合热敷、理疗、中药熏洗以利于增加血液循环，消除肿胀，防止关节僵硬和废用性萎缩。

**5. 心理护理** 对患者应给予理解和同情，提供安慰和鼓励，耐心做好解释工作，以减轻紧张心理。耐心引导患者了解关节脱位的相关知识，增加他们对疾病的认识，以便积极配合治疗，同时努力培养患者的自理能力。

## 二、常见的关节脱位

### （一）肩关节脱位

### 【病因病理】

肩关节脱位（dislocation of the shoulder）多由间接暴力引起，分为前脱位、后脱位、下脱位和盂上脱位，以前脱位多见。好发于青壮年，男多于女。如当身体侧位倒地时，手掌着地，肩关节外展、外旋，使肩关节前方关节囊破裂，肱骨头突出肩胛盂而出现脱位。也可发生于患者向后倒地时，肱骨后方撞击硬物，肱骨头受到肩峰的阻挡，成为杠杆的支点，迫使肱骨头向前下方脱出。

### 【临床表现】

**1. 局部疼痛、肿胀、功能障碍** 患肢轻度外展不敢活动，以健手托患侧前臂，头和身体向患侧倾斜。

**2. "方肩"畸形** 三角肌塌陷，肩部失去正常轮廓成方肩畸形（图34-20），关节盂空虚。关节盂外可触及肱骨头。

**3. 搭肩试验（Dugas 征）阳性** 即患侧手掌搭到健肩时，肘部不能贴近胸壁；患侧肘部紧贴胸部时，手掌不能搭在健肩上。

### 【治疗要点】

**1. 复位** 诊断明确后，及早进行复位，一般在局麻下行手法复位，常用方法为手牵足蹬法及牵引回旋复位法。

**2. 固定** 复位后用三角巾悬吊上肢，将肩关节固定于内收、内旋位，肘关节屈曲 90°，患侧腋下垫棉垫。

图 34-20 肩关节脱位
"方肩"畸形

**3. 功能锻炼** 固定后，疼痛肿胀减轻，可指导患者健侧缓慢推动患肢外展与内收活动，活动的范围以不引起患肩疼痛为限。3 周后指导患者进行弯腰、垂臂、甩肩锻炼，具体方法：患者弯腰 90°，患肢自然下垂，以肩为顶点做圆锥形环转，开始范围小，逐渐增大画环的范围。4 周后指导患者做手指爬墙和举手摸顶锻炼，恢复肩关节功能。

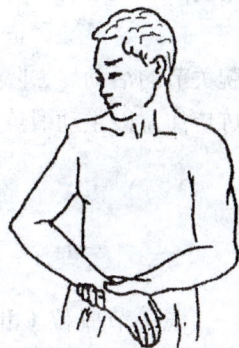

## （二）肘关节脱位

### 【病因病理】

肘关节脱位（dislocation of the elbow）大多由间接暴力引起，以后脱位最为常见。如患者跌倒后，手掌着地，肘关节呈伸直位，前臂旋后位，暴力经前臂传递至尺、桡骨上端，在尺骨鹰嘴处产生杠杆作用，使尺、桡骨近端同时脱向肱骨远端的后方。

### 【临床表现】

1. 肘关节肿胀、疼痛、功能障碍。

2. 肘部变粗，上肢变短，肘后凹陷，鹰嘴后突显著。肘后三角关系失常，肘关节弹性固定于半伸直位，大约 45°。

3. 脱位后，肿胀明显，易压迫周围血管、神经。后脱位时，可合并正中神经或尺神经损伤，正中神经损伤形成典型的"猿手"畸形；尺神经损伤呈现"爪状手"畸形。动脉受压，可出现患肢血液循环障碍，表现为患肢苍白、发冷、大动脉搏动减弱或消失。

### 【治疗要点】

**1. 复位** 置肘关节于半屈曲位，术者一手握患臂腕部，沿前臂纵轴方向牵引，另一手拇指压在尺骨鹰嘴突上，沿前臂纵轴方向做持续推挤，即可复位。手法复位失败者可采用切开复位。

**2. 固定** 复位后用长臂石膏或超关节夹板固定肘关节于屈曲 90°位，再用三角巾悬吊胸前 2 ~ 3 周。

**3. 功能锻炼**　固定期间可做伸掌、伸指、握拳等练习，同时在外固定保护下做肩、腕关节的活动。去除固定后，锻炼肘关节的屈伸、前臂旋转活动及肘关节周围肌力。锻炼应注意以主动锻炼为主，被动活动时动作要轻柔，切忌粗暴。

### （三）髋关节脱位

#### 【病因病理】

髋关节脱位（dislocation of the hip）往往由于强大暴力引起，可根据股骨头的位置分为后脱位、前脱位和中心脱位。其中以后脱位最为常见，约占全部髋关节脱位的85% ~ 90%。如发生交通事故时，当髋关节屈曲或屈曲内收时，暴力从膝部向髋部冲击，使股骨头离开髋臼，冲破后关节囊向后方脱出。

#### 【临床表现】

患侧髋部疼痛，关节功能障碍；伤肢呈屈曲、内收、内旋、缩短畸形（图 34-21）。脱位的股骨头可在臀部触及，大转子上移。可合并股骨头骨骺分离、股骨上段骨折、坐骨神经损伤等，

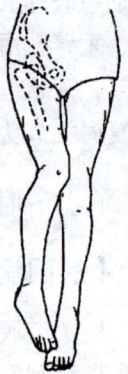

图 34-21　髋关节后脱位典型畸形

#### 【治疗要点】

**1. 复位**　脱位后通常在腰麻或全麻下手法复位，手法复位有提拉法（Allis 法）和旋转法（Bigelow's 法）。

**2. 固定**　复位后用皮肤牵引将患肢固定于外展中立位 3 ~ 4 周，或穿丁字鞋固定 3 ~ 4 周。此期间不能做盘腿、并腿等动作，防止髋关节再次脱位。3 个月患肢不能负重，以免缺血的股骨头受压变形，影响正常的行走功能。

**3. 功能锻炼**　固定期间患者可进行股四头肌收缩锻炼、患肢踝关节的活动及其余未固定关节的活动，3 日后进行抬臀练习，3 周后开始活动关节，4 周后去除皮肤牵引，指导患者扶拐下地活动。3 个月内，患肢不负重，以免股骨头坏死或变形。3 个月后经 X 线检查股骨头血液供应良好者可去拐步行。

# 练习题

## 【A1 型题】

1. 若骨折过度牵引，有可能（　　）
　　A. 拉开碎骨片　　　　　B. 产生肌萎缩　　　　　C. 引起脱钙
　　D. 增加疼痛　　　　　　E. 引起痉挛

2. 导致"爪形手"畸形的主要原因是（　　　）

    A. 肱骨髁上骨折　　　　　　B. 肘关节脱位　　　　　　C. 正中神经损伤

    D. 尺神经损伤　　　　　　　E. 桡神经损伤

3. 骨折的特殊体征是（　　　）

    A. 疼痛、肿胀、功能障碍

    B. 畸形、反常活动、骨擦音

    C. 畸形、功能障碍、反常活动

    D. 肿胀、瘀斑、畸形

    E. 压痛、反常活动、骨擦音

4. 髋关节后脱位可出现（　　　）

    A. 下肢缩短、外旋畸形

    B. 畸形、弹性固定

    C. 压痛和间接压痛

    D. 肿胀和功能障碍

    E. 髋屈曲、内收畸形，下肢延长

5. 临床上最常见的关节脱位部位是（　　　）

    A. 肘关节　　　　　　　　　B. 肩关节　　　　　　　　C. 髋关节

    D. 腕关节　　　　　　　　　E. 下颌关节

6. 石膏固定的目的是（　　　）

    A. 缩短愈合时间　　　　　　B. 维持骨折复位　　　　　C. 预防脱钙

    D. 减少肿胀　　　　　　　　E. 增加患肌力量

## 【A2 型题】

7. 男性患者，35 岁，因肱骨干骨折入院。伤后局部软组织肿胀明显。手法复位后行石膏固定。术后护士应注意观察肢端血运。若有血运障碍，下面哪种说法最不可能发生（　　　）

    A. 疼痛　　　　　　　　　　B. 发绀　　　　　　　　　C. 肿胀

    D. 皮温升高　　　　　　　　E. 脉搏减弱或消失

8. 患者，男，58 岁，诊断为 Colles 骨折。请问该患者可出现的典型畸形是（　　　）

    A. 正面看呈枪刺刀样　　　　B. 正面看呈银叉样　　　　C. 侧面看呈鹰爪样

    D. 局部肿胀　　　　　　　　E. 缩短畸形

9. 患者，男，68 岁，摔倒后出现右髋部疼痛，不能站起行走。体检：右髋部压痛、肿胀，右髋关节活动障碍，右大粗隆上移，右下肢呈外旋位。该患者可能的诊断为（　　　）

    A. 股骨上端骨折　　　　　　B. 骨盆骨折　　　　　　　C. 股骨颈骨折

    D. 尾骨骨折　　　　　　　　E. 髋臼骨折

10. 女患者，前臂行石膏绷带包扎后 1 小时，自觉手指剧痛，护士观察见手指发凉、发绀，不能自主活动。首先考虑是（　　　）

    A. 室内温度过高　　　　B. 石膏绷带包扎过紧　　　C. 神经损伤

    D. 体位不当　　　　　　E. 静脉损伤

## 【A3 型题】

（11 ~ 13 题共用题干）

某男，25 岁，外伤后出现肘部关节肿胀，经诊断为肘关节脱位。

11. 可鉴别肱骨髁上骨折和肘关节脱位的是（　　　）

    A. 手臂功能障碍

    B. 肘部剧烈疼痛

    C. 是否可摸到尺骨鹰嘴

    D. 肘后三角是否失去正常关系

    E. 跌倒后因手掌撑地而受伤

12. 为确诊，需做的检查是（　　　）

    A. 血常规　　　　　　　B. X 光摄片　　　　　　C. CT

    D. B 超　　　　　　　　E. 穿刺

13. 关节脱位的特征性表现为（　　　）

    A. 肿胀　　　　　　　　B. 瘀血　　　　　　　　C. 弹性固定

    D. 疼痛　　　　　　　　E. 活动受限

# 第三十五章　骨和关节感染患者的护理

## 第一节　化脓性骨髓炎

化脓性骨髓炎（suppurative osteomyelitis）是化脓性细菌引起的骨膜、骨皮质和骨髓组织的炎症。根据感染途径不同，可分为血源性骨髓炎、外来性骨髓炎和创伤性骨髓炎。血源性骨髓炎按病情缓急又可分为急性和慢性血源性骨髓炎。

### 一、急性血源性骨髓炎

急性血源性骨髓炎是由身体其他部位化脓性病灶的细菌经血流传播到骨膜、骨皮质和骨髓而引起的急性炎症。多发生于儿童和少年的长骨的干骺端，如胫骨上端、股骨下端、脊椎骨等。

### 【病因】

本病多由身体其他部位的感染灶或外伤引起，最常见的致病菌为金黄色葡萄球菌、乙型溶血性链球菌，其他还有白色葡萄球菌、大肠杆菌、绿脓杆菌和肺炎双球菌等。

### 【病理生理】

基本的病理变化是骨质破坏、骨吸收和死骨形成，同时出现反应性骨质增生。早期以骨质破坏为主，晚期以修复性新生骨增生为主。大量菌栓进入长骨的干骺端，阻塞小血管并迅速导致骨坏死、局部充血和白细胞浸润，后者与骨碎屑形成小脓肿并逐渐增大，使骨腔内压力增高，压迫其他血管，造成更广泛的骨坏死和更大的脓肿。在压力作用下，脓液可蔓延至骨膜下间隙，骨膜被掀起形成骨膜下脓肿，骨膜的掀起阻碍了外层骨密质的血供而使之成为死骨。脓液继续蔓延，可破坏骨髓组织、松质骨和内层密质骨的血液供应，造成大片的骨坏死。在病灶周围的骨膜因炎症和脓液的刺激而生成新骨，包在骨干外层，形成骨

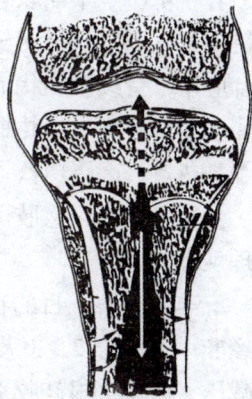

图 35-1　急性血源性骨髓炎
　　　　　的扩散途径

性包壳（图 35-1）。

## 【临床表现】

**1. 局部表现**　患肢局部持续性、进行性加重地疼痛。患者因疼痛而拒绝做主动和被动的活动，从而活动受限。局部皮肤温度增高，数天后局部肿胀、压痛明显。当脓肿穿破骨膜形成软组织深部脓肿时，疼痛反而减轻，但局部红、肿、热、压痛更明显。脓肿穿破皮肤，体温下降，局部形成经久不愈的窦道。若整个骨干受到破坏，则易发生病理性骨折。

**2. 全身表现**　起病急骤，全身中毒症状明显，表现为寒战、高热达 39℃以上，伴有脉速、头痛、呕吐、烦躁不安或惊厥等。重者有昏迷或感染性休克。

## 【辅助检查】

**1. 血液检查**　白细胞计数和中性粒细胞比例升高，红细胞沉降速度加快，血细菌培养可为阳性。

**2. 局部分层穿刺**　抽得脓液、涂片检查发现脓细胞或细菌即可确定诊断。脓液做细菌培养和药物敏感试验，可明确致病菌的种类，指导抗生素的应用。

**3. 影像学检查**

（1）X 线摄片　急性血源性骨髓炎早期无异常发现，发病 2 周后才出现骨质破坏、死骨形成等改变，故对早期诊断意义不大。

（2）CT 检查　较 X 线摄片更早发现急性血源性骨髓炎患者骨膜下脓肿。

## 【治疗要点】

早期诊断、早期治疗，控制并防止炎症扩散，及时切开减压引流脓液，防止死骨形成，继而演变成慢性骨髓炎。

**1. 抗感染**　早期联合应用有效抗生素，根据细菌培养和药物敏感试验结果，选择敏感抗生素。一般选择对金黄色葡萄球菌敏感的青霉素或头孢菌素类与氨基糖苷类抗生素联合应用，持续至症状消失后 3 周左右。

**2. 支持疗法**　高热期间给予补液和补充电解质，维持水、电解质和酸碱平衡。同时给予高热量、高蛋白饮食，必要时多次少量输新鲜血。

**3. 患肢制动**　患肢可用皮肤牵引或石膏托固定于功能位，可缓解疼痛，防止畸形和病理性骨折。

**4. 手术治疗**　目的在于引流脓液、减压和减轻毒血症症状，防止转为慢性骨髓炎。若经非手术治疗 2～3 天仍不能控制炎症，应尽早手术治疗。在病灶处骨密质钻孔、开窗减压，留置 2 根硅胶引流管做连续冲洗和引流。近端放置的细管连接冲洗用的抗生素输液瓶，远端放置的粗管连接负压吸引瓶。引流管留置 3 周，待体温下降或引流液连续 3 次细菌培养均为阴性即可拔除。

## 【常见护理诊断 / 问题 】

**1. 体温过高**　与化脓性感染、毒素吸收等有关。

**2. 疼痛**　与炎性物质刺激、骨髓腔内压力增高、手术创伤等有关。

**3. 躯体移动障碍**　与患肢疼痛、制动、畸形等有关。

**4. 潜在并发症**　皮肤窦道、感染性休克、病理性骨折等。

## 【护理措施 】

### 1. 非手术治疗及术前护理

（1）心理护理　给予患者和家属适当地开导和安慰，分散其注意力，减轻心理压力。

（2）休息与制动　急性期患者需卧床休息，抬高患肢，并用皮牵引或石膏托固定于功能位，促进静脉回流，解除肌肉痉挛和缓解疼痛，并预防畸形和病理性骨折。移动患侧肢体时，应在有效地支撑或扶托下，轻稳地进行，避免患处产生应力而导致疼痛或骨折。

（3）病情观察　观察生命体征、意识、局部症状和体征的变化，若出现意识改变、高热、血压下降等，应警惕感染性休克。

（4）加强营养　鼓励患者摄取高蛋白、高热量、高维生素、易消化饮食，多饮水。必要时遵医嘱行肠内或肠外营养，输注全血、血浆或白蛋白等。

（5）实施药物治疗　遵医嘱给予有效的抗生素，用药越早，效果越好。多种药物联合应用时，应注意配伍禁忌，并安排好用药次序和用药时间，以维持有效的血药浓度。

（6）功能锻炼　病情允许时，指导患者进行功能锻炼，以预防肌肉萎缩和关节畸形，但负重活动须待 X 线片显示骨包壳坚固时方可进行，以防过早负重导致病理性骨折。

### 2. 术后护理

（1）手术后常规护理　参考第三十四章骨关节损伤患者的护理。

（2）引流灌洗护理　①应妥善接好冲洗管和引流管，进水管应高出床面 60 ~ 70cm，引流袋应低于患肢 50cm，以防引流液逆流。②保持进水管通畅、出水管处于负压状态，防止管道受压或折扭。③记录并观察引流液的颜色、性质，检查敷料，注意有无渗漏。④遵医嘱滴注含抗生素溶液，每日 1500 ~ 2000mL，术后 24 小时内滴注速度可稍快，以后根据引流液的性质调节滴注速度。⑤若连续冲洗时间达到 3 周或经冲洗后体温恢复正常、引出液清亮、连续 3 次细菌培养结果阴性，应做好拔管准备（图 35-2）。

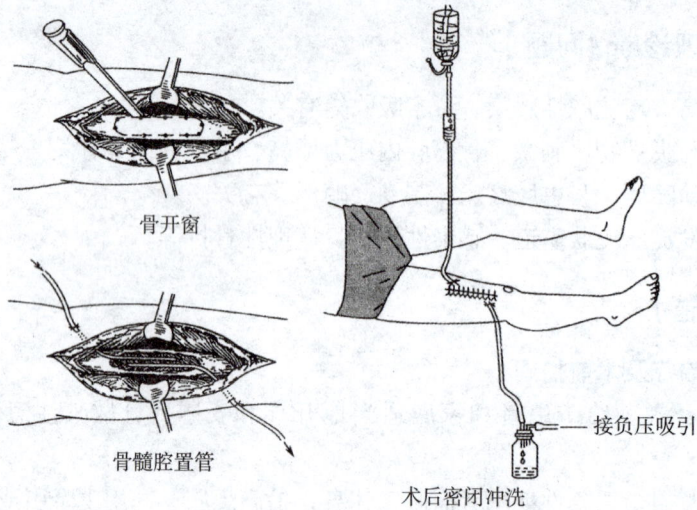

图 35-2 闭式冲洗、负压引流术示意图

**【健康指导】**

**1. 康复指导** 指导患者和家属出院后继续高营养饮食，以增强机体的免疫力。有计划地进行功能锻炼，日常活动时注意预防意外伤害，以防发生病理性骨折。

**2. 治疗指导** 继续服用抗生素，没有医嘱不可随意停药，以防骨髓炎转变成慢性，遵医嘱拍摄 X 线片，以观察治疗效果。

## 二、慢性血源性骨髓炎

急性血源性骨髓炎在急性感染期未能彻底控制或反复发作，遗留死骨、无效腔和窦道，即为慢性血源性骨髓炎。

**【病因病理】**

本病大多继发于急性血源性骨髓炎，少数是由于低毒性细菌感染，在发病期即表现为慢性骨髓炎。病理特点为急性炎症消退后，局部留有大小不等的死骨，在其周围有广泛的新生骨包壳及无效腔；慢性窦道经久不愈。窦道口周围的皮肤长期受到炎性分泌物的刺激可发生鳞状上皮癌。

**【临床表现】**

病变静止阶段可无症状，患者可有患肢变形，关节僵硬、畸形及经久不愈的窦道。急性发作时可伴有发热、局部肿胀、疼痛。

**【辅助检查】**

X 线摄片显示骨干失去原有外形，骨质增厚、硬化，包壳形成，有死骨或无效腔等。窦道造影可显示脓腔窦道。CT 检查可检出病变情况。

## 【治疗要点】

本病以手术治疗为主，有死骨、无效腔及窦道形成时均应手术治疗。原则是清除死骨、炎性肉芽组织和消灭无效腔。手术方法一般行病灶清除术、蝶形手术或带蒂肌瓣填塞术等。

# 第二节　化脓性关节炎

化脓性关节炎（suppurative arthritis）是指发生于关节腔内的化脓性感染，常见于营养不良的小儿，男性多于女性，好发于髋关节和膝关节。

## 【病因】

本病最常见的致病菌为金黄色葡萄球菌，其次是溶血性链球菌、肺炎双球菌、淋病双球菌、大肠杆菌、白色葡萄球菌等。致病菌多由局部感染灶侵入血液循环，播散至关节内，或由临近关节内的感染灶直接蔓延至关节，或由开放性关节损伤后继发感染引起关节内感染。

## 【病理生理】

根据病变进展可分为 3 个阶段：①浆液性渗出期：关节腔内滑膜充血、水肿，白细胞浸润及浆液性渗出。此期渗出液中含大量白细胞，但软骨尚未被破坏，若能及时、正确治疗，关节功能可完全恢复。②浆液纤维素性渗出期：随着炎症逐渐加重，渗出液增多、混浊，纤维蛋白大量渗出并沉积在关节软骨上，造成关节粘连。此期部分病理变化为不可逆，可遗留不同程度的关节功能障碍。③脓性渗出期：关节腔内渗出液转为脓性，炎症侵入软骨下骨质，滑膜和关节软骨被破坏。关节周围软骨发生蜂窝织炎，修复后关节重度粘连呈纤维性或骨性强直，治愈后遗留重度关节功能障碍。

## 【临床表现】

**1. 症状**　起病急骤，全身不适，乏力，食欲不振，寒战，高热，体温可达 39℃以上。可出现谵妄、昏迷，小儿多见惊厥。病变关节处疼痛剧烈。

**2. 体征**　病变关节功能障碍，活动受限。局部有明显的红、肿、热、痛表现。发生于膝关节可出现浮髌试验阳性。患者为避免疼痛，常拒绝做相关关节的检查。

## 【辅助检查】

**1. 实验室检查**　白细胞计数和中性粒细胞计数比例增高，红细胞沉降率增快。

**2. 影像学检查**　X 线摄片早期可见关节肿胀、积液，关节间隙增宽；后期关节间隙变窄或消失，关节面毛糙，甚至发生骨质破坏或增生、畸形或骨性强直。

**3. 关节腔穿刺**　穿刺抽液呈浆液性、纤维蛋白性或脓性，镜下可见大量脓细胞，细菌培养可明确致病菌。

## 【治疗要点】

### 1. 非手术治疗

（1）全身治疗 早期、足量、全身性使用抗菌药物，可根据关节液细菌培养及药物敏感试验结果选择和调整敏感的抗生素；同时行全身支持疗法以提高全身抵抗力。

（2）局部治疗 可采用关节腔内注射抗生素和关节腔灌洗等方法，直至关节积液消失、体温正常、细菌培养阴性后停止灌洗或冲洗。

### 2. 手术治疗 可采用关节切开引流，彻底清除关节腔内的坏死组织、纤维素沉积物等。重度关节功能障碍可采用关节矫形术如关节融合术或截骨术治疗。

## 【护理措施】

参见本章"急性化脓性骨髓炎"相关内容。

## 【健康指导】

参见本章"急性化脓性骨髓炎"相关内容。

# 第三节　骨和关节结核

骨和关节结核（bone and joint tuberculosis）是一种继发性的结核病，好发于儿童和青少年，30岁以下患者占80%。常发部位主要是一些负重、活动多、易于发生创伤的部位，其中脊柱结核占50%，其次是膝关节、髋关节和肘关节结核。

## 【病因】

本病继发于肺结核和消化道结核的活动期，但也可见于原发病灶的静止期，甚至是原发病痊愈多年后。

## 【病理生理】

结核分枝杆菌经血液循环侵入骨质或滑膜，当机体抵抗力下降时可引起骨结核或滑膜结核，也可发展为全关节结核。受累的骨和关节出现结核性浸润、肉芽增生、干酪样坏死及寒性脓肿、窦道等。晚期可导致病理性关节脱位、骨折、肢体畸形或残废。

## 【临床表现】

### 1. 全身症状 起病缓慢，可有低热、夜间盗汗、疲乏、食欲不振、消瘦、贫血等结核中毒症状。

### 2. 局部表现和体征

（1）脊柱结核 脊柱生理弯曲发生改变，以胸段后突畸形明显，呈"驼背"。由于病变的椎间盘压迫脊髓，出现肢体感觉、运动和括约肌功能障碍，甚至完全性截瘫。局部可有压痛和叩击痛。

（2）**髋关节结核**　早期患肢外旋、外展、屈曲，相对变长，可有跛行，检查时可见托马斯征（Thomas 征）阳性（图 35-3）；后期由于关节面软骨破坏，患肢出现内旋、内收、屈曲畸形，相对变短。髋关节前后方有压痛，粗隆部可有叩击痛、关节运动障碍等。

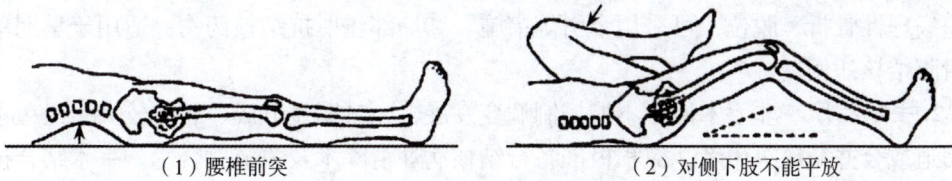

（1）腰椎前突　　　　　　　　　　（2）对侧下肢不能平放

**图 35-3　托马斯征阳性表现**

（3）**膝关节结核**　局部肿胀呈梭形，呈"鹤膝"畸形。晚期全关节结核时，局部疼痛明显，患儿常有"夜啼"，膝关节处于屈曲位，当十字韧带被破坏时，发生膝关节脱位，小腿向后方移位，呈膝外翻畸形。

（4）**肩关节结核**　肩关节外展、外旋受限，三角肌萎缩。

（5）**寒性脓肿和窦道**　脊柱结核可沿肌及筋膜间隙向远处流注；髋关节结核脓肿多在股三角区或臀部；膝关节和肩关节结核脓肿形成后一般局限在局灶附近。寒性脓肿破溃后形成经久不愈的窦道，易合并其他感染。

## 【辅助检查】

**1. 实验室检查**　血沉加快，脓液结核杆菌培养阳性率为 70% 左右。

**2. 影像学检查**　X 线或 CT 检查对该病的诊断非常重要，早期为骨质疏松，关节间隙及椎间隙的狭窄模糊，继之见骨纹理紊乱、密度减低、溶骨、死骨、新生骨、骨空洞、脓肿阴影等改变。核素骨显像可以早期显示病灶。

**3. 超声波检查**　可以探查深部寒性脓肿的位置和大小。

**4. 关节镜检查及滑膜活检**　对诊断滑膜结核有价值。

## 【治疗要点】

### 1. 非手术治疗

（1）**全身治疗**　①卧床休息：适当限制活动，以缓解疼痛，防止感染蔓延扩散，防止病理性脱位或骨折，保持患肢功能位，防止关节畸形。②改善营养状况：给予高蛋白、高热量、富含维生素、易消化的食物，纠正贫血。③抗结核治疗：一线抗结核药物包括异烟肼、利福平、乙胺丁醇。为了提高疗效并防止长期单味抗结核药所产生的耐药性，一般主张联合用药，异烟肼加利福平或异烟肼加乙胺丁醇，严重患者可以三种药物同时应用。注意观察药物的副反应，如利福平对肝有毒性作用，乙胺丁醇偶见视神经损害。抗结核药还包括对氨基水杨酸钠或阿米卡星，适用于结核病的全身症状明显者及高热不退者，静脉用药控制在 2 周以内。抗结核治疗满 2 年后，可根据下列标准停药：全身情况良好，体温正常；局部症状消失，无疼痛，窦道闭合；X 线示脓肿消失或已钙化；连续测 3 次血沉均正常；起床活动 1 年等。④控制细菌感染：伴有混合感染者，急性期应给予抗生素治疗。

（2）**局部治疗**　①局部制动：为保证病变部位的休息和减轻疼痛，可用石膏、支架固定。一般小关节结核固定期为 1 个月，大关节结核延长至 3 个月。为防止关节畸形，防止病理性骨折、脱位，可采用牵引等措施。②局部注射抗结核药物：适用于早期单纯性滑膜结核病例。

**2. 手术治疗**　非手术治疗不能控制病变发展、死骨明显形成、脓肿较大、经久不愈的窦道或合并截瘫等患者，应积极准备行结核病灶清除术及关节融合术。手术结合抗结核药物全身或局部治疗效果更好。

## 【常见护理诊断 / 问题】

**1. 疼痛**　与局部肿胀、炎症反应等有关。

**2. 有皮肤完整性受损的危险**　与脓肿破溃、窦道排脓等有关。

**3. 焦虑、恐惧**　与治疗时间长、易于复发有关。

**4. 潜在并发症**　截瘫、关节脱位、畸形等。

## 【护理措施】

**1. 非手术治疗及术前护理**

（1）**休息与制动**　保持病房整洁、安静、空气流通、阳光充足，叮嘱患者注意休息，必要时要求患者卧床休息。

（2）**饮食护理**　给予高热量、高蛋白、高维生素饮食，并注意膳食结构和营养搭配，适当增加牛奶、豆制品、蛋、鱼、瘦肉等摄入量，多食新鲜蔬菜及水果等。

（3）**用药护理**　遵医嘱给予抗结核药物，并指导患者按时、按量、按疗程用药，一般需要坚持用药至少 2 年。对存在化脓菌混合感染者，遵医嘱给予抗生素，并送脓液做细菌培养和药物敏感试验，以指导抗生素的应用。

（4）**心理护理**　根据患者的心理状态，采取适当的护理措施。给患者和家属讲解骨与关节结核的有关知识，使其对疾病有充分的了解，正确地面对现实，减轻焦虑和恐惧，保持稳定的情绪和平和的心态，积极配合治疗和护理。

**2. 术后护理**

（1）**体位**　手术后安置患者卧硬板床，取平卧位，待麻醉作用消失、血压平稳后，再根据手术的部位和术式调整适当体位。脊柱结核手术后，可改侧卧位或俯卧位，但必须保持脊柱伸直，避免扭曲；髋关节结核手术后，置患肢外展 15°、伸直中立位；膝关节结核手术后，置下肢抬高、膝关节屈曲 10°～15°位。

（2）**病情观察**　监测生命体征，必要时进行连续心电监护。胸椎结核术后，若患者出现胸闷、术侧呼吸音减低且叩诊呈鼓音，应考虑气胸，立即报告医师，必要时行胸膜腔闭式引流术。若患者出现意识改变、尿量减少、肢体发凉、皮肤苍白、毛细血管充盈时间延长等，应考虑循环血量不足，及时通知医师并协助处理。

术后应遵医嘱继续给予抗结核药物3~6个月，有化脓菌混合感染者，继续应用抗生素治疗。告知患者继续抗结核治疗的重要性，并指导患者坚持用药，注意药物的不良反应，一旦发现异常，及时就诊。

观察敷料固定是否牢靠，有无渗血、渗液；切口有无红、肿、热、痛等感染征象。一旦发现异常，立即报告医师并协助处理。

脊柱病灶清除术后，翻身要稳而轻，采取"轴线翻身"，注意保证脊柱在一直线上，不能使脊柱扭转。

若病情允许，应根据具体情况，指导患者进行功能锻炼。如腰椎结核手术后，第2日可进行直腿抬高练习，活动下肢各关节，以防止肌肉萎缩、关节粘连。功能锻炼的强度应视病情而定，并遵循"循序渐进、持之以恒"的原则。

如休息与制动、加强营养、皮肤护理、生活照料等。

1. 加强结核病防治宣传工作。
2. 加强营养，多食高蛋白、高热量、富含维生素饮食，以增强机体抵抗力。
3. 告知患者遵医嘱坚持服药，注意药物的毒副作用，如出现耳鸣、听力异常，以及肝、肾损害及多发性神经炎，应及时复诊。
4. 帮助患者及家属了解功能锻炼的正确方法，最大限度恢复关节功能。

1. 急性血源性骨髓炎好发于下列哪个年龄段（　　　）
   A.1~3岁儿童　　　　　　B.3~15岁儿童　　　　　　C.15~25岁
   D.25~40岁　　　　　　　E.40岁以上
2. 急性血源性骨髓炎最常见的致病菌为（　　　）
   A. 大肠杆菌　　　　　　　B. 乙型链球菌　　　　　　C. 金黄色葡萄球菌
   D. 肺炎球菌　　　　　　　E. 绿脓杆菌
3. 化脓性关节炎最常见的部位是（　　　）
   A. 肩关节和肘关节　　　　B. 肘关节和膝关节　　　　C. 髋关节和膝关节
   D. 髋关节和踝关节　　　　E. 膝关节和踝关节
4. 急性骨髓炎应用抗生素治疗时，下列哪项是错误的（　　　）
   A. 早期用药　　　　　　　B. 联合用药
   C. 根据药物敏感试验结果用药

D. 体温平稳 3 天后，停止使用抗生素

E. 大量抗生素治疗不能控制时，应采用局部钻孔引流

5. 采用局部持续冲洗与引流时，出现下列哪项情况可以拔管（　　）

    A. 白细胞恢复正常范围

    B. 引流液连续细菌培养 3 次为阴性

    C. 疼痛消失 3 天

    D. 体温平稳 3 天后

    E. X 线摄片无异常改变

6. 女性，18 岁，非常瘦弱，诊断为腰椎结核。体检：脊椎后凸畸形，弯腰动作受限，腹股沟区有肿物，局部无发红、发热表现，穿刺抽出灰白色脓液，应考虑是（　　）

    A. 骨肿瘤　　　　　　　B. 脊椎结核　　　　　　C. 化脓性脊髓炎

    D. 腹股沟寒性脓肿　　　E. 髋关节结核

7. 患儿，男，15 岁，出现高热、左膝上剧痛 3 天。体检：左大腿下端明显肿胀，局部皮温增高，行局部分层穿刺，在骨膜下抽出淡黄色浑浊液体。应用大剂量抗生素治疗 3 天仍不见好转。该患者最可能的诊断是（　　）

    A. 膝关节类风湿性关节炎

    B. 左股骨慢性血源性骨髓炎

    C. 膝关节关节结核

    D. 左股骨急性血源性骨髓炎

    E. 左膝关节化脓性关节炎

（8～10 题共用题干）

男性，12 岁，右股骨下端疼痛伴高热 39.9℃，已 6 天，怀疑为急性化脓性骨髓炎。

8. 体格检查时最有参考意义的发现是（　　）

    A. 体温高，右股骨下端皮温高

    B. 右股骨下端（干骺端）深压痛

    C. 右股骨下端肿胀，膝关节功能受限

    D. 呼吸急促，32 次 / 分钟

    E. 脉搏加快，122 次 / 分钟

9. 最有帮助的辅助检查是（　　）

    A. X 线摄片　　B. 血培养　　　　C. 血沉　　　　　D. 局部穿刺　　　E. 血常规

10. 一旦确诊，最合适的治疗方法是（　　）

    A. 卧床休息　　　　　　B. 大量抗生素　　　　　C. 制动

    D. 全身支持疗法　　　　E. 抗生素 + 钻孔引流

骨肿瘤是指发生于骨骼或其附属组织（血管、神经、骨髓）的新生物。骨肿瘤按肿瘤来源分原发性和继发性两大类。根据肿瘤细胞来源可分为成骨性、软骨性、纤维性、骨髓性、脉管性和神经性等。

本病病因不明，许多肿瘤发生于长骨的干骺端，如股骨下端、胫骨上端和肱骨上端，而骨骺则很少受影响。

骨肿瘤的外科分期是将外科分级（grade G）、肿瘤区域（territory T）、有无转移（metastasis M）结合起来进行的。依据外科分期，制订手术方案。一般来说，治疗以手术为主，良性骨肿瘤要采取局部刮除或外生肿瘤切除治疗；恶性肿瘤宜采取以手术为主，化疗、放疗和生物治疗为辅的综合治疗。

骨软骨瘤又称外生骨疣，是一种常见的良性肿瘤。多发生于青少年，男多于女。好发于长骨的干骺端，以股骨远端、胫骨近端和肱骨近端最为多见。

骨软骨瘤不属于严格意义上的肿瘤，其实质上是骨生长方向的异常和长骨干骺区再塑型的错误。瘤体有软骨帽和一个从骨侧面突出的骨组织，其结构包括正常骨组织和覆盖在上面的软骨帽（图36-1）。因其有自身的骨骺板，所以到生长年龄结束时，骨软骨瘤生长也停止，极少数骨软骨瘤可恶变。本病可有单发性及多发性，以单发多见；多发有遗传倾向，并影响骨骺发育或产生肢体畸形，称为多发性遗传性骨软骨瘤病，多发性比单发性的恶变机会更大。

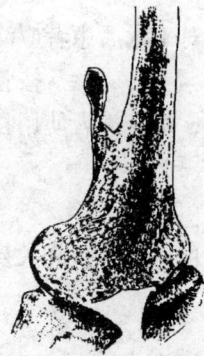

图36-1 股骨下端骨软骨瘤

骨软骨瘤可长期无自觉症状。

多在无意中发现。

骨性包块生长缓慢，只是增大到因压迫周围血管、神经、肌腱时，才会产生疼痛或出现相应的压迫症状，如腰椎的骨疣可发生马尾神经的压迫症状。

骨软骨瘤可影响正常骨的生长，可致肢体畸形、病理性骨折。足和踝部的肿块增大会使走路和穿鞋困难，有的可并发滑囊炎；偶可继发为软骨肉瘤。

X线检查显示长管状骨干骺端有蒂状、鹿角状或血丘状骨性突起，其皮质和骨松质与正常骨相连，软骨帽可呈不规则钙化。

骨软骨瘤唯一有效的治疗方法是手术切除。目前提倡单发性骨软骨瘤一经确诊，就应择期手术切除；多发性骨软骨瘤病变数目多，难以一次性手术切除，只能选择性地切除有症状或妨碍关节运动和伴发肢体畸形的骨软骨瘤。切除范围从基底部周围的正常骨组织开始，包括纤维膜、滑囊、软骨帽以及肿瘤一并彻底切除，以免复发。

与担心疾病预后有关。
与病变局部肢体功能受损、疼痛有关。
病理性骨折、肢体畸形、恶变。

减轻焦虑，缓解疼痛，加强营养，有骨折倾向患者减少活动。
对于无症状患者应注意观察肿块的大小、生长速度、是否影响关节功能。对于术后患者应注意观察伤口情况、伤肢运动及感觉是否异常等。
按骨科手术做好术前准备；术后应抬高患肢，以利消肿；提供无障碍环境，教会患者使用拐杖，注意保护患肢，预防患肢产生病理性骨折。

向患者提供相关疾病知识，指导患者术后早期进行功能锻炼。

骨巨细胞瘤为常见的原发性骨肿瘤之一，好发于 20～40 岁的青壮年，女多于男。骨巨细胞瘤的原发部位多在骨骺，随病灶的扩大逐渐侵及干骺端。骨巨细胞瘤多侵犯长骨，以股骨远端及胫骨近端为最多。

### 【病理】

骨巨细胞瘤的瘤组织内血供丰富，质软而脆，似肉芽组织，有纤维机化区及出血区。来源尚不清楚，可能起源于骨髓间叶组织，由间质细胞和多核巨细胞构成。生物学特性介于恶性与良性肿瘤之间。骨巨细胞瘤具有较强侵袭性，对骨质的溶蚀破坏作用大，刮除术后复发率高，少数可出现局部恶性变或肺转移（所谓良性转移）。现认为骨巨细胞瘤为低度恶性或潜在恶性的肿瘤（图36-2）。

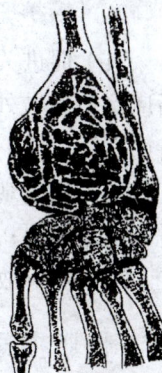

图36-2　桡骨远端骨巨细胞瘤

### 【临床表现】

本病主要表现为局部疼痛和肿胀，其严重程度与肿瘤生长的速度有关。局部包块压之有乒乓球样感觉，并有压痛和皮温增高。侵及关节可导致关节功能障碍甚至病理性骨折。躯干骨发生肿瘤，可产生相应的症状，如骶前肿块可压迫骶丛神经，引起剧痛，压迫直肠造成排便困难等。

### 【辅助检查】

X线检查显示病灶位于骨端，呈偏心性溶骨性破坏，病灶区骨皮质膨胀变薄，呈肥皂泡样改变，无骨膜反应。

### 【治疗要点】

本病以手术治疗为主，局部手术刮除，加灭活处理，冲洗净后再植入自体骨的松骨质或骨水泥填充瘤腔，易复发。若复发，宜做肿瘤段切除，行假体植入术。恶性无转移者，可采用广泛切除或截肢术。化疗无效，放射疗法虽有效，但照射后易发生肉瘤变。

### 【常见护理诊断/问题】

1. **疼痛**　与肿瘤压迫周围组织有关。
2. **躯体活动受限**　与疼痛、手术治疗及肢体功能障碍有关。
3. **潜在并发症**　病理性骨折、肢体畸形。

### 【护理措施】

**1. 术前护理**

（1）**缓解疼痛**　向患者解释疼痛的原因，安慰患者。指导患者避免诱发或加重疼痛，如患肢制动，避免碰触病变部位等。必要时遵医嘱给予镇痛药物。

（2）**预防病理性骨折**　应观察患肢疼痛和肿胀情况、关节活动受限程度，注意保护患肢，预防病理性骨折。提供无障碍环境，教会患者使用拐杖。

**2. 术后护理**

（1）促进关节功能恢复：根据手术性质、部位安排术后体位，如人工髋关节置换术后应保持患肢外展中立位；膝关节置换术后保持膝关节屈曲10°，两侧要放置沙袋以保持中立位。

（2）病情观察和护理：观察伤口情况，预防伤口感染；严密观察肢端血运和患肢感觉、运动情况；观察引流液的色、质、量，保持引流通畅。抬高患肢，以利消肿。

（3）做好放疗并发症的预防和护理。

## 【健康指导】

指导患者术后功能锻炼，预防肌肉萎缩及关节僵硬。

# 第三节　骨肉瘤

骨肉瘤又称为成骨肉瘤，是最常见的原发性恶性骨肿瘤，恶性程度高，预后差，好发于10～20岁青少年的长管状骨的干骺端，约70%发生在股骨远端和肱骨近端。血液循环转移以肺最为多见。

## 【病理】

骨肉瘤生长迅速，恶性瘤细胞是从间质细胞系发展而来，由于肿瘤经软骨阶段直接或间接形成肿瘤骨样组织和骨组织，因此又称为成骨肉瘤（图36-3）。

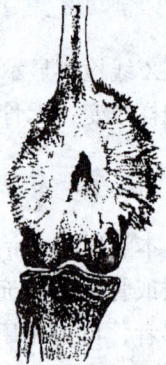

图36-3　股骨下端骨肉瘤

## 【临床表现】

**1. 局部疼痛**　肿瘤部位发生不同程度的疼痛是骨肉瘤最常见和明显的症状，由膨胀的肿瘤组织破坏骨皮质，刺激骨膜神经末梢引起。最初呈间歇隐痛，逐渐转为持续性剧痛，夜间疼痛为甚。

**2. 肿块**　局部可出现肿胀，在肢体疼痛部位触及肿块，触之硬度不一，伴明显的压痛。肿块表面皮温增高和浅表静脉显露，可出现震颤和血管杂音。肿块增大到一定程度可造成关节活动受限。瘤体部位可伴有病理性骨折。

**3. 全身状况**　患者全身状况较差，恶病质表现为发热、不适、体重下降、贫血以至衰竭。

## 【辅助检查】

**1. 实验室检查**　血清碱性磷酸酶、乳酸脱氢酶中度至大幅度升高，与肿瘤细胞的成骨活动有关。术后碱性磷酸酶可下降至正常水平。

**2. X线检查**　长管状骨干骺端骨质呈浸润性破坏，边界不清，可见排列不整齐、结构紊乱的肿瘤骨。骨膜下的三角状新骨称 Codman 三角。若恶性肿瘤生长迅速，超出骨皮质范围，同时血管随之也长入，沿新血管沉积的反应骨和肿瘤骨，呈"日光放射"现象。

**3. 核素骨显像** 可确定肿瘤的大小及发现转移病灶。

## 【治疗要点】

早期诊断、早期治疗，可提高存活率。采用以手术治疗为主的综合治疗，术前大剂量化疗 8 周，然后做瘤段切除后假体植入或异体半关节移植等保肢手术，无保肢条件者行截肢术，术后再继续化疗。随着骨肉瘤综合疗法的发展，治愈率不断提高，5 年生存率已达 50% 以上。

## 【常见护理诊断/问题】

**1. 焦虑、恐惧** 与担心疾病预后有关。

**2. 疼痛** 与肿瘤侵犯骨组织有关。

**3. 躯体活动障碍** 与疼痛及肢体功能障碍有关。

**4. 潜在并发症** 病理性骨折、术后残疾等。

## 【护理措施】

**1. 术前护理**

（1）心理护理 给患者安慰和心理支持，消除其恐惧和焦虑，使患者情绪稳定，积极配合治疗，乐观地对待疾病和人生。

（2）有效止痛 提供患者增进舒适的方法，如选择舒适的体位，指导患者做肌肉松弛活动，安排消遣活动，如看电视、阅读书报等，以转移患者注意力。按医嘱适当给予止痛药物，可用 WHO 推荐的癌性疼痛三阶梯疗法处理。

（3）术前准备 对患者所需做的诊断性检查项目，如穿刺活检或切开活检，耐心解释检查的目的和必要性，以减轻患者焦虑，使其能主动配合。为防止术后伤口感染，术前 3 天每天用肥皂水清洗局部，术前 1 天用肥皂水清洗后剃去手术区域的汗毛，清洗擦干后用碘伏消毒，并以无菌巾包扎。术前 2 周开始指导患者做患肢肌肉的等长收缩锻炼，为手术后康复打基础。

（4）饮食和营养 肿瘤患者的营养状况往往较差，应给予高热量、高蛋白、高维生素饮食，必要时可采用静脉补充营养，以改善其营养状况，提高抗病能力。

> 知识链接

> **"三级止痛"方案**
>
> 一级止痛：疼痛一般，使用非吗啡类药物，如阿司匹林加辅佐剂（非类固醇类抗炎药物）。

二级止痛：中等持续性疼痛，使用弱麻醉药，如可待因加阿司匹林加辅佐剂。

三级止痛：强烈持续性疼痛，使用强麻醉药，如吗啡加非麻醉剂加辅佐剂。

### 2. 术后护理

（1）**病情观察**　密切观察患者的体温、脉搏、呼吸、血压。观察患肢有无疼痛及程度变化。伤口内引流管是否妥善连接无菌瓶，创口有无渗液、渗血，渗出量及其性质。观察局部灭活后的组织反应、肿胀程度、皮肤的血运和温度、有无全身反应。若创口处包扎过紧，可出现远端肢体肿胀、感觉和运动异常、毛细血管充盈迟缓等，应及时放松。

（2）**安排合适体位**　抬高患肢，各关节保持功能位，如膝部手术后，膝关节屈曲15°，踝关节屈曲90°，髋关节外展中立或内旋，防止发生内收、外旋脱位。

（3）**疼痛护理**　手术后的切口疼痛可影响患者生命体征的平稳及饮食、睡眠和休息，从而影响伤口愈合，故应重视术后的疼痛控制，积极采取止痛措施。

（4）**功能锻炼**　术后48小时开始肌肉的等长收缩，以改善血液循环，增加肌肉力量，防止肌肉萎缩和关节粘连。行人工关节置换术者，术后一般不需要外固定，2～3周后开始关节的功能锻炼；术后3周可进行患处远侧和近侧关节的活动；术后6周进行重点关节的活动，加大活动范围。有条件时可辅助理疗或利用器械进行活动。

（5）**生活护理**　恶性骨肿瘤患者由于疾病本身以及手术或化疗反应的影响，生活自理能力下降，应加强护理，满足其个人卫生及其他生活需要。

（6）**化疗患者的护理**　见第十章肿瘤化疗患者的护理。

（7）**截肢术后患者的护理**　①心理护理：截肢术后，患者身体外观发生变化，对患者心理造成极大的打击，患者往往产生压抑、悲哀情绪，要理解患者的烦躁、易怒行为，鼓励家属多关心患者，给予心理和精神上的支持。鼓励患者正确面对现实，积极参加社会活动，逐渐恢复正常的生活。②伤口的护理：注意肢体残端的渗血情况，床边常规备止血带，以防残端血管结扎线脱落导致大出血。观察创口引流液的量和性质，渗血较多者可用棉垫和弹性绷带加压包扎。若创口出血量大，立即在肢体近侧扎止血带，及时告之医生并协助处理。③幻肢痛的护理：幻肢痛是患者感到已切除的肢体仍然有疼痛或其他异常感觉。说服患者正确面对现实，接受截肢的事实。可对残肢端进行热敷，加强残肢运动，感到疼痛时让患者自己轻轻敲打残肢端，从空间和距离的确认中慢慢消除幻肢感，从而消除幻肢痛。必要时可使用镇静剂、止痛药。对于长期的顽固性疼痛可行神经阻断手术。④残肢锻炼：大腿截肢的患者易出现屈髋外展畸形，要及早进行内收后伸的练习。一般在2周拆线后，佩带临时假肢，以促使早期功能锻炼，消除水肿，促进残端成熟。为了增强肌力、保持关节活动范围，鼓励患者使用辅助设备（如扶车、拐、手杖、吊架）。鼓励患者早期下床活动，反复进行肌肉强度和平衡锻炼，为安装假肢做准备。

## 【健康指导】

1. 指导患者保持情绪稳定，消除对疾病的恐惧等心理反应，积极、乐观地面对生活，树立战胜疾病的信心，配合长期治疗。

2. 说明保证营养物质摄入和增强免疫力的重要性。合理使用药物镇痛或其他综合镇痛法，以减轻或消除疼痛。

3. 指导患者正确使用各种助行器，如拐杖、轮椅等，锻炼使用助行器的协调性、灵活性，尽快适应新的行走方式。

4. 按照出院医嘱，定期复查和化疗。若发现特殊情况和病情变化应随时复诊。

# 练习题

## 【A1 型题】

1. 恶性骨肿瘤的诊断中最主要的依据是（　　　）

　　A. 病理组织学检查　　　　B. 明显的体征　　　　C. X 线或同位素检查

　　D. 有关的化验检查　　　　E. CT

2. 恶性骨肿瘤的 X 线表现主要为（　　　）

　　A. 边缘不清楚，骨质破坏，骨膜反应明显

　　B. 边缘清楚，骨质破坏，骨膜反应明显

　　C. 边缘不清楚，骨质增生，无骨膜反应

　　D. 边缘不清楚，骨质破坏，无骨膜反应

　　E. 以上均不对

3. 骨肉瘤的诊断依据中，最重要的是（　　　）

　　A. 好发于长骨干骺端

　　B. 好发于青少年

　　C. 肿瘤出血坏死

　　D. 肉瘤细胞产生骨组织

　　E. 肿块

4. 最常见的良性骨肿瘤（　　　）

　　A. 骨肉瘤　　　　　　　　B. 骨软骨瘤　　　　　　C. 软骨肉瘤

　　D. 骨样骨瘤　　　　　　　E. 骨巨细胞瘤

5. 最常见的恶性骨肿瘤（　　　）

　　A. 骨疣　　　　　　　　　B. 软骨瘤　　　　　　　C. 骨肉瘤

　　D. 骨巨细胞瘤　　　　　　E. 骨样骨瘤

6.关于骨巨细胞瘤的描述哪一项不恰当（　　　）

　　A.多见于年轻的成人

　　B.属于潜在恶性

　　C.分级对治疗有指导意义，完全以此来判断其良恶性

　　D.好发于股骨下端或胫骨上端

　　E.X线表现为偏心性溶骨性破坏，骨端呈肥皂泡样膨胀，骨密质变薄。

7.关于骨肉瘤描述哪一项是错误的（　　　）

　　A.骨肉瘤为原发性恶性骨肿瘤中最常见的肿瘤

　　B.多见于年轻人

　　C.有血沉增加、碱性磷酸酶增加

　　D.骨肉瘤通过血液转移，转移至肺部多见

　　E.骨肉瘤患者若经拍片及B超等检查无转移病灶可考虑不用化疗，可用局部切除或截肢即可

### 【A2 型题】

8.患者，女，18岁，右大腿下端肿痛两月余，摄片见股骨下端有边界不清的骨质破坏区，骨膜增生及放射状阴影，两端可见骨膜三角，最可能的诊断是（　　　）

　　A.骨结核　　　　　　　B.骨髓炎　　　　　　　C.骨肉瘤

　　D.骨巨细胞瘤　　　　　E.骨软骨瘤

9.患者，女，20岁，右胫前有一鸡蛋大小隆起，质硬，边界不清，局部剧痛，夜间痛为甚，皮温高，X线摄片有骨膜反应。首先考虑为（　　　）

　　A.骨结核　　　　　　　B.骨髓炎　　　　　　　C.骨肉瘤

　　D.骨巨细胞瘤　　　　　E.骨软骨瘤

10.患者，男，40岁，右胫前有一小隆起，质硬，X线检查肿块边界不清，骨端偏心性溶骨性破坏而无骨膜反应；骨皮质膨胀变薄，呈肥皂泡样改变。应考虑为（　　　）

　　A.骨结核　　　　　　　B.骨髓炎　　　　　　　C.骨肉瘤

　　D.骨巨细胞瘤　　　　　E.骨软骨瘤

11.患者，女，18岁，上体育课时无意发现，左大腿下端有一拇指大小包块，质硬，无痛，X线检查提示股骨下端有一蒂状、鹿角状骨性突起。与周围骨质边缘清楚，无骨膜反应。应考虑为（　　　）

　　A.骨结核　　　　　　　B.骨髓炎　　　　　　　C.骨肉瘤

　　D.骨巨细胞瘤　　　　　E.骨软骨瘤

12.患者，女，18岁，右大腿下端骨软骨瘤，拟行手术治疗。以下护理哪项不妥（　　　）

　　A.按医嘱注射术前针或给口服药

　　B.手术前晚按医嘱给患者服安眠药

　　C.手术前 12 小时禁食，4 小时禁饮水

D.更换被服，做好术前床单位准备

E.手术前 1 日开始做皮肤准备

## 【A3 型题】

（13 ~ 15 题共用题干）

女足运动员，20 岁，一次训练后发现右胫前疼痛，考虑为运动挫伤并不在意。半月后疼痛不消退，反而加剧，遂来就诊。T：36.5℃，P：60 次 / 分钟，R：16 次 / 分钟，BP：100/70mmHg。体格检查：右胫前可扪及一 2cm × 1.5cm × 0.5cm 大小包块，质地硬，边界不清，压痛，无红肿，局部皮温正常。实验室检查：WBC $7 \times 10^9$/L。X 线示右胫骨上端骨质呈浸润性破坏、边界不清，可见 Codman 三角和"日光放射"现象，局部骨膜呈葱皮样改变。

13.考虑该患者为（　　　）

A.骨关节结核　　　　B.急性骨髓炎　　　　　C.骨肉瘤

D.骨巨细胞瘤　　　　E.骨软骨瘤

14.该患者拟行手术治疗，术前护理哪项不妥（　　　　）

A.术前 3 天每天用肥皂水清洗局部

B.术前 1 天用肥皂水清洗后剃去手术区域的汗毛，清洗擦干后用碘伏消毒，并以无菌巾包扎

C.应给予高热量、高蛋白、高维生素饮食

D.无须将心理护理放在首位，以免加重患者的思想负担

E.术前化疗 1 个疗程

15.以下术后护理措施错误的是（　　　　）

A.术后 48 小时开始肌肉的等长收缩，以改善肢体血液循环

B.手术后，膝关节屈曲 15°，踝关节屈曲 90°

C.重视术后的疼痛控制，积极采取止痛措施

D.患肢适当放低，膝关节保持功能位

E.观察局部灭活后的组织反应、肢体肿胀程度、皮肤的血运和温度

# 第三十七章　颈肩腰腿痛患者的护理

颈肩痛是指颈肩和肩胛部位疼痛、肿胀，常伴一侧或两侧上肢痛或颈脊髓损伤表现的一组症状。腰腿痛是指腰骶部和臀部疼痛，常伴有一侧或双侧下肢放射痛及马尾综合征的一组症状。引起以上两组症状的病因较多，多由外伤、慢性劳损及无菌性炎症引起。常见疾病包括颈椎病、肩关节周围炎、腰椎间盘突出症、腰椎椎管狭窄症等。

## 第一节　颈椎病

颈椎病也称颈椎骨关节病、颈椎综合征，是颈椎间盘退行性变及其继发性改变，刺激或压迫邻近组织如脊髓、神经、血管和食管，并出现相应的症状和体征。好发部位依次在颈 5~6、颈 6~7 节段，是 50 岁以上人群中的常见病，近年发病年龄有提前趋势。

### 【分类】

颈椎病主要可分为神经根型颈椎病、脊髓型颈椎病、椎动脉型颈椎病、交感神经型颈椎病。以神经根型颈椎病最为多见，脊髓型颈椎病最严重。有的患者以一种类型为主，同时伴有其他类型的表现，称为复合型颈椎病。

### 【病因病理】

**1. 颈椎间盘退行性变**　为颈椎病发生与发展的主要因素。①椎间盘变性：当椎间盘开始出现变性后，由于形态的改变而失去正常的功能，进而影响或破坏了颈椎的生理平衡。②韧带－椎间盘间隙的出现与血肿形成：本过程是颈椎病进入骨源性颈椎病的病理解剖学基础。③椎体边缘骨刺形成：随着韧带下间隙的血肿形成，成纤维细胞即开始活跃，渐而以肉芽组织取代血肿。随着血肿的机化、骨化和钙盐沉积，最后形成突向椎管或突向椎体前缘的骨赘。④颈椎邻近部位的退变：包括小关节、黄韧带、前纵韧带与后纵韧带的退行性变。⑤椎管内容积减小：椎间关节及其周围的变性、增生和钙化，造成脊髓及脊神经根受刺激或受压而产生临床症状。

**2. 先天性颈椎管狭窄**　颈椎管内径，尤其是矢状径（正常 14~16mm），对颈椎病的发生与发展、诊断、治疗、手术方法选择及预后均有着十分密切的关系。颈椎管矢状径较宽者椎管内有较大的代偿间隙，即使颈椎退变严重、骨赘增生明显，但不发病；颈椎管矢状径较窄者颈椎退变并不明显，而症状却出现较早且严重。

**3. 外伤和劳损**　头颈部外伤可造成椎间盘损害、椎体结构不稳、椎间盘退变加速。某些职业如会计、打字员、抄写者等，由于长期屈颈造成颈后部肌肉、韧带组织的劳损，同样加速椎间盘退变，该人群的颈椎病发病率明显高于其他人群。

【临床表现】

颈椎病的临床表现较为复杂，与病变部位、组织受累程度及个体差异有一定关系。

**1. 神经根型颈椎病**　患者主诉颈肩部的疼痛及僵硬，上肢麻木、感觉过敏、无力或有放电样窜痛，颈部肌肉紧张，颈部活动受限。颈部体位改变可以诱发或加重症状。部分患者前臂及手部肌肉出现肌力减退、肌萎缩现象。查体可见颈肩部有压痛，上肢腱反射减弱或消失。上肢牵拉试验（图37-1）、压头试验阳性（图37-2）。

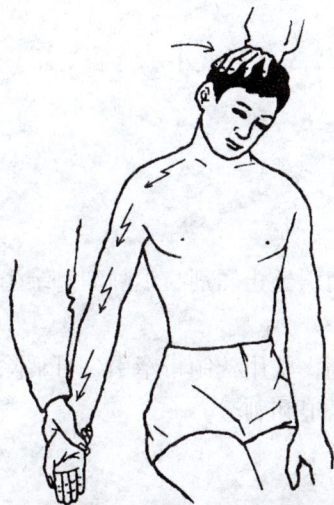

图37-1　上肢牵拉试验　　　　图37-2　压头试验

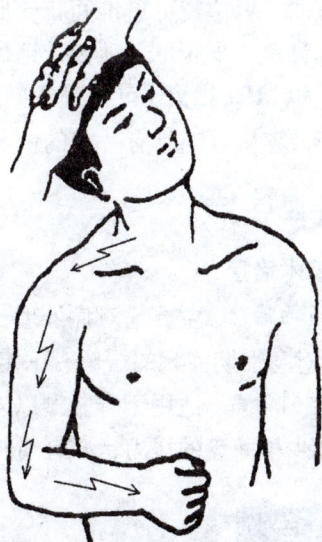

**2. 脊髓型颈椎病**　因颈椎退变结构压迫脊髓所致，起病缓慢，双下肢无力、发麻，行走不稳，有踩棉花感；手部麻木，活动不灵活，精细活动失调。随着病情加重，出现行走困难、肢体瘫痪、大小便功能障碍。查体可见四肢反射亢进，肌张力增强，Babinski征阳性，髌阵挛、踝阵挛阳性。

**3. 椎动脉型颈椎病**

（1）眩晕：是椎动脉型颈椎病患者的常见症状，头颈部在伸展、旋转和改变体位时诱发眩晕或加重症状。部分患者有恶心、复视、眼颤、耳鸣及耳聋等症状。

（2）头痛：为间歇性跳痛，从一侧后颈部向枕部及半侧头部放射，是椎动脉痉挛造成脑部供血不足而侧支循环血管代偿性扩张所引起，发病时头痛和眩晕症状可同时存在。

（3）猝倒为本型特有的症状，颈椎增生性改变压迫椎动脉，引起基底动脉供血障碍，导致一时性脑供血不足所致。常因突然扭头出现身体失去支持力而猝倒，倒地后能很快清醒，不伴有意识障碍，无后遗症。

（4）发病时患者颈部活动受限，颈椎棘突及移位的关节突部位有明显压痛。

**4. 交感神经型颈椎病**

（1）交感神经兴奋症状　头痛或偏头痛、枕部痛或颈后痛，头部活动时症状不加重。视物模糊、眼窝胀痛，心跳加快、心律失常、心前区疼痛，以及血压升高、局部多汗等。

（2）交感神经抑制症状　眼睑下垂、流泪鼻塞、心动过缓、血压下降等。

## 【辅助检查】

**1. X 线检查**　正、侧位片可见颈椎病变的椎间隙变窄或增生，颈椎变直、生理前突消失或反弯曲。斜位片可见椎间孔变形、缩小。过伸、过屈位片可见椎间盘的弹性发生改变，并有骨赘、半脱位、项韧带钙化等表现。

**2. CT 和 MRI 检查**　可见颈椎间盘突出、颈椎管矢状径变小、脊髓受压。对于颈椎病的诊断及鉴别诊断具有一定的价值。

## 【治疗要点】

**1. 非手术治疗**

（1）药物治疗　主要是对症处理，可选择性应用消炎止痛剂、镇静剂、维生素（如 $B_1$、$B_{12}$），对急性期症状的缓解有一定效果。

（2）牵引治疗　适用于脊髓型以外的各型颈椎病，常用枕颌带牵引，可解除颈部肌肉痉挛，减少椎间盘的压力，减轻对神经、血管的压迫和刺激。

> **知识链接**
>
> 　　过去牵引治疗是治疗颈椎病的首选方法之一。近年发现，过多使用"牵引"的患者，颈椎病不但没有减轻，反而加重。原因是牵引不能促进颈椎生理曲度的恢复，相反牵引拉直了颈椎，弱化颈椎生理曲度，故颈椎病应慎用牵引疗法。

（3）推拿疗法　可通过缓解颈肩肌群的紧张及痉挛，恢复颈椎活动，松解神经根及软组织粘连来缓解症状，是颈椎病较为有效的治疗措施。脊髓型颈椎病禁止按摩和复位，以免加重症状甚至导致截瘫。

（4）理疗和运动疗法　红外线热疗、磁疗、超短波、针灸、拔火罐等都可起到改善局部血液循环、消炎止痛、缓解肌肉痉挛的作用。各型颈椎病在症状急性发作期宜局部制动休息，不宜运动。在症状缓解或呈慢性状态时，可进行医疗体操以促进症状的进一步消除及巩固疗效。有较明显或进行性脊髓受压症状时禁止运动，特别是颈椎后仰运动应禁忌。椎动脉型颈椎病时颈部旋转宜轻柔缓慢，要适当控制幅度。

**2. 手术治疗**　脊髓型颈椎病即使早期症状不明显，一般也推荐手术治疗。常用的术式有颈前路手术（颈前路减压固定术）和颈后路手术（颈椎管扩大成形术）两种方式。对于短节段的、以椎间盘突出为主的、骨质增生较轻的颈椎病，可以选择微创手术。

## 【常见护理诊断 / 问题】

**1. 疼痛**　与疾病、术后颈部水肿有关。

**2. 躯体移动障碍**　与颈椎病急性发作期、术后活动受限有关。

**3. 有受伤的危险**　与眩晕、猝倒有关。

**4. 低效性呼吸形态**　与术后咳痰无力、颈部水肿有关。

**5. 潜在并发症**　术后出血、脊髓神经损伤。

## 【护理措施】

**1. 非手术治疗与术前护理**

（1）**体位与活动**　颈椎病患者应适当活动，注意安全，防跌倒。颈椎骨折或脱位必须绝对卧床，颈部制动，颈托固定或枕颌带牵引。轻微轴线翻身，确保头、颈、肩在同一轴线，搬运时应采取平板搬运或多人搬运法。症状缓解期加强颈部活动锻炼。疼痛好转后逐渐做颈部各方向活动，以增加颈部肌力。平时注意卧位的姿势和枕头的高度。

（2）**饮食**　给予高蛋白、高维生素、高热量饮食，多吃新鲜蔬菜和水果。糖尿病患者控制饮食及水果，多饮水。

（3）**心理护理**　与患者建立良好的护患关系，了解患者的心理变化。通过讲解手术前后有关康复知识，介绍成功病例，增强患者战胜疾病的信心。让其保持良好的心态，正确对待疾病。

（4）**呼吸道护理**　术前戒烟，有肺部疾病尽早治疗。指导患者做深呼吸及有效咳嗽，预防呼吸道感染，减少术后并发症。

（5）**疼痛护理**　有效控制疼痛，保证足够的睡眠。了解疼痛引起的原因，配合药物治疗或理疗。

（6）**排便护理**　截瘫患者排尿障碍可留置导尿管，预防尿路感染。做好便秘和大便失禁的护理。

（7）**颈托护理**　颈托可限制颈椎过度活动，适用于症状较严重者。①检查颈托固定情况，如对软组织有无嵌压、固定带是否牢固、位置是否正确、松紧是否合适等。②保持颈部皮肤清洁、干燥。颈托内垫棉垫（或棉布），每天更换。③平卧或侧卧时，垫高头部，使头、颈、躯干保持一直线。意识清醒的患者可打开颈托，颈部两侧用沙袋固定。

（8）**牵引护理**　见骨关节损伤相关章节。

（9）**术前训练**　颈前路手术者遵医嘱行气管推移训练：指导患者用右手拇指将颈前方的气管从术侧（一般为右侧入路）向对侧缓慢柔和推移，循序渐进，每日 2 次，每次 10 ~ 15 分钟；颈后路手术者，术前进行俯卧训练以适应术中长时间俯卧，每日 2 次，每次 30 ~ 60 分钟。

**2. 术后护理**

（1）**体位与活动**　平卧位，颈托固定制动，每 2 小时轴线翻身，垫高头部，使头、颈、躯干保持一直线。术后早期进行四肢的主动或被动功能锻炼。按医嘱决定床头抬高或下床的时间。颈托护理同术前。

（2）**饮食**　术后 6 小时可进流质，视咽部疼痛情况逐步过渡到普食。多饮水，给予高热量、高维生素、高蛋白饮食。

（3）**病情观察**　术后 12 小时内为出血高危期，术后 48 小时为水肿高峰期，需密切观察生命体征、切口敷料、切口引流、尿量、面色、末梢循环等。床边常规备吸痰装置及气管切开包。若发现患者颈部明显肿胀，并出现呼吸困难、发绀、血压下降，应立即协助医师清除血肿或气管切开，避免血肿压迫气管引起窒息。

（4）**呼吸道管理**　监测血氧饱和度，观察肺部体征，给予鼻导管吸氧 2 ~ 3L/min。鼓励患者深呼吸和有效咳嗽、咳痰，咳痰困难者给予雾化吸入、拍背，必要时吸痰。

（5）**疼痛护理**　预防性使用静脉镇痛泵，观察静脉镇痛泵的作用及副作用。术后按医嘱尽早给予甲强龙，可防治咽喉疼痛及因神经根水肿引起的疼痛。

（6）**切口和引流管的护理**　观察切口敷料情况及切口愈合情况，有无红肿热痛、渗液。切口渗液时，协助做好分泌物培养，加强换药。妥善固定切口引流管，保持引流通畅。观察引流量、色、性质，术后 48 ~ 72 小时，引流量每日少于 50 mL 时可考虑拔管。

（7）**并发症的观察与处理**　①脊髓神经损伤：患者若出现声音嘶哑、四肢感觉运动障碍及排便功能障碍，可能是手术牵拉或周围血肿压迫致脊髓神经损伤，应当注意观察，及时处理。②内固定松动、移植骨块滑脱：多发生在术后 5 ~ 7 日内，是颈椎活动不当导致，向患者说明颈部制动的重要性，颈托固定，轴线翻身。术后卧床休息，应在指导下进行活动。

【健康指导】

出院佩戴颈托 3 个月；睡眠时注意枕头的高度，不可过高，以头颈部压下后 10cm 为宜。加强上、下肢的功能锻炼；术后 1 个月复查。纠正日常生活不良姿势，加强功能锻炼，缓解颈部肌肉的慢性劳损。

# 第二节　肩关节周围炎

肩关节周围炎简称肩周炎，是发生于肩关节周围软组织（包括肩关节囊、肩关节周围韧带、肌腱及滑囊）的退行性变和慢性无菌性炎症，也叫冻结肩、凝肩。由于多发生于 50 岁以上的患者，故俗称为"五十肩"，女性多于男性。其特点是逐渐出现的肩部疼痛及肩关节活动障碍。中医学认为，本病多由于年老肝肾亏损、气血虚弱、血不养筋或肩部露卧受凉、寒凝筋膜、痰浊瘀阻而引起。

## 【病因】

### 1. 肩关节原因
（1）肩关节局部的软组织炎症和退行病变。
（2）肩关节长期过度活动、姿势不良等所产生的慢性劳损。
（3）肩部急性挫伤、脱位、伤后治疗不当等使肩关节囊和周围组织粘连。
（4）肩部活动减少，如上肢外伤后肩部固定过久，肩周组织继发萎缩、粘连。

### 2. 肩外原因
颈椎病和心、肺、胆道疾病可出现肩部牵涉痛，若原发病长期不愈，肩部肌肉持续性痉挛、缺血而形成炎性病灶，继发肩周炎。

## 【病理】

各种原因导致肩周肌肉痉挛，滑囊增厚、粗糙，关节囊收缩，从而产生疼痛和关节功能障碍。后期关节囊纤维化与肩周软组织粘连，失去弹性，活动受限。若与骨膜粘连，则出现关节硬化，关节功能难以恢复。

## 【临床表现】

### 1. 肩部疼痛、怕冷
多数为慢性发作，以后疼痛逐渐加剧或持续性疼痛，气候变化或劳累后常使疼痛加重，疼痛可放射至颈项及上肢肘部，夜间疼痛明显，影响睡眠。患者肩部怕冷。

### 2. 关节活动僵硬
后期患者可因长期废用出现关节活动僵硬。

### 3. 压痛和肩关节活动受限
肩关节周围可触到明显的压痛点，压痛点多在肱二头肌长头肌腱沟、肩峰下滑囊等处。肩关节向各方向活动均可受限，以外展、上举、内旋、外旋更为明显。

### 4. 肌肉痉挛与萎缩
早期三角肌、冈上肌等肩周围肌肉可出现痉挛；晚期可发生废用性肌萎缩，出现肩峰突起、上举不便、后伸不能等典型症状，此时疼痛症状反而减轻。

## 【辅助检查】

### 1. X 线检查
早期 X 线软组织对比度下降，肩峰下脂肪线模糊变形乃至消失；中晚期 X 线可见肩部软组织（冈上肌腱、肩峰下滑囊）钙化征，肩锁关节可见骨质疏松、关节端增生或形成骨赘或关节间隙变窄等。

### 2. 肩关节 MRI 检查
可见炎症存在，为确定病变部位和鉴别诊断的有效方法。

【治疗要点】

本病以非手术治疗为主，早期积极缓解疼痛、预防关节功能障碍，可应用红外线热疗、痛点局部封闭、推拿按摩、针灸、拔火罐等综合疗法。晚期主要是积极恢复关节的运动功能，可在使用以上治疗方法的基础上，行麻醉下手法松解，以扩大关节活动范围。

【常见护理诊断/问题】

**1. 躯体活动障碍** 与肩关节疼痛、粘连、固定有关。

**2. 自理能力缺陷** 与肩关节疼痛、活动障碍有关。

【护理措施】

**1. 保护肩关节** 留意气候变化，注意肩关节局部保暖。急性期肩部制动，避免提过重的物体，积极配合各种治疗。疼痛缓解后，加强功能锻炼。

**2. 饮食与营养** 宜食用营养丰富、清淡易消化、含钙丰富的食物。多进食调理气血、舒筋活络的食物，如黑木耳、羊肉、黑芝麻、当归等。忌生冷、肥腻，忌烟酒。

**3. 功能锻炼** 锻炼是治疗肩关节周围炎最有效的方法。坚持有效的锻炼可预防和解除粘连，改善局部血液循环。主要是关节功能练习，包括主动与被动外展、旋转、伸屈及环转运动。

## 第三节　腰椎间盘突出症

腰椎间盘突出症是指腰椎间盘变性、纤维环破裂、髓核组织突出、刺激或压迫神经根和马尾神经所引起的一种综合征。20～50岁的人群好发，男性多于女性。腰椎间盘突出症是腰腿痛最常见的原因之一。

【病因】

**1. 腰椎间盘退行性变** 是腰椎间盘突出症的基本病因。随着年龄增长，纤维环和髓核水分逐渐减少，使髓核张力下降，椎间盘变薄，透明质酸及角化硫酸盐减少，胶原纤维沉积，髓核失去弹性，椎间盘结构松弛、软骨板囊性变，髓核突出。

**2. 损伤** 腰部的急、慢性损伤是椎间盘突出的重要因素。当弯腰负荷时，髓核向后移动，可引起后方纤维环破裂。长期处于坐位及颠簸状态，腰椎间盘承受的压力较大，可诱发椎间盘突出。

**3. 妊娠** 妊娠期盆腔、下腰部组织充血，肌肉、韧带相对松弛，随着胎儿增长，腰骶部要承受较大的重力，易使椎间盘突出。

**4. 遗传因素** 20岁以下的青少年患者中约32%有家族史。有色人种发病率较低。

**5. 腰骶先天异常** 包括腰椎骶化、骶椎腰化、半椎体畸形、小关节畸形和关节突不对称等，使下腰椎承受的应力发生改变，从而使椎间盘内压升高，加速退变和损伤。

## 【病理】

椎间盘位于脊柱各节椎体之间，由上下软骨板、中心的髓核和四周的纤维环构成（图37-3）。腰椎存在生理性前凸，纤维环前方及两侧较厚，后外侧薄，缺乏后纵韧带支持，属薄弱处，腰椎间盘易在此处膨出或破裂。由于此处是神经根离开硬膜囊进入椎间孔的部位，椎间盘突出可使硬膜囊和神经根受到压迫和刺激。腰椎间盘突出症多发生在脊柱活动度大、承重较大或活动较多的部位，因此以腰4~5、腰5~骶1多发，发生率约占90%。

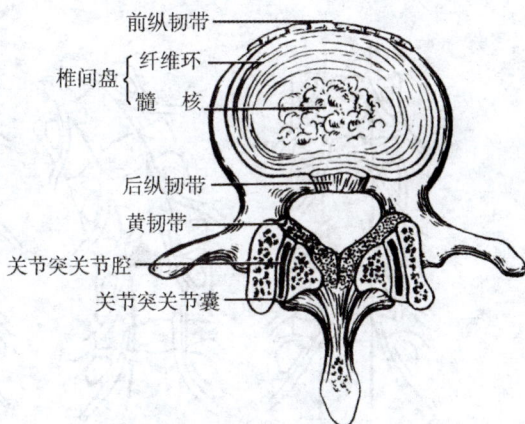

图 37-3 腰椎间盘解剖示意图

## 【分型】

**1. 膨隆型** 纤维环有部分破裂、隆起，但表层完整。

**2. 突出型** 纤维环完全破裂，髓核从破口突向椎管，突出的髓核仅有薄层纤维环和后纵韧带覆盖。

**3. 脱垂游离型** 破裂突出的椎间盘组织游离于椎管内。

**4. Schmorl 结节及经骨突出型** 髓核经上、下软骨板裂隙突入椎体骨松质内，或髓核沿椎体之间的血管通道向前纵韧带方向突出，形成椎体前缘的游离骨块。

## 【临床表现】

### 1. 症状

（1）腰痛 是最早出现、最常见的症状，发生率约为90%以上。腰痛的主要原因是突出的髓核压迫纤维环外层及后纵韧带，刺激窦椎神经纤维而引起。表现为急性剧痛或慢性隐痛，有时也影响到臀部。

（2）坐骨神经痛 见于腰4~5、腰5~骶1椎间盘突出者，疼痛多表现在一侧，从下腰部向臀部、下肢、足背或足外侧放射，可伴有麻木感。椎间盘突向椎管中央的中央型椎间盘突出症可有双侧坐骨神经痛，表现为双侧大腿及小腿后侧疼痛。腹压增高的活动均可使疼痛加剧。

（3）马尾神经受压 如果突出的椎间盘组织压迫马尾神经，可表现为双侧大腿、小腿、足跟后侧及会阴部感觉迟钝，大、小便功能障碍。

### 2. 体征

（1）腰椎侧弯 属姿势性侧弯，如髓核突出在神经根外侧，上身向健侧弯曲，腰椎凸向患侧可松弛受压的神经根；髓核突出在神经根内侧，上身向患侧弯曲，腰椎凸向健侧可松弛受压的神经根（图37-4）。

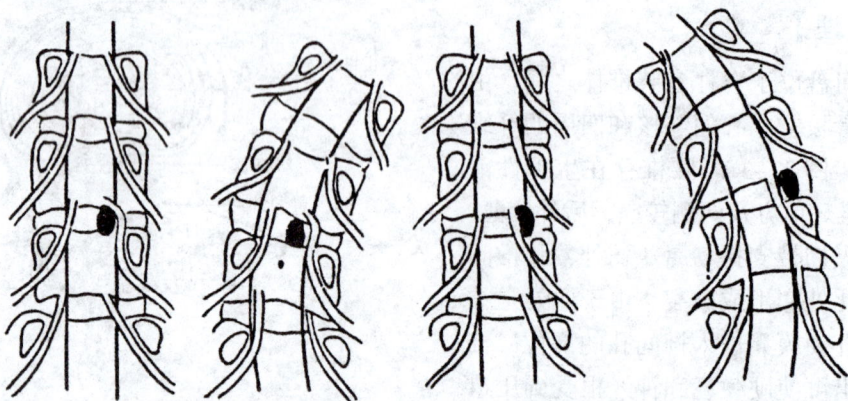

图37-4 姿势性脊柱侧弯与缓解神经根受压的关系

（2）腰部活动受限 腰部各方向的活动受到不同程度的影响，以前屈受限最明显，因前屈时促使髓核向后移位并增加对受压神经根的牵张，增加疼痛。

（3）压痛、叩痛 在病变椎间隙的棘突间、棘突旁侧1cm处有深压痛、叩痛，并伴有向下肢的放射痛。

（4）直腿抬高及加强试验阳性 患者仰卧，双下肢伸直，被动伸膝抬高一侧下肢，当抬高在60°以内出现坐骨神经痛，即为直腿抬高试验阳性。在直腿抬高试验阳性的基础上，缓慢降低患肢高度，至放射痛消失，再被动背屈踝关节以牵拉坐骨神经，若引起疼痛，则为加强试验阳性。

（5）神经系统受损 主要是各受累神经根所支配的区域出现感觉障碍、肌力下降、反射异常。其中，反射改变对受累神经的定位意义较大。如腰4神经根受累时，早期可出现膝反射亢进，后期反射减退；腰5神经根受损时对反射多无影响；骶1神经根受累时跟腱反射减弱或消失。

【辅助检查】

1. X线检查平片不能直接反映是否存在椎间盘突出，可示脊柱侧弯，椎体边缘增生及椎间隙变窄等退行性变。脊髓造影、硬膜外造影、脊椎静脉造影等均可间接显示有无椎间盘突出及突出程度。

2. CT和MRI检查可显示椎管形态、椎间盘突出的程度和方向等。MRI还能显示脊髓、髓核、马尾神经、脊神经根的情况。

3. 电生理检查如肌电图等可明确神经受损的范围及程度，并可观察治疗效果。

【治疗要点】

1. 非手术治疗 通过改变椎间盘与受压神经根的相对位置，减轻椎间盘对后者的刺激或压迫，消除神经根的炎性水肿。

（1）**卧床休息** 症状初次发作时，应绝对卧硬板床休息，排便也需卧姿进行。有利于缓解椎旁肌肉痉挛所引起的疼痛。一般卧床 3 周，或至症状缓解后，戴腰围下床活动。3 个月内不能做弯腰持重物的动作，以后酌情进行腰背肌功能锻炼。

（2）**持续牵引** 可使椎间盘间隙增宽，减少椎间盘内压和肌肉痉挛所引起的疼痛。多采用骨盆水平牵引，抬高床脚做反牵引。牵引重量一般为 7 ~ 15kg，持续约 2 周。也可使用间断牵引法，每日 2 次，每次 1 ~ 2 小时，但效果不如持续牵引。

（3）**皮质激素硬膜外注射** 减轻神经根周围的炎症与粘连，常选用醋酸泼尼松龙 1.75mL 加 2% 利多卡因 4mL 经硬膜外注射，每周封闭 1 次，3 次为 1 个疗程。间隔 2 ~ 4 周可再用 1 个疗程，如无效则不再用此法。

（4）**髓核化学溶解法** 将胶原酶注入椎间盘内或硬脊膜与突出的髓核之间，选择性溶解髓核和纤维环，使椎间盘内压力降低或突出髓核减小，以达到缓解症状的目的。

（5）**理疗、推拿和按摩** 除中央型椎间盘突出外，正确的理疗、推拿和按摩有助于松弛肌肉，缓解肌肉痉挛及疼痛，减轻椎间盘的压力。

**2. 腔镜治疗** 常见经皮穿刺髓核摘除术，是通过椎间盘镜将部分髓核绞碎吸出，以减轻椎间盘内压力，达到缓解症状的目的。

**3. 手术治疗** 经非手术治疗无效、椎间盘巨大或骨化、中央型椎间盘压迫马尾神经者，可采取腰椎间盘突出物摘除术。

## 【常见护理诊断 / 问题】

**1. 疼痛** 与神经根受压、肌肉痉挛、不舒适的体位、手术中组织损伤有关。

**2. 躯体移动障碍** 与疼痛、肌肉痉挛有关。

**3. 潜在并发症** 肌肉萎缩，神经根粘连。

**4. 知识缺乏** 缺乏术后体位、功能锻炼、康复训练的知识。

## 【护理措施】

### 1. 术前护理

（1）**活动和休息** ①绝对卧硬板床休息：卧床休息可减轻体重对椎间盘的压力，缓解疼痛。指导家属帮助患者进行床上翻身、床上排大小便。②指导患者起床活动的正确方法：护士协助抬高床头，患者先移向床边，将腿放于床的一侧，胳膊将身体支撑起，坐在床边，将脚放在地上，利用腿部肌肉收缩使身体由坐位改为站立位。躺下时按相反的顺序依次进行。

（2）**骨盆牵引的护理** 牵引前，在牵引带压迫的外缘部位加垫，预防压疮。牵引期间注意观察患者体位、牵引力线及重量是否正确。经常检查牵引带压迫部位的皮肤有无疼痛、发红、破损、压疮等。

（3）**指导患者腰背肌的功能锻炼（图 37-5）** 腰背肌功能锻炼的方法有仰卧法和俯卧法。若患者不能进行主动练习，在病情许可的情况下，可由医护人员或家属帮助患者活动各关节，按摩肌肉，以促进血液循环，防止肌肉萎缩和关节僵直。

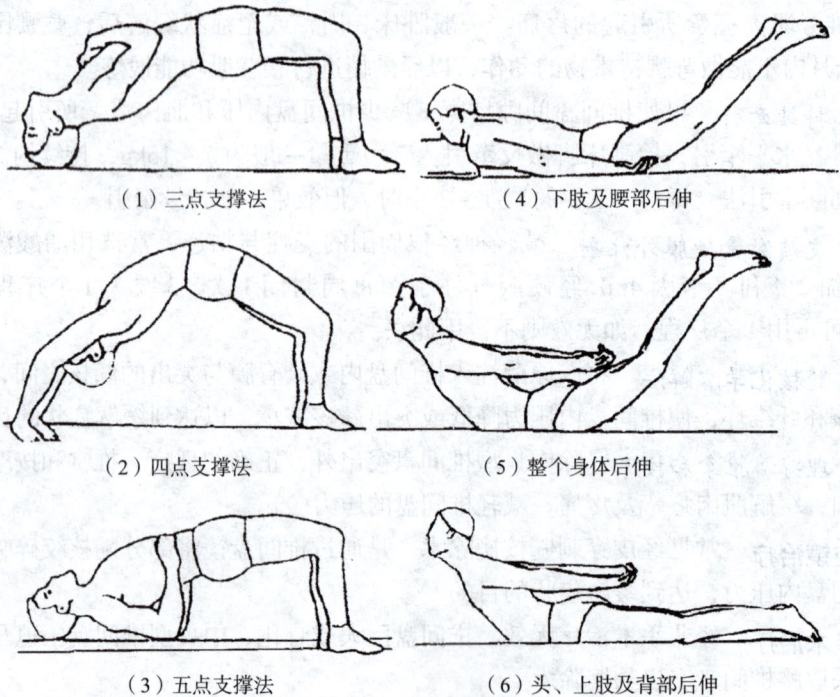

（1）三点支撑法　　　　　（4）下肢及腰部后伸

（2）四点支撑法　　　　　（5）整个身体后伸

（3）五点支撑法　　　　　（6）头、上肢及背部后伸

图 37–5　腰背肌功能锻炼法

（4）**心理护理**　与患者及家属交谈，了解患者的心理状况，帮助患者缓解心理压力，增强患者康复的信心。向患者解释手术方式及术后暂时出现的问题，如疼痛、麻木等。协助进行术前训练，如正确翻身、床上使用便盆及术后功能锻炼等方法，以适应术后医疗护理的需要。

**2. 术后护理**

（1）**搬运**　患者由手术室回病房，应用 3～4 人搬运法将患者移至病床上。搬运人员分别位于病床与患者的外侧，托起肩背部、腰臀部及下肢，保持身体轴线平直，同时将患者轻放在床上。

（2）**体位**　术后 24 小时内平卧，术后 2 小时轴线翻身，以压迫伤口，利于止血。一般持续卧床 1～3 周，也可根据手术的情况适当缩短或延长卧床的时间。

（3）**翻身**　术后 24 小时后患者可翻身，指导患者双手交叉于胸前，双腿中间放一枕头，一名护士扶托患者的肩背部，另一名护士托患者的臀部及下肢，同时将患者翻向一侧。扶托肩背部的护士移至患者的另一侧，保持脊柱平直，留在原位的护士在患者头下、肩部、臀部及胸前垫枕头支持。

（4）**病情观察**　观察患者下肢皮肤的颜色、温度、感觉及运动恢复情况；引流液的颜色、性质和量，有无脑脊液漏出，是否有活动性出血。若出血、渗液量增多或疼痛加剧，下肢感觉、运动障碍加重，应及时报告医师处理。引流管一般于术后 24～48 小时内拔除。观察手术切口敷料有无渗湿，渗出液的量、颜色、性质。渗湿后应及时更换敷料，以防感染。

（5）预防并发症　在病情允许的情况下，术后第1天开始每天帮助患者做直腿抬高训练，防止神经根粘连。手术后1周开始进行腰肌、臀肌的等长收缩锻炼，以后逐渐增加活动量及范围，以预防肌肉萎缩。

【健康指导】

1. 指导患者及家属采取正确的坐、卧、立、行和劳动姿势，以减少急、慢性损伤发生的机会。

2. 卧硬板床，可采取侧卧位、仰卧位、俯卧位，可在腹部及踝部垫薄枕，以使腰背部肌肉放松。经常变换体位，避免长时间保持同一姿势，以避免慢性肌肉劳损。行走时抬头、挺胸、收腹，保持正确姿势，有助于支持腰部。坐位时最好选择高度合适、有扶手的靠背椅，注意身体与桌子的距离适当，膝与髋保持在同一水平，身体靠向椅背，并在腰部衬一靠垫。站立时应尽量使腰部平坦伸直，收腹，提臀。

3. 劳动时要正确应用人体力学原理，节省体力，避免损伤。腰部劳动强度大的工人，应佩戴有保护作用的宽腰带。在医师许可下开始适当体育锻炼，尤其是注意腰背肌功能锻炼，以增加脊柱的稳定性。参加剧烈运动时，应注意运动前的准备活动和运动中的保护措施。

# 第四节　腰椎管狭窄症

腰椎管狭窄症是指各种原因导致腰椎管内骨性或纤维性结构异常，一处或多处管腔狭窄，脊神经根、马尾神经受压的一种综合征。

【病因病理】

腰椎管狭窄症的病因分先天性和后天性，先天性椎管狭窄可由于骨发育不良所致，临床较少见；后天性椎管狭窄常见于椎管的退行性变。椎管发育不良及退行性变，使椎管容积减少，压力增加，导致其内的神经、血管受压或组织缺血，出现脊神经根或马尾神经受压症状。

【临床表现】

**1. 症状**

（1）腰腿痛　腰痛为腰背、腰骶疼痛。下肢痛为单侧或双侧，多于站立位、过伸位或行走过久时疼痛加重。前屈位、蹲位及坐位疼痛减轻或消失。有慢性进行性加重的趋势。

（2）间歇性跛行　患者表现为在行走或站立一段时间后，出现下肢疼痛、麻木、无力，需蹲下、弯腰休息数分钟后，上述症状消失并可继续行走，但继续行走后又复现上述症状。原因是肢体运动时，静脉回流量增加，椎管狭窄使静脉回流受阻，血管扩张，加重脊神经根或马尾神经受压程度。

（3）马尾神经受压　表现为双侧大腿、小腿、足跟后侧及会阴部感觉迟钝，大、小便功能障碍。

**2.体征**

（1）腰部后伸受限　患者在做腰部过伸动作时可引起下肢麻痛加重，此为过伸试验阳性，是诊断椎管狭窄症的重要体征。

（2）其他　患者腰椎生理前凸减少或消失，常取腰部前屈位。下腰椎棘突旁有压痛。

## 【辅助检查】

1.腰椎 X 线检查可显示椎体、椎间关节和椎板的退行性变。
2.椎管造影有较高的辅助诊断价值。
3.CT、MRI 检查可协助诊断。
4.其他如肌电图检查等，可帮助判断受压神经部位及鉴别诊断。

## 【治疗要点】

**1.非手术治疗**　参照腰椎间盘突出症。

**2.手术治疗**　主要目的是解除对马尾神经及神经根的压迫，手术可以采用传统椎板减压术（椎板开窗、半椎板切除、全椎板切除等）和植骨融合内固定术、非融合内固定术、微创椎管减压术等。

适应证：①症状严重，非手术治疗无效；②有明显的神经功能障碍，特别是马尾神经功能障碍者；③多数混合性椎管狭窄症。

## 【护理措施】

参照腰椎间盘突出症。

## 【健康指导】

参照腰椎间盘突出症。

# 练习题

## 【A1 型题】

1.颈椎病发生的基本原因是（　　　）
　A.颈椎间盘退行性变　　　B.发育性颈椎管狭窄　　　C.急性颈部损伤
　D.颈部肌肉痉挛　　　　　E.颈椎不稳

2. 关于颈椎病的分型不正确的是（      ）

    A. 神经根型颈椎病　　　　　B. 脊髓型颈椎病　　　　　C. 副交感神经型颈椎病

    D. 交感型颈椎病　　　　　　E. 椎动脉型颈椎病

3. 神经根型颈椎病的最主要临床表现为（      ）

    A. 颈肩活动受限　　　　　　B. 上肢闪电样锐痛和手指麻木　　　　　C. 头晕头痛

    D. 持物不稳　　　　　　　　E. 肱二头肌肌腱反射消失

4. 椎动脉型颈椎病最突出的临床表现为（      ）

    A. 眩晕　　　　　　　　　　B. 闪电样锐痛　　　　　C. 猝倒

    D. 持物不稳　　　　　　　　E. 耳鸣耳聋

5. 交感神经型颈椎病的临床表现为（      ）

    A. 恶心呕吐　　　　　　　　B. 视力模糊　　　　　C. 肌张力升高

    D. 共济失调　　　　　　　　E. 肢体麻木

## 【A2 型题】

6. 某男，45 岁，脊髓型颈椎病拟行颈前路手术治疗，护士在术前最重要的是指导患者练习（      ）

    A. 床上大小便　　　　　　　B. 上、下肢功能锻炼　　　　　C. 手术体位训练

    D. 推移气管　　　　　　　　E. 深呼吸、有效咳嗽、排痰

7. 某男，45 岁，因右上肢放射痛伴手指麻木、动作不灵活 2 年就诊，检查发现颈肩部压痛、神经牵拉试验及压头试验阳性、右上肢桡侧皮肤感觉减退、握力减弱、肌张力减低，最可能的诊断是（      ）

    A. 交感神经型颈椎病　　　　B. 脊髓型颈椎病　　　　　C. 椎动脉型颈椎病

    D. 神经根型颈椎病　　　　　E. 混合型颈椎病

8. 某女，56 岁，颈肩痛 1 个月，并向右手放射，右手拇指痛觉减弱，肱二头肌肌力弱。初步诊断是（      ）

    A. 颈椎病　　　　　　　　　B. 肩周炎　　　　　C. 肩袖综合征

    D. 臂丛神经炎　　　　　　　E. 颈部劳损

9. 患者，女性，60 岁，4 天前腰部损伤后疼痛加剧并向左下肢放射，直腿抬高试验阳性。首选的处理方法是（      ）

    A. 手术　　　　　　　　　　B. 热敷　　　　　C. 加强活动强度

    D 卧硬板床　　　　　　　　E. 使用止痛药

10. 患者，男性，60 岁，劳累后出现腰部疼痛伴右下肢放电样疼痛 2 天，既往有腰椎间盘突出症。现做局部注射药治疗，此治疗的目的不包括以下哪项（      ）

    A. 预防感染　　　　　　　　B. 减轻水肿　　　　　C. 减轻炎症和粘连

    D. 减轻疼痛　　　　　　　　E. 减轻肌痉挛

## 【A3 型题】

（11～13 题共用题干）

设计师，男，40 岁，每天使用电脑工作 8 小时以上。主诉颈后痛伴视物模糊 3 月余，头部活动时症状不加重，常在疼痛时自觉心跳突然加快，多汗。近日症状加重来诊。体格检查：T 36.5℃，P 100 次 / 分钟，R 22 次 / 分钟，BP 140/90mmHg。皮肤潮湿。专科检查：患者颈部活动受限，颈 5～6 颈椎棘突有明显压痛，椎间孔压迫试验（压头试验）阳性，臂丛神经牵拉试验阳性。X 线正、侧位片可见颈 5～6 的椎间隙变窄，颈椎变直、生理前突消失；MRI 测得颈椎管矢状径为 13mm；眼科检查未见异常。

11. 考虑该患者是（　　）

    A. 神经根型颈椎病　　　B. 脊髓型颈椎病　　　C. 副交感神经型颈椎病

    D. 交感型颈椎病　　　E. 椎动脉型颈椎病

12. 为该患者治疗，以下哪项不妥（　　）

    A. 药物治疗　　　B. 牵引治疗　　　C. 手法按摩推拿

    D. 理疗和运动疗法　　　E. 首选手术治疗

13. 为此患者做健康指导，以下哪项最重要（　　）

    A. 不坐过山车

    B. 睡眠时注意枕头的高度，不可过高，以头颈部压下后 10cm 为宜

    C. 减少电脑前工作时间，纠正工作时不良姿势

    D. 加强颈部功能锻炼，缓解颈部肌肉的慢性劳损

    E. 症状加重时及时复查

# 主要参考书目

1. 李乐之 . 外科护理学 . 第 5 版 . 北京：人民卫生出版社，2012

2. 严鹏霄，王玉升 . 外科护理 . 第 2 版 . 北京：人民卫生出版社，2010

3. 王慧玲，张爱芳 . 外科护理学 . 第 2 版 . 西安：第四军医大学出版社，2011

4. 丁文龙 . 系统解剖学 . 第 7 版 . 北京：人民卫生出版社，2009

5. 高国丽 . 外科护理学 . 北京：中国中医药出版社，2006

6. 陈孝平，汪建平 . 外科学 . 第 8 版 . 北京：人民卫生出版社，2014

7. 王平 . 护士执业资格考试护考急救包 . 第 4 版 . 北京：人民军医出版社，2012

8. 王雪文 . 外科护理学 . 北京：中国中医药出版社，2012

9. 葛均波，徐永健 . 内科学 . 第 8 版 . 北京：人民卫生出版社，2014

10. 黄秋学 . 外科护理学 . 第 2 版 . 上海：上海科学技术出版社，2011

11. 彭裕文 . 局部解剖学 . 第 7 版 . 北京：人民卫生出版社，2008

12. 李小寒 . 基础护理学 . 第 5 版 . 北京：人民卫生出版社，2012